高等医学院校教材

药理学

（可供临床医学、药学、护理学及其他医学相关专业使用）

主　编：李永金　高　静

副主编：张　芸　封　云　黄晓佳　徐卫东

编　者：（以姓氏笔画为序）

孙　竞（江苏大学药学院）

许　潇（江苏大学医学院）

张　芸（江苏大学医学院）

张征仙（江苏大学医学院）

李　静（江苏大学医学院）

李　静（江苏大学药学院）

李永金（江苏大学医学院）

陈月芳（江苏大学医学院）

封　云（江苏大学医学院）

徐　霞（江苏大学医学院）

徐卫东（江苏大学药学院）

郭　齐（江苏大学医学院）

高　静（江苏大学药学院）

黄晓佳（江苏大学医学院）

江苏大学出版社
JIANGSU UNIVERSITY PRESS

镇　江

内容提要

《药理学》以培养实用型人才为宗旨，从新教学计划和教学大纲为依据，认真贯彻理论联系实际的原则，在保证思想性、科学性的基础上，注重先进性和实用性。全书共分40章，系统介绍了药理学总论和各系统药理学的基础知识，内容涵盖目前同类教材的知识点。主要特色：① 内容完整、精简，力求体现理论知识适度、够用，突出实用的原则。② 便于学生自学和复习，每章内容前有“学习目标”，结尾有“复习思考题”。③ 增加“相关链接”介绍与本章内容有关的药物知识。④ 涵盖国家执业医师、药师考试大纲的相关内容。本教材可作为临床医学、护理、医学检验技术、卫生检验、药学和医学影像等相关专业普教及成人教育教材使用，亦可作为执业医师、执业药师资格考试参考用书。

图书在版编目(CIP)数据

药理学 / 李永金，高静主编. —镇江 ：江苏大学出版社，2016.1(2024.9 重印)
ISBN 978-7-5684-0104-3

Ⅰ.①药… Ⅱ.①李… ②高… Ⅲ.①药理学 Ⅳ.①R96

中国版本图书馆 CIP 数据核字(2016)第 023832 号

药理学
Yaoli Xue

主　　编/李永金　高　静
责任编辑/仲　蕙
出版发行/江苏大学出版社
地　　址/江苏省镇江市京口区学府路 301 号(邮编：212013)
电　　话/0511-84446464(传真)
网　　址/http://press.ujs.edu.cn
印　　刷/苏州市古得堡数码印刷有限公司
开　　本/787 mm×1 092 mm　1/16
印　　张/24.5
字　　数/581 千字
版　　次/2016 年 1 月第 1 版
印　　次/2024 年 9 月第 7 次印刷
书　　号/ISBN 978-7-5684-0104-3
定　　价/58.00 元

前　　言

药理学是一门为临床合理用药、防治疾病提供基本理论的医学与药学专业基础学科，是一门重要的基础医学课程。它是临床医学专业的主干课程，亦是药学专业的核心课程。它是医学检验、医学影像、护理学、制药工程、公共事业管理（医疗保险）等专业学生的必修课程，在医学学科及人才培养中具有重要的地位和作用。随着医学教学改革的不断深化，各个专业的教学计划都进行了修订，理论课时大幅减少，传统药理学教材过分强调学科的系统性，内容多而深奥，对于非临床医学专业的学生不太适用。因此，有必要开发具有自身特点、反映专业特色的新的教材，因此重新编写一本“少而精”的药理学教材十分必要。

本教材按照理论知识“适度、够用”，注重“应用性”，突出专业特色的原则，以基础理论和常用药物为主线，紧密联系临床实际，删繁就简，突出重点。本书主要特色：

（1）内容精简。力求体现理论知识适度、够用，突出实用的原则，删除与临床联系不紧特别是一些有争议的观点和纯属参考而无实际意义的内容，如某些药物的作用机制。

（2）编排结构创新。与传统教材相比，既保持了药理学的传统结构，又删除了“局麻药”“全麻药”“性激素类药”“影响免疫功能的药物”等一些与其他学科重复和不常用的章节，突出“简明、实用”的原则。

（3）每章内容前有“学习目标”，结尾有“复习思考题”，便于学生自学和复习。

（4）以“相关链接”的方式介绍了学科最新进展及与药物相关的小知识。

在整个编写过程中，我们参考了杨宝峰教授主编的《药理学》第 8 版（2013）、张洪泉教授等主编的《药理学》（2006）、朱依谆教授等主编的《药理学》第 7 版（2011）等，同时还参考了大量的最新中外相关文献。另外，在本教材编写过程中，还得到了江苏大学医学院领导和江苏大学出版社的大力支持，在此一并致以诚挚的谢意。

由于编写时间仓促，加之我们的学术水平、编写经验有限，本教材难免存在疏漏与不当之处，肯请读者批评指正。

李永金

2015 年10 月

目　　录

第一章 绪 论

学习目标

1. 掌握药理学、药物、药代动力学和药效动力学的概念。
2. 了解药物与药理学的发展史。
3. 熟悉新药研究的临床前研究和临床试验的主要内容。

第一节 药理学的性质和任务

一、药物

药物(drug)是指能影响和调节机体生理、生化和病理过程,用以诊断、预防和治疗疾病的物质,是人类与疾病做斗争的重要武器。药物无论来源于天然药,还是化学合成药,乃至生物工程药,必须经过严格的药理学和毒理学系列研究,才能安全有效地用于临床。药物与毒物之间并无严格界限,毒物是指较小剂量就能损害人体健康的化学物质。任何药物的剂量过大都可能产生毒性反应。药物就是毒物,全看如何掌握。

二、药理学

药理学(pharmacology)是研究药物的学科之一,主要研究药物与机体(包括病原体)相互作用规律和机制。药理学一方面研究药物对机体的作用及其机制,即在药物的作用下,机体生理功能及细胞代谢活动的变化规律;另一方面研究机体对药物的作用,即药物在体内的吸收、分布、代谢、排泄及其血浆药物浓度动态变化的规律。前者称为药物效应动力学(pharmacodynamics),简称药效学;后者称为药物代谢动力学(pharmacokinetics),简称药动学。

药理学是药学与医学、基础医学和临床医学的桥梁学科。药理学的主要任务就是阐明药物有何作用、作用如何产生及药物在体内的动态变化规律。只有充分认识和理解药物的作用机制,才能提高疗效,减轻不良反应,达到合理用药的目的;只有阐明药物作用机制,才能为寻找和发现安全有效的新药提供有益的线索;同时,药理学也为研究开发新药、发现药物新用途,以及揭示生命活动的奥妙提供了重要的资料,推动了生命科学的发展。

第二节 药物与药理学的发展史

远古时代,人们为了生存从生活经验中得知某些天然物质可以治疗疾病与伤痛,这是药物的始源。这些实践经验有不少流传至今,例如饮酒止痛、大黄导泻、楝实祛虫、柳皮退热等。公元1世纪前后,我国的《神农本草经》是世界上最早的药物学著作,载有药物365种和疾病疗法120种。公元7世纪(659年),唐代的《新修本草》是中国第一部由政府颁布的药典,比《纽伦药典》早了877年,也可以说是世界上最早的药典,收载药物844种,并收集了全国各地的药材标本绘图。公元16世纪(1596年),明朝李时珍的《本草纲目》在药物发展史上有巨大贡献,它是我国传统医学的经典著作,全书共52卷,约190万字,收载药物1892种,插图1160帧,药方11000余条,在国际上有七种文字译本流传,其中不少药物和方剂至今仍在使用。

现代药理学的建立和发展与现代科学技术的发展密切相关。19世纪初,有机化学、生物学和实验生理学的发展,促进了实验药理学的建立。1804年德国化学家Serturner首先从罂粟中分离提纯吗啡。1819年法国人Magendie用青蛙经典实验确定了士的宁的作用部位。1878年英国的Langley根据阿托品与毛果芸香碱对猫唾液分泌的拮抗作用研究,提出受体概念,现已被证实是许多特异性药物作用的关键机制。1909年德国微生物学家P. Ehrlich自制了抗梅毒药新胂凡纳明。1935年Domagk发现磺胺药治疗细菌感染,从此开创了化学合成药物的新纪元。1940年英国的Florey在Fleming的研究基础上,从青霉菌培养液中分离出青霉素,并开始将抗生素应用于临床,使人类步入抗生素时代。20世纪30年代是新药发展的黄金时代,现在临床上常用的药物如抗生素、镇痛药、抗精神病药、抗高血压药、抗组胺药、抗肾上腺素药、激素类药物、抗癌药等均是这一时期研发的。我国药理学家在青蒿素、麻黄碱、吗啡镇痛作用部位研究方面也做出了重要贡献,青蒿素发明人屠呦呦于2011年获拉斯克奖,2015年获诺贝尔生理学或医学奖,成为首位获得诺贝尔科学类奖项的中国人。

随着生物化学、免疫学、生理学、细胞生物学、分子生物学等学科的发展,药理学从实验药理学到器官药理学,再进一步发展到分子药理学,并出现了许多分支,如临床药理学、生化药理学、分子药理学、免疫药理学、心血管药理学、神经药理学、遗传药理学和化学治疗学等。根据现代药理学研究,应用DNA重组技术,生产出基因工程药物,如重组链激酶、人胰岛素、干扰素、人生长激素、细胞因子、人促红素、乙肝疫苗等。展望未来,利用现代分子生物学的理论和技术,以个人基因组信息为基础,结合蛋白质组、代谢组等相关内环境信息,为患者量身设计出最佳治疗方案,以期达到治疗效果最大化和副作用最小化的精准医疗是新的发展方向。

第三节 新药的开发与研究

新药是指化学结构、药品组分或药理作用不同于现有药品的药物。我国《药品管理法》规定,新药系指未曾在中国境内上市销售的药品。对已上市药品改变剂型、改变给药途径、增加新适应证的药品,亦按照新药申请的程序申报。新药按审批管理要求分化学药品、中药和生物制品三大类,每类又分几个小类。

新药研究过程大致可分三步:临床前研究、临床研究和售后调研。

临床前研究阶段的主要内容为处方组成、工艺、药学、药剂学、药理、毒理学的研究。对于具有选择性药理效应的药物,在进行临床试验前还需测定药物在动物体内的吸收、分布及消除过程。实验动物应符合《实验动物管理条例》的相关要求。临床前的药理研究是要弄清新药的作用范围及可能发生的毒性反应,在经药物管理部门初步审批后才能进行临床试验，目的在于保证用药安全。

临床研究包括临床试验和生物等效性试验。Ⅰ期临床试验为初步的临床药理学及人体安全性评价试验。一般选择10～30例正常成年志愿者，观察新药耐受性和药物代谢动力学，找出安全剂量为制订给药方案提供依据。Ⅱ临床试验为随机盲法对照临床试验。选择有特异指征的患者（>100例）按随机分组，设立阳性对照药及空白安慰剂组，采用双盲法观察，统计结果，判断疗效。Ⅲ期临床试验为扩大的多中心临床试验。受试验例数一般不少于300例。先在一个医院以后可扩大至三个以上医疗单位进行多中心合作研究，进一步评价新药的有效性、安全性。

售后调研又称为Ⅳ期临床试验，即新药上市后监测，是指新药问世后进行的社会性考虑与评价。目的是在广泛的推广应用中重点了解长期使用后出现的不良反应和远期疗效（包括无效病例）。

相关链接

处方药与非处方药

处方药（Rx），是指有处方权的医师开具的处方，并由此从医院药房购买的药物。这种药通常都具有一定的毒性及其他潜在的影响，用药方法和时间都有特殊要求，必须在医生指导下使用。处方药大多属于以下几种情况：

（1）上市的新药，对其活性或副作用还要进一步观察。

（2）可产生依赖性的某些药物，例如吗啡类镇痛药及某些催眠安定药物等。

（3）药物本身毒性较大，例如抗癌药物等。

（4）用于治疗某些疾病所需的特殊药品，如心脑血管疾病的药物，须经医师确诊后开出处方并在医师指导下使用。

此外，处方药只准在专业性医药报刊进行广告宣传，不准在大众传播媒介进行广告宣传。

非处方药（OTC），是指为方便公众用药，在保证用药安全的前提下，经国家卫生行政部门规定或审定后，不需要医师或其他医疗专业人员开写处方即可购买的药品，可以在大众传播媒介进行广告宣传。一般公众凭自我判断，按照药品标签及使用说明就可自行使用。非处方药在美国又称为柜台发售药品（over the counter drug），简称OTC药。这些药物大都用于多发病、常见病的自行诊治，如感冒、咳嗽、消化不良、头痛、发热等。在非处方药中，还有更细的分类，红底白字的是甲类，绿底白字的是乙类。甲、乙两类OTC虽然都可以在药店购买，但乙类非处方药安全性更高。

复习思考题

1. 名词解释

药物　　药理学　　药代动力学　　药效动力学

2. 简述新药的研制过程。

（江苏大学医学院　李永金）

第二章　药物代谢动力学

学习目标

1. 掌握药物的吸收、分布、生物转化、排泄的基本概念及影响因素。掌握首关消除概念及细胞膜两侧 pH 对药物吸收和分布的影响。
2. 熟悉药物消除动力学、时量曲线及多次给药的血药浓度变化。
3. 掌握药代动力学基本参数的药理学意义。了解房室模型及意义。

药物代谢动力学(pharmacokinetics)简称药动学,是研究药物的吸收(absorption)、分布(distribution)、代谢(metabolism)和排泄(excretion)等体内过程(简称 ADME),并运用数学原理和方法阐释药物在机体内的动态规律。利用这种规律制订合理的给药方案,并可通过血药浓度监测加以调整,以确保临床用药安全有效。

第一节　药物跨膜转运

药物的吸收、分布、代谢和排泄都须从生物膜的一侧转运到另一侧,称为药物的跨膜转运。主要有以下几种方式。

一、简单扩散

药物利用生物膜的脂溶性,顺浓度差的跨膜转运称为简单扩散(simple diffusion)。这种转运不消耗能量,是一种被动转运方式,为大多数药物的主要转运机制。这种转运的特点是顺浓度梯度转运,对药物无选择性,对药物通过量无饱和现象,无竞争抑制等。扩散速度除取决于膜的性质、面积及膜两侧的浓度梯度外,还与药物的性质有关。相对分子量小(200 以下)、脂溶性大、非离子型(极性小)药物容易跨膜。大多数药物为有机酸或有机碱等,在体液中以两种形式存在,即离子型和非离子型。非离子型药物极性小,脂溶性大,容易通过细胞膜扩散。离子型则相反,不易通过细胞膜,而被限制在膜的一侧,称离子障(ion trapping)。弱酸性或弱碱性有机化合物的离子化程度,受其解离常数的负对数(pKa)及其所在溶液的 pH 值的影响。按 Handerson-Hasselbalch 公式表示为

弱酸性药物:$10^{pH-pKa}=[A^-]$(离子型)/$[HA]$(非离子型)

弱碱性药物:$10^{pKa-pH}=[BH^+]$(离子型)/$[B]$(非离子型)

式中,pKa 是解离常数 Ka 的负对数,是 50% 解离时溶液的 pH 值。

药物的 pKa 是不变的,pH 的变化明显影响药物的解离,当 pKa 与 pH 的差值以数学值增减时,离子型和非离子型药物浓度以指数值相应变化。因此,弱酸性药物在酸性环境中,解离少,易吸收;弱酸性药物在碱性环境中,解离多,难吸收。临床上弱酸性的巴比

妥类药物中毒时，服用 $NaHCO_3$ 碱化血液和尿液，能促使药物由脑向血液转运，由血液向尿转运而排出体外。

二、载体转运

载体转运(carrier transport)是指药物与细胞膜上的载体结合后，才能转运到膜的另一侧的跨膜转运，包括主动转运和易化扩散，如糖、氨基酸、维生素、金属离子等的转动。载体转运具有化学结构特异性、饱和性和竞争性抑制等共同特征。凡能逆浓度梯度或逆电化学梯度进行的载体转运，称为主动转运(active transport)，需要消耗能量；而顺浓度梯度进行的载体转运，称为易化扩散(facilitated diffusion)，无须耗能。

三、其他转运方式

1. 滤过(filtration)　滤过是指在流体静压或渗透压作用下，分子量小、直径小于膜孔的水溶性药物随体液通过细胞膜的水性通道而进行的跨膜转运，如水、乙醇、尿素等。

2. 胞饮(pinocytosis)　胞饮是指一些大分子的肽类药物通过膜的内陷形成小泡而进入细胞，如胰岛素。

3. 胞吐(exocytosis)　胞吐又称胞裂外排或出胞，指胞质内大分子物质以外泌囊泡的形式排出细胞的过程，如递质的释放。

第二节　药物的体内过程

一、吸收

吸收是指药物由给药部位进入血液循环的过程。除血管内给药外，其他给药途径都存在药物的吸收过程。吸收程度反映药物进入体循环的量，以生物利用度表示。不同给药途径药物吸收快慢依次为腹腔注射 > 吸入 > 舌下 > 直肠 > 肌内注射 > 皮下注射 > 口服 > 皮肤。

1. 口服　口服给药，具有方便、安全、经济等优点。某些弱酸性药物虽在胃内即能吸收，但胃的吸收面积小，吸收量少。小肠的吸收面积大，血液丰富，药物在小肠内停留时间长，因而小肠是口服药物的主要吸收场所。肠腔内 pH 值由十二指肠到回盲部越来越高，对弱酸性和弱碱性药物均易吸收。影响口服吸收的因素包括服药时饮水量、是否空腹、胃肠蠕动度、胃肠道 pH 值、药物颗粒大小、药物与胃肠道内容物的相互作用等。由胃和小肠吸收的药物都要经过门静脉进入肝脏再进入体循环，某些药物在通过胃肠壁和肝脏时可被酶代谢失活，使进入体循环的药物量减少，称为首关消除(first pass elimination)或首关效应(first pass effect)。舌下和直肠给药可避免首关消除。

2. 舌下给药　舌下黏膜渗透能力强，药物吸收迅速，起效快，流经舌下黏膜的血液直接进入体循环，无首过消除。传统的硝酸甘油舌下含片，可防治心绞痛急性发作。

3. 直肠给药　当患者处于非清醒状态，或出现呕吐，尤其儿童不宜口服时可考虑直肠给药。栓剂或溶液剂经直肠给药后由直肠黏膜吸收。虽直肠吸收面积不大，但血液丰富，药物吸收较快，大部分药不经过肝门静脉，可直接进入体循环，减少一些药物的首关消除。

4. 注射给药　静脉内给药(推注或滴注)可使药物直接进入体循环,无吸收过程。药物肌内注射(intramuscularly,im)或皮下注射(subcutaneously,sc)时,主要经毛细血管以简单扩散和滤过方式吸收,吸收速率受注射部位血流量和药物剂型影响。一般肌内注射比皮下注射吸收快,水溶性药物吸收迅速,油剂、混悬剂或植入片吸收慢,作用持久。例如左炔诺孕酮皮下植入有长效避孕作用。

5. 吸入　挥发性或气体性药物通过肺上皮细胞或气管黏膜吸收。因吸收速度快、吸收面积大,一些吸入性麻醉剂或某些治疗哮喘药物采用吸入给药方式,可避免首过消除,达到局部治疗的目的。这种给药方式的缺点是剂量难以控制,而且药物可能对肺上皮有一定刺激。

6. 局部用药　目的是在皮肤、眼、鼻、咽喉和阴道等部位用药,不仅产生局部作用,有时亦可发挥全身作用。如克霉唑乳膏,可直接抹于皮肤上,治疗局部真菌感染;缓释药抗心绞痛药硝酸甘油和镇痛药芬太尼贴剂产生全身作用。

二、分布

分布(distribution)是指药物吸收后从血液循环到达机体各个器官和组织的过程。药物的分布与药物的理化性质(分子大小、脂溶性、pKa 等)、局部 pH 值、血浆蛋白结合率、组织器官的血流量、药物与组织的亲和力及一些特殊屏障有关。

1. 血浆蛋白结合率　大多数药物在血浆中可与血浆蛋白不同程度地结合而形成结合型药物(bound drug),与游离型药物同时存在于血液中,二者处于动态平衡。结合型药物分子量变大,不能跨膜转运,药理活性暂时消失,是药物在血液中的一种暂时贮存形式。游离型药物可通过细胞膜扩散,分布到组织中,有药理活性。药物与血浆蛋白的结合是可逆的,特异性低,与相同血浆蛋白结合的药物之间可发生竞争性置换。即使两药都在正常治疗量,也可使其中一种药物的游离浓度升高,如服用抗凝药双香豆素后,再服用保泰松,结合型的双香豆素被置换出来,可使血中双香豆素游离浓度成倍增加(前者蛋白结合率为99%,后者为98%),其抗凝作用增强,导致渗血,甚至出血不止。

在某些病理情况下,血浆蛋白减少,如肝硬化、慢性肾炎、尿毒症等,药物与血浆蛋白结合减少,游离药物增高,也易发生毒性反应。

2. 组织器官的血流量　药物由血液向器官组织的分布速度主要取决于该组织器官的血流量和膜的通透性,如在脑、肝、肾、肺等血液丰富的器官药物分布较快,随后还可再分布(redistribution)。如硫喷妥钠因高脂溶性,给药后快速进入血流量大的脑组织,产生麻醉效应,然后由于其脂溶性高又向血流量少的脂肪组织转运,使患者迅速苏醒,这种现象称为再分布。

3. 药物与组织的亲和力　药物与组织细胞的结合是由于药物与某些组织细胞成分具有特殊的亲和力,使这些组织中的浓度高于血浆游离浓度,使药物的分布具有一定的选择性。如碘集中分布于甲状腺组织,钙沉积于骨骼。

4. 体液的 pH 和药物的解离度　在生理情况下,细胞内液 pH 为 7.0,细胞外液约为 7.4。因而弱酸性药物在细胞外液浓度略高,弱碱性药物在细胞内浓度略高。升高血液 pH 值可使弱酸性药物由细胞内向细胞外转运,降低 pH 值可使弱酸性药物向细胞内转移。弱碱性药物则相反。弱酸性药物苯巴比妥中毒时,用 $NaHCO_3$ 碱化血液和尿液可使脑组织中药物向血浆转移,并减少肾小管的重吸收加速自尿排泄。

5. 特殊屏障

(1) 血脑屏障(blood-brain barrier)是血液与脑组织,血液与脑脊液,脑脊液与脑组织3种屏障的总称,脑毛细血管内皮细胞间连接紧密,间隙较小,基膜外还有一层星形细胞包围,阻碍许多大分子、水溶性或解离型药物通过,只有脂溶性高或分子量小的水溶性药物可以通过被动转运,进入脑组织。

(2) 胎盘屏障(placental barrier)是指胎盘绒毛与子宫血窦间的屏障。事实上胎盘对药物的转运并无屏障作用,几乎所有药物均能透过胎盘进入胎儿体内,仅快慢和程度不同。因此,妊娠期间(特别是前3个月内),应禁止使用一切对胎儿生长发育有影响的药物。

(3) 血眼屏障(blood-eye barrier)是血液与视网膜、血液与房水、血液与玻璃体屏障的总称。一般给药眼内难以达到有效浓度,往往用局部滴眼和眼周给药。

三、代谢

药物进入机体后,发生化学结构的改变称为生物转化或转化(biotransformation),形成新的物质称为代谢产物。药物在体内发生转化的器官主要是肝脏,肠、肾、肺和脑也是药物代谢部位。

1. 药物代谢的意义 主要是降低药物的脂溶性,提高水溶性,减少表观分布容积和肾小管的再吸收,加速排泄。药物经过转化以后,药理活性发生改变,大多数药物经代谢后失去活性(减弱或消失),称为灭活(inactivation),少数药物可以被活化而呈现药理活性,如可待因经肝脏去甲基后生成吗啡起效。这种经代谢后才能产生药理效应的药物称为前药(prodrug)。有时原形药物经代谢后,其代谢物有毒性。如异烟肼经肝脏代谢后,代谢物乙酰异烟肼对肝脏有较强的毒性。因此,将药物的代谢称为解毒尚不确切。

2. 药物代谢的时相 通常分为2个时相,Ⅰ相包括氧化、还原、水解,在药物分子结构中引入极性基团,如羟基、羧基、巯基、氨基等。Ⅱ相为结合反应,将药物分子结构中的极性基团与体内的葡萄糖醛酸、甘氨酸、谷胱甘肽等,经共价键结合,生成极性大、易溶于水的结合物排出体外。

3. 药物代谢的酶 药物在体内的转化是在酶的催化下进行,这些催化药物转化的酶,统称为药物代谢酶(drug metabolism enzyme),简称药酶。肝脏药酶种类最多,含量丰富,所以肝脏是药物代谢的主要器官,往往将肝药酶看成药酶的代称。按照药酶在细胞内的存在部位,分为微粒体酶系(micro-somal enzymes)和非微粒体酶系。前者氧化药物的酶称为微粒体混合功能氧化酶系统,其中最关键的酶为细胞色素P450,因与一氧化碳结合后,其吸收主峰在450nm,简称CYP;非微粒体酶系存在于细胞胞浆和线粒体中,参与药物的催化反应。

肝药酶的主要特性有以下几方面:① 选择性低,能催化多种药物;② 个体差异大;③ 酶的活性有限,在药物间易发生竞争性抑制;④ 酶活性易受外界因素影响而表现出增强或者减弱。长期应用某些药物可使酶的活性增强,这类药物称为酶诱导药(enzyme inducer),而能减弱酶的活性的药物称为酶抑制药(enzyme inhibitor)。酶诱导药如苯巴比妥、苯妥英钠、利福平、灰黄霉素、地塞米松等,一般会降低与其合用药物的疗效。酶抑制药如氯霉素、别嘌醇、酮康唑、西咪替丁、吩噻嗪类药物等,一般会增强与其合用药物的疗效。

四、排泄

排泄(excretion)是药物或代谢物经机体排泄器官或分泌器官排出体外的过程。肾脏是药物排泄的主要脏器,其他还有胆道、肠道、唾液腺、乳腺、汗腺、肺、皮肤等。

1. 肾脏排泄　药物及代谢物排泄有3种方式:肾小球滤过、肾小管主动分泌和肾小管重吸收。肾小管毛细血管网的基膜通透性较大,分子量小于2万的物质可以滤过,除血细胞成分、大分子物质及血浆蛋白结合的药物外,游离型药物和代谢物可经过肾小球滤过进入肾小管腔内。脂溶性大、极性小、非解离型药物和代谢物经肾小管上皮细胞可以重吸收入血。改变尿液的pH,可以改变弱酸性或弱碱性药物的解离度,从而改变药物的重吸收程度。临床利用碱化尿液,使药物解离度增大,重吸收减少,对苯巴比妥、水杨酸等药物中毒进行解救。肾小管上皮细胞有有机酸和有机碱两类转运系统,前者转运弱酸性药物,后者转运弱碱性药物。分泌机制相同的药物,通过同一载体转运时可发生竞争性抑制。如丙磺舒可抑制青霉素、吲哚美辛等的主动分泌,依他尼酸可抑制尿酸的主动分泌等。

2. 胆汁和粪便排泄　口服未吸收的药物可随粪便排泄。有的药物在肝细胞内与葡萄糖醛酸结合后分泌到胆汁中,到小肠中被水解,其游离药物可经肠黏膜上皮细胞吸收,经门静脉重新进入体循环,称为肝肠循环(hepato-enteral circulation),可使药物作用时间延长。

3. 其他排泄途径　许多药物还可通过唾液、乳汁、汗液和泪液排泄。某些挥发性药物如乙醇可经肺排泄。一些药物在唾液中的药物浓度与血浆浓度有良好的相关性,故临床以唾液代替血液样本,进行血药浓度监测。

第三节　药物代谢动力学基本概念及参数

一、房室模型

药动学的实质是用动力学的原理和方法研究药物的吸收、分布、代谢和排泄,通过数学模型阐明血药浓度随时间变化的规律。为了使复杂的生物系统简化,便于定量分析,建立房室模型帮助理解药物在体内的变化规律。房室是一个抽象的概念,不代表某个具体的解剖上的组织器官。常见的有一室模型和二室模型。

1. 一室模型　给药后,药物瞬时在体内各部位达到平衡,可将机体看成一个均匀的整体,称为一室模型。血浆中药物浓度的变化能够反映组织中的药物浓度的变化。

2. 二室模型　药物在不同组织中的分布存在差异,给药后,血液丰富的组织,如血液、脑、肝、肾等药物分布快,而血液贫乏的组织,如脂肪、皮肤等药物分布慢,根据药物在组织中转运速度的不同,将先进入的分布速率大的组织称为中央室,后进入的分布速率小的组织称为周边室。按此假设的房室模型称为二室模型。若转运到周边的速率过程仍有较明显的快慢之分,就称为三室模型。

二、时量关系

体内药量随时间变化的关系即时量关系(time-concentration relationship),是药动学研究的中心问题。图 2-1 表示药效和血药浓度随时间变化的时效关系和时量关系。按一室模型理解,曲线升段主要是吸收过程(此时消除过程已经开始)。曲线在峰值浓度(peak concentration, C_{max})时吸收速度与消除速度相等。从给药时至峰值浓度的时间称为达峰时间(peak time, t_{peak}),曲线降段主要是药物消除过程。血药浓度在最小有效浓度和最小中毒浓度之间所占的时间称为有效期(effective period)。曲线下面积(area under the curve, *AUC*)与吸收入体循环的药量成比例,反映进入体循环药物的相对量。

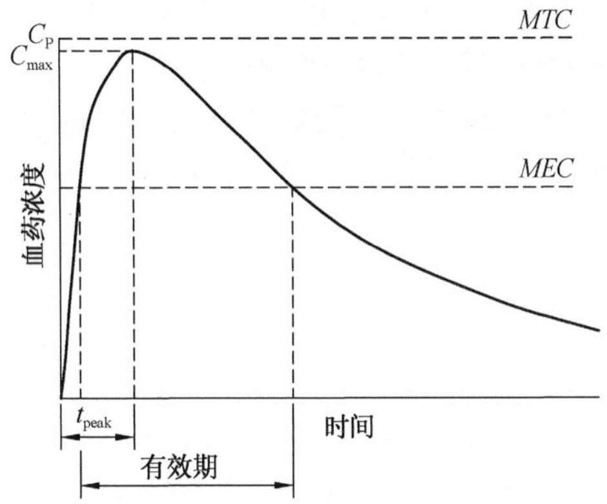

MTC:最小中毒浓度;*MEC*:最小有效浓度

图 2-1　典型时量曲线

三、药物的消除动力学

体内药物主要通过代谢和排泄两条途径消除。按一室模型,药物在体内随时间变化可用下列基本通式表达:$dC/dt = -kC_n$。C 为血药浓度,k 为常数,t 为时间。式中 $n=0$ 时为零级动力学(zero-order kinetics),$n=1$ 时为一级动力学(first-order kinetics)。

1. 一级消除动力学　体内药物按恒定的比例消除,在单位时间内消除量与血浆药物浓度成正比。大多数药物在体内按一级动力学消除。可用数学式表示为

$$-dC/dt = k_e \cdot C$$

式中,k_e 表示消除速率常数。

上式积分、移项,可得表示在 t 时的药量 C_t 与初始药量($t=0$ 时)C_0 的关系:

$$C_t = C_0 \cdot e^{-k_e t}$$

上式以常用对数表示,即

$$\lg C_t = \lg C_0 - k_e t/2.303$$

一级消除动力学有下列特点:① 药物转运或消除速率与当时药量或浓度的一次方成正比;② 血药浓度与时间曲线在普通坐标图上为曲线,在半对数坐标图上为直线(又称线性动力学);③ 药物的半衰期恒定,与剂量无关;④ 血药浓度与时间曲线下面积(*AUC*)与给药剂量成正比;⑤ 多剂量给药,经过约 5 个半衰期后,血药浓度达到稳态;⑥ 单次给

药，药物在体内的消除分数取决于半衰期，经过5个半衰期，约97%的药物从体内消除。

2. 零级动力学　药物在体内以恒定的速率消除，即不论血浆药物浓度高低，单位时间内消除的药量不变，机体消除某恒定量药物，又称恒量消除。通常是因为药物在体内消除能力达到饱和所致。其微分方程式为

$$\mathrm{d}C/\mathrm{d}t = -k_0$$

积分方程式为

$$C_t = -k_0 t + C_0$$

部分药物当体内药量超过机体代谢能力时为零级动力学消除，降至最大消除能力以下时，转化为一级动力学消除。

零级动力学的特点：① 恒速消除（最大清除力，与血药浓度无关）；② 血浆半衰期不恒定（随血药浓度变化）；③ 易蓄积中毒；④ 血药浓度与时间曲线在普通坐标图上为直线，在半对数坐标图上为曲线（又称非线性动力学）。

3. 混合消除动力学　即在低浓度或低剂量时，按一级动力学消除，达到一定高浓度或高剂量时，因消除能力饱和，单位时间内消除的药物量不再改变，按零级动力学消除，如苯妥英钠、水杨酸、乙醇等。混合消除动力学可用米-曼（Michaelis-Menten）方程表示，即

$$\frac{\mathrm{d}C}{\mathrm{d}t} = -\frac{V_{max} \cdot C}{K_m + C}$$

式中，V_{max}为最大消除速率；K_m为米-曼常数，是在50%最大消除速率时的药物浓度。

当$K_m \gg C$时，即体内药物消除能力远大于药物量时，C可忽略不计，为一级动力学消除过程；

当$C \gg K_m$时，即体内药物量超过了机体的代谢能力，K_m可忽略不计，为零级动力学消除过程。

四、药物代谢动力学参数

1. 消除半衰期（half-life time，$t_{1/2}$）　$t_{1/2}$是指血浆药物浓度下降一半所需要的时间，反映药物在体内的消除速度。大多数药物按一级动力学消除，$t_{1/2} = 0.693/k_e$，其血浆半衰期是一恒定值，与药物的消除速率常数成反比，而与药物的剂量和浓度无关。

2. 清除率（clearance，CL）　CL是指单位时间内，多少体积血浆中药物从体内被清除。总清除率为各器官清除率之和。一般情况下，器官清除率主要指肝清除率和肾清除率。对于静脉给药，总清除率可通过给药剂量和AUC的比值求得，即$CL = D/AUC$，单位mL/min。

3. 表观分布容积（apparent volume of distribution，V_d）　V_d是指当血浆和组织内药物分布达到平衡后，体内药物按此时的血药浓度在体内分布时所需要的体液容积。V_d值并不代表真正的生理体积，故加了"表观"两字。

$$V_d = A/C_0$$

对于静注给药，C_0是理论上给药剂量A在体内分布平衡时的血药浓度，是时量曲线的消除相延伸与Y轴的交点。

根据V_d值的大小可以推测药物在体内分布情况。V_d值大，表示药物分布广或组织

摄取多；V_d 值小，则提示组织内药量少。V_d 也是确定临床给药剂量的重要参数。V_d、$t_{1/2}$ 和 CL 间存在下列关系：

$$CL = V_d \times 0.693/t_{1/2}。$$

4. 生物利用度（bioavailability，F）　F 是指药物经血管外给药后，药物被吸收进入血液循环的相对量。

$$F = A/D \times 100\%$$

式中，A 为体内药物总量，D 为用药剂量。

生物利用度可分为绝对生物利用度和相对生物利用度。生物利用度是通过比较药物在体内的量来计算的。药物在体内的量可用 AUC 表示。静脉注射时的生物利用度应为 100%，因此如以生物利用度给药（如口服）的 AUC 和静脉注射的 AUC 进行比较，可得该药的绝对生物利用度 F：

$$绝对生物利用度\ F = \frac{口服等量药后的\ AUC}{静注等量药后的\ AUC} \times 100\%$$

如将同一血管外给药途径的某一种药物制剂（如不同剂型、不同药厂生产的相同剂型、同一药厂生产的同一品种的不同批号等）的 AUC 与相同标准制剂进行比较，则可得相对生物利用度：

$$相对生物利用度\ F = \frac{受试制剂的\ AUC}{标准制剂的\ AUC} \times 100\%$$

绝对生物利用度表明药物的吸收程度，同时用于药动学计算；相对生物利用度是评价药物制剂质量的指标。

如果药品含有同一有效成分，而且剂量、剂型和给药途径相同，则其在药动学方面应是等同的。两个药动学等同的药品，若含有效成分的生物利用度无显著差别，则认为生物等效（bioequivalence）。生物利用度是含量相同的不同制剂能否产生相同的治疗效应，亦即是否具有生物等效性的依据。

五、多次用药的时量关系

1. 稳态血药浓度（steady-state concentration，C_{ss}）　按一级动力学消除的药物，其体内药物总量随着不断给药而逐步增多。随着给药次数的增加，血药浓度递增速率逐渐减慢，当给药量等于消除量时，体内药物总量不再增加而达到稳定状态，此时的血浆药物浓度称为稳态浓度（图 2-2）。在 C_{ss} 时，血药浓度可以波动，波动最高值称峰浓度（$C_{ss.max}$），最低值称谷浓度（$C_{ss.min}$）。达到稳态所需时间与给药频率无关，仅取决于药物的半衰期。不论何种给药途径，凡以恒定的间隔给予相同剂量的药物，血浆药物均需经 5 个半衰

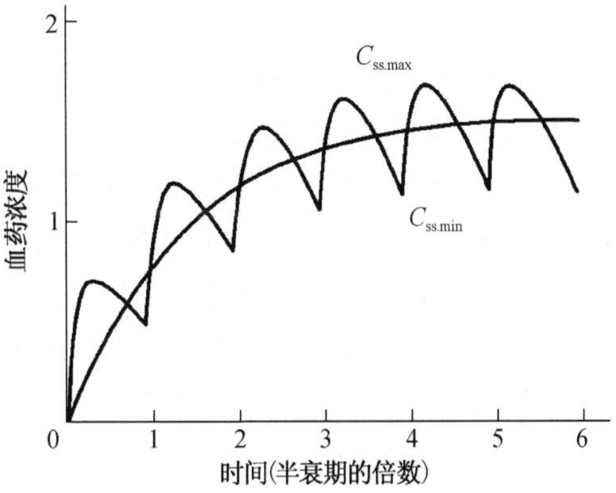

$C_{ss.max}$：稳态时峰浓度；$C_{ss.min}$：稳态时谷浓度

图 2-2　多次间歇给药的药-时曲线

期达到稳态浓度。

2. 临床常用的多次给药的方法

（1）等剂量等间隔给药：这是临床的常规给药方法。给药剂量与稳态浓度成正比。不改变给药间隔，稳态浓度随每次给药剂量增加而提高，而达到稳态浓度时间不变。波动度不变，波动范围改变。

（2）间隔给药：当给药剂量不变，给药间隔大于 $t_{1/2}$，药物时量曲线呈脉冲式变化，药物浓度无累积现象。如糖皮质激素采用隔日疗法，可减少不良反应。

（3）负荷量与维持量给药：为了满足临床治疗要迅速达到疗效的需要，可采用负荷量的给药方法，即首次剂量加倍。对于半衰期长的药物，要迅速达到稳态浓度，常采用负荷量的给药方法，让稳态浓度提前到达，随后改用维持量（图 2-3）。

此外，在静脉滴注开始时，如将第一个静滴药量的 1.44 倍的剂量推注，然后开始恒速静滴，可即刻达到稳态血药浓度。

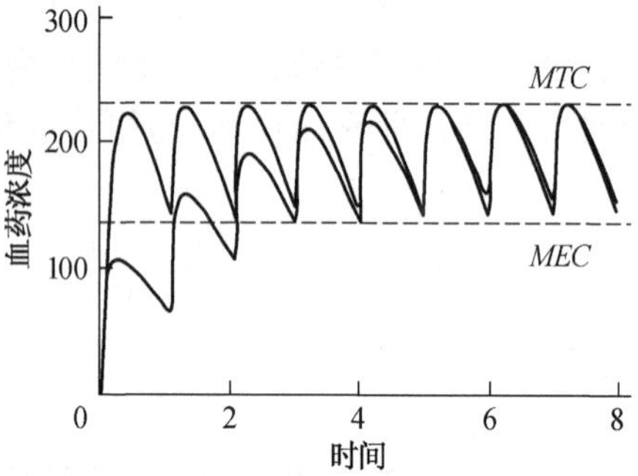

MEC：最小有效浓度；MTC：最小中毒浓度

图 2-3 负荷量给药对稳态血药浓度的影响

相关链接

个体化治疗

合理的给药方案是个体化方案，它可以通过长期的经验积累来建立；也可借助药代动力学（PK）参数来建立，后者较前者更科学、快速、方便。治疗药物监测（TDM）可以帮助医师实现后者。药代动力学参数个体间差异较大，对于治疗范围很窄的药物如强心苷、抗心律失常药、抗惊厥药、茶碱等，应测出 $C_{ss.\,max}$ 值，直接估算 F 和 CL 等参数，使给药方案较为精确。

以药物代谢动力学为依据，设计一个合理的治疗方案的步骤：① 选择和确定一个靶浓度；② 根据已知的人群药代动力学参数和患者的病理、生理特点（如体重、肝脏、肾脏功能等），估计患者的清除率和分布容积；③ 计算负荷量和维持量给药速度以求产生靶浓度；④ 根据计算所得给药，估计达到稳态浓度后测定血药浓度；⑤ 根据测得的血药浓度值，计算患者的清除率和分布容积；⑥ 如果需要，根据临床反应，修正靶浓度；⑦ 修正靶浓度后，再从第三步做起。

复习思考题

1. 名词解释

离子障 fist pass effect 肝药酶 肝药酶诱导剂 肝药酶抑制剂 一级动力学 零级动力学 半衰期 表观分布容积 生物利用度 清除率

2. 多次给药如何迅速达到稳态浓度？

（江苏大学医学院 李永金、陈月芳）

第二章　药物效应动力学

学习目标

1. 掌握药物的基本作用、不良反应分类及概念。
2. 掌握药物作用的量效关系。
3. 掌握药物与受体相互作用的相关概念；了解受体类型。

第一节　药物的基本作用

一、药物作用性质和方式

药物作用（drug action）是指药物与机体生物大分子相互作用引起的初始作用，是动因，有特异性。药理效应是机体反应的具体表现，是药物作用的结果。如去甲肾上腺素与血管平滑肌细胞的 α 受体结合，引起血管收缩、血压上升，前者属去甲肾上腺素的药物作用，后者为其药理效应。由于二者意义接近，通常药理效应与药物作用互相通用，但当二者并用时，应体现先后顺序。

药理效应是机体器官原有功能水平的改变，功能的增强称为兴奋（excitation），如肾上腺素引起心率加快，血压升高；功能的减弱称为抑制（inhibition），如阿司匹林退热，苯二氮䓬类药物镇静、催眠。所以兴奋和抑制是药物作用基本表现。但兴奋和抑制在一定条件下可以相互转化，如中枢兴奋药尼可刹米过量可导致惊厥，持续惊厥可转变为中枢抑制。

药物在治疗剂量时，对某些器官和组织或病原体产生明显作用，而对其他组织或器官不发生作用或作用不明显，称为药物作用的选择性（selectivity）。选择性高的药物与组织亲和力大，组织细胞对其反应性高，如洋地黄对心脏有较高的选择性。药物作用的特异性与药理效应的选择性不一定平行。阿托品特异性阻断 M 胆碱受体，但其选择性并不高，对心脏、血管、平滑肌、腺体及中枢神经功能都有影响，而且有的兴奋、有的抑制。药物作用特异性强及效应选择性高的药物，应用时针对性强；反之，效应广泛的药物一般副作用较多。临床上用药一般应尽可能选用选择性高的药物，但效应广泛的药物在病因复杂或诊断未明时也有好处，如广谱抗生素、广谱抗心律失常药等。药物的选择性一般是相对的，有时与药物的剂量有关，如小剂量的阿司匹林有抗血小板聚集作用，较大剂量则有解热镇痛作用。药物作用选择性是药物分类的基础。

药物作用一般分为局部作用和全身作用。局部作用是指在用药部位发挥作用，如局部麻醉药注射于神经末梢或神经干周围，阻断神经冲动传导，产生局麻作用。全身作用又称吸收作用，是指药物经吸收入血，分布到机体有关部位后再发挥作用，如口服降血糖药、调血脂药等。

二、药物的治疗作用

药物的治疗作用(therapeutic effect)是指患者用药后所引起的符合用药目的的作用,有利于改变患者的生理、生化功能或病理过程,使患病的机体恢复正常。根据药物所达到的治疗效果,可将治疗作用分为对因治疗(etiological treatment)和对症治疗(symptomatic treatment)。

1. 对因治疗　用药后消除了原发致病因子,彻底治愈疾病。如抗生素杀灭病原微生物。

2. 对症治疗　用药后改善了患者的症状。如应用解热镇痛药降低高热患者的体温,缓解疼痛;抗高血压药控制了患者过高的血压等。

对症治疗虽不能根除病因,但对一时诊断未明、病因不清、暂时无法根治的疾病却是不可缺少的。如高热会引起昏迷、抽搐,甚至死亡,再如休克、惊厥、心力衰竭时就必须立即采取有效的对症治疗,以挽救患者的生命。

祖国医学提倡"急则治其标,缓则治其本",有时应"标本兼治",这些是临床实践应遵循的原则。

三、药物的不良反应

凡是不符合用药目的并给患者带来不适或痛苦的反应统称为药物不良反应(adverse drug reaction,ADR)。多数药物不良反应是药物固有作用的延伸,在一般情况下是可以预知的,但不一定是可以避免的。少数严重的不良反应较难恢复,称为药源性疾病(drug-induced disease)。

根据治疗目的、用药剂量大小或不良反应严重程度,药物不良反应可分为以下几类。

1. 副作用(side reaction)　副作用是指在药物治疗剂量时,出现的与治疗目的无关的不适反应。副作用是由于药物的选择性低、作用广泛引起的,一般反应较轻微,多数可以恢复。如阿托品用于解除胃肠痉挛时,会引起口干、心悸、便秘等副作用;而当用于麻醉前给药时,阿托品减少呼吸道分泌,则可以防止分泌物阻塞呼吸道及吸入性肺炎的发生,而成为治疗作用,减少腺体分泌产生的口干又成为副作用。由此可见,有时副作用和治疗作用之间是可以相互转变的。

2. 毒性反应(toxic reaction)　毒性反应是指在药物剂量过大或体内蓄积过多时发生的危害机体的反应,一般较为严重。毒性反应可因剂量过大立即发生,称为急性毒性反应(acute toxicity),多损害循环、呼吸和神经等系统功能;也因用药时间过长,体内慢慢蓄积后逐渐产生,称为慢性毒性反应(chronic toxicity),多损害肝、肾、骨髓、内分泌等功能。某些药物可能有致突变(mutagenesis)、致癌(carcinogenesis)、致畸胎(teratogenic)作用,称为药物的三致作用,它属于慢性毒性反应中的特殊毒性范畴。临床通过增加剂量或延长疗程以期达到治疗目的时,应考虑到用药过量而引起中毒的危险性,注意掌握用药剂量和间隔及有些药物剂量的个体化。

3. 变态反应(allergic reaction)　变态反应是指机体受药物刺激所发生的异常免疫反应,引起机体生理功能障碍或组织损伤,又称为过敏反应,如过敏性休克、溶血性贫血、血清病、接触性皮炎、药物热、移植性排斥反应等。在治疗量或极小量时即可发生,如微量的青霉素可引起过敏性休克。变态反应常见于过敏体质的患者。致敏物质可能是药物本身，也可能是其代谢物，亦可能是药物中的杂质。反应程度与剂量无关。临床上对于易过敏的药物或过敏体质者，用药前应进行过敏试验，阳性反应者禁用或脱敏后使用。

4. 后遗效应(residual effect) 后遗效应是指在停药后血药浓度已降低至最低有效浓度以下时仍残存的药理效应。后遗效应可为短暂的，也可为持久的。如服用巴比妥类催眠药物后，次晨仍有乏力、困倦等“宿醉”现象；长期应用肾上腺皮质激素，可引起肾上腺皮质萎缩，一旦停药，肾上腺皮质功能低下，数月难以恢复。

5. 停药反应(withdrawal reaction) 停药反应是指长期服用某些药物，突然停药后原有疾病症状加剧，又称反跳反应。例如，长期应用β受体阻断药普萘洛尔治疗高血压、心绞痛等，可使β受体密度上调而对内源性递质的敏感性增高，如突然停药，则会出现血压升高或心绞痛发作，产生危险。

6. 特异质反应(idiosyncratic reaction) 特异质反应是指某些药物可使少数患者出现特异性的不良反应，反应性质可能与常人不同，但与药物固有药理作用基本一致，反应程度与剂量成比例，药理拮抗剂治疗有效。例如，骨骼肌松弛药琥珀胆碱引起的特异质反应是由于先天性血浆胆碱酯酶缺乏所致；特异质反应大多由于机体生化机制的异常所致，与遗传有关，属于一种遗传性生化缺陷。

第二节 药物剂量与效应关系

药物剂量与效应关系 (dose-effect relationship)简称量-效关系，是指在一定剂量范围内，同一药物的剂量(或浓度)增加或减少时，其效应随之增强或减弱，两者有相关性。量-效关系可用量-效曲线(dose-effect curve)或浓度-效应曲线 (concentration-effect curve)表示，定量地反映药物作用特点，为临床用药提供参考。

一、剂量-效应曲线

药物量效之间的函数关系可用曲线来表示。常以药理效应强度(E)为纵坐标，药物剂量或浓度(C)为横坐标，作图得到直方双曲线。将药物浓度或剂量改用对数值作图，则呈现典型的“S”形曲线，即量-效曲线(图3-1)。

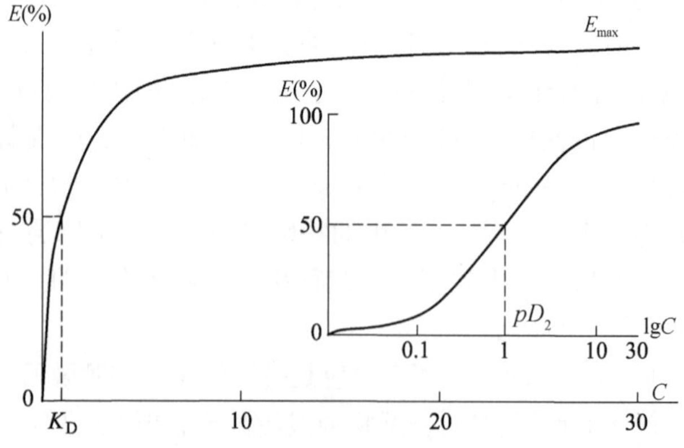

图3-1 药物作用的量-效关系曲线

药理效应按性质可分为量反应(graded response)和质反应(quantal response)。药理效应强弱呈连续性量的变化,可用数量和最大反应的百分率表示,称为量反应。例如,血压、心率、尿量、血糖浓度等的研究对象为单一的生物个体。如果药理效应不是随着药物剂量或浓度的增减呈连续性量的变化,而为反应的性质变化,则称为质反应,一般以阳性或阴性、全或无的方式表示,如存活与死亡、惊厥与不惊厥、睡眠与否等,研究对象为一个群体。如果用累加阳性率与对数剂量(浓度)作图,亦呈"S"形量-效曲线(图3-2)。

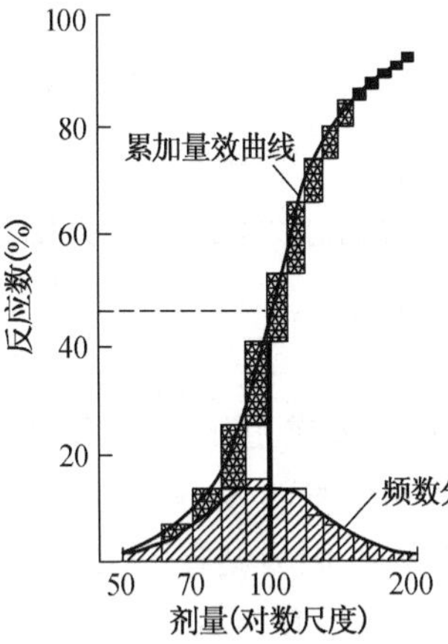

图3-2　质反应的频数分布曲线和累加量-效曲线

从量反应和质反应的两种量-效曲线衍生出一些药理学基本概念,这在临床中有重要意义。

1. 最小有效量(minimal effective dose)　最小有效量是指引起药物效应的最小药量,也称阈剂量;同样,最小有效浓度(minimal effective concentration)是指引起药物效应的最低药物浓度,亦称阈浓度。

2. 半数有效量(ED_{50})　ED_{50}是指引起50%阳性反应(质反应)或50%最大效应(量反应)的浓度或剂量。可分别用半数有效浓度(EC_{50})及半数有效剂量(ED_{50})表示。如效应指标为死亡,则称为半数致死量(LD_{50})。

3. 最大效应(maximal effect, E_{max})或效能(efficacy)　E_{max}是指在一定范围内,增加药物剂量或浓度,其效应强度随之增加,但效应增至最大时,继续增加剂量或浓度,效应不再上升,此效应为一个极限,称为最大效应,也称效能。效能反映了药物的内在活性。

4. 效价强度(patency)　效价强度用于作用性质相同的药物之间的等效剂量的比较,是指能引起等效反应(一般采用50%效应量)的相对剂量或浓度。其一般反映药物与受体的亲和力,值越小则强度越大,即用药量越大者效价强度越小(图3-3)。

5. 斜率(slope)　大多数药物量-效曲线的不同节段斜率不同,一般在中央段的斜率最大。对于量反应药物,斜率大的一般作用较激烈,药量微小的变化即可引起效应的明显改变;反之亦然。对于质反应药物,斜率大还说明药物作用对象个体差异小。

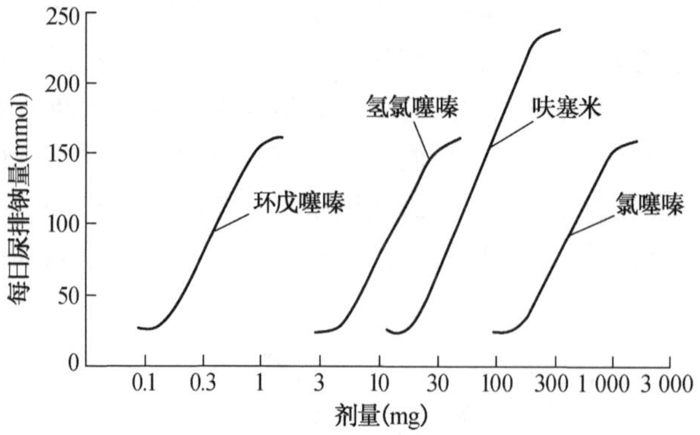

图 3-3 各种利尿药的效价强度及最大效应比较

二、药物安全评价

药物的安全性一般与其 LD_{50} 的大小成正比，与 ED_{50} 成反比。故常以药物 LD_{50} 与 ED_{50} 的比值表示药物的安全性，称为治疗指数（therapeutic index，TI），此数值越大越安全。用治疗指数表示药物的安全性则欠合理，因为没有考虑药物在最大有效量时的毒性。对于量-效曲线斜率不同的药物而言，虽然治疗指数较大，但量-效曲线与毒性曲线的首尾仍可能出现重叠，即 ED_{95} 可能大于 LD_5。不能认为治疗指数大的药物就一定安全，因为在没有获得充分疗效时就有少数动物中毒，如 A、B 两药的量-效曲线斜率不同，A 药在 95% 和 99% 有效量时 ED_{95} 和 ED_{99} 时没有动物死亡，而 B 药在 ED_{95} 和 ED_{99} 时，则分别有 10% 或 20% 死亡，说明 A 药比 B 药安全（图 3-4）。如果将 ED 与 LD 两条曲线同时画出并加以比较，则更加清楚。较好的药物安全指标是 LD_5 与 ED_{95} 或 LD_1 与 ED_{99} 之间的距离，称为药物安全范围（margin of safety），其值越大越安全。

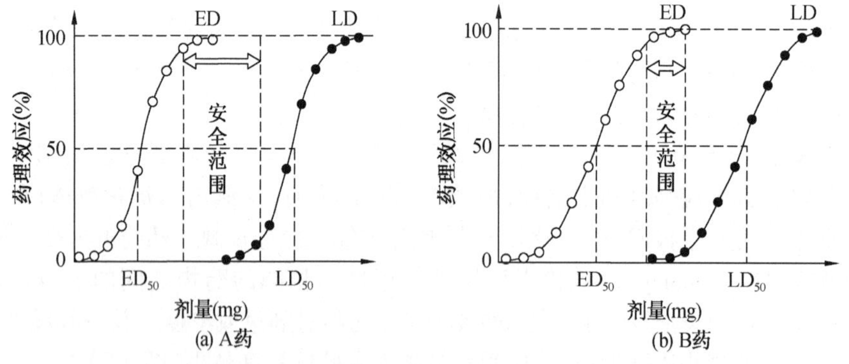

A 药的治疗指数与 B 药相同，但 A 药的安全范围比 B 药大

图 3-4 药物的治疗指数和安全范围

第三节 药物与受体

药物的作用机制是研究药物如何与机体细胞结合而发挥作用的。大多数药物的作用来自于药物小分子与机体大分子相互作用，引起机体生理生化功能改变。药物与机体

结合的部位就是药物作用的靶点。已知药物作用机制涉及的靶点有受体、酶、离子通道、核酸转运体、基因等，具体内容将在以后各章节详细介绍。这里重点介绍药物作用的受体机制。

一、受体的概念和特性

受体(receptor)是一类介导细胞信号转导的功能蛋白质，能识别周围环境中的某些微量化学物质，首先与之结合，并通过中介的信息放大系统，触发后续的药理效应或生理反应。能与受体特异性结合的物质称为配体(ligand)。体内存在许多能与受体结合的生理功能调节物质，被称为内源性配体，如神经递质、激素、自身活性物质等；受体可由一个或数个亚基组成，在其上的某些立体构型具有高度特异性，能准确识别并与配体或与其化学结构相匹配的药物结合。这些活性基团称为受点(binding site)。受体具有以下特性。

1. 特异性　特定的受体只能与特定的配体结合，产生特定的生理效应。同一化合物的不同光学异构体与受体的亲和力相差很大。

2. 饱和性　受体数目是一定的，其能结合的配体量也是有限的，因此受体具有饱和性，在药物的作用上反映为最大效应。当药物达到一定浓度后，其效应不会随浓度增加而继续增加。作用同一受体的配体间有竞争性。

3. 可逆性　配体与受体的结合是化学性的，一般是可逆的，配体可以从配体-受体复合物中解离，得到的仍是配体原形本身。

4. 灵敏性　受体只要与很低浓度的配体结合就能产生显著的效应。

5. 多样性　同一受体可广泛分布于不同组织或同一组织不同区域，受体密度不同。受体多样性是受体亚型分类的基础，受体受生理、病理和药物因素调节，处于动态变化之中。

二、受体的类型

根据受体蛋白结构、信息转导过程、信号转导通路、受体蛋白位置及效应器性质等特点，受体大致可分为以下 4 种。

1. G 蛋白偶联受体 (G-protein coupled receptors)　其主要特点是，在受体与激动剂结合后，只有经过 G 蛋白的转导，才能将信号传递至效应器。如 M 胆碱受体、肾上腺素受体、多巴胺受体、5-HT 受体、前列腺素受体及一些多肽类受体等。G 蛋白偶联受体介导来自这些配体的信号通过第二信使(cAMP、cGMP、IP_3、DAG、Ca^{2+})转导至效应器，从而产生生物效应。

2. 配体门控的离子通道受体　配体门控离子通道由离子通道和受体构成。药物或内源性配体与受体结合后，受体变构使通道开放或关闭，改变离子跨膜转运，引起膜电位的变化，传递信息产生生理效应。属于配体门控的离子通道有 N 胆碱受体、兴奋性氨基酸(谷氨酸、甘氨酸)受体、γ-氨基丁酸受体等。

3. 具有酪氨酸激酶活性受体　酪氨酸激酶受体为跨膜糖蛋白，胞外有一段与配体结合的结构域，中间有 20 多个疏水性氨基酸构成的跨膜结构域，胞内有可被磷酸化的酪氨酸残基。当酪氨酸激酶与其激动剂受体结合后，受体变构，使效应器蛋白的酪氨酸碱基磷酸化，激活酪氨酸蛋白激酶引起一系列细胞内信息传递。胰岛素、胰岛素生长因子、表皮生长因子的受体均属于这一类。

4. 细胞内受体　肾上腺皮质激素、甲状腺素、维A酸、维生素A、维生素D等透过细胞膜，与细胞内受体结合形成复合物，以二聚体的形式进入细胞核，在细胞核中识别特异DNA碱基区段，产生调控基因转录的作用，生成活性蛋白调节各种发育、分化、生长及生理功能。

三、药物与受体相互作用

药物与受体的相互作用，包括两个密切相关的过程，即药物（配体）与受体结合及药物（配体）与受体相互作用。

1. 药物与受体的结合　绝大多数配体与受体是通过分子间的吸引力如范德华力、离子键、氢键等形式结合，是可逆的；少数是通过共价键结合，这种结合难以逆转。药物与受体的结合形式取决于药物的化学结构和由此产生的对受体的亲和力（affinity），即药物与受体的结合能力。它与药物效价强度有关。常用亲和力常数 pD_2 表示其大小：

$$pD_2 = -\log K_D$$

式中，K_D 为与50%受体结合时药物的剂量即产生50%最大效应时的剂量。亲和力与 pD_2 成正比。

2. 药物-受体相互作用的学说　受体理论是药效学的基本理论之一。自1908年Ehrlich提出“受体”以来，受体学说不断修改、补充和发展，现已成为公认的药效学基本理论。先后提出的受体假说主要有以下几种：① 占领学说；② 速率学说；③ 二态模型学说。目前，认为药物与受体结合后产生效应除取决于药物与受体的亲和力外，还需要有内在活性（intrinsic activity），它表示药物与受体结合后产生效应的能力，以 α 表示，$0 \leqslant \alpha \leqslant 1$。内在活性与药物的效能有关。当药物的亲和力相等时，其最大效应取决于内在活性的大小；当内在活性相等时，药物的效价强度取决于亲和力。

四、激动药与拮抗药

根据与受体作用情况，可将药物分为激动药和拮抗药。

1. 激动药　将既有亲和力又有内在活性的药物称为激动药（agonist），它们能与受体结合并激活受体而产生效应。根据亲和力和内在活性，激动药又能分为完全激动药（full agonist）和部分激动药（partial agonist）。前者对受体有很高的亲和力和内在活性（$\alpha = 1$），后者对受体有很高的亲和力，但内在活性不强（$\alpha < 1$），与激动剂并用时还可拮抗激动药的部分生理效应。

2. 拮抗药（antagonist）　虽具有较强的亲和力，但缺乏内在活性（$\alpha = 0$），故不能产生效应，但由于其占据了一定数量的受体，反而可拮抗激动药的作用。

拮抗药分为竞争性拮抗药（competitive antagonist）和非竞争性拮抗药（non-competitive antagonist）两种。由于激动药与受体的结合是可逆的，竞争性拮抗药可与激动药互相竞争与相同受体结合，产生竞争性抑制作用，可通过增加激动药的浓度使其效应恢复到原先单用激动药时的水平，使激动药的量-效曲线平行右移，但其最大效应不变，这是竞争性抑制的重要特征（图3-5a）。竞争性拮抗药与受体的亲和力可用拮抗参数（pA_2）表示，其含义是，在拮抗药存在时，若2倍浓度的激动药所产生的效应恰好等于未加入拮抗药时激动药的效应，则所加入的拮抗药的摩尔浓度的负对数即为 pA_2。pA_2 值的大小反映竞争性拮抗药对其激动药的拮抗强度。药物的 pA_2 值越大，其拮抗作用越强。非竞争性拮抗药与受体形成比较牢固的结合，因而解离速度慢，或者与受体形成不可逆的结合而引起受体构型的改变，阻止激动药与受体正常结合。因此，增加激动药的剂量也不能使量-效曲线的最大强度达到原来水平，使 E_{max} 下降（图 3-5b）。

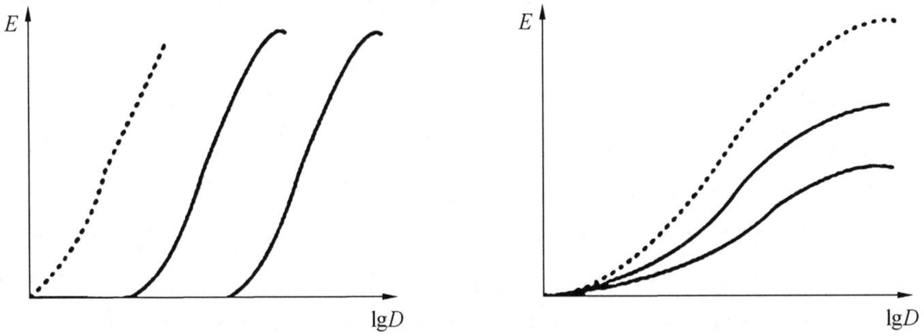

(a) 竞争性拮抗药　　(b) 非竞争性拮抗药

图中虚线表示激动药的量-效关系曲线

E—效应强度；D—药物浓度

图 3-5　竞争性拮抗药和非竞争性拮抗药的量-效关系曲线

五、受体的调节

受体虽是遗传获得的蛋白，但并不是固定不变的，而是经常代谢更新，处于动态平衡状态。受体数量、亲和力、效应力都受到生理及药物因素的影响。

受体的调节是维持机体内环境稳定的一个重要因素，其调节方式有脱敏和增敏两种类型。

1. 受体脱敏　受体脱敏是指在长期使用一种激动药后，受体对激动药的敏感性和反应性下降的现象。如临床长期应用异丙肾上腺素治疗哮喘，可以引起异丙肾上腺素疗效逐渐变弱，产生耐受性。

2. 受体增敏　受体增敏是与受体脱敏相反的一种现象，可因长期应用拮抗药而造成。如长期应用 β 受体阻断药普萘洛尔时，突然停药可发生由于 β 受体的敏感性增高而引起的“反跳”现象。

若受体脱敏或增敏仅涉及受体数量或密度的变化，则分别称为受体下调或上调。

相关链接

第二信使

受体在识别相应配体并与之结合后需要细胞内第二信使（second messenger）将获得信息增强、分化、整合并传递给效应机制才能发挥其特定的生理功能或药理效应。

1. G 蛋白　G 蛋白是一类存在于细胞膜内侧的调节蛋白，都是由 3 个不同亚单位α、β、γ组成。其β、γ亚基通常组成紧密的二聚体，不同G蛋白的结构上的差别主要表现在α亚单位上。根据功能不同，G蛋白可分为兴奋性G蛋白(Gs)和抑制性G蛋白(Gi)等。Gs激活腺苷酸环化酶(AC)，使cAMP增加。Gi抑制AC，使cAMP减少。G蛋白还激活磷脂酶C(PLC)，调节Ca^{2+}、K^+等离子通道。对鸟苷酸环化酶也有激活作用，作用非常广泛，介导多种效应。

2. 环磷腺苷(cAMP)　cAMP是ATP经AC作用的产物。β受体、D_1受体、H_2受体等激动药通过Gs作用使AC活化，ATP水解而使细胞内cAMP增加。α受体、D_2受体、M_2受体、阿片受体等激动药通过Gi作用抑制AC，细胞内cAMP减少。cAMP受磷酸二酯酶(phosphodiesterase，PDE)水解为5'-AMP后灭活。茶碱抑制PDE而使胞内cAMP增多。cAMP能激活蛋白激酶A(PKA)而使胞内许多蛋白酶磷酸化(ATP提供磷酸基)而活化，如磷酸化酶、脂酶、糖原合成酶等活化而产生能量。钙离子通道磷酸化后激活，钙离子内流使神经、心肌、平滑肌等兴奋。

3. 环磷鸟苷(cGMP)　cGMP是GTP经鸟苷酸环化酶(GC)作用的产物，也受PDE灭活。cGMP作用与cAMP相反，可使心脏抑制、血管舒张、肠腺分泌等。cGMP可激活蛋白酶G而引起各种效应。

4. 肌醇磷脂(phosphatidylinositol)　细胞膜肌醇磷脂的水解是另一类重要的受体信息转导系统。α、H_1、5-HT_2、M_1、M_3等受体激动药与其受体结合后通过G蛋白介导激活磷脂酶C(PLC)，PLC使4,5-二磷酸肌醇磷脂(PIP_2)水解为二酰甘油(DAG)及1,4,5-三磷酸肌醇(IP_3)。DAG在细胞膜上激活蛋白激酶C(PKC)，使许多靶蛋白磷酸化而产生效应，如腺体分泌，血小板聚集，中性粒细胞活化及细胞生长、代谢、分化等效应。IP_3能促进细胞内钙池释放Ca^{2+}，也有重要的生理意义。

5. 钙离子　细胞内Ca^{2+}浓度在1μmol/L以下，不到血浆Ca^{2+}的0.1%，对细胞功能有着重要的调节作用，如肌肉收缩、腺体分泌、白细胞及血小板活化等。细胞内Ca^{2+}可从细胞外经细胞膜上的钙离子通道流入，也可从细胞内肌浆网等钙池释放，两种途径互相促进。前者受膜电位、受体、G蛋白，蛋白激酶A(PKA)等调控，后者受IP_3作用而释放。细胞内Ca^{2+}激活蛋白激酶C(PKC)，与DAG有协同作用，共同促进其他信息传递蛋白及效应蛋白活化。很多药物通过对细胞内Ca^{2+}影响而发挥其药理效应，故对细胞内Ca^{2+}调控及其作用机制近年来受到极大的重视。

复习思考题

1. 名词解释

副反应　毒性反应　后遗效应　停药反应　特异质反应　效能　效价　治疗指数　LD_{50}　receptor　亲和力　内在活性　受体脱敏(增敏)　受体上调(下调)

2. 不同坐标下量-效曲线的形状如何？曲线斜率较陡有什么含义？

(江苏大学医学院　李永金)

第四章　影响药物作用的因素

学习目标

1. 熟悉药物方面和机体方面影响药物作用的因素。
2. 掌握药物相互作用的方式。
3. 掌握合理用药的原则。

药物在机体内产生的药理作用和效应是药物和机体相互作用的结果。药物方面的因素除了药物的性质、质量、纯度以外，药物剂型、剂量、给药途径、时间、疗程，合并用药与药物相互作用等，都对药物作用产生影响；机体方面的因素主要涉及患者年龄、性别、种族，患者病理、精神状况及遗传因素等。这两方面的变异，可能出现同样剂量的某一药物在不同患者体内达不到相等的血药浓度，相等的血药浓度也不一定都能达到等同的药效。差异可能很大，甚至出现质的差异，这种随人而异的药物反应称为个体差异(individual variation)。因此，临床用药时，应对各种可能影响药物作用的因素加以考虑，根据患者具体情况，选择合适药物，采用合理治疗，做到用药个体化。

第一节　药物方面的因素

一、药物剂型和给药途径

同一药物可有不同剂型适用于不同给药途径，如供口服给药的有片剂、胶囊、口服液；供注射用的有水剂、乳剂、油剂；还有控制释放速度的控释剂。一般来说，相同剂型的同一药物，剂量不同，效应不同。同一药物剂型不同，采用的给药途径不同，所引起的药物效应也会不同。这是由于不同给药途径药物的吸收速度不同，一般规律是静脉注射 >(快于)吸入 > 肌内注射 > 皮下注射 > 口服 > 直肠给药 > 贴皮给药；而同一药物给药途径不同，剂型吸收程度也不同，如口服剂生物利用度的顺序为溶液剂 > 混悬剂 > 胶囊剂 > 片剂 > 包衣片剂。因此对于同一药物的不同剂型，要达到相同的疗效，必须采用不同的药物剂量。

如果给药途径不同，有些药物甚至可能会产生不同的作用和用途，如硫酸镁，肌内注射时，可以产生镇静、解痉和降低颅内压的作用，口服则产生导泻、利胆的作用。

二、给药时间、次数和疗程

根据不同药物选择合理的用药时间对增强药效和减少不良反应非常重要。一般情况下，饭前用药吸收好、作用快，如促消化药、胃黏膜保护药、降血糖药等。饭后用药吸收较差，作用慢，但有利于维生素 B_2、螺内酯、苯妥英钠等药物的吸收，减少一些药物对胃肠道黏膜的刺激、损伤，如阿司匹林、硫酸亚铁、抗酸药等。胰岛素宜饭前注射；催眠药宜在睡前服用。

给药次数应根据药物的消除速率、病情需要而定。对 $t_{1/2}$ 短的药物，给药次数相应增加，对于消除慢或毒性大的药物应规定每日的用量和疗程。肝、肾功能减低时，应适当减少给药次数以防止蓄积中毒。

多数情况下，患者需要在一定时间内连续用药才能治愈疾病。疗程应根据疾病性质和病情而定。抗菌药一般在症状控制后仍需再使用一段时间；长期应用糖皮质激素、β受体阻断剂，不宜突然停药，应逐步减量停药，以免产生“反跳”或“停药综合征”。

三、药物相互作用

同时使用两种或两种以上的药物时，其中一种药物作用受到另一种药物的影响而发生明显的改变，称为药物相互作用(drug interaction)。药物相互作用一般均发生在体内，少数发生在体外。药物相互作用有以下 3 种方式：

1．药动学方面相互作用　药动学方面相互作用是指一种药物的体内过程被另一种药物改变，从而影响该药的血液和靶位浓度，改变其药物作用强度。主要包括以下几个环节：

（1）影响吸收：改变胃肠道 pH 可影响弱酸性或弱碱性药物的解离度，服用抗酸药可减少弱酸性药物，如阿司匹林、氨苄西林、磺胺类等药物的吸收；抗胃酸分泌的 H_2 受体阻断药及奥美拉唑等可减少胃酸的分泌，影响酸性药物的吸收；药物在吸收过程中，有些可发生吸附或络合作用，如钙、镁、铝等离子能与四环素形成可溶性络合物，影响吸收；西沙必利等可以增强胃肠蠕动，促使胃中的药物迅速进入肠道，导致同时服用的其他药物在肠道吸收提前，而抗胆碱药抑制胃肠蠕动，使同时服用的其他药物在胃内滞留，延缓吸收。

（2）影响分布与转运：药物与血浆蛋白的结合可出现竞争性抑制。临床上许多药物与血浆蛋白有较高的结合率，如阿司匹林、保泰松等，当与其他高血浆蛋白结合率的药物合用时，可将与之结合的药物游离出来。如口服降糖药和抗凝药与上述药物合用时，有可能使前者游离血药浓度大幅升高，出现低血糖反应或出血。

（3）影响生物转化：肝药酶诱导剂可加速一些主要经肝转化的药物清除，减弱药效；而肝药酶抑制剂可减慢主要经肝转化的药物清除，增强药效和延长作用时间。

（4）影响排泄：许多药物在体内主要由肾脏排泄，当两种或两种以上可通过肾小管主动分泌的药物联用时，就可发生竞争性抑制，使药效时间延长。如丙磺舒与青霉素或头孢菌素类药合用时，就会减少后者的分泌，排泄减少，从而起到增效作用。某些药物由肾小球滤过或肾小管分泌而进入肾小管内，改变尿液的 pH，可影响药物的再吸收。临床上碱化尿液可加速弱酸性药物的排泄，用于弱酸性药物中毒的治疗。

2．药效学方面的相互作用　药效学相互作用是指联合用药后，不影响药物在体液中的浓度，但改变药理作用。其包括协同作用和拮抗作用两种情况。

（1）生理性拮抗或协同：两种或两种以上药理作用相似的药物联合应用可产生协同作用；而作用相反的两种药物合用可产生拮抗作用。

（2）在受体水平的协同或拮抗：一个药物的使用可能影响另一个药物与相应受体的

相互作用。

3. 在体外的相互作用　在药物未进入机体之前发生的相互作用，可使药物性质发生改变，通常有以下两种情况：

（1）配伍禁忌（incompatibility）：向静脉输液瓶内加入一种或多种药物，可发生化学或物理的相互作用，从而改变药物的性质。

（2）固体成分中所用赋形剂不同对药物生物利用度的影响：如以乳糖为赋形剂的苯妥英钠胶囊的生物利用度明显大于以硫酸钙为赋形剂的生物利用度。

第二节　机体方面的因素

一、年龄

年龄对药物作用的影响主要表现在：① 新生儿和老年人体内药物代谢和肾脏排泄功能较低，大部分药物可能会有较强和更持久的作用；② 药物效应靶点的敏感性发生改变；③ 老年人的特殊生理因素（如心血管反射减弱）和病理因素（如体温过低）；④ 机体组成发生变化，新生儿体液占体重的比例较大，老年人脂肪在机体所占比例较大，导致药物分布容积发生相应的改变；⑤ 老年人常需服用更多的药物，发生药物相互作用的概率相应增加。

新生儿体内的药物结合代谢能力相对缺乏会导致严重的后果。如胆红素与白蛋白结合位点被药物置换后引起核黄疸；氯霉素引起“灰婴”综合征是由于肝脏的结合代谢能力低下导致氯霉素在组织中蓄积而产生的毒性反应。

经体表面积标准化后，新生儿肾小球滤过率和肾小管最大分泌率均仅为成人的20%，故主要经肾清除的药物在新生儿中的半衰期比成人长。肾小球滤过能力大约从20岁开始缓慢减弱，到50岁和75岁时分别降低25%和50%。肾小球滤过能力的衰退引起药物的肾脏清除率降低。

肝微粒体酶活性随着年龄的增长而缓慢降低，同时由于脂肪在机体的构成比例随着年龄增长而增加，脂溶性药物的分布容积会增加，导致一些药物的半衰期随着年龄增长而延长，如催眠药地西泮。

老年人药物作用靶点的敏感性升高或降低导致药物反应性发生相应改变。如地西泮在老年人中更易引起精神错乱，降压药物在老年人中因心血管反射减弱常引起体位性低血压。

二、性别

女性体重一般轻于男性，在使用治疗指数低的药物时，为维持相同效应，女性所用剂量可能较小。女性脂肪比例比男性高而水比例比男性低，可影响药物的分布和作用。妇女在月经期、妊娠期和哺乳期的用药应特别慎重。月经期需要避免服用剧泻药和抗凝血药，以免盆腔充血，月经增多。妊娠期内应避免使用药物，特别是胎儿器官发育期内严禁使用锂盐、乙醇、华法林、性激素、苯妥英钠等致畸药物。在哺乳期应注意药物可通过乳腺随乳汁排泄而影响婴儿发育。此外，产前还应禁用抗凝血药、抗血小板药及影响子宫肌肉收缩的药物。

三、心理因素

患者的精神状态与药物效应之间存在着密切的关系。一个患者服药后的效应实际是由多种因素引起的,包括药理学效应、非特异性药物效应、非特异性医疗效应和疾病的自然恢复4个因素。其中非特异性药物效应和非特异性医疗效应是安慰剂的绝对效应。安慰剂(placebo)是由淀粉、乳糖等制成的无药理活性而外形形似药物的制剂。安慰剂效应主要由患者的心理因素引起,它来自患者对药物和医师的信赖。患者对医护人员信任,患者情绪乐观会对药物疗效产生正面影响;反之医患关系紧张,患者情绪悲观会对药效产生负面影响。研究表明,即使给予患者不具药理活性的安慰剂,也可对头痛、失眠、心绞痛、术后疼痛、感冒咳嗽、神经官能症等症状获得30% ~50%的改善。临床用药时,应鼓励患者以乐观的态度,正确对待疾病、积极治疗,不仅能减轻疾病痛苦的主观感受,还能提高机体对疾病的抵御能力,有利于疾病的治疗。

四、遗传因素

遗传是药物代谢和效应的决定因素。基因是决定药物代谢酶、药物转运蛋白和受体活性及功能表达的结构基础,是药物代谢与反应的决定因素。现在已形成一个独立的药理学分支——遗传药理学(genetic pharmacology)。遗传异常主要表现在对药物体内转化的异常,可分为快代谢型(extensive metabolizer, EM)及慢代谢型(poor metabolizer, PM)。前者使药物快速灭活,后者使药物灭活较缓慢,因此影响血浆药物浓度及效应强弱。又如6-磷酸葡萄糖脱氢酶(6-GPD)缺乏者对伯氨喹、磺胺药、砜类等药物易发生溶血反应。这两种遗传异常的人在我国都不鲜见,这些遗传异常只有在受到药物激发时方才出现,故不是遗传性疾病。

五、疾病状态

疾病本身能导致药物代谢动力学和药物效应动力学的改变。疾病的严重程度固然与药物疗效有关,同时存在的其他疾病也会影响药物的疗效。肝肾功能不足时分别影响经肝转化及自肾排泄药物的清除率,可以适当延长给药间隔及(或)减少剂量加以解决。神经功能抑制时,如巴比妥类中毒时能耐受较大剂量中枢兴奋药而不致惊厥,惊厥时却能耐受较大剂量苯巴比妥。此外要注意患者有无潜在性疾病影响药物疗效,如氯丙嗪诱发癫痫,非甾体抗炎药激活溃疡病,氢氯噻嗪加重糖尿病,抗M胆碱药诱发青光眼等。

六、长期用药引起的机体的反应性变化

长期反复用药引起生物机体(包括病原体)对药物反应发生变化,主要表现为耐受性、耐药性和药物依赖性。

1. 耐受性(tolerance) 连续用药后机体对药物的反应强度降低,需增加剂量才能维持药效。有的药物在应用几次很低剂量后就可迅速产生耐受性,称为急性耐受性(acute tolerance/tachyphylaxis)。

2. 耐药性(drug resistance) 病原体及肿瘤细胞等对化学治疗药物敏感性降低称为

耐药性，也称抗药性。

3. 药物依赖性(drug dependence)　长期应用某种药物后，机体对这种药物产生生理性或精神性依赖和需求。生理依赖性(physiological dependence)也称躯体依赖性(physical dependence)，即停药后患者产生身体戒断症状(abstinent syndrome)。精神依赖性(psychological dependence)，即停药后患者只表现主观不适，无客观症状和体征。

第三节　合理用药原则

在临床用药物治疗疾病时，根据患者的具体情况正确选择药物类别、药物种类、药物剂型和药物配伍，是为了合理用药(rational use of drug)。从理论上说，合理用药是要求充分发挥药物的疗效而避免或减少可能发生的不良反应，遵循"有效、安全、经济"的原则，以下几条原则可供临床用药参考：

1. 明确诊断　对疾病的正确诊断是合理用药的基础，使用药物前首先要明确诊断，再考虑选择用药。选药不仅要针对适应证，还要排除禁忌证。

2. 严格掌握适应证　明确诊断后根据患者病情和药物适应证、药理作用特点选药，尽量避免多种药物联合应用，即多种药物合用以防漏诊或误诊，这样不仅浪费而且容易发生相互作用。

3. 确定药物剂量和疗程　根据病情和疗法确定适当的用药剂量和疗程。如肾上腺皮质激素有不同疗法，使用剂量和疗程均不同。

4. 用药个体化　根据患者具体情况设计给药方案，做到用药必须个体化，并根据病情变化随时调整治疗方案。

5. 对因、对症治疗并举　在采用对因治疗的同时要采用对症支持疗法。这在细菌感染及癌肿化学治疗中尤其不应忽视。

相关链接

时间节律对药物作用的影响

机体不同的生理活动按一定的时间顺序呈现有规律的周期性变化，这种变化的节律称为生物节律。其中最重要的是昼夜节律，如胃酸分泌、胆固醇合成、糖皮质激素分泌、血糖含量、哮喘发作及心血管疾病等。根据人体生理病理的昼夜节律性波动现象，选择最佳用药时间，使给药时间与人体生理节律同步，可达到最佳疗效，避免某些药物因持续高浓度产生不良反应、耐受性。

人的血压在日内发生波动，一般在上午6～10时、下午16～20时较高，午夜最低，呈"两高一低"的现象。若在两个高峰之前30min给药，可使药物吸收后在血中浓度高峰与血压高峰相遇，控制血压，提高降压药物疗效。故一日服用一次的药物，服药时间宜选择清晨7时左右；若一日两次用药，宜在清晨7时和下午4时。

肾上腺分泌糖皮质激素高峰在上午8时左右，中午开始下降，午夜零点降至最低。宜每日上午7～8时一次服用的药物有可的松、泼尼松；对作用时间长的糖皮质激素如地塞米松、倍他米松、曲安西龙等，还可采用隔日疗法，将两天的剂量于上午7～8时一次给予，这种给药方法对长期服药的患者的好处尤为显著。

心绞痛发作的昼夜节律高峰为上午6～12时，如早晨服用同样剂量的硝苯地平可明显扩张冠脉，改善心肌缺血；硝酸酯类药物在上午服，可明显扩张冠脉，午后则弱，宜在早晨醒来时或起床后立即服用；β受体阻断药普萘洛尔上午8时和12时服用，可减少患者心搏数，抑制心脏病发作。

近年发现，心力衰竭患者对地高辛和西地兰等强心药的敏感性以凌晨4时最高，比其他时间高40倍，故宜上午8～10时服用。

早上7时服赛庚啶，疗效维持可长达15h以上，而下午19时给药，仅维持6～8h，其他抗组胺药如氯苯那敏、苯海拉明、特非那定等，睡前30min服用，疗效最佳，副作用小。

人体胆固醇在午夜至清晨之间合成最旺盛，故洛伐他汀、普伐他汀等他汀类药物，采用每日睡前顿服，代替每日3次服药，效果更佳。

夜间或清晨，易诱发哮喘。一日1次的抗哮喘药多在睡前半小时服用为宜，如氨茶碱缓释片、长效β受体激动剂、福莫特罗、班布特罗、白三烯受体拮抗剂。若需服2～3次可采用晨高夜低给药方法。

胃酸分泌从中午开始升高，夜间20时急剧升高，22时可达峰值。雷尼替丁、法莫替丁、奥美拉唑、兰索拉唑、泮托拉唑等都有较强的抑制胃酸分泌作用。宜在疾病的急性期，早、晚各服1次；待缓解后，宜改为每晚服药1次。

人的痛觉以上午最迟钝，而午夜至凌晨最为敏感，故阿片类镇痛药，以临睡前服用为宜。

复习思考题

1. 名词解释

药物相互作用　药动学方面的相互作用　安慰剂　耐受性　耐药性　药物依赖性　生理依赖性　精神依赖性

2. 机体方面有哪些因素影响药物作用?

（江苏大学医学院　李永金、陈月芳）

第五章　传出神经系统药理概论

学习目标

1. 掌握 ACh 和 NA 的释放和作用消失方式。
2. 掌握传出神经受体的分类、分布和功能，传出神经系统药物作用方式及分类。
3. 了解传出神经递质的合成贮存和传出神经分类。

神经系统由中枢神经及外周神经组成。外周神经包括 12 对脑神经和 31 对脊神经，分为传入神经（感觉神经）和传出神经，传入神经将来自外界或体内的各种刺激向中枢内传递，传出神经将中枢发出的指令向周围的靶组织传递。影响神经系统的药物通过影响神经系统的电传递（如局麻药）或化学传递（大多数药物）产生效应，影响传出神经的药物主要影响突触部位的化学传递，从而影响传出神经的功能，影响的结果表现为药物的效应。

第一节　传出神经系统的分类

一、解剖学分类

传出神经系统分为植物神经系统（vegetative motor nervous system）和运动神经系统（somatic nervous system）。

1. 植物神经系统　植物神经系统也称自主神经系统（autonomic nervous system），又分为交感神经系统（sympathetic nervous system）和副交感神经系统（parasympathetic nervous system），主要支配心脏、血管、平滑肌和腺体等效应器，其活动为非随意活动。植物神经自中枢发出后，都要经过神经节中的突触，更换神经元，然后才到达效应器，因此植物神经有节前纤维和节后纤维之分。

2. 运动神经系统　运动神经系统支配骨骼肌运动，为随意活动。自中枢发出后，中途不更换神经元，直接到达骨骼肌，因此无节前和节后纤维之分（图 5-1，图 5-2）。

二、按递质分类

神经元与次一级神经元、神经元与效应器细胞之间由突触（Synapse）联系，存在于两者之间的约 15 ~ 1000nm 的间隙为突触间隙。传出神经末梢临近间隙的细胞膜称为突触前膜，效应器或次一级神经元临近间隙的细胞膜称为突触后膜。当从中枢传来的神经冲动到达神经末梢时，突触部位的神经末梢（突触前膜）释放递质，经过突触间隙，弥散至突触后膜，激动次一级神经元或效应器细胞突触后膜上的受体，完成信息的传递过程。传出神经根据其末梢释放的递质不同，可分为以乙酰胆碱为递质的胆碱能神经（cholinergic nerve)和以去甲肾上腺素为递质的去甲肾上腺素能神经(noradrenergic nerve)。

(1) 胆碱能神经包括:① 全部交感神经和副交感神经的节前纤维;② 全部副交感神经的节后纤维;③ 极少数交感神经节后纤维,如支配汗腺分泌的神经和骨骼肌血管舒张的神经;④ 运动神经;⑤ 支配肾上腺髓质的交感神经也属胆碱能神经。

(2) 去甲肾上腺素能神经包括几乎全部交感神经节后纤维(图 5-1,图 5-2)。

在外周还存在支配肾肠系膜血管的多巴胺能神经,释放神经肽和其他递质(如 5-羟色胺、P 物质等)的肠神经系统。

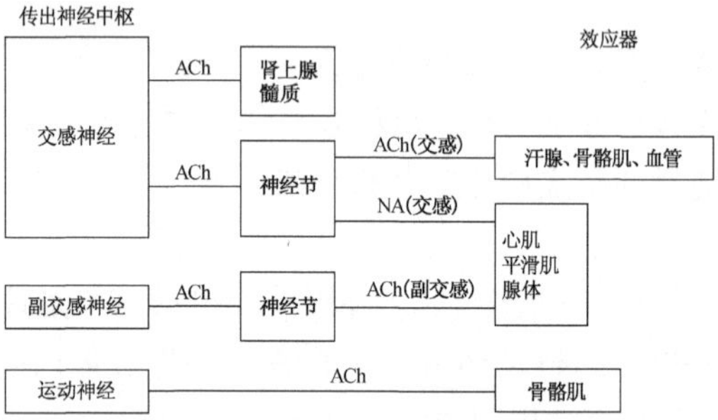

图 5-1 传出神经系统分类模式图

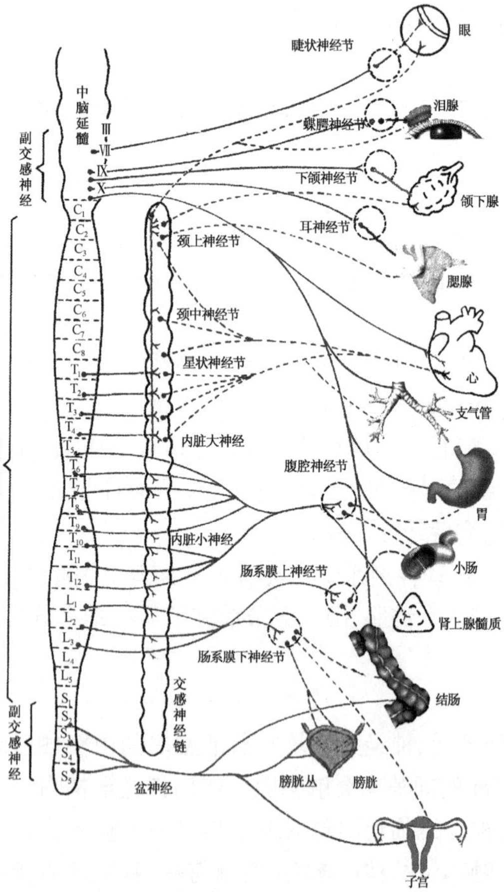

实线:胆碱能神经;虚线:去甲肾上腺素能神经

图 5-2 植物神经系统分布图

第二节　传出神经系统的递质和受体

一、递质的合成、贮存、释放和作用消失

（一）乙酰胆碱(acetylcholine，ACh)

1. 合成和贮存

ACh 主要在胆碱能神经末梢合成，少量在胞体合成。以胆碱和乙酰辅酶 A 为原料，在胆碱乙酰化酶的催化下生成 ACh。胆碱被钠依赖性高亲和力载体由细胞外主动转运进细胞，这是 ACh 合成的限速过程，密胆碱抑制这一转运过程。乙酰化酶在胞体合成后经过轴浆转运到末梢，乙酰辅酶 A 在末梢线粒体合成。ACh 合成后，依靠囊泡 ACh 转运体转运进囊泡，与 ATP 和囊泡蛋白共存。

2. 释放

在静息状态下，少量 ACh 缓慢释放，以维持效应器官的生理反应，如保持肌紧张。动作电位引起的 ACh 释放为胞裂外排量子释放。神经冲动传导到末梢时，细胞膜上电压依赖型钙离子通道开放，钙离子内流，促使通过突触素-Ⅰ锚定在细胞骨架上的囊泡从固定点脱落，靠近突触前膜的囊泡与突触前膜融合，随即囊泡相关蛋白和突触小体相关蛋白融合，形成裂孔，囊泡中的内容物通过裂孔全部排出至突触间隙，这一过程为胞裂外排量子释放。一个囊泡即一个量子，每次神经冲动过程中大约有 200～300 个囊泡同时释放。肉毒杆菌毒素可以抑制胆碱能神经突触的囊泡融合过程。

3. 作用消失

进入突触间隙的 ACh 一方面作用于相应的受体，另一方面被突触间隙的乙酰胆碱酯酶(acetylcholinesterase，AChE)水解形成胆碱和乙酸，作用迅速消失，以保证神经传递的灵敏性及神经冲动每秒钟几百次通过突触传递。约 1/3～1/2 水解产生胆碱部分被神经末梢主动转运进入胞液，重新合成 ACh(图 5-3)。

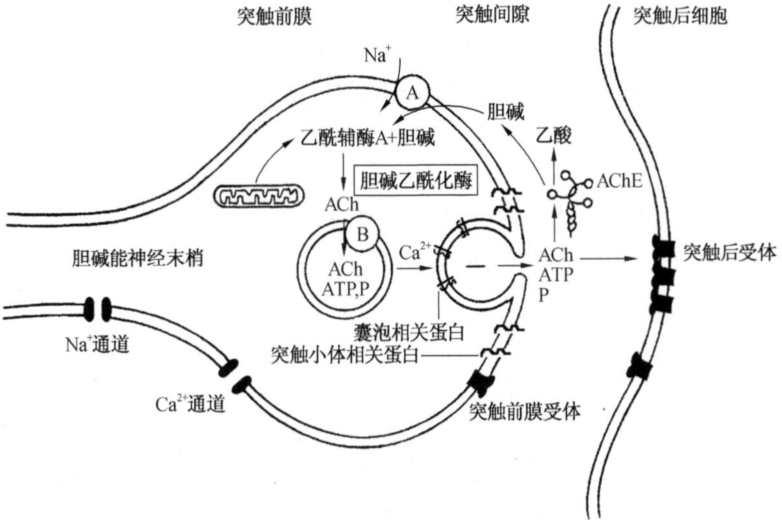

图 5-3　乙酰胆碱的合成与代谢示意图

（二）去甲肾上腺素（noradrenaline，NA 或 norepinephrine，NE）

1．合成和贮存

NA 的合成在胞体和轴突中进行，越到神经末梢含量越多，末梢内的含量约为胞体的3～300 倍。血液中的酪氨酸经钠依赖性转运体进入去甲肾上腺能神经细胞，经酪氨酸羟化酶催化生成多巴，再经多巴脱羧酶催化生成多巴胺，多巴胺经囊泡壁上对儿茶酚胺类物质有高亲和力的转运体进入囊泡，由多巴胺羟化酶催化生成 NA。NA 生成后，与 ATP和嗜铬颗粒蛋白结合并贮存于囊泡中。酪氨酸羟化酶活性低，反应速度慢，对底物要求专一。胞质中多巴胺或游离 NA 增多对该酶有反馈性抑制作用，因此酪氨酸羟化酶是整个合成过程的限速酶。在肾上腺髓质嗜铬细胞中，NA 在苯乙醇胺－N－甲基转移酶催化下，进一步生成肾上腺素。

2．释放

神经冲动传导到末梢时，细胞膜上电压依赖型钙离子通道开放，钙离子内流，促使靠近突触前膜的囊泡与突触前膜融合（这一过程可被溴苄胺和胍乙啶抑制），形成裂孔，囊泡中的内容物（NA、ATP、嗜铬颗粒蛋白）通过裂孔一并排出至突触间隙。交感神经静息电位时也有少量 NA 不断从囊泡中溢出，由于溢出量少，难以产生效应。某些药物（如间羟胺）可经交感神经末梢摄取并进入囊泡内贮存，而同时将囊泡中的 NA 置换出来，由于NA 的释出量远大于溢流量，故可以产生效应。

3．作用消失

进入突触间隙的 NA 作用于相应受体后，通过摄取和降解两种方式失活。去甲肾上腺素能神经末梢突触前膜的胺泵将突触间隙的 NA 主动转运至神经末梢，称为摄取 1（uptake-1），也称为神经再摄取（neuronal uptake），释放的 NA 有 75%～90% 以这种方式被摄取。摄入神经末梢的 NA 可进一步转运进入囊泡贮存，以供再次释放。突触前膜存在多种特异性较高的单胺类转运体，都属于 GABA 类转运体。囊泡转运体与 GABA 类不同，为利血平作用靶点。突触前膜胞质内部分未进入囊泡的 NA 可被线粒体膜上的单胺氧化酶（monoamine oxidase，MAO）破坏。非神经组织如心肌、血管、肠道平滑肌等也可摄取 NA，称为摄取 2（uptake-2），摄取的 NA 被儿茶酚胺甲基转移酶（catechol-O-methyltransferase，COMT）和 MAO 所破坏。因此摄取 1 为摄取贮存型，摄取 2 为摄取代谢型。此外，尚有少部分 NA 从突触扩散到血液，最后被肝肾组织中的 COMT 和 MAO 破坏（图 5-4）。

二、传出神经系统受体

受体的命名常根据能与之选择性结合的递质或药物而定。与 ACh、NA 和多巴胺相对应，传出神经系统的受体有胆碱受体、肾上腺素受体和多巴胺受体。

（一）受体的分类和分布

1．胆碱受体（cholinoceptor）

根据对激动剂的选择性可将胆碱受体分为对毒蕈碱（muscarine）敏感的 M 型受体和对烟碱（nicotine）敏感的 N 型受体。

（1）M 型受体属于 G 蛋白偶联型受体，分布于胆碱能神经节后纤维所支配的效应器，如心肌、平滑肌、腺体。目前已发现了 5 种不同基因编码的 M 受体亚型，它们在外周的分布如下：M_1 主要分布于胃壁细胞、神经节、交感节后神经，特异性阻断剂为哌仑西平；

M_2主要分布于心肌、突触前膜，特异性阻断剂为 Tripitamine；M_3主要分布于平滑肌、血管内皮，其特异性阻断剂为 hexahydrosiladifenidol；M_4主要分布于迷走神经末梢；M_5主要分布于血管内皮（特别是中枢血管）。M 受体各亚型在中枢神经系统都有分布，以 M_1 为主，占 M 受体总数的 50% ~60%。

（2）N 受体属于配体门控的离子通道受体。根据分布不同，可分为神经节 N_1受体（N_N受体），六甲双胺为其特异性阻断剂；神经肌肉接头处 N_2受体（N_M受体），筒箭毒碱为其竞争性阻断剂。

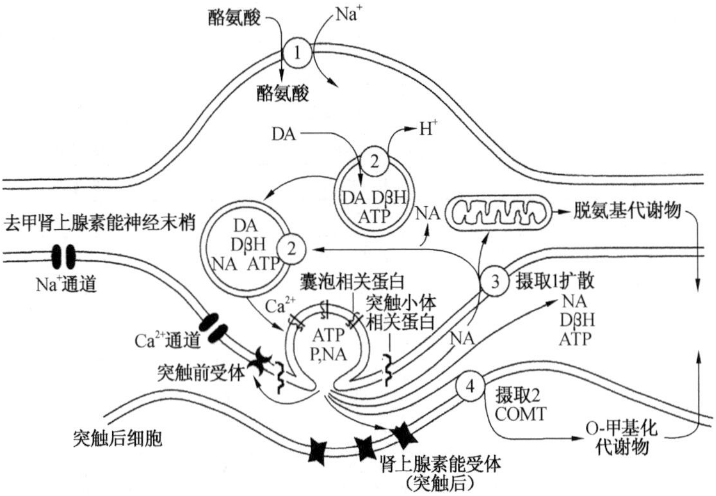

图 5-4　去甲肾上腺素的合成代谢示意图

2. 肾上腺素受体（adrenoceptor）

肾上腺素受体分为 α 和 β 受体亚型，都属于 G 蛋白偶联型受体。

α 受体又分为 α_1和 α_2。α_1可激动磷脂酶（C、D、A_2），α_2则可抑制腺苷酸环化酶。α 受体包括 6 种亚型，即 α_{1A}、α_{1B}、α_{1D}、α_{2A}、α_{2B}、α_{2C}。α_1 主要分布于血管平滑肌、瞳孔开大肌、心脏及肝脏，可被去氧肾上腺素激动，被哌唑嗪阻断。α_2主要存在于去甲肾上腺素能神经末梢突触前膜，负反馈抑制 NA 的释放。α_2还存在于血管平滑肌、肝细胞、脂肪细胞、血小板上，可被可乐定激动，被育亨宾阻断。

β 受体分为 β_1、β_2和 β_3三种亚型，都能兴奋腺苷酸环化酶。β_1主要分布于心脏、肾小球旁器，心脏 β_1占心脏总 β 受体的 80%，可被阿替洛尔阻断。β_2分布于平滑肌、骨骼肌、突触前膜、心脏，突触前膜 β_2激动后正反馈促进递质释放，可被普萘洛尔阻断。β_3主要分布于脂肪细胞、心脏，包括普萘洛尔在内的多数 β 受体阻断药不能阻断 β_3。

3. 多巴胺受体（dopaminergic receptor，DA 受体）

多巴胺受体主要分布于中枢，外周也有少量分布，肾、肠系膜血管分布有 D_1受体，激动时血管舒张，突触前膜和平滑肌分布有 D_2受体。

（二）受体的效应

传出神经对效应器的支配是通过释放递质，激动效应器上的受体实现的，因此受体激动的效应和神经兴奋效应是相似或者一致的。机体多数器官接受去甲肾上腺素能和胆碱能神经的双重支配，在同一器官这两类神经兴奋的效应往往相互拮抗，但在中枢神经系统的调节下,他们的功能既是对立的又是统一的,保证了内脏活动的协调性。当两类神经同时兴奋时,占优势的神经效应通常会显现出来。去甲肾上腺素能神经(交感节后纤维)兴奋时,可见瞳孔扩大、心脏兴奋、皮肤黏膜和内脏血管收缩,血压升高,支气管扩张、胃肠道平滑肌抑制,这些功能变化有利于机体适应环境的急骤变化。胆碱能神经兴奋时,植物神经节前(交感和副交感)和节后纤维(副交感节后)的功能有所不同。节后纤维兴奋时,基本上表现为与交感神经相反的作用,有利于机体进行修整和积蓄能量。节前纤维兴奋时,可引起神经节兴奋和肾上腺髓质分泌的增加。运动神经兴奋时,骨骼肌收缩(表 5-1)。

表 5-1 传出神经系统主要受体及其效应

效应器			去甲肾上腺素能神经兴奋		胆碱能神经兴奋	
			受体	效应	受体	效应
心脏	心肌		β_1,β_2	**收缩增强**	M_2	收缩减弱
	窦房结			心率增快		**心率减慢**
	传导系统			传导加速		**传导减慢**
平滑肌	血管	皮肤、黏膜	α	收缩		
		腹腔内脏	β_2,α_1	舒张,**收缩**		
		骨骼肌	β_2,α	**舒张**,收缩	M_2	舒张(交感神经)
		冠状动脉	β_2,α	**舒张**,收缩		
	血管内皮				M_3	释放内皮细胞舒血管因子
	气管、支气管		β_2	舒张	M_3	收缩
	胃肠	胃肠壁	β_2	舒张	M_3	**收缩**
		括约肌	α_1	收缩	M_3	舒张
	胆囊和胆道		β_2	舒张	M	收缩
	膀胱	逼尿肌	β_2	舒张	M_3	**收缩**
		括约肌	α_1	收缩	M_3	舒张
平滑肌	子宫	妊娠	β_2,α	舒张,收缩		未定
		未妊娠		M_3	收缩	
	眼睛	虹膜括约肌		M_3	**收缩**	
		虹膜辐射肌	α_1	收缩		
		睫状肌	β_2	舒张	M_3	**收缩**
腺体	汗腺		α	手心、脚心、大汗腺分泌	M	**全身分泌**(交感神经)
	唾液腺		α	分泌 K^+ 及水	M_1	**分泌 K^+ 及水**
			β	分泌淀粉酶		
	胃肠道腺体		α	分泌减少,	M	分泌
	呼吸道腺体		α_1,β_2	分泌减少,分泌增加	M_3	分泌增加
代谢	肝糖原分解及异生		α,β_2	增加		
	肌糖原分解		β_2	肌糖原分解		
	脂肪分解		β_3	脂肪分解		
	肾脏		β_1	肾素释放		
神经节					N_1	兴奋
肾上腺髓质					N_1	分泌
骨骼肌					N_2	收缩(运动神经)

注:字体加粗表示占优势。

第三节　传出神经系统药物的作用方式及分类

一、作用方式

（一）直接作用于受体

许多传出神经系统药物可直接与胆碱受体或肾上腺素受体结合，如结合后所产生的效应与神经末梢释放的递质效应相似，称为受体激动药或者递质拟似药。如结合后不产生效应或较少产生拟似递质的作用，并妨碍递质与受体结合，产生与递质相反的作用，就称为阻断药或者递质拮抗药。

（二）影响递质

1. 影响递质的生物合成　密胆碱抑制 ACh 的生物合成，但目前无临床应用价值，仅作为药理学研究的工具药。

2. 影响递质贮存　利血平抑制囊泡摄取 NA 而使囊泡内 NA 耗竭，去甲丙咪嗪和可卡因抑制 NA 的神经再摄取。

3. 影响递质释放　麻黄碱、间羟胺可促进 NA 释放，卡巴胆碱可促进 ACh 释放。

4. 影响递质转化　胆碱酯酶抑制药可抑制 ACh 的水解，使突触间隙的 ACh 浓度增加。

二、传出神经系统药物分类

根据药物的作用方式和受体选择性，可将传出神经系统药物分类，见表 5-2。

表 5-2　常用传出神经药物的分类

拟胆碱药、抗胆碱药	拟肾上腺素药、抗肾上腺素药
一、拟胆碱药 1. 胆碱受体激动药 （1）M、N 受体激动药（卡巴胆碱） （2）M 受体激动药（毛果芸香碱） （3）N 受体激动药（烟碱） 2. 抑制胆碱酯酶药（新斯的明）	一、肾上腺素受体激动药 1. α、β 受体激动药（肾上腺素） 2. α 受体激动药（去甲肾上腺素） ① α_1 受体激动药（去氧肾上腺素） ② α_2 受体激动药（可乐定） 3. β 受体激动药（异丙肾上腺素） ① β_1 受体激动药（多巴酚丁胺） ② β_2 受体激动药（沙丁胺醇）
二、抗胆碱药 1. 胆碱受体阻断药 （1）M 受体阻断药（阿托品） ① M_1 受体阻断药（哌仑西平） ② M_3 受体阻断药（达非那新） （2）N 受体阻断药 ① N_1 受体阻断药（美卡拉明） ② N_2 受体阻断药（维库溴铵、琥珀胆碱） 2. 胆碱酯酶复活药（碘解磷定）	二、抗肾上腺素药 1. 肾上腺素受体阻断药 （1）α、β 受体阻断药（拉贝洛尔） （2）α 受体阻断药（酚妥拉明） ① α_1 受体阻断药（哌唑嗪） ② α_2 受体阻断药（育亨宾） （3）β 受体阻断药（普萘洛尔） ① β_1 受体阻断药（阿替洛尔） ② β_2 受体阻断药（布他沙明） 2. 抑制囊泡转运体药（利血平）

相关链接

传出神经受体的分子机制

M受体属于G蛋白偶联型受体，M_1、M_3、M_5与Gq/11蛋白偶联，激动后激活PLC，促进第二信使IP_3和DAG生成。M_2、M_4与Gi/o偶联，激动后抑制腺苷酸环化酶，减少cAMP生成，并激活K^+通道，抑制Ca^{2+}通道。N受体属配体门控的离子通道，激动后离子通道开放，允许Na^+、Ca^{2+}、K^+等离子流动。肾上腺素α、β受体都属于G蛋白偶联型受体。α_1受体激动后可激活PLC，增加第二信使IP_3和DAG生成，α_2受体与Gi/o相偶联，激动后可抑制AC，减少cAMP生成，并激活K^+通道，抑制Ca^{2+}内流。所有β受体都是兴奋性G蛋白偶联型受体，激动后都兴奋腺苷酸环化酶，增加cAMP生成。

复习思考题

1. NA、ACh释放后作用如何消失？
2. 动作电位传递到神经末梢时，哪一种离子进入细胞触发递质释放？
3. 简述传出神经受体的类别及效应。
4. 简述传出神经系统药物的分类及主要代表药的名称。

（江苏大学医学院　徐　霞）

第六章　拟胆碱药

学习目标

1. 熟悉 ACh 的 M 样作用和 N 样作用，有机磷酯类的中毒机制，特效解毒药物的解毒机制、疗效。

2. 掌握毛果芸香碱、新斯的明的作用及其应用。

拟胆碱药（cholinomimetic）的药理作用与胆碱能神经递质 ACh 相似，按其作用方式分为胆碱受体激动药和胆碱酯酶抑制药。

第一节　胆碱受体激动药

胆碱受体激动药直接激动胆碱受体产生拟胆碱作用。根据对胆碱受体的选择性，胆碱受体激动药分为：① M、N 受体激动药，也称为完全拟似药，如 ACh 和氨甲酰胆碱；② M 受体激动药，也称为节后拟胆碱药，如毛果芸香碱；③ N 受体激动药。根据结构可将胆碱受体激动药分为胆碱酯类（如氨甲酰胆碱、卡巴胆碱）和天然形成的生物碱类（如毛果芸香碱），前者多数药物对 M、N 受体均有激动作用，但以 M 为主，后者则主要兴奋 M 受体。

一、M 、N 受体激动药

乙酰胆碱

乙酰胆碱（acetylcholine，ACh）是胆碱能神经递质，已能人工合成。化学性质不稳定，遇水易分解。其作用十分广泛，因在体内会被胆碱酯酶迅速水解失效，故仅作为药理研究的工具药，但了解 ACh 的药理作用有助于学习胆碱受体激动药和胆碱受体阻断药的药理作用。

【药理作用】　ACh 可激动 M、N 胆碱受体，激动 M 受体产生的作用称为 M 样作用，激动 N 受体产生的作用称为 N 样作用。

1. M 样作用　静脉注射小剂量 ACh 即能激动 M 胆碱受体，产生与胆碱能神经节后纤维兴奋相似的效应，其主要表现为心率减慢，传导减慢，心肌收缩力减弱，血管扩张，血压下降，胃肠道、泌尿道、支气管平滑肌兴奋，腺体分泌增加。

2. N 样作用

（1）激动 N_1 胆碱受体：全部植物神经节兴奋，交感、副交感节后纤维同时兴奋，同时受这两类神经支配的器官，显现占优势神经支配的效应。例如，在胃肠道、膀胱平滑肌和腺体以副交感神经支配占优势，而在心肌、小血管则以交感神经支配占优势。此外，肾上腺髓质受交感神经节前纤维支配，激动嗜铬细胞的 N_1 受体，引起肾上腺素释放。

（2）激动 N_2 胆碱受体：激动 N_2 受体骨骼肌收缩。

3. 其他 尽管中枢神经系统有胆碱受体存在，由于 ACh 不易透过血脑屏障，故外周给药很少产生中枢作用。

卡巴胆碱

卡巴胆碱（carbachol），又名氨甲酰胆碱，化学性质稳定，不易被胆碱酯酶水解，作用时间长。其对 M、N 受体的选择性与 ACh 相似，作用广泛，对膀胱胃肠道作用明显。阿托品对其拮抗作用弱。仅限皮下注射，禁止静脉注射。临床用于术后腹气胀和尿潴留，局部滴眼治疗原发性开角型青光眼和其他慢性青光眼。禁用于闭角型青光眼、机械性肠梗阻、尿路梗阻、消化性溃疡、支气管哮喘等。

贝胆碱

贝胆碱（bethanechol）化学性质稳定，不易被胆碱酯酶水解，口服、注射都有效。激动 M、N 受体，对 M 受体具有相对选择性。兴奋胃肠道和泌尿道平滑肌，对心血管作用弱。临床可用于术后腹部气胀、胃张力缺乏症、胃潴留，通常口服给药；尿潴留可皮下注射给药。其疗效较卡巴胆碱好。

醋甲胆碱

醋甲胆碱（methacholine）的甲基增强了对胆碱酯酶水解的抵抗力，故其水解速度较 ACh 慢，作用时间较 ACh 长。对 M 受体具有相对选择性；对心血管系统的选择性较强；对胃肠道及膀胱平滑肌的作用较弱。临床主要用于口腔黏膜干燥症。禁用于支气管哮喘、冠状动脉缺血和溃疡病患者。

二、M 受体激动药

毛果芸香碱

毛果芸香碱（pilocarpine）又名匹鲁卡品，是从毛果芸香属植物中提取的生物碱，为叔胺类化合物。其水溶液性质稳定，易于保存，也能人工合成。

【药理作用】 毛果芸香碱能选择性地激动 M 受体，对眼睛和腺体作用最明显。

1. 眼 滴眼后能引起缩瞳、降低眼内压、调节痉挛等作用。

（1）缩瞳：虹膜内有两种平滑肌，一种是虹膜括约肌，受动眼神经的副交感节后纤维（胆碱能神经）支配，兴奋时虹膜括约肌收缩，瞳孔缩小。另一种是虹膜辐射肌，受去甲肾上腺素能神经支配，兴奋时虹膜辐射肌向外周收缩，瞳孔扩大。毛果芸香碱激动虹膜括约肌的 M 受体，瞳孔缩小。

（2）降低眼内压：房水使眼球有一定的压力。房水由睫状体脉络丛生成，经瞳孔流入前房，在前房角间隙，经小梁网（滤帘）流入巩膜静脉窦，最后流入血液。毛果芸香碱通过缩瞳使虹膜面积变大，厚度变薄，从而使处于虹膜周围的前房角间隙扩大，房水易于经滤帘进入巩膜静脉窦，使眼内压下降（图 6-1）。

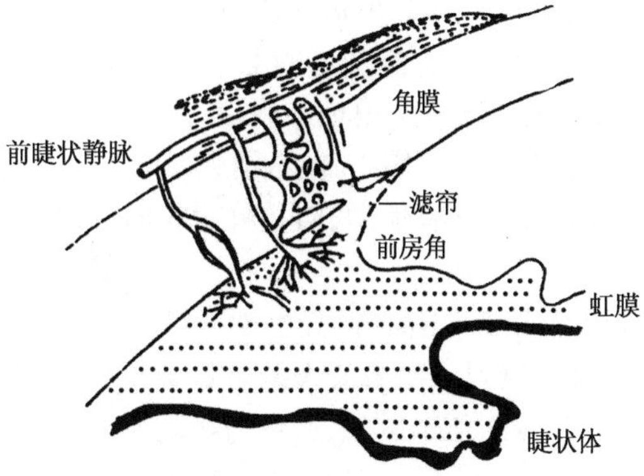

图 6-1　房水循环示意图

（3）调节痉挛：晶状体囊富有弹性，焦距随之变凸或扁平改变。晶状体焦距变小（屈光度增加），适合看近物的过程，称为眼的调节作用。晶状体焦距的改变由睫状肌通过悬韧带控制。睫状肌由环状和辐射状两种平滑肌纤维组成，以动眼神经支配的环状肌纤维为主。动眼神经兴奋时或毛果芸香碱激动环状肌上的 M 受体后，环状肌向瞳孔中心方向收缩，导致悬韧带放松，晶状体因自身弹性变凸，焦距变小，此时近物能成像于视网膜，而远物不能成像于视网膜（成像于视网膜前），故视近物清楚而视远物模糊，毛果芸香碱的这种作用称为调节痉挛（图 6-2）。

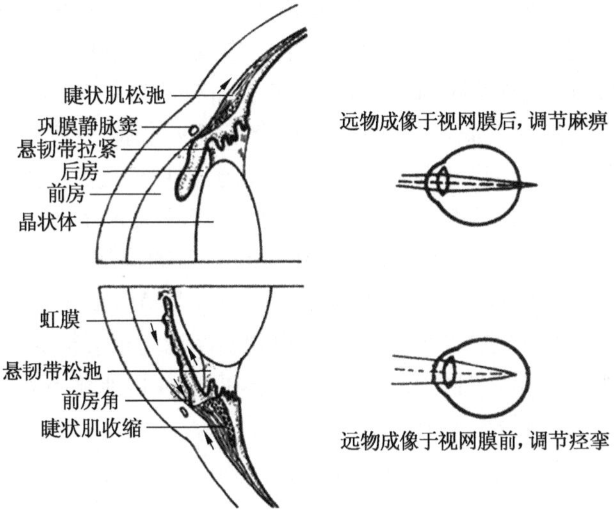

图 6-2　拟胆碱药和抗胆碱药对眼的作用

2. 腺体　激动腺体上的 M 受体，使汗腺、唾液腺、泪腺、胃腺、小肠腺体、呼吸道黏膜分泌增加。汗腺、唾液分泌增加最明显。

给药后也可产生与胆碱能神经节后纤维兴奋相似的效应及中枢兴奋。

【临床应用】

1. 青光眼　眼内压增高是青光眼的主要特征，可引起眼胀、头痛、视神经乳头萎缩、视力减退、视野缺损，严重者可导致失明。按病理类型不同，青光眼分为闭角型青光眼和开角型青光眼。闭角型青光眼因前房角狭窄,妨碍了房水回流使眼内压升高。毛果芸香碱对此型疗效好。开角型青光眼无前房角狭窄,发病是由于小梁网和巩膜静脉窦发生变性或硬化,毛果芸香碱对此型疗效差。低浓度的毛果芸香碱(2%以下)可降低眼压,高浓度的会加重症状。毛果芸香碱易透过角膜进入眼房,用药后10min起效,30min达高峰,降眼压作用可维持4~8h,调节痉挛作用2h左右消失。

2. 虹膜睫状体炎　与扩瞳药交替使用,防止虹膜长时间停留在同一位置而和角膜、晶状体黏膜及瞳孔闭锁。

3. 其他　口腔黏膜干燥症、抗胆碱药阿托品中毒解救。

【不良反应】 视物发暗、模糊。毛果芸香碱过量会出现M胆碱受体过度兴奋的症状,可用阿托品对症处理。滴眼时压迫内眦,避免药物流入鼻腔因吸收而引起不良反应。

第二节　易逆性胆碱酯酶抑制药

一、胆碱酯酶

胆碱酯酶(cholinesterase)有两种:① 乙酰胆碱酯酶(acetylcholinesterase,AChE),也称为真性胆碱酯酶,主要存在于胆碱能神经末梢突触后膜,也存在于胆碱能神经元、红细胞、肌肉组织中,是水解ACh的必需酶,一般所称的胆碱酯酶即此种。② 丁酰胆碱酯酶(butyrylcholinesterase,BChE),也称为假性胆碱酯酶,存在于神经胶质细胞、血浆和肝脏中,水解苯甲酰胆碱、丁酰胆碱,琥珀胆碱、普鲁卡因和其他一些酯类药物。

AChE的活性中心由一个三合一的催化中心构成(丝氨酸203,组氨酸447,谷氨酸334),位于深度为2nm的峡谷底部。AChE分子表面有两个能与ACh结合的部位,即带负电荷的阴离子部位和酯解部位。前者含有一个谷氨酸残基,后者含有一个由丝氨酸羟基构成的酸性作用点和一个由组氨酸咪唑环构成的碱性作用点,它们通过氢键结合,增强丝氨酸羟基的亲核性,使之较易与ACh结合。AChE通过下列三个步骤水解ACh:① 酶的阴离子部位以静电引力与ACh分子中带正电荷的季铵阳离子相结合,酶的酯解部位丝氨酸羟基与ACh的羰基碳共价结合,形成ACh与AChE复合物。② ACh酯键断裂,释放出胆碱,生成乙酰化胆碱酯酶。③ 乙酰化胆碱酯酶水解得到乙酸,并使胆碱酯酶游离,酶的活性恢复。ACh活性极高,一个酶分子在1min内水解6×10^5分子的ACh,水解一分子ACh完全只需要80μs(图6-3)。

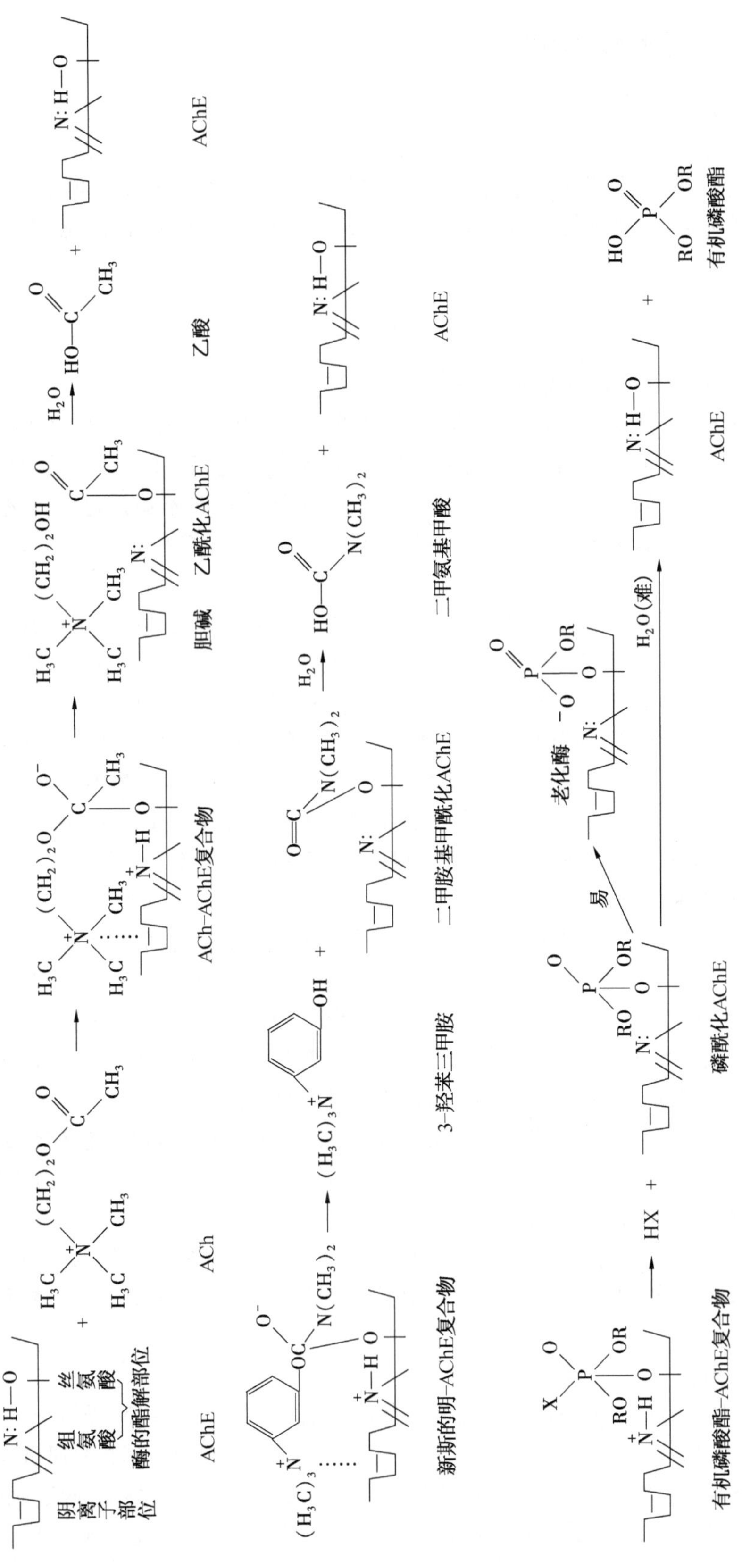

图 6-3　胆碱酯酶水解乙酰胆碱及胆碱酯酶抑制剂的作用过程

二、易逆性胆碱酯酶抑制药

胆碱酯酶抑制药能与胆碱酯酶结合并抑制其活性，使胆碱能神经末稍释放的 ACh 堆积，产生拟胆碱作用。胆碱酯酶抑制药分为两类：① 易逆性胆碱酯酶抑制药，以类似 ACh 的方式竞争性和胆碱酯酶结合并被水解，结合较牢固但不稳定。被结合的酶暂时失去活性，药物水解完成，后酶恢复游离状态，活性恢复。② 难逆性胆碱酯酶抑制药，主要为有机磷酯类，能与酶结合牢固，持久抑制酶的活性（图 6-3）。本节主要介绍前者。

新斯的明

新斯的明（neostigmine）是人工合成的二甲氨基甲酸酯类药物。

【体内过程】 新斯的明结构中具有季铵基团，口服吸收少而不规则，生物利用度仅为 1% ~2% ，30min 后产生作用，维持 2 ~3h。注射吸收迅速，5 ~15min 奏效，维持约 1h。血浆蛋白结合率 15% ~25% ，不易通过血脑屏障，溶液滴眼时不易透过角膜进入前房。部分被血浆中的酯酶水解而失效，部分以原形自肾脏排出，其中原形药物可占排泄量的 50% 。

【作用机制】 新斯的明结构中的季铵阳离子以静电引力与 AChE 的阴离子部位结合，其分子中的羰基碳与 AChE 酯解部位的丝氨酸羟基氧结合，生成 AChE-新斯的明复合物。复合物裂解生成二甲胺基甲酰化 AChE，二甲胺基甲酰化 AChE 进一步缓慢水解生成 AChE 和二甲胺基甲酸（图 6-3）。AChE 分子催化新斯的明水解完成前不能催化 ACh 水解，而且催化新斯的明水解比催化 ACh 水解速度慢，故新斯的明以底物竞争的方式可逆性地抑制 AChE 对 ACh 的水解，间接增强了胆碱能神经释放出的 ACh 作用。此作用依赖内源性 ACh 的存在和释放。新斯的明还能直接激动骨骼肌运动终板上 N_2受体。

【药理作用】

1. 兴奋骨骼肌　兴奋骨骼肌作用最强，主要是通过抑制神经肌肉接头处 AChE，也能直接激动骨骼肌运动终板上 N_2受体，以及促进运动神经末梢释放 Ach；对骨骼肌神经肌肉接头处具有双重作用。治疗量时，通过抑制 AChE 和直接激动 N_2受体，使骨骼肌收缩增强，尤其对竞争型肌松药所致的肌无力和重症肌无力作用明显。剂量过大时 ACh 大量堆积，导致肌束颤动，并可导致肌无力，其作用与琥珀胆碱相似。

2. 兴奋胃肠道、泌尿道平滑肌　促进胃的收缩，当支配胃的双侧迷走神经被切断后，该作用被减弱。增加食管张力，促进其蠕动。促进小肠大肠活动，促进肠内容物排出。泌尿道平滑肌蠕动增加，膀胱逼尿肌收缩。

3. 其他　抑制心脏，使心率减慢，传导减慢，心输出量下降。促进腺体分泌如汗腺、唾液腺、泪腺、支气管腺体、胃腺、小肠腺、胰腺等，兴奋支气管平滑肌。对中枢和眼睛作用弱。

【临床应用】

1. 重症肌无力　它是一种自身免疫性疾病，机体针对肌肉终板 N_2受体产生抗体，N_2受体数量减少，引起神经冲动向肌肉传递发生障碍。临床表现为受累骨骼肌极易疲劳无力，休息时减轻，运动时加重。任何骨骼肌均可受累，最常见为头、颈部、四肢肌肉，表现为眼睑下垂、复视、说话吞咽困难及肢体无力，严重者累及所有肌肉包括呼吸肌。一般采用口服给药，严重和紧急情况下采用皮下或肌内给药。使用中要防止新斯的明剂量过大，终板附近堆积过多 ACh 会导致持久去极化，加重神经-肌肉传递障碍，引起“胆碱能危象”，反使肌无力症状加剧。

2. 腹气胀及尿潴留　新斯的明兴奋胃肠道和泌尿道平滑肌，促进排气和排尿，用于术后腹气胀与尿潴留效果良好。

3. 阵发性室上性心动过速　在压迫眼球或颈动脉窦等兴奋迷走神经措施无效时，可用新斯的明使心室率减慢。

4. 非去极化型肌松药过量中毒　新斯的明用于非去极化型（竞争型）肌松药如筒箭毒碱的中毒解救，但禁用于去极化型（非竞争型）肌松过量中毒解救。

【不良反应】 治疗量时副作用小。过量可产生恶心、呕吐、腹痛、出汗、心动过缓、肌肉震颤。其中 M 样作用可用阿托品对抗。禁用于机械性肠梗阻、尿路梗阻和支气管哮喘患者。

吡啶斯的明

吡啶斯的明（pyridostigmine）是季铵类化合物，作用与新斯的明相似而稍弱，口服吸收较差，故剂量较大，起效慢，维持时间长。主要用于重症肌无力，口服剂量为 60mg/次，每日 3 次。如有必要可以肌内注射，严重者也可缓慢静脉注射，成人 2mg/次，根据病情每 2～3h 一次，疗程通常少于 8 周。亦可用于手术后腹气胀和尿潴留。不良反应同新斯的明。机械性肠梗阻、尿路梗阻、支气管哮喘慎用。

依酚氯铵

依酚氯铵（edrophonium chloride）结构中无二甲胺甲酰酯，仍保留有季铵基团。对 AChE 抑制作用减弱。对骨骼肌 N_2 受体也有直接激动作用。对神经肌肉接头选择性高，副作用少。本药起效快，注射后立即起效，但维持时间短，5～15min 后作用消失。利用其作用快而短的特点，主要用于诊断重症肌无力。通常先快速静注本药 2mg，如在 30～45s 后未见任何药物效应，可再注射 8mg 药物，给药后如受试者出现短暂肌肉收缩改善，同时未见有舌肌纤维收缩症状（此反应常见于其他非重症肌无力的患者），则提示诊断阳性。本药也可用于鉴别诊断在重症肌无力的治疗过程中，症状未被控制是由于 AChE 抑制药剂量不足或过量。注射本药 1～2mg，出现肌力改善属于剂量不足，如出现肌力减退则提示剂量过大。

毒扁豆碱

毒扁豆碱（physostigmine，依色林，eserine），是从西非毒扁豆的种子中提取的一种生物碱，现已人工合成。属叔胺类化合物，水溶液不稳定，见光易分解。本药易吸收，吸收后分布于全身，易通过血脑屏障、角膜和血眼屏障。抑制胆碱酯酶，但不直接激动受体。除产生与新斯的明相似的作用外，也影响中枢神经系统（小剂量兴奋，大剂量抑制），对眼睛产生与毛果芸香碱相似但更强且持久的作用，表现为缩瞳、降眼压、调节痉挛，可维持 1～2 天。由于毒扁豆碱选择性很低、毒性大，临床主要局部应用治疗青光眼，虽起效快（5min），但刺激性也较大；也可用于阿托品等药物中毒的解救。由于其收缩睫状肌作用较强，可引起头痛。滴眼时压迫内眦，避免药物流入鼻腔后吸收中毒。本药全身毒性较新斯的明大。

易逆性胆碱酯酶抑制药除上述药物外，尚有安贝氯铵、地美溴铵，以及加兰他敏、他克林、多奈哌齐、石杉碱甲等通过抑制中枢胆碱酯酶治疗阿尔兹海默病的药物。

第三节 难逆性胆碱酯酶抑制药和胆碱酯酶复活药

一、难逆性胆碱酯酶抑制药（有机磷酸酯类）

有机磷酸酯类（organophosphates）主要用作农业及环境卫生杀虫剂，根据毒性大小可分为：① 低毒类（LD_{50}为 100～1000mg/kg），如敌百虫（dipterex）、马拉硫磷（malathion）和乐果（rogor）。② 强毒类（LD_{50}为 10～100mg/kg），如敌敌畏（dichlorvos，DDVP）。③ 剧毒类（LD_{50}为 1～10mg/kg），如内吸磷（demeton，1059）、对硫磷（parathion，1605）和甲拌磷（phorate，3911）。有些则用作神经毒气，如沙林（sarin）、梭曼（soman）和塔崩（tabun）等。仅少数作为缩瞳药治疗青光眼，如乙硫磷（echothiophate iodide）和异氟磷（isoflurophate，dyflos）。有机磷酯类对人畜均有极大毒性，临床用药价值不大，主要具有毒理学意义。

【体内过程】 有机磷酸酯类脂溶性高，易挥发，可经呼吸道、消化道黏膜吸收，甚至可通过完整的皮肤吸收。全身分布，可通过血脑屏障，以肝脏浓度最高。进入体内后迅速进行代谢，主要通过氧化和水解代谢。氧化代谢使其毒性增加（如对硫磷和马拉硫磷），水解代谢使其毒性降低，最后主要由肾脏排出。

【中毒机制】 有机磷酸酯能与胆碱酯酶牢固结合，持久抑制酶的活性，使体内的ACh 大量堆积而产生毒性。有机磷酸酯的磷原子与胆碱酯酶的酯解部位的丝氨酸羟基氧共价结合，形成磷酰化 AChE 复合物（图 6-3），该复合物不能自行水解，但 AChE 复活药能使 AChE 活性恢复。若抢救不及时，在几分钟或几小时内，磷酰化胆碱酯酶磷酰基团上的一个烷氧基断裂，形成更稳定的单烷氧基磷酰化胆碱酯酶，此时 AChE 复活药不能再恢复其活性，这一过程称为酶的“老化”。一旦酶老化，必须待新的胆碱酯酶形成才能重新获得水解 ACh 的能力，此恢复过程需要 15～30 天。

【中毒症状】

1. 急性中毒 由于 ACh 作用极其广泛，故中毒症状复杂多样，可归纳为外周神经系统 M 样、N 样症状及中枢神经系统症状。

（1）M 样症状

眼睛：多数有瞳孔缩小，严重中毒时几乎全部出现，但中毒早期可能不明显，此外有视物模糊，眼睛疼痛、结膜充血等。

腺体：分泌增加，流涎，出汗，中毒严重时可出口吐白沫，大汗淋漓。

呼吸系统：支气管腺体分泌增加，支气管痉挛，引起呼吸困难，严重时出现肺水肿。

胃肠道：胃肠道平滑肌兴奋及毒物直接刺激可引起恶心、呕吐、腹痛、腹泻、大便失禁。

泌尿系统：膀胱逼尿肌兴奋引起小便失禁。

心血管：M 样作用引起心动过缓、血压下降。由于 N 样作用，有时可出现心率加快、血压升高。

（2）N样症状：激动N_2受体，出现肌肉震颤、抽搐，严重者出现肌无力甚至呼吸肌麻痹；激动N_1受体，引起交感副交感神经同时兴奋。

（3）中枢神经系统症状：中枢神经系统中毒的表现为先兴奋、不安、震颤、惊厥，后可转为抑制，出现意识模糊、谵妄、昏迷等。严重中毒时出现呼吸中枢、心血管中枢抑制。

中毒症状出现的先后与染毒途径有关。经皮肤吸收中毒时，可见吸收部位最邻近区域出汗、肌束颤动。经胃肠道摄入时则肠道症状首先出现。轻度中毒以M样症状为主，中度中毒可同时有M、N样症状，严重中毒者除M、N症状外，还有中枢神经系统症状。急性有机磷酸酯类中毒死亡可发生在5min至24h，死亡原因主要是呼吸中枢麻痹引起的呼吸停止及循环衰竭。

2. 慢性中毒　多发生于长期接触农药的人员。突出表现为血中胆碱酯酶活性显著而持久地下降。其临床症状不显著，主要表现为头痛、头晕、失眠、乏力等神经衰弱症状，偶有肌束震颤、瞳孔缩小、多发性神经炎等。

3. 迟发性神经损害　部分严重有机磷酸酯类中毒患者，在急性中毒症状消失数周乃至月余，又可出现进行性上肢或下肢麻痹，此种症状起因于神经轴突的脱髓鞘变性，据认为其发生机理与抗胆碱酯酶作用无关，可能是磷酸酯类抑制神经毒性酯酶活性的结果。

【中毒诊断与防治】

1. 诊断　主要依据毒物接触史、临床症状、体征及红细胞和血浆胆碱酯酶的活性诊断。尽管胆碱酯酶在正常人群中的个体差异极大，但中毒者在症状出现前胆碱酯酶活性已经明显降至正常人群的水平之下。

2. 预防　严格执行有机磷酸酯类农药管理制度，加强生产和使用过程中的保护措施及安全知识教育。

3. 急性中毒的治疗

（1）消除毒物：一旦发现急性中毒，立即把患者移出现场，去除污染衣物。对皮肤吸收中毒者，应用大量温水和肥皂清洗皮肤，必要时洗头，切勿使用热水，避免皮肤血管扩张后加速毒物吸收。经口中毒者，应首先抽出胃液和毒物，并用微温的2%碳酸氢钠溶液或1%盐水反复洗胃，直至洗出液中不含农药味，然后给予硫酸镁导泻。因敌百虫在碱性溶液中可转化为毒性更强的敌敌畏，故中毒时不能用碱性溶液洗胃；对硫磷在高锰酸钾溶液中可氧化为毒性更强的对氧磷，故中毒时不能用高锰酸钾溶液洗胃。眼部染毒者，可用2%碳酸氢钠溶液或0.9%盐水反复冲洗数分钟。

（2）特殊治疗：有机磷酸酯中毒的特效解毒药物为阿托品和AChE复活药。解毒药物的应用原则为及早、足量、联合、反复应用（见第七章和本节“胆碱酯酶复活药”）。

（3）对症治疗：抢救有机磷酸酯类中毒时对症治疗也很重要，不可忽视。如缺氧时给氧、维持气道通畅、纠正电解质紊乱、控制持续惊厥、抗休克、输液促进毒物排泄，如呼吸停止应立即人工呼吸等。

4. 慢性中毒和迟发性神经损害的治疗　两者目前都缺乏有效的治疗方法，使用阿托品和AChE复活药疗效不佳。生产工人或长期接触者，发现胆碱酯酶活性下降至50%以下时，不待症状出现，即应彻底脱离现场，以免中毒加深。迟发性神经损害通过物理治疗，部分患者可望于1～2年内逐渐恢复。

二、胆碱酯酶复活药

常用的胆碱酯酶复活药有碘解磷定和氯解磷定，它们都是肟类化合物。临床用于有机磷酸酯类中毒解毒。

【药理作用】

1. 加速磷酰化胆碱酯酶脱磷酸化，恢复 AChE 活性　本药与磷酰化胆碱酯酶结合成复合物，复合物再裂解成磷酰化解磷定和游离胆碱酯酶。对神经肌肉接头处胆碱酯酶活性恢复最好，能迅速制止肌束颤动；对植物神经系统的 AChE 活性恢复效果较差；因不易透过血脑屏障，对中枢的 AChE 活性恢复效果更差。解磷定不能与老化的磷酰化胆碱酯酶结合恢复其活性。

2. 直接解毒　直接与游离的有机磷酸酯类结合，形成无毒的磷酰化解磷定，阻止剩余的有机磷酸酯类与胆碱酯酶继续结合。

3. 直接与胆碱酯酶结合，减少有机磷酸酯与酶结合，使酶免受毒害。

【临床应用】 AChE 复活药主要用于中度和重度有机磷酸酯类中毒的解救。对改善骨骼肌症状疗效最好，其次是改善 M 样中毒症状，对中枢症状改善较差，对老化酶无效。AChE 复活药解毒作用与有机磷化学结构有关，对不同的有机磷酸酯类中毒的解毒效果不同。对内吸磷、对硫磷等疗效较好，对敌百虫、敌敌畏效果较差，对乐果无效。因乐果与 AChE 形成的复合物几乎不可逆，且乐果乳剂含有苯，故可能同时发生苯中毒。

一旦确诊必须及早足量应用，防止酶老化及减少 ACh 的堆积，AChE 复活药足量的指标是 N 样中毒症状消失，全血或红细胞胆碱酯酶活性分别恢复到 50% ~60% 或 30% 以上。AChE 复活药对体内堆积的 ACh 无直接对抗作用，故必须与阿托品合用。

氯解磷定

氯解磷定（pralidoxime chloride，PAM-Cl）溶解度大，溶液稳定，无刺激性，可肌内或静脉注射，使用方便。肌内注射 1 ~2min 即见效，肾排泄快，$t_{1/2}$ 为 1.5h。疗效与静注相似，尤其适用于农村基层紧急情况。不良反应较少，静脉注射过快（ >500mg/min）可出现恶心、呕吐、头痛、眩晕、乏力、视物模糊、心动过速等。剂量过大（ >8g/24h）时本身也可抑制 AChE，引起肌肉抽搐、呼吸抑制。在碱性溶液形成氰化物，忌与碱性药物配伍。

碘解磷定

碘解磷定（pralidoxime iodide，派姆，PAM）的溶解度小，溶液不稳定，碱性溶液中易破坏，久放可释出碘，故必须临用时配制。因含碘，刺激性大，必须静脉注射。

【体内过程】 静注后迅速分布于全身各脏器，其中肝、肾、脾、心等脏器含量较高，肺、骨骼肌、血次之，但不能透过血脑屏障。本药主要在肝中代谢，代谢物与原药均能很快从肾脏排出，$t_{1/2}$ <1h，6h 约排出 80% 。

【不良反应】 治疗量不良反应较少，但静注过快或用量超过 2g 时，可引起乏力、视力模糊、眩晕、恶心、呕吐和心动过速等反应，严重时可引起抽搐，甚至抑制呼吸中枢，导致呼吸衰竭。剂量过大，可直接与 AChE 结合加剧有机磷酸酯类的中毒程度。由于含碘，有时会引起咽痛及腮腺肿大。易在碱性溶液中水解成氰化物，忌与碱性药物配伍。

相关链接

有机磷酸酯类神经性毒剂

有机磷酸酯类神经性毒剂包括沙林(甲氟膦酸异丙酯)、梭曼(甲氟磷酸异乙酯)、塔崩(二甲氨基氰膦酸乙酯),有弱水果香味,经空气传播,是最难防和令人恐慌的传播方式。毒性强弱依次是梭曼、沙林、塔崩。

有机磷酸酯类神经性毒剂可经呼吸道、皮肤、眼结膜侵入人体。吸入致死量的毒气一般会在1~10min内死亡。皮肤接触后的病征出现得较慢,即使接触致死量的毒气仍能维持生命1~2h;眼睛接触到毒气的人也会中毒死亡。中毒症状有瞳孔缩小、视物发暗、失明、口吐白沫、胸部紧塞、呼吸困难、头痛、恶心,以及呕吐、大小便失禁、失明、肌肉痉挛、瘫痪、窒息和死亡,死亡之前会有剧烈抽搐。中毒后须立即使用解毒剂阿托品、肟等进行治疗,并进行人工呼吸方能有救。但是,解救后毒气还可能对神经、大脑和肝脏造成损伤。

在两伊战争中,伊拉克军队曾向伊朗军队阵地发射了塔崩炮弹;1995年3月东京地铁沙林毒气事件造成12人死亡、约5500人中毒、1036人住院治疗。战争中使用有毒的化学物质,历来遭到世界各国人民的反对。1992年11月47届联大通过《禁止化学武器公约》,1997年生效。这虽然为减少或清除化学武器做了大量努力,一些国家仍继续研制和/或储存化学武器试剂。

制剂及用法

氯卡巴胆碱(carbachol chloride)

滴眼液:0.5%~1.5%。注射液:0.25mg/1mL,皮下注射,0.25~0.5mg/次。

氯贝胆碱(bethanechol chloride)

片剂:10mg,10~30mg/次,2~3次/日。注射剂:5mg/1mL,皮下注射,5mg/次。

氯醋甲胆碱(methacholine chloride)

注射剂:25mg/mL,皮下注射,10~25mg/次。

溴化醋甲胆碱(methacholine bromide)

片剂:200mg,口服,200~500mg/次,2~3次/日。

硝酸毛果芸香碱(pilocarpine nitrate)

滴眼液或眼膏:1%~2%,滴眼次数按需决定。

甲硫酸新斯的明(neostigmine methylsulfate)

注射剂:0.5mg/mL,1mg/2mL,皮下或肌内注射0.25~0.5mg/次,1~3次/日。极量:皮下或肌内注射1mg/次,5mg/日。

溴化新斯的明(neostigmine bromide)

片剂:15mg,口服,15mg/次,3次/日,重症肌无力患者视病情而定。极量:30mg/次,100mg/日。

吡啶斯的明(pyridostigmine bromide)

片剂:60mg,口服,60mg/次,3次/日。注射剂:1mg/mL,5mg/mL,肌内或皮下注射,1~2mg/次。极

量:口服 120mg/次,360mg/日。

依酚氯铵(edrophonium chloride)

注射剂:10mg/mL,100mg/10mL。诊断重症肌无力,先快速静注 2mg,如在 30 ~ 45s 后未见任何药物效应,可再注射 8mg 药物。解救非去极化型肌肉松弛药过量,肌内注射 10mg/次。

水杨酸毒扁豆碱(physostigmine salicylate)

滴眼液或眼膏:0.25%,每 4h 一次或按需决定。溶液变红后不可再用。注射剂:0.5mg/mL,1mg/mL。

氯解磷定(pralidoxime chloride)

注射剂:0.25g/2mL,0.5g/mL。解救有机磷农药中毒,肌内注射 0.25 ~ 0.75g/次。0.5 ~ 0.75g/次,加于生理盐水 500mL 中,静脉滴注。

碘解磷定(pralidoxime iodide)

注射剂:0.4g/10mL,0.5g/20mL。一次 0.4 ~ 1g 缓慢静脉注射,视病情需要可重复注射。

复习思考题

1. 比较毛果芸香碱和毒扁豆碱的异同点。
2. 新斯的明的作用和应用有哪些?
3. 抢救有机磷酸酯类中毒时,为何合用阿托品和解磷定?

(江苏大学医学院 徐 霞)

第七章　M 胆碱受体阻断药

学习目标

1. 掌握阿托品的药理作用、临床应用。
2. 熟悉山莨宕碱、东莨菪碱的作用及应用。
3. 了解阿托品合成代用品的特点。

M 胆碱受体阻断药对 M 受体有亲和力，但没有内在活性，会妨碍胆碱能神经所释放的内源性 ACh 或者外源性胆碱受体激动药对 M 受体的激动作用，发挥抗 M 样作用。由于本类药物对平滑肌松弛作用较强，又称平滑肌解痉药。根据来源 M 胆碱受体阻断药分为有天然来源的生物碱类和人工合成代用品，典型药物是阿托品。

第一节　阿托品和阿托品类生物碱

本类药物的植物来源见表 7-1。

表 7-1　阿托品类生物碱及其来源

植物名称	主要生物碱
颠茄、曼陀罗、莨菪	莨菪碱
洋金花	东莨菪碱
唐古特莨菪	山莨菪碱樟柳碱

天然存在的莨菪碱为不稳定的左旋体，提取过程得到稳定的消旋莨菪碱即阿托品。阿托品类生物碱基本化学结构相似，均是托品酸和有机碱结合而成的酯类。

阿 托 品

【体内过程】　阿托品（atropine）为叔胺类生物碱，易通过生物膜。口服易吸收，血药浓度约在 1h 后达峰值，生物利用度为 50%。肌注后 15 ~ 20min 血药浓度达峰值。可以通过血脑屏障、胎盘屏障和角膜，广泛分布于全身组织。阿托品半衰期为 2h，作用时间约持续 4h，因房水循环慢，对眼的作用可持续 72h。进入体内的药物 50% ~ 60% 以原形从肾排泄，其余经肝代谢成水解物，葡萄糖醛酸结合物从尿排出，仅少量从各种分泌物及粪便中排泄。

【药理作用】　阿托品选择性阻断 M 胆碱受体，竞争性拮抗 ACh 或拟胆碱药对该受体激动作用。阿托品对 M 受体的各亚型选择性低，都可以阻断。大剂量时也可阻断神经节 N_1 受体。由于 M 受体广泛地分布在胆碱能神经节后纤维所支配的效应器细胞膜，阿托品在体内分布广，故阿托品作用十分广泛，但各效应器对阿托品敏感性不同。最敏感的组织为唾液腺、支气管腺体和汗腺，内脏平滑肌和心肌对阿托品的敏感性为中等，胃壁细胞敏感性较低。

1. 松弛内脏平滑肌　阿托品阻断内脏平滑肌上的 M 受体，对平滑肌有显著的松弛作用，使肌肉的张力、蠕动的幅度和频率降低，尤其是对处于过度活动或痉挛收缩的内脏平滑肌的松弛作用更明显。对不同部位的平滑肌，阿托品的作用强度不同，从强到弱依次为胃肠道平滑肌，膀胱逼尿肌，输尿管，胆管、支气管及子宫平滑肌。对括约肌的作用常取决于给药时的功能状态，如当胃幽门括约肌痉挛时，阿托品具有一定的松弛作用，但作用弱而不恒定。

2. 抑制腺体分泌　阿托品阻断腺体上的 M 胆碱受体，使腺体分泌减少。在所有腺体中对唾液腺与汗腺的抑制最明显，其次为泪腺及呼吸道腺体。阿托品对胃液、肠液、胰液、胆汁的分泌影响小。

3. 眼睛　阿托品阻断眼睛的 M 受体，表现为扩瞳、眼内压升高、调节麻痹、畏光等，与毛果芸香碱的作用相反，无论局部滴眼或全身给药时均可发生。

（1）扩瞳：阿托品阻断虹膜括约肌上的 M 受体，引起括约肌松弛，使去甲肾上腺素能神经支配的虹膜辐射肌功能占优势，结果引起瞳孔扩大。

（2）升高眼内压：由于扩瞳作用，虹膜退向外缘，厚度增加，前房角间隙变窄，阻碍房水回流，造成眼内压升高，因此阿托品禁用于青光眼患者。

（3）调节麻痹：阿托品阻断睫状肌环状肌纤维 M 受体，环状肌松弛退向外缘，悬韧带拉紧，晶状体变扁平，屈光度降低，此时只能将远物成像于视网膜，不能将近物成像于视网膜上（成像于视网膜后），故看远物清楚而看近物模糊，这种作用称为调节麻痹（图 6-2）。

4. 心脏

（1）心率：治疗量阿托品（0.5mg）可使部分患者的心率轻度短暂地减慢，一般每分钟减少 4～8 次，这是由于副交感节后纤维和心肌细胞构成的突触前膜的 M_1 受体被阻断，减弱了该受体负反馈地抑制 ACh 释放的作用。较大剂量（1～2mg）阿托品阻断窦房结 M_2 受体，解除迷走神经对心脏的抑制作用，使心率加快，加快程度取决于迷走神经控制心脏的张力，如为迷走张力较高的青壮年，心率增快显著，肌内注射 2mg 阿托品，心率可增加 35～40 次/min，对老年人和婴幼儿则影响小。

（2）房室传导：阿托品阻断心房传导系统和房室结上的 M 受体，拮抗迷走神经过度兴奋所致的心房、房室交界区的传导阻滞，由于心室肌很少受迷走神经控制，治疗浓度阿托品对心室影响小。

5. 血管与血压　治疗量阿托品对血管与血压无明显影响，主要原因为多数血管床缺乏胆碱能神经支配。大剂量时可引起皮肤血管扩张，尤其是脸部血管扩张，引起颜面潮红，此作用机制不明，但与 M 受体阻断无关。

6. 中枢神经系统　治疗量对中枢神经系统作用不明显，较大剂量（1～2mg）可兴奋延髓和大脑，5mg 时中枢兴奋明显增强，表现为烦躁不安、精神亢奋、多言、谵妄、呼吸兴奋等；中毒剂量（10mg 以上）则产生幻觉、定向障碍、共济失调、抽搐和惊厥，严重中毒时由兴奋转入抑制，出现昏迷和延髓麻痹。

【临床应用】

1. 解除平滑肌痉挛，缓解各种内脏绞痛　对胃肠道绞痛、膀胱刺激症状如尿频、尿急等疗效较好，对幽门梗阻疗效较差；对胆绞痛及肾绞痛疗效也较差，常需与阿片类镇痛药合用。

2. 抑制腺体分泌　可用于治疗严重盗汗和流涎症。全身麻醉时可用阿托品抑制呼吸道腺体和唾液腺分泌，防止分泌物阻塞呼吸道或发生吸入性肺炎。

3. 眼科应用

（1）虹膜睫状体炎　阿托品溶液滴眼，松弛虹膜括约肌和睫状肌，解除睫状肌痉挛，缓解疼痛，有利于炎症消退。与缩瞳药交替使用可预防虹膜与晶状体黏连或发生瞳孔闭锁。

（2）眼底检查　阿托品溶液滴眼扩瞳，用于眼科检查，扩瞳作用可维持 1～2 周，调节麻痹可维持 2～3 日，视力恢复慢，因此临床常用其合成代用品，如后马托品。

（3）验光配镜　阿托品使睫状肌充分松弛，晶状体固定，有利于测定晶状体的屈光度。但由于其作用时间长，现已少用。儿童的睫状肌调节功能较强，须用阿托品充分发挥调节麻痹作用。

4. 缓慢型心律失常　用于治疗迷走神经功能过高引起的窦性心动过缓，窦房传导阻滞、房室阻滞等缓慢型心律失常，也用于治疗继发于窦房结功能低下心室脱抑制而出现的室性异位节律。但阿托品的剂量需要谨慎调节，剂量过低会加重心动过缓；治疗缺血性心脏病患者的心动过缓时，剂量过大会引起心率增快，增加心肌缺氧，则有引起室颤的危险。

5. 抗休克　大剂量阿托品解除血管痉挛，舒张外周血管，改善微循环障碍及组织缺氧状态，对休克早期疗效较好，主要用于感染性休克，如暴发性流行性脑脊髓膜炎、中毒性肺炎和中毒性痢疾等引起的休克。对休克伴有心动过速或高热者，不宜应用。

6. 解救有机磷酸酯类中毒　阿托品阻断 M 受体，能迅速对抗体内堆积的 ACh 产生 M 样作用，表现为抑制多种腺体分泌、扩瞳、松弛平滑肌、加快心率等，从而减轻或消除有机磷酸酯类中毒引起的流涎、出汗、肺水肿、呼吸困难、瞳孔缩小、大小便失禁、心率减慢、血压下降等症状。大剂量阿托品还能阻断神经 N_1 受体拮抗有机磷酸酯类中毒的神经节兴奋。阿托品不能阻断 N_2 受体，对肌束颤动无效，对中枢兴奋症状对抗作用差。因阿托品不能使磷酰化 AChE 恢复活性，对中度和重度中毒患者必须与 AChE 复活药合用。阿托品足量的指标是 M 样中毒症状迅速消失或出现“阿托品化”，即瞳孔不再缩小而开始扩大，皮肤干燥，颜面潮红，腹部啰音显著减少或消失，意识障碍减轻或昏迷患者开始苏醒。有机磷酸酯类中毒时阿托品的参考剂量见表 7-2。如与 AChE 复活药合用，应减少阿托品用量，以防过量中毒。

表 7-2　有机磷酸酯类中毒时阿托品的参考剂量

中毒类型	参考剂量
轻度中毒	首次皮下注射 1～2mg，以后每 4～6h 皮下注射 0.5mg
中度中毒	首次静脉注射 2～4mg，以后每 15～30min 静脉注射 2～5mg，阿托品化后每 4～6h 皮下注射 0.5～1mg
重度中毒	首次静脉注射 5～10mg，以后每 10～30min 静脉注射 2～5mg，阿托品化后每 2～4h 皮下注射 0.5～1mg

【不良反应及中毒】 阿托品作用广泛，临床上利用某一作用时，其他作用则多成为不良反应，严重程度大多与药物剂量有关，具体见表7-3。

表7-3　不同剂量阿托品引起的不良反应

剂量	不良反应
0.5mg	轻微减慢心率，略有口干、乏汗
1.0mg	口干、皮肤干燥、心率增快，瞳孔轻度扩大
2.0mg	显著口干、心悸、瞳孔扩大、视近物略模糊
5.0mg	上述症状加重，皮肤干热潮红，肠蠕动减少、便秘，小便困难，语言紊乱不清、烦躁不安、吞咽困难
10.0mg	上述症状更重，脉速弱，中枢兴奋严重，呼吸加深加快，出现幻觉、谵妄、惊厥、运动失调，严重中毒时由中枢兴奋转为抑制出现昏迷，甚至延髓麻痹等

误服颠茄、曼陀罗、洋金花和莨菪根茎也可出现上述中毒症状。阿托品的最低致死量：成人为80～120mg，儿童约为10mg。

阿托品中毒的解救包括去除毒物、使用药理拮抗药和对症处理。洗胃、导泻促进消化道内毒物排出，输液利尿促进毒物排泄。注射新斯的明、毒扁豆碱或毛果芸香碱等拟胆碱药拮抗阿托品的作用，但用阿托品解除有机磷酸酯类中毒而过量时，则不能用新斯的明、毒扁豆碱等胆碱酯酶抑制药。由于拟胆碱药与阿托品都兴奋中枢，故中枢兴奋、惊厥时用安定或巴比妥类镇静药或抗惊厥药对抗，同时用拟胆碱药拮抗其外周作用。呼吸抑制可采用人工呼吸和吸氧，维持呼吸功能、循环功能。体温过高可用物理降温处理。

【禁忌证】 青光眼、幽门梗阻、前列腺肥大。

山莨菪碱

山莨菪碱（anisodamine）是我国学者从茄科植物唐古特莨菪中提取的生物碱，为左旋体，简称654，人工合成的为消旋体，简称654-2。山莨菪碱阻断M胆碱受体，具有明显的外周抗胆碱作用，解除血管痉挛和微循环障碍作用较强，解除平滑肌解痉和心脏抑制作用与阿托品相似。其抑制唾液分泌、扩瞳作用弱，为阿托品的1/20～1/10，不易透过血脑屏障，中枢作用弱。主要用于治疗各种感染中毒性休克，也用于治疗内脏平滑肌绞痛。不良反应及禁忌证与阿托品相似，但毒性较低。

东莨菪碱

东莨菪碱（scopolamine）是从茄科植物洋金花中提取到的生物碱，为左旋体。东莨菪碱容易透过血脑屏障，可迅速完全地进入中枢神经系统，故中枢作用强。东莨菪碱阻断M胆碱受体。外周抗胆碱作用与阿托品相似，但作用强度不同。抑制腺体分泌作用比阿托品强，对眼睛、平滑肌、心血管作用较阿托品弱。东莨菪碱对中枢的作用以抑制为主，小剂量就有明显的镇静作用，较大剂量产生催眠，表现为困倦、疲乏、遗忘、快速眼动睡眠相缩短，对呼吸中枢有抑制作用，偶可发生兴奋不安、幻觉及谵妄，此外还有欣快作用，因此易造成药物滥用。东莨菪碱对中枢还有防晕止吐、抗帕金森病作用。临床用于麻醉前给药、妊娠或放射病所致的呕吐、帕金森病，与苯海拉明合用于晕船晕车。东莨菪碱用于麻醉前给药，不但能抑制腺体分泌，而且具有抑制中枢作用和遗忘效应，因此优于阿托品。用于晕动病时预防性给药疗效好，如已出现晕动病症状则疗效差。对帕金森病有缓解流涎、震颤和肌肉强直的效果。不良反应及禁忌证与阿托品相似。

第二节　阿托品的合成代用品

由于阿托品的作用广泛，全身应用时副作用较多，眼科局部应用时作用时间过长。目前已通过改变化学结构半合成或全合成出许多阿托品的代用品，包括扩瞳药、解痉药、选择性 M 受体阻断药。这些合成品具有选择性高、副作用少、疗效强等特点。

一、合成扩瞳药

临床上常用的扩瞳药物有后马托品（homatropine）、环喷托酯（cyclopentolate）、托吡卡胺（tropicamide）和尤卡托品（eucatropine）等。按扩瞳和调节麻痹持续时间，从长到短分别为阿托品、后马托品、环喷托酯、托吡卡胺、尤卡托品。尤卡托品的扩瞳维持时间最短，且几乎无调节麻痹作用。具体见表 7-4。

表 7-4　合成扩瞳药与阿托品对眼的作用比较

药物	浓度（%）	扩瞳作用		调节麻痹	
		高峰（min）	恢复（日）	高峰（h）	恢复（日）
阿托品	1.0	30～40	7～10	1～3	7～12
后马托品	1.0～2.0	40～60	1～2	1/2～1	1～2
环喷托酯	0.5	30～50	1	1	1/4～1
托吡卡胺	0.5～1.0	20～40	1/4	1/2	<1/4
尤卡托品	2.0～5.0	30	1/12～1/4	无作用	

二、合成解痉药

这类药物能明显抑制胃肠道平滑肌收缩，解除胃肠道痉挛，并能减少胃酸分泌。主要用于胃肠痉挛和泌尿道痉挛及消化性溃疡。随着 H_2 受体阻断药和质子泵抑制剂的出现，消化性溃疡方面的应用逐渐减少。

1. 季铵类解痉药

季铵类解痉药含季铵结构，口服吸收差，不易透过血脑屏障。对平滑肌解痉作用强。

丙胺太林

丙胺太林（propantheline）为非选择性 M 胆碱受体阻断药，对松弛胃肠道平滑肌作用强，并能减少胃酸分泌。常用于胃及十二指肠溃疡、胃肠痉挛、泌尿道痉挛，也可用于遗尿症及妊娠呕吐。不良反应类似阿托品。中毒量可致神经肌肉传递阻滞，引起呼吸麻痹。同类药尚有溴化甲基阿托品、甲溴东莨菪碱、格隆溴铵、奥芬溴铵、戊沙溴铵等，都可以缓解内脏平滑肌痉挛，作为消化道溃疡的辅助用药。

异丙托溴铵

异丙托溴铵(ipratropium bromide)可非选择性阻断 M 受体,但对气道平滑肌有较高的选择性。临床用于慢性阻塞性肺病、支气管哮喘。

2. 叔胺类解痉药

叔胺类解痉药解痉作用显著,也能抑制胃酸分泌,且具有中枢安定作用。

贝那替秦

贝那替秦(benactyzine)口服较易吸收,适用于有焦虑症状的溃疡患者,也用于肠蠕动亢进及膀胱刺激征,不良反应有口干、头晕及嗜睡等。

奥昔布宁

奥昔布宁(oxybutynin)、黄酮哌酯(flavoxate)对膀胱平滑肌有较好的解痉作用,也能松弛胃肠道、胆道、输尿管、子宫平滑肌,抑制腺体分泌。用于治疗尿失禁、尿频、尿急等膀胱过度活动症。不良反应主要为口干和便秘。禁用于青光眼、尿潴留患者。

此外,叔胺类解痉药还有双环维林(dicyclomine)、羟苄利明(oxyphencyclimine)等。

3. 选择性 M 受体阻断药

哌仑西平

哌仑西平(pirenzepine)属于三环类药物。服药后 2~3h 达峰浓度,血浆蛋白结合率约为 10%,不能透过血脑屏障,半衰期为 10~12h。主要以原形通过肾、胆道排泄。哌仑西平为选择性 M_1 受体阻断药,也能阻断 M_4 受体,抑制胃酸、胃蛋白酶分泌。临床用于治疗消化道溃疡。不良反应有口干和视力模糊等。同类药还有替仑西平(telenzepine)。

相关链接

M 受体亚型的选择性阻断剂

目前克隆到的 M 受体亚型分别为 M_1、M_2、M_3、M_4 和 M_5 受体。这为研制选择性 M 胆碱受体亚型的激动剂及拮抗剂提供了可能性。M 胆碱受体的识别位点在各亚型间是相当保守的,虽然目前已得到多种对 M 胆碱受体有选择性的阻断剂,但仍未发现仅对一种受体亚型具有高选择性的阻断剂。选择性 M 胆碱受体亚型阻断剂在某些疾病如尿失禁、过敏性肠综合征等方面的治疗有非常好的应用前景。由于只是选择性作用于某种效应器的 M 胆碱受体亚型,治疗效果会显著提高。目前常用的 M 胆碱受体亚型的选择性阻断剂如下:

M_1 胆碱受体:亲和力最高的是 MT17,它是近年发现的存在于非洲绿毒蛇蛇毒中的一种毒素。其他还有 4-DAMP、tripitamine、哌仑西平等。

M_2 胆碱受体:亲和力最高的是 tripitamine(可用于对抗胆碱能性心动过缓)。其他还有 AFDX384、himbacine 和 4-DAMP。

M_3 胆碱受体:亲和力最高的是4-DAMP。其他还有达非那新(抑制膀胱逼尿肌的收缩,用于治疗尿失禁、尿频、尿急等膀胱过度活动症。最常见的不良反应有口干、便秘)。

M_4 胆碱受体:亲和力最高的是MT3。其他还有4-DAMP、himbacine和AFDX384。

M_5 胆碱受体:亲和力最高的是4-DAMP,其他还有达非那新。

制剂及用法

硫酸阿托品(atropine sulfate)

滴眼液:0.5%,1%。眼膏:1%。片剂:0.3mg,口服,0.3~0.6mg/次。注射剂:0.5mg/mL,1mg/2mL,5mg/mL,皮下、肌内或静注,0.3mg~0.5mg/次。极量:口服,1mg/次,3mg/日;皮下注射或静注,2mg/次。

氢溴酸山莨菪碱(anisodamine hydrobromide)

片剂:5mg,10mg,口服5~10mg/次,3次/日。注射剂:5mg/mL,10mg/mL,20mg/mL,静脉注射或肌内注射,5~10mg/次,1~2次/日。

氢溴酸东莨菪碱(scopolamine hydrobromide)

片剂:0.2mg,口服,0.2~0.3mg/次,3次/日。注射剂:0.3mg/mL,0.5mg/mL,皮下或肌内注射,0.2~0.5mg/次。极量:口服,0.6mg/次,2mg/日。注射,0.5mg/次,1.5mg/日。

溴丙胺太林(propantheline bromide)

片剂:15mg,口服,15mg/次,3次/日。

贝那替秦(benactyzine)

片剂:1mg,口服,1~3mg/次,饭前,3次/日。

氯化奥昔布宁(oxybutynin chloride)

片剂:5mg,10mg。成人初始剂量,2.5mg/次,1次/日,常用量5mg/次,2~3次/日,必要时可加至4次/日。老年人开始给予2.5~3mg,2次/日,如必要且耐受,可加至5mg,2次/日。

盐酸黄酮哌酯(flavoxate hydrochloride)

片剂:0.2g,口服,0.2g/次,3次/日。

双环维林(dicyclomine)

片剂:10mg,20mg,成人口服10~20mg/次,3次/日。

哌仑西平(pirenzepine)

片剂:25mg,口服,20~50mg/次,2次/日。

达非那新(darifenacin)

片剂:7.5mg,15mg。初始剂量通常为7.5mg/次,1次/日,可在用药开始后2周内将剂量增加至15mg/次,1次/日。

复习思考题

1. 阿托品的药理作用、临床应用有哪些?
2. 比较阿托品和毛果芸香碱对眼睛的作用、机制及临床应用。
3. 简述山莨菪碱、东莨菪碱的作用机制及临床应用。

(江苏大学医学院 徐 霞)

第八章 N胆碱受体阻断药

学习目标

1. 了解神经节阻断药作用及应用。

2. 熟悉去极化型肌松药、非去极化型肌松药的作用机制、肌松特点、应用及不良反应。

第一节 神经节阻断剂

神经节阻断药选择性地阻断神经节 N_1 受体,妨碍节前纤维末梢释放的 ACh 与 N_1 结合,阻断神经冲动在节前纤维与节后纤维之间传递,使节后纤维张力降低。对交感和副交感神经节都有阻断作用,对效应器的综合效应视两类神经对该器官的支配以何者占优势而定。例如交感神经对血管支配占优势,用药后则使血管,特别是小动脉扩张,总外周阻力下降,加上静脉扩张,回心血量减少及心排出量降低,结果使血压明显下降,尤其以坐位或立位血压下降显著。又如在胃肠、膀胱、眼等平滑肌和腺体则以副交感神经支配占优势,因此,用药后出现便秘、尿潴留、扩瞳、口干等效应。

神经节阻断药曾用于抗高血压,由于其作用过于广泛,副作用多,易致体位性低血压,易耐受,现仅偶用于高血压危象,降压作用迅速、强大、可靠,也可用于麻醉时控制性降压以减少手术区出血。

美加明

美加明(mecamylamine)为仲胺类化合物,口服易吸收,作用迅速,排泄较慢,降压作用强而持久,维持 4 ~ 12h。易通过血脑屏障,剂量过大可产生明显的中枢作用。临床用于高血压危象、酒精成瘾时的戒断治疗。不良反应有口干、便秘、尿潴留、体位性低血压、恶心、性功能障碍、视物模糊(复视)、眩晕、肌肉震颤、运运失调等。青光眼、冠脉硬化、肾功能减退者忌用。

樟磺咪芬

樟磺咪芬(trimetaphan)又名阿方那特,是速效、短效神经节阻断药,主要采用静脉注射给药。临床用于高血压危象、外科手术时控制性降压。不良反应与美加明相似。

第二节 骨骼肌松弛药

骨骼肌松弛药简称肌松药,阻断神经肌肉接头处运动终板上的 N_2 受体,妨碍运动神经释放的乙酰胆碱与 N_2 受体结合，干扰神经肌肉间兴奋的正常传递而使骨骼肌松弛。临床作为麻醉辅助药，与麻醉药合用以满足手术时的肌肉松弛的要求。按作用机制分为除极化型和非除极化型两大类。

一、除极化型肌松药

除极化型肌松药也称为非竞争性肌松药，其分子结构与 ACh 相似，与运动终板上的 N_2 受体结合，引起 Na^+ 通道开放，肌细胞产生与被 ACh 激动 N_2 受体后相似但较持久的除极化作用，引起短暂的肌肉颤动。但除极化型肌松药不像 ACh 那样极其迅速地被 AChE 水解，而是持久地与受体结合，使受体不能传递更多的神经冲动，此为Ⅰ相阻滞。随着时间进展，由于 Na^+ 通道关闭，持续地除极化转变为稳定地复极化，从而产生极化反转，使终板不能对 ACh 起反应（处于不应状态），不再对其后到达的动作电位发生反应，神经肌肉传递阻滞，表现为骨骼肌松弛，此为Ⅱ相阻滞，此时神经肌肉的阻滞方式已由除极化转变为非除极化。

此类药物的作用特点如下：① 最初可出现短暂而不协调的肌束颤动，与药物对不同部位骨骼肌除极化的时间先后不同有关。② 连续应用可产生快速耐受。③ 目前临床应用的只有琥珀胆碱。④ 胆碱酯酶抑制药抑制其代谢，故不仅不能拮抗反而会加强其肌松作用，因此过量不能用新斯的明解救。⑤ 治疗量无神经节阻断作用。

琥珀胆碱

琥珀胆碱（succinylcholine）又称为司可林（scolin），由琥珀酸和两分子胆碱组成。

【体内过程】 口服不易吸收，注射给药。进入血液后迅速被血液和肝脏中的假性胆碱酯酶水解，1min 内血液中 90% 已被水解。水解过程分两步进行，首先分解成琥珀酰单胆碱，肌松作用大为减弱，仅为琥珀胆碱的 1/50，然后又缓慢分解成琥珀酸和胆碱，肌松作用消失。有 10% 以原形经肾随尿排出。血浆半衰期 2～4min。新斯的明抑制假性胆碱酯酶，故能加强和延长琥珀胆碱的作用。

【药理作用】 琥珀胆碱，松弛骨骼肌，作用快而短暂，易于控制。一次静脉注射 10～30mg 后，20s 即见短暂的肌束颤动，以胸腹部为明显。1min 后即转为松弛，2min 作用达高峰，5min 作用消失。肌松作用从颈部肌肉开始，逐渐波及肩胛、四肢、腹部。以颈部和四肢肌肉松弛最明显，面、舌、咽喉和咀嚼肌次之，对呼吸肌作用最弱，肺通气量仅降低 25%。

【临床应用】 由于对喉肌作用较强、快而短暂，静脉注射给药适用于气管内插管、气管镜、食管镜等短时操作。也可辅助麻醉，在较浅麻醉下获得满意的肌肉松弛以便于手术时减少全麻药的用量，保证手术安全。为达到长时间的肌松作用可用 5% 葡萄糖溶液配制后静脉滴注给药。本药可引起强烈的窒息感，故清醒患者禁用，可先用硫喷妥钠静脉麻醉后再给琥珀胆碱。

【不良反应】 过量致呼吸肌麻痹，患者窒息，必须备有人工呼吸机。肌束颤动引起肌肉酸痛，约 25%～50% 的患者手术后出现肩胛、胸腹部肌肉酸痛，术后越早活动越严重，一般 3～5 天后自愈，预先应用非除极化型肌松药或安定可减轻或消除肌肉酸痛。因眼外骨骼肌收缩能升高眼内压，故青光眼和白内障晶状体摘除术患者禁用。琥珀胆碱使骨骼肌细胞持久去极化，大量的 K^+ 从骨骼肌细胞内释放到细胞外，使血钾升高，如果患者同时存在大面积软组织挫伤、肾功能损伤、偏瘫等血钾升高的情况，血钾可升高 20% ~ 30%，应禁用本药，以免引起高钾性心搏骤停。遗传性假性胆碱酯酶缺陷患者和有机磷酸酯类中毒者对琥珀胆碱高度敏感，易中毒。琥珀胆碱尚可引起恶性高热的特异质反应。一旦发生除紧急对症处理外，静脉注射特效药丹曲林可有效降低死亡率。胆碱酯酶抑制药、酯类局麻药、氨基糖苷类药物可增强琥珀胆碱的肌松作用，与琥珀胆碱合用时易致呼吸麻痹。

二、非除极化型肌松药

非除极化型肌松药也称为竞争性肌松药，与运动终板上的 N_2 受体结合，但无内在活性，不激动受体，妨碍 ACh 和 N_2 受体结合，因而使骨骼肌松弛。此类药物在产生肌松之前无肌束颤动。胆碱酯酶抑制药可拮抗其肌松作用，故过量可用新斯的明解救。

本类药物多为天然生物碱及其类似物，化学上属于苄基异喹啉类和类固醇胺类。前者有阿曲库铵、米库氯铵、筒箭毒碱；后者有罗库溴铵、泮库溴铵、维库溴铵。其中筒箭毒碱为经典药物。

筒箭毒碱

南美印第安人将防己科和马钱子科植物制成的浸膏箭毒涂于箭头，使中箭动物四肢麻痹而就擒。筒箭毒碱（tubocurarine chloride）是从箭毒中提取出的生物碱，右旋体有活性，左旋体效价低。

【体内过程】 口服难吸收，静脉注射给药。大部分以原形排泄消除（以肾排泄为主，少部分胆汁排泄），仅少部分在体内代谢。肾功能不全者药物作用时间延长。

【作用及应用】 静脉注射后 3 ~ 4min 即产生肌松作用，头面部小肌肉首先松弛，而后波及四肢、颈部、躯干肌肉，继之肋间肌松弛出现腹式呼吸。如剂量加大，最终可致膈肌麻痹，患者因呼吸停止而死亡，如及时进行人工呼吸，并同时用新斯的明解救可挽救生命。肌肉松弛恢复时，其次序与肌松时相反，膈肌最快恢复。临床上用于麻醉辅助药，如气管插管和胸腹手术等。肌松作用减少了麻醉药的用量，大大提高了麻醉的安全性。由于筒箭毒碱不良反应多且来源有限，故目前临床已少用。

本药还具有神经节阻断和释放组胺作用，可引起心率减慢、血压下降、支气管痉挛和唾液分泌增加等。大剂量引起呼吸肌麻痹时，可进行人工呼吸，并用新斯的明对抗。禁忌证为重症肌无力、支气管哮喘和严重休克。

维库溴铵

【体内过程】 维库溴铵（vecuronium）口服难吸收，仅供静脉注射或滴注，不可肌肉注射。主要分布于细胞外液，分布半衰期约为 2min，不通过胎盘。肝脏代谢产物 3-羟基衍生物保留原形药 50% 活性。药物原形及代谢产物主要由胆汁排泄，少部分经肾排泄。肾功能不良时可由肝脏消除来代偿。消除半衰期为 30 ~ 80min。

【体内过程】 阻断 N_2 胆碱受体，松弛骨骼肌，不引起肌束颤动。静脉注射后 1min 起效，3 ~ 5min 达高峰，维持 30 ~ 90min。肌松效能较筒箭毒碱强 3 倍。临床主要用作全麻辅助用药，用于全麻时气管插管及手术中的肌肉松弛。成人用量气管插管 0.08 ~ 0.12mg/kg，3min 后可达插管状态，肌肉松弛维持在神经安定阵痛术时为 0.05mg/kg，吸入麻醉为 0.03mg/kg。

【不良反应】 过敏反应，同类药之间可发生交叉过敏。可导致组胺释放与类组胺反应。剂量过大时呼吸麻痹。

相关链接

恶性高热

恶性高热（malignant hyperthermia，MH）是一种遗传性肌病，易感者的骨骼肌细胞膜发育有缺陷。但它是一种亚临床疾病，即患者平时无异常表现。全麻过程中在诱发药物（主要是挥发性麻醉药和琥珀酰胆碱）作用下，肌细胞内 Ca^{2+} 浓度迅速增高，骨骼肌强直性收缩，肌肉产热急剧增加，体温迅速升高（每 5min 升高 1℃）。同时产生大量乳酸和二氧化碳，出现酸中毒、低氧血症、高血钾、心律失常等一系列变化，严重者可致患者死亡。咖啡因氟烷离体骨骼肌收缩试验是目前筛查及诊断恶性高热的金标准。恶性高热致病基因目前尚不完全明确。丹曲林（dantrolene）是治疗恶性高热的特效药物。治疗的可能机制是通过抑制肌质网内 Ca^{2+} 释放，在骨骼肌兴奋-收缩耦联水平上发挥作用，使骨骼肌松弛。在使用丹曲林治疗时，应尽早静脉注射，以免循环衰竭后，因骨骼肌血流灌注不足，导致丹曲林不能到达作用部位而充分发挥肌松作用。

制剂及用法

氯化琥珀胆碱（succinylcholine chloride）

注射剂：50mg/mL，100mg/2mL。短时外科手术常用剂量为 0.2 ~ 1.0mg/kg，静脉注射。为延长肌松时间，可用 5% 的葡萄糖配制成 0.1% 溶液静脉滴注，速度为 20 ~ 40μg/kg。

筒箭毒碱（tubocurarine chloride）

注射剂：10mg/mL，剂量为 75 ~ 150μg/kg。

维库溴铵（vecuronium）

注射剂：4mg/支，静脉注射。成人用量，气管插管时用量 0.08 ~ 0.12mg/kg，3min 内达插管状态。肌肉松弛维持在神经安定镇痛麻醉时为 0.05mg/kg，吸入麻醉为 0.03mg/kg。

复习思考题

1. 简述琥珀胆碱的不良反应的药理学基础。
2. 简述新斯的明对琥珀胆碱及筒箭毒碱作用的影响及机理。

（江苏大学医学院　徐　霞）

第九章 肾上腺素受体激动药

学习目标

1. 掌握肾上腺素、去甲肾上腺素、异丙肾上腺素和多巴胺的药理作用、临床应用和主要不良反应。

2. 熟悉麻黄碱的作用机理和临床应用。

3. 了解间羟胺、去氧肾上腺素、多巴酚丁胺等其他肾上腺素受体激动药。

肾上腺素受体激动药(adrenoceptor agonists)是一类化学结构及药理作用和肾上腺素、去甲肾上腺素相似的药物,与肾上腺素受体结合并激动受体,产生肾上腺素样作用,又称拟肾上腺素药(adrenomimetic drugs)。它们都是胺类,作用亦与兴奋交感神经的效应相似,故又称拟交感胺类(sympathomimetic amines)。

第一节 构效关系及分类

一、构效关系

肾上腺素受体激动药的基本化学结构是β-苯乙胺(β-phenylethylamine)。当苯环α位或β位碳原子的氢及末端氨基被不同基团取代时,可变成多种肾上腺素受体激动药。这些基团既影响药物对α、β受体的亲和力及激动受体的能力,也影响药物的体内过程。

1. 苯环上化学基团的不同　肾上腺素、去甲肾上腺素、异丙肾上腺素和多巴胺等在苯环第3、4位碳上都有羟基,形成儿茶酚,故称儿茶酚胺类(catecholamines)。它们在外周产生明显的α、β受体激动作用,易被儿茶酚邻位转移酶(COMT)灭活,作用时间短,对中枢作用弱。如果去掉一个羟基,其外周作用将减弱,而作用时间延长,口服生物利用度增加。去掉两个羟基,则外周作用减弱,中枢作用加强,如麻黄碱。

2. 烷胺侧链α-碳原子上氢被取代　被甲基取代(如间羟胺和麻黄碱),则不易被单胺氧化酶(MAO)代谢,作用时间延长;易被摄取-1所摄入,在神经元内存在时间长,促进递质释放。

3. 氨基氢原子被取代　被取代药物对α、β受体选择性将发生变化。去甲肾上腺素氨基末端的氢被甲基取代,则为肾上腺素,可增加对β_1受体的活性;被异丙基取代,则为异丙肾上腺素,可进一步增加对β_1、β_2受体的作用,而对α受体的作用逐渐减弱。虽然去氧肾上腺素氨基上的氢被甲基取代,但由于苯环上缺少4位碳羟基,仅保留其对α受体的作用,而对β受体无明显作用。取代基团从甲基到叔丁基,对仅α受体的作用逐渐减弱，对β受体的作用却逐渐加强。

4. 光学异构体　碳链上的α-碳和β-碳如被其他基团取代，可形成光学异构体。在α-碳上形成的左旋体，外周作用较强，如左旋去甲肾上腺素比右旋体作用强10倍以上。在α-碳形成的右旋体，中枢兴奋作用较强，如右旋苯丙胺的中枢作用强于左旋苯丙胺。

二、分类

按对不同肾上腺素受体亚型的选择性，肾上腺素受体激动药分为三大类：① α肾上腺素受体激动药（α-adrenoceptor agonists，α受体激动药）；② α、β肾上腺素受体激动药（α，β-adrenoceptor agonists，α、β受体激动药）；③ β肾上腺素受体激动药（β-adrenoceptor agonists，β受体激动药），具体见表9-1。

表9-1　拟肾上腺素药分类及基本作用的比较

分类	药物	对不同肾上腺素受体作用的比较			作用方式	
		α受体	β_1受体	β_2受体	直接作用于受体	释放递质
α受体激动药	去甲肾上腺素	+++	++	±	+	
	间羟胺	++	+	+	+	+
	去氧肾上腺素	++	±	±	+	±
	甲氧明	++	-	-	+	-
α、β受体激动药	肾上腺素	++++	+++	+++	+	
	多巴胺	+	++	±	+	+
	麻黄碱	++	++	++	+	+
β受体激动药	异丙肾上腺素	-	+++	+++	+	
	多巴酚丁胺	+	++	+	+	±

第二节　α肾上腺素受体激动药

去甲肾上腺素

去甲肾上腺素（noradrenaline，NA；norepinephrine，NE）是去甲肾上腺素能神经末梢释放的主要递质，肾上腺髓质亦少量分泌。药用的NA是人工合成品，化学性质不稳定，见光、遇热易分解，在中性尤其在碱性溶液中迅速氧化变色而失效，在酸性溶液中较稳定，常用其重酒石酸盐。

【体内过程】　口服因局部作用使胃黏膜血管收缩而影响其吸收，在肠内易被碱性肠液破坏；皮下注射时，因血管剧烈收缩吸收很少，且易发生局部组织坏死，故一般采用静脉滴注给药。外源性去甲肾上腺素不易透过血脑屏障，很少到达脑组织。内源性和外源性去甲肾上腺素大部分被神经末梢摄取后，进入囊泡贮存（摄取-1）；被非神经细胞摄取者，大多被 COMT 和 MAO 代谢而失活（摄取-2）。代谢产物为活性很低的间甲去甲肾上腺素，其中一部分再经 MAO 的作用，脱胺形成 3-甲氧-4-羟扁桃酸（vanillyl mandelic acid，VMA），后者可与硫酸或葡萄糖醛酸结合，经肾脏排泄。由于去甲肾上腺素进入机体迅速被摄取和代谢，故作用短暂。

【药理作用】 激动 α 受体作用强大，对 α_1 和 α_2 受体无选择性。对心脏 β_1 受体作用较弱，对 β_2 受体几乎无作用。

1. 血管　激动血管 α_1 受体，使血管收缩，主要使小动脉和小静脉收缩。皮肤黏膜血管收缩最明显，其次是肾脏血管。此外脑、肝、肠系膜甚至骨骼肌血管也呈收缩反应。动脉收缩使血流量减少，静脉的显著收缩使总外周阻力增加。冠状血管舒张，主要是由于心脏兴奋、心肌的代谢产物（如腺苷等）增加所致，同时因血压升高，提高冠状血管的灌注压，故冠脉流量增加。激动血管壁的去甲肾上腺素能神经末梢突触前膜 α_2 受体，抑制去甲肾上腺素释放。

2. 心脏　较弱激动心脏的 β_1 受体，使心肌收缩性加强，心率加快，传导加速，心排出量增加。在整体情况下，心率由于血压升高而反射性减慢；另外，由于药物的强烈血管收缩作用，总外周阻力增高，增加了心脏的射血阻力，使心排出量不变或下降。剂量过大时，心脏自动节律性增加，可能引起心律失常，但较肾上腺素少见。

3. 血压　小剂量静脉滴注，血管收缩作用尚不十分剧烈时，由于心脏兴奋使收缩压升高，而舒张压升高不明显，故脉压加大（图 9-1）。较大剂量时，因血管强烈收缩使外周阻力明显增高，故收缩压升高的同时舒张压也明显升高，脉压减小。

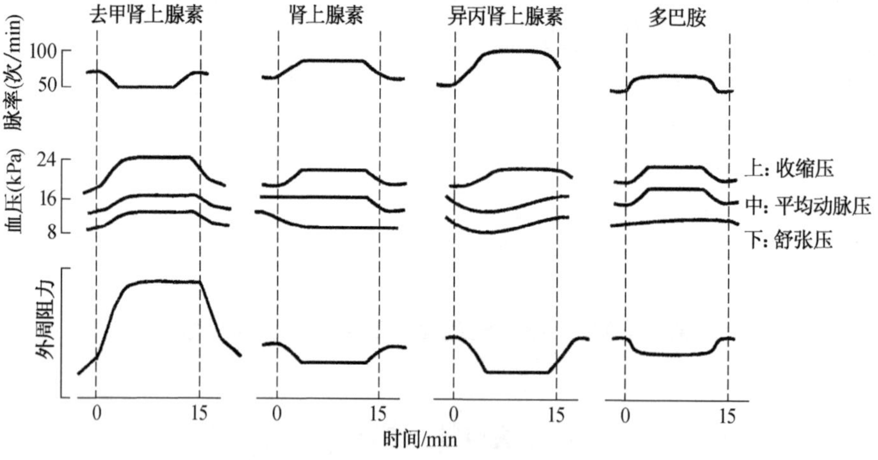

图 9-1　去甲肾上腺素、肾上腺素、异丙肾上腺素及多巴胺作用比较

注：静脉滴注，除多巴胺 500μg/min 外，其余均 10μg/min。

4. 其他　对机体代谢的影响较弱，仅在大剂量时才出现血糖升高。对中枢神经系统的作用较弱。对于孕妇，可增加子宫收缩的频率。

【临床应用】 去甲肾上腺素仅限于早期神经源性休克及嗜铬细胞瘤切除后或药物中毒时的低血压。本药稀释后口服，可使食管和胃黏膜血管收缩产生局部止血作用。

【不良反应】

1. 局部组织缺血坏死　静脉滴注时间过长、浓度过高或药液漏出血管，可引起局部缺血坏死，如发现外漏或注射部位皮肤苍白，应停止注射或更换注射部位，进行热敷，并用 α 受体阻断药酚妥拉明做局部浸润注射，以扩张血管。

2. 急性肾衰竭　滴注时间过长或剂量过大，可使肾脏血管剧烈收缩，产生少尿、无尿和肾实质损伤，故用药期间尿量应保持在每小时 25mL 以上。

3. 伴有高血压、动脉硬化症、器质性心脏病、少尿、无尿、严重微循环障碍的患者及孕妇禁用。

间羟胺

间羟胺（metaraminol，阿拉明，aramine）为 α_1、α_2 肾上腺素受体激动药，既有直接对肾上腺素受体的激动作用，也有通过释放 NA 而发挥的间接作用。主要作用是收缩血管、升高血压，升压作用比 NA 弱、缓慢而持久。间羟胺可静滴也可肌内注射，临床作为去甲肾上腺素的代用品，用于各种休克早期及手术后或脊髓麻醉后的休克。也可用于阵发性房性心动过速，特别是伴有低血压的患者，反射性减慢心率，并对窦房结可能具有直接抑制作用，使心率恢复正常。

去氧肾上腺素和甲氧明

去氧肾上腺素（phenylephrine，苯肾上腺素，neosynephrine）和甲氧明（methoxamine，甲氧胺，methoxamedrine）都是人工合成品。作用机制与间羟胺相似，不易被 MAO 代谢，可直接和间接地激动 α_1 受体，又称 α_1 受体激动药。作用与去甲肾上腺素相似但较弱，一般剂量时对 β 受体的作用不明显，高浓度的甲氧明具有阻断 β 受体的作用。在升高血压的同时，肾血流的减少比去甲肾上腺素更为明显。作用维持时间较久，除静脉滴注外也可肌内注射。用于抗休克及防治脊髓麻醉或全身麻醉的低血压。甲氧明与去氧肾上腺素均能通过收缩血管、升高血压，使迷走神经反射性兴奋而减慢心率，临床可用于阵发性室上性心动过速。去氧肾上腺素还能兴奋瞳孔扩大肌，使瞳孔扩大，作用较阿托品弱，持续时间较短，一般不引起眼内压升高（老年人虹膜角膜角狭窄者可能引起眼内压升高）和调节麻痹，在眼底检查时作为快速短效的扩瞳药。

羟甲唑啉和阿可乐定

羟甲唑啉（oxymetazoline，氧甲唑啉）和可乐定的衍生物阿可乐定（apraclonidine）是外周突触后膜 α_2 受体激动药。羟甲唑啉收缩血管，滴鼻用于治疗鼻黏膜充血和鼻炎，常用浓度为 0.05%，作用在几分钟内发生，可持续数小时。偶见局部刺激症状，小儿用后可致中枢神经系统症状；2 岁以下儿童禁用。阿可乐定主要利用其降低眼压的作用，用于青光眼的短期辅助治疗，特别在激光疗法之后，预防眼压回升。

中枢 α_2 受体激动药包括可乐定（clonidine）及甲基多巴（methyldopa），详见第十九章抗高血压药章节。

第三节 α、β 肾上腺素受体激动药

肾上腺素

肾上腺素(adrenaline,epinephrine)是肾上腺髓质的主要激素,其生物合成过程主要是在髓质嗜铬细胞中首先形成去甲肾上腺素,然后进一步经苯乙胺-N-甲基转移酶(phenylethanolamine-N-methyltransferase,PNMT)作用,使去甲肾上腺素甲基化形成肾上腺素。药用肾上腺素可从家畜肾上腺提取或人工合成。理化性质与去甲肾上腺素相似。肾上腺素化学性质不稳定,见光易失效;在中性,尤其是碱性溶液中,易氧化变色失去活性。

【体内过程】 口服后在碱性肠液、肠黏膜及肝内易被破坏氧化失效,不能达到有效血药浓度。皮下注射因能收缩血管,故吸收缓慢,作用维持时间为 1h 左右。肌内注射的吸收速度远较皮下注射快,作用维持 10 ~ 30min。肾上腺素在体内的摄取与代谢途径与去甲肾上腺素相似。静脉注射或滴注肾上腺素 96h 后主要以代谢产物和少量原形经肾排泄。

【药理作用与作用机制】 肾上腺素主要激动 α 和 β 受体。作用与机体的生理病理状态、靶器官中肾上腺素受体亚型的分布、整体的反射作用和神经末梢突触间隙的反馈调节等因素有关。

1. 心脏 作用于心肌、传导系统和窦房结的 β_1 和 β_2 受体,加强心肌收缩性,加速传导,加快心率,提高心肌的兴奋性。对离体心肌的 β 型作用特征是加速收缩性发展的速率(正性缩率作用,positive klinotropic effect)。由于心肌收缩力增强,心率加快,故心排出量增加。肾上腺素舒张冠状血管,改善心肌的血液供应,且作用迅速。肾上腺素兴奋心脏,提高心肌代谢,使心肌耗氧量增加,剂量过大或静脉注射过快,可引起心律失常,出现期前收缩,甚至引起心室纤颤;当患者处于心肌缺血、缺氧及心力衰竭时,肾上腺素有可能使病情加重或引起快速性心律失常,如期前收缩、心动过速,甚至心室纤颤。

2. 血管 激动血管平滑肌上的 α 受体,血管收缩;激动 β_2 受体,血管舒张。体内各部位血管的肾上腺素受体的种类和密度各不相同,所以肾上腺素对血管的作用取决于各器官血管平滑肌上 α 及 β_2 受体的分布密度及给药剂量的大小。小动脉及毛细血管前括约肌血管壁的肾上腺素受体(特别是 α 受体)密度高,血管收缩较明显;皮肤、黏膜、肾和胃肠道等器官的血管平滑肌 α 受体在数量上占优势,故以皮肤、黏膜血管收缩为最强烈;内脏血管,尤其是肾血管,也显著收缩;对脑和肺血管收缩作用十分微弱,有时由于血压升高而被动地舒张;而静脉和大动脉的肾上腺素受体密度低,故收缩作用较弱。而在骨骼肌和肝脏的血管平滑肌上 β_2 受体占优势,故小剂量的肾上腺素往往使这些血管舒张。肾上腺素也能舒张冠状血管,此作用可在不增加主动脉血压时发生,可能由下述 3 个因素引起:① 兴奋冠脉血管 β_2 受体,血管舒张;② 心脏的收缩期缩短,相对延长舒张期;③ 肾上腺素引起心肌收缩力增强和心肌耗氧量增加,从而促使心肌细胞释放扩血管的代谢产物腺苷(adenosine)。

3. 血压 在皮下注射治疗量肾上腺素或低浓度静脉滴注时,由于心脏兴奋,皮肤黏膜血管收缩,使收缩压和舒张压升高(图 9-1);由于骨骼肌血管的舒张作用,抵消或超过了皮肤黏膜血管收缩作用的影响,故舒张压不变或下降;此时脉压增大,身体各部位血液

重新分配,有利于紧急状态下机体能量供应的需要。较大剂量静脉注射时,由于缩血管反应使收缩压和舒张压均升高。肾上腺素的典型血压改变多为双相反应,即给药后迅速出现明显的升压作用,而后出现微弱的降压反应,后者持续作用时间较长。如预给 α 受体阻断药,肾上腺素的升压作用可被翻转,呈现明显的降压反应,表现出肾上腺素对血管 β_2 受体的激动作用。

4. 平滑肌　肾上腺素对平滑肌的作用主要取决于器官组织上的肾上腺素受体的类型。激动支气管平滑肌的 β_2 受体,发挥强大的舒张支气管作用,并能抑制肥大细胞释放组胺等过敏性物质。激动支气管黏膜血管的 α 受体,使其收缩,降低毛细血管的通透性,有利于消除支气管黏膜水肿。可使 β_1 受体占优势的胃肠平滑肌张力降低、自发性收缩频率和幅度减少;对子宫平滑肌的作用与性周期、充盈状态和给药剂量有关,妊娠末期能抑制子宫张力和收缩。肾上腺素的 β 受体激动作用可使膀胱逼尿肌舒张,α 受体激动作用使三角肌和括约肌收缩,由此引起排尿困难和尿潴留。

5. 代谢　肾上腺素能提高机体代谢,治疗剂量下,可使耗氧量升高 20% ~30%。在人体内,由于 α 受体和 β_2 受体的激动都可能致肝糖原分解,而肾上腺素兼具 α、β 作用,故其升高血糖作用较去甲肾上腺素显著。此外,肾上腺素降低外周组织对葡萄糖的摄取,部分原因与抑制胰岛素的释放有关。肾上腺素激活甘油三酯酶加速脂肪分解,使血液中游离脂肪酸升高,可能与激动 β_1、β_3 受体有关。

6. 中枢神经系统　肾上腺素不易透过血脑屏障,治疗量时一般无明显中枢兴奋现象,大剂量时出现中枢兴奋症状,如激动、呕吐、肌强直,甚至惊厥等。

【临床应用】

1. 心脏骤停　用于溺水、麻醉和手术过程中的意外,药物中毒,传染病和心脏传导阻滞等所致的心脏骤停,可用肾上腺素做心室内注射,使心脏重新起搏,同时进行心脏按摩、人工呼吸和纠正酸中毒等措施。对电击所致的心脏骤停,可用肾上腺素配合心脏除颤器或利多卡因等除颤。

2. 过敏性疾病

(1) 过敏性休克:肾上腺素激动 α 受体,收缩小动脉和毛细血管前括约肌,降低毛细血管的通透性;激动 β 受体可改善心功能,缓解支气管痉挛;减少过敏介质释放,扩张冠状动脉,可迅速缓解过敏性休克的临床症状,挽救患者的生命,为治疗过敏性休克的首选药。应用时一般肌内或皮下注射给药,严重患者亦可用生理盐水稀释 10 倍后缓慢静脉注射,但必须控制注射速度和用量,以免引起血压骤升及心律失常等不良反应。

(2) 支气管哮喘:本药由于不良反应严重,仅用于急性发作者。

(3) 血管神经性水肿及血清病:肾上腺素可迅速缓解血管神经性水肿、血清病、荨麻疹、花粉症等变态反应性疾病的症状。

3. 局部应用　肾上腺素与局麻药配伍,可延缓局麻药的吸收,延长局麻药作用时间。一般局麻药中肾上腺素的浓度为 1∶250000,一次用量不超过 0.3mg。将浸有肾上腺素的纱布或棉球(0.1%)用于鼻黏膜和齿龈表面,可使微血管收缩,用于局部止血。

4. 治疗青光眼　本药通过促进房水流出及使 β 受体介导的眼内反应脱敏感化,降低眼内压。

【不良反应】　主要不良反应为心悸、烦躁、头痛和血压升高等。剂量过大时,α 受体过度兴奋使血压骤升,有发生脑出血的危险,故老年人慎用。当β受体兴奋过强时,可使心肌耗氧量增加,引起心肌缺血和心律失常,甚至心室纤颤,故应严格掌握剂量。禁用于高血压、脑动脉硬化、器质性心脏病、糖尿病和甲状腺功能亢进症等。

多巴胺

多巴胺(dopamine,DA)是去甲肾上腺素生物合成的前体,药用的多巴胺是人工合成品。

【体内过程】 口服后易在肠和肝中被破坏而失效。一般用静脉滴注给药,在体内迅速经MAO和COMT代谢灭活,故作用时间短暂。因为多巴胺不易透过血脑屏障,所以外源性多巴胺无中枢作用。

【药理作用】 多巴胺主要激动α、β和外周的多巴胺受体,并促进神经末梢释放NA。

1. 心血管 多巴胺对心血管的作用与用药浓度有关,低浓度时主要与位于肾脏、肠系膜和冠脉的多巴胺受体(D_1)结合,通过激活腺苷酸环化酶,使细胞内cAMP水平提高而导致血管舒张。高浓度的多巴胺可作用于心脏β_1受体,使心肌收缩力增强,心排出量增加。

2. 血压 高剂量多巴胺可增加收缩压,但对舒张压无明显影响或使其轻微增加,脉压增大。由于心排出量增加,而肾和肠系膜血管阻力下降,其他血管阻力基本不变,总外周阻力变化不大。继续增加给药浓度,多巴胺可激动血管的α受体,导致血管收缩,引起总外周阻力增加,使血压升高,这一作用可被α受体阻断药所拮抗。

3. 肾脏 多巴胺在低浓度时作用于D_1受体,舒张肾血管,使肾血流量增加,肾小球的滤过率也增加。同时多巴胺具有排钠利尿作用,可能是由于多巴胺直接对肾小管D_1受体的作用。大剂量时兴奋肾血管的α受体,可使肾血管明显收缩。

【临床应用】 用于各种休克,如感染中毒性休克、心源性休克及出血性休克等。多巴胺作用时间短,需静脉滴注,可根据需要逐渐增加剂量。滴注给药时必须适当补充血容量,纠正酸中毒。用药时应监测心功能改变。

多巴胺与利尿药联合应用于急性肾衰竭。对急性心功能不全,具有改善血流动力学的作用。

【不良反应】 一般较轻,偶见恶心、呕吐。如剂量过大或滴注太快可出现心动过速、心律失常和肾血管收缩导致肾功能下降等,一旦发生,应减慢滴注速度或停药。如仍不消失,可用酚妥拉明拮抗。

与单胺氧化酶抑制剂或三环类抗抑郁药合用时,多巴胺剂量应酌减。室性心律失常、闭塞性血管病、心肌梗死、动脉硬化和高血压患者慎用。嗜铬细胞瘤患者禁用。

麻黄碱

麻黄碱(ephedrine)是从中药麻黄中提取的生物碱。两千年前的《神农本草经》即有麻黄能“止咳逆上气”的记载。麻黄碱现已人工合成,药用其左旋体或消旋体。

【体内过程】 口服易吸收,可通过血脑屏障。小部分在体内经脱胺氧化而被代谢,大部分以原形经肾排泄,消除缓慢,故作用较肾上腺素持久。$t_{1/2}$为3~6h。

【药理作用】 麻黄碱可直接和间接激动肾上腺素受体,它的直接作用在不同组织可表现为激动α_1、α_2、β_1和β_2受体,另外可促进肾上腺素能神经末梢释放去甲肾上腺素而发挥间接作用。与肾上腺素比较，麻黄碱具有下列特点：① 化学性质稳定，口服有效；② 拟肾上腺素作用弱而持久；③ 中枢兴奋作用较显著；④ 易产生快速耐受性。

1. 心血管　兴奋心脏，使心肌收缩力加强、心输出量增加。在整体情况下由于血压升高，反射性减慢心率，此作用可抵消其直接加快心率的作用，故心率变化不大。麻黄碱的升压作用出现缓慢，但维持时间较长。

2. 支气管平滑肌　松弛支气管平滑肌作用较肾上腺素弱，起效慢，作用持久。

3. 中枢神经系统　具有较显著的中枢兴奋作用，较大剂量可兴奋大脑和皮层下中枢，引起精神兴奋、不安和失眠等。

4. 快速耐受性　麻黄碱短期内反复给药，作用逐渐减弱，称为快速耐受性（tachyphylaxis），也称脱敏（desensitization）。停药后可以恢复。每日用药小于 3 次则快速耐受性一般不明显。麻黄碱的快速耐受性产生的机制，一般认为包括受体逐渐饱和与递质逐渐耗损两种因素。

【临床应用】

1. 用于预防支气管哮喘发作和轻症的治疗，对于重症急性发作疗效较差。

2. 消除鼻黏膜充血所引起的鼻塞，常用0.5% ~1.0%溶液滴鼻，可明显改善黏膜肿胀。

3. 防治某些低血压状态，如用于防治硬膜外和蛛网膜下腔麻醉所引起的低血压。

4. 缓解荨麻疹和血管神经性水肿的皮肤黏膜症状。

【不良反应】　有时出现中枢兴奋所致的不安、失眠等，晚间服用宜加镇静催眠药防止失眠。连续滴鼻治疗过久，可产生反跳性鼻黏膜充血或萎缩。禁忌证同肾上腺素。

伪麻黄碱

伪麻黄碱（pseudoephedrine）是麻黄碱的立体异构物，作用与麻黄碱相似，但升压作用和中枢作用较弱。口服易吸收，不易被 MAO 代谢，大部分以原形经肾排泄，$t_{1/2}$约数小时，主要用于鼻黏膜充血。不良反应参见麻黄碱。

第四节　β 肾上腺素受体激动药

异丙肾上腺素

异丙肾上腺素（isoprenaline, isoproterenol）是人工合成品，药用其盐酸盐，化学结构是去甲肾上腺素氨基上的氢原子被异丙基所取代，是经典的 β_1、β_2 受体激动剂。

【体内过程】　口服易在肠黏膜与硫酸基结合而失效；气雾剂吸入给药，吸收较快；舌下含药因能舒张局部血管，少量可从黏膜下的舌下静脉丛迅速吸收。吸收后主要在肝及其他组织中被 COMT 所代谢。异丙肾上腺素较少被 MAO 代谢，也较少被去甲肾上腺素能神经所摄取，因此其作用维持时间较肾上腺素略长。

【药理作用】　主要激动 β 受体，对 β_1 和 β_2 受体选择性很低。对 α 受体几乎无作用。

1. 心脏　对心脏 β_1 受体具有强大的激动作用，表现为正性肌力和正性频率作用，缩短收缩期和舒张期。与肾上腺素相比，异丙肾上腺素加快心率、加速传导的作用较强，心肌耗氧量明显增加，对窦房结有显著兴奋作用，也能引起心律失常，但较少产生心室颤动。

2. 血管和血压　对血管有舒张作用，主要是激动 β_2 受体使骨骼肌血管舒张，对肾血管和肠系膜血管舒张作用较弱，对冠状血管也有舒张作用，还有增加组织血流量的作用。由于心脏兴奋和外周血管舒张，使收缩压升高而舒张压略下降（图 9-1），此时冠脉流量增加；但如静脉注射给药，则可引起舒张压明显下降，降低了冠状血管的灌注压，冠脉有效血流量不增加。

3. 支气管平滑肌　可激动 β_2 受体，舒张支气管平滑肌，作用比肾上腺素略强，并具有抑制组胺等过敏性物质释放的作用。但对支气管黏膜的血管无收缩作用，故消除黏膜水肿的作用不如肾上腺素。久用可产生耐受性。

4. 其他　能增加肝糖原、肌糖原分解，增加组织耗氧量。其升高血中游离脂肪酸作用与肾上腺素相似，而升高血糖作用较弱。

【临床应用】

1. 心搏骤停　异丙肾上腺素对停搏的心脏具有起搏作用，使心脏恢复跳动。适用于心室自身节律缓慢，高度房室传导阻滞或窦房结功能衰竭而并发的心脏骤停，常与去甲肾上腺素或间羟胺合用做心室内注射。

2. 房室传导阻滞　舌下含药或静脉滴注给药，治疗Ⅱ度、Ⅲ度房室传导阻滞。

3. 支气管哮喘　用于控制支气管哮喘急性发作，舌下或喷雾给药，疗效快而强。

4. 休克　适用于中心静脉压高、心输出量低的感染性休克，但要注意补液及心脏毒性。目前临床已少用。

【不良反应】　常见的不良反应是心悸、头晕。用药过程中应注意控制心率。支气管哮喘患者已具缺氧状态，加之气雾剂剂量不易掌握，如剂量过大，可致心肌耗氧量增加，引起心律失常，甚至产生危险的心动过速及心室颤动。禁用于冠心病、心肌炎和甲状腺功能亢进症等。

多巴酚丁胺

多巴酚丁胺（dobutamine）为人工合成品，其化学结构和体内过程与多巴胺相似，口服无效，仅供静脉注射给药。

多巴酚丁胺是含有右旋多巴酚丁胺和左旋多巴酚丁胺的消旋体。前者阻断 α_1 受体，后者激动 α_1 受体，对 α 受体的作用因此而抵消。两者都激动 β 受体，但前者激动 β 受体作用为后者的 10 倍。消旋多巴酚丁胺的作用是两者的综合结果，主要表现为激动 β_1 受体。

与异丙肾上腺素比较，本药的正性肌力作用比正性频率作用显著。很少增加心肌耗氧量，也较少引起心动过速；静滴速度过快或浓度过高时，则引起心率加快。这可能由于外周阻力变化不大和心脏 β_1 受体激动时正性肌力作用的参与。而外周阻力的稳定又可能是因为 α_1 受体介导的血管收缩作用与 β_2 受体介导的血管舒张作用相抵消所致。

【临床应用】　主要用于治疗心肌梗死并发心力衰竭，多巴酚丁胺可增加心肌收缩力，增加心输出量和降低肺毛细血管楔压，并使左室充盈压明显降低，使心功能改善，继发地促进排钠、排水、增加尿量，有利于消除水肿。

【不良反应】　用药期间可引起血压升高、心悸、头痛、气短等不良反应。偶致室性心律失常。

其他 β_1 受体激动药有普瑞特罗(prenalterol)、扎莫特罗(xamoterol)等,主要用于慢性充血性心力衰竭的治疗。

β 受体激动药还包括选择性激动 β_2 受体的药物,常用的药物有沙丁胺醇(salbutamol,羟甲叔丁肾上腺素)、特布他林(terbutaline,间羟叔丁肾上腺素)、克仑特罗(clenbuterol,双氯醇胺)、奥西那林(orciprenaline,间羟异丙肾上腺素)、沙美特罗(salmeterol)等,临床主要用于支气管哮喘的治疗。

相关链接

β_3 肾上腺素受体激动剂

β_3 肾上腺素受体激动剂能显著减轻啮齿动物体重,促进白色脂肪组织的脂肪分解,并加强棕色脂肪组织非颤栗性产热作用,降低血糖,也不影响摄食,因此被认为是抗肥胖和抗糖尿病的较理想药物。

目前研究中的 β_3 肾上腺素受体激动剂,以美国 Wyeth-Ayerst 公司研制的 CL316243 效果较好。对健康清瘦男性志愿者的研究表明,CL316243 能以血浆浓度依赖方式增加胰岛素的活性和脂肪的氧化。此外,正处于研发中的 β_3 肾上腺素受体激动剂还有 Kyorin 公司的 N-5984、布迈-施贵宝公司的 BMS-194449 和 BMS-196085(Ⅰ期临床试验)、赛诺菲-圣彼拉堡公司的 SR58611A(Ⅱ期临床试验)、辉瑞公司的 CP114271(Ⅰ期临床试验)和 CP80625(临床前研究)等。

虽然目前处于生物活性测试阶段的 β_3 肾上腺素受体激动剂较多,且在动物模型上有较好的作用,但真正对人体有效的化学实体却很少,原因可能是由于人体和啮齿类动物的 β_3 肾上腺素受体的病理生理学特性不同,或药物在人体或啮齿类动物体内的代谢和药代动力学方面存在差异引起的。因此,寻找高效、高选择性的人 β_3 肾上腺素受体激动剂是减肥药研究的一个重要方向。

制剂及用法

重酒石酸去甲肾上腺素(noradrenaline bitartrate)

注射剂:2mg 相当于去甲肾上腺素 1mg,一般以本药 2mg 加于 5% 葡萄糖注射液 500mL 中,静脉滴注,每分钟滴入 0.004～0.008mg。

重酒石酸间羟胺(metaraminol bitartrate)

注射剂:19mg 相当于间羟胺 10mg,肌内注射,间羟胺每次 10mg;或 10～20mg 以葡萄糖注射液 100mL 稀释后静脉滴注。极量:静脉滴注每次 100mg(每分钟 0.2～0.4mg)。

盐酸去氧肾上腺素(phenylephrine hydrochloride)

注射剂:肌内注射,每次 2～5mg;或 10mg 以葡萄糖注射液 100mL 稀释后静脉滴注。极量:肌内注射每次 10mg,静脉滴注每分钟 0.18mg。

盐酸甲氧明(methoxamine hydrochloride)

注射剂:肌内注射,每次 10～20mg;或缓慢静脉注射,每次 5～10mg;或每次 20mg,用葡萄糖注射液稀释，缓慢静脉滴注。极量：肌内注射每次20mg，60mg/日；静脉注射每次10mg。

羟甲唑啉（oxymetazoline）

滴鼻：成人和6岁以上儿童一次1～3滴，早晨和睡前各1次。

阿可乐定（apraclonidine）

滴眼剂：0.5%，2次/日。

盐酸右美托咪啶（dexmedetomidine hydrochloride）

注射剂：给药前，本药需使用0.9%氯化钠溶液稀释。连续滴注不可超过24h。成人开始10min内静脉滴注负荷剂量1mg/kg，随后以每小时0.2～0.7mg/kg滴注维持剂量。维持剂量的滴注速率应调整至获得期望的镇静效果。

盐酸肾上腺素（adrenaline hydrochloride）

注射剂：皮下或肌内注射每次0.25～0.5mg。必要时可心室内注射，每次0.25～0.5mg，用生理盐水稀释10倍。极量：皮下注射每次1mg。

盐酸多巴胺（dopamine hydrochloride）

注射剂：20mg加入5%葡萄糖注射液200～500mL内，静脉滴注，75～100μg/min。极量：静脉滴注每分钟20μg/kg。

盐酸麻黄碱（ephedrine hydrochloride）

口服，每次25mg，3次/日。皮下或肌内注射，每次15～30mg。极量：口服、皮下或肌内注射，每次60mg，150mg/日。

伪麻黄碱（pseudoephedrine）

口服，成人每次30～60mg，3次/日。

硫酸异丙肾上腺素（isoprenaline sulfate）

注射剂：静脉滴注，以0.1～0.2mg加于5%葡萄糖注射液100～200mL中，每分钟滴入0.5～2mL或按需要而定。

盐酸异丙肾上腺素（isoprenaline hydrochloride）

气雾剂：0.25%气雾剂喷雾吸入，每次0.1～0.4mg。舌下含，每次10mg，3次/日。极量：喷雾吸入，每次0.4mg，2.4mg/日，舌下含，每次20mg，60mg/日。

硫酸美芬丁胺注射液（mephentermine sulfate）

注射剂：肌内注射或静脉注射：一次15～20mg，每隔30～60min可重复注射。静脉滴注：15～30mg加入5%～10%葡萄糖注射液100mL中，以30～50滴/min的速度滴入，视血压情况调整滴速及用量。

复习思考题

1. 比较肾上腺素、去甲肾上腺素、异丙肾上腺素的药理作用、临床应用、不良反应和禁忌证。
2. 为什么肾上腺素是治疗过敏性休克的首选药？
3. 比较肾上腺素和麻黄碱在心脏、血压、支气管方面的作用异同点。
4. 多巴胺的药理作用特点和临床应用是什么？
5. 局麻药中加入微量肾上腺素的目的是什么？

（江苏大学药学院 徐卫东）

第十章　肾上腺素受体阻断药

学习目标

1. 掌握β肾上腺素受体阻断药的药理作用、临床应用和主要不良反应。
2. 掌握肾上腺素作用的翻转概念。
3. 熟悉酚妥拉明的作用机理和临床应用。
4. 了解肾上腺素受体阻断药的分类。

肾上腺素受体阻断药(adrenoceptor blocking drugs)又称肾上腺素受体拮抗剂(adrenoceptor antagonists),能阻断肾上腺素受体从而拮抗去甲肾上腺素能神经递质或肾上腺素受体激动药的作用。对于整体动物,它们的作用强度取决于机体的去甲肾上腺素能神经张力。这类药物按对α和β肾上腺素受体选择性的不同,分为α受体阻断药、β受体阻断药,以及α、β受体阻断药三大类。

第一节　α肾上腺素受体阻断药

α受体阻断药能选择性地与α肾上腺素受体结合,其本身不激动或较弱激动肾上腺素受体,却能阻碍去甲肾上腺素能神经递质及肾上腺素受体激动药与α受体结合,从而产生抗肾上腺素作用。它们能将肾上腺素的升压作用翻转为降压作用,这个现象称为"肾上腺素作用的翻转(adrenaline reversal)"。这可解释为α受体阻断药选择性地阻断了与血管收缩有关的α受体,而与血管舒张有关的β受体未被阻断,所以肾上腺素的血管收缩作用被取消,而血管舒张作用得以充分地表现出来。对于主要作用于血管α受体的去甲肾上腺素,它们只取消或减弱其升压效应而无"翻转作用"。对于主要作用于β受体的异丙肾上腺素的降压作用则无影响(图10-1)。

α受体阻断药具有较广泛的药理作用,根据这类药物对α_1、α_2受体的选择性不同,可将其分为三类:

1. 非选择性α受体阻断药

(1) 短效类:如酚妥拉明(phentolamine)、妥拉唑林(tolazoline)。

(2) 长效类:如酚苄明(phenoxybenzamine,苯苄胺,dibenzyline)。

2. 选择性α_1受体阻断药　如哌唑嗪(prazosin)。

3. 选择性α_2受体阻断药　如育亨宾(yohimbine)。

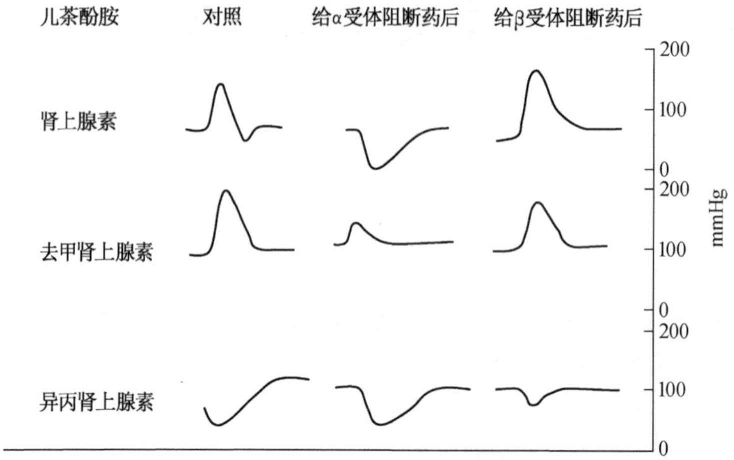

图 10-1　给肾上腺素受体阻断药前后儿茶酚胺对犬血压的作用

一、非选择性 α 受体阻断药

酚妥拉明和妥拉唑林

【体内过程】　酚妥拉明生物利用度低，口服效果仅为注射给药的 20%。口服后 30min 血药浓度达峰值，作用维持 3～6h；肌内注射作用维持 30～45min。大多以无活性的代谢物从尿中排泄。妥拉唑林口服吸收缓慢，排泄较快，以注射给药为主。

【药理作用】　酚妥拉明和妥拉唑林与 α 受体以氢键、离子键结合，较为疏松，易于解离，故能竞争性地阻断 α 受体，对 α_1、α_2受体具有相似的亲和力，可拮抗肾上腺素的 α 型作用，使激动药的量-效曲线平行右移，但增加激动药的剂量仍可达到最大效应。妥拉唑林作用稍弱。

1. 血管　酚妥拉明具有阻断血管平滑肌 α_1受体和直接扩张血管作用。静脉注射能使血管舒张，血压下降，静脉和小静脉扩张明显，舒张小动脉使肺动脉压下降，外周血管阻力降低。

2. 心脏　酚妥拉明可兴奋心脏，使心肌收缩力增强，心率加快，心输出量增加。这种兴奋作用部分由血管舒张、血压下降，反射性兴奋交感神经引起；部分是阻断神经末梢突触前膜 α_2受体，从而促进去甲肾上腺素释放，激动心脏 β_1受体的结果。偶致心律失常。此外，酚妥拉明尚具有阻断 K^+ 通道的作用。

3. 其他　本药也能阻断 5-羟色胺（5-HT）受体，激动 M 胆碱受体和 H_1、H_2受体，促进肥大细胞释放组胺。其兴奋胃肠道平滑肌的作用可被阿托品拮抗。酚妥拉明可引起皮肤潮红等。妥拉唑林可增加唾液腺、汗腺等分泌。

【临床应用】

1. 治疗外周血管痉挛性疾病　如肢端动脉痉挛的雷诺综合征、血栓闭塞性脉管炎及冻伤后遗症。

2. 去甲肾上腺素滴注外漏　长期过量静脉滴注去甲肾上腺素或静脉滴注去甲肾上腺素外漏时，可致皮肤缺血、苍白和剧烈疼痛，甚至坏死，此时可用酚妥拉明 10mg 或妥拉唑林 25mg 溶于 10 ~ 20mL 生理盐水中做皮下浸润注射。

3. 治疗顽固性充血性心力衰竭和急性心肌梗死　应用酚妥拉明可扩张血管、降低外周阻力，使心脏后负荷明显降低、左室舒张末压与肺动脉压下降、心输出量增加，心力衰竭得以减轻。用酚妥拉明等血管扩张药可治疗其他药物无效的急性心肌梗死及充血性心脏病所致的心力衰竭。

4. 抗休克　酚妥拉明舒张血管，降低外周阻力，使心输出量增加，并能降低肺循环阻力，防止肺水肿的发生，从而改善休克状态时的内脏血液灌注，解除微循环障碍。尤其对休克症状改善不佳而左室充盈压增高者疗效好。适用于感染性、心源性和神经源性休克。但给药前必须补足血容量。

5. 肾上腺嗜铬细胞瘤　酚妥拉明降低嗜铬细胞瘤所致的高血压，用于肾上腺嗜铬细胞瘤的鉴别诊断、骤发高血压危象及手术前的准备。做鉴别诊断试验时，可引起严重低血压，曾有致死的报道，故应特别慎重。

6. 药物引起的高血压　用于肾上腺素等拟交感药物过量所致的高血压。亦可用于突然停用可乐定或应用单胺氧化酶抑制药患者食用富含酪胺食物后出现的高血压危象。

7. 其他　妥拉唑林可用于治疗新生儿的持续性肺动脉高压症，酚妥拉明口服或直接阴茎海绵体内注射用于诊断或治疗阳痿。

【不良反应】 常见的反应有低血压，胃肠平滑肌兴奋所致的腹痛、腹泻、呕吐和诱发溃疡病。静脉给药可能引起严重的心律失常和心绞痛，因此需缓慢注射或滴注。胃炎、胃十二指肠溃疡病、冠心病患者慎用。

酚苄明

【体内过程】 口服吸收达 20% ~30%。因局部刺激性强，不做肌内或皮下注射。静脉注射酚苄明后，其分子中的氯乙胺基需环化形成乙撑亚胺基，才能与 α 受体牢固结合，阻断 α 受体，故起效慢，1h 后达到最大效应，但作用强大；本药的脂溶性高，大剂量用药可蓄积于脂肪组织中，然后缓慢释放，故作用持久。主要经肝代谢，经肾及胆汁排泄。一次用药，12h 排泄 50%，24h 排泄 80%，作用可维持 3 ~4 天。

【药理作用】 酚苄明可与 α 受体形成牢固的共价键。在离体实验时，即使应用大剂量去甲肾上腺素也难以完全对抗其作用，需待药物从体内清除后，α 受体阻断作用才能消失，属于长效非竞争性 α 受体阻断药。酚苄明具有起效慢、作用强而持久的特点。

酚苄明能舒张血管，降低外周阻力，降低血压，其作用强度与交感神经兴奋性有关。对于静卧的正常人，酚苄明的降压作用不明显。但当伴有代偿性交感性血管收缩，如血容量减少或直立时，就会引起显著的血压下降。血压下降所引起的反射作用，以及阻断突触前膜 α_2 受体作用和对摄取-1、摄取-2 的抑制作用，可使心率加快。酚苄明除阻断 α 受体外，在高浓度应用时，还具有抗 5-HT 及抗组胺作用。

【临床应用】

1. 用于外周血管痉挛性疾病。

2. 抗休克　适用于治疗感染性休克。

3. 治疗嗜铬细胞瘤　对不宜手术或恶性嗜铬细胞瘤的患者，可持续应用。也用于嗜铬细胞瘤术前准备。

4. 治疗良性前列腺增生 用于前列腺增生引起的阻塞性排尿困难，可明显改善症状，可能与阻断前列腺和膀胱底部的 α 受体有关。

【不良反应】 常见直立性低血压、反射性心动过速、心律失常及鼻塞；口服可致恶心、呕吐、嗜睡及疲乏等。静脉注射或用于休克时必须缓慢给药并且密切监护。

二、选择性 α_1 受体阻断药

选择性 α_1 受体阻断药对动脉和静脉的 α_1 受体有较高的选择性阻断作用，对去甲肾上腺素能神经末梢突触前膜 α_2 受体无明显作用，因此在拮抗去甲肾上腺素和肾上腺素的升压作用的同时，无促进神经末梢释放去甲肾上腺素及明显加快心率的作用。代表药有哌唑嗪（prazosin）、坦洛新（tamsulosin hydrochloride）等。

哌唑嗪

哌唑嗪（prazosin）选择性地阻断 α_1 受体而对 α_2 受体的阻断极少，因此不促进去甲肾上腺素的释放，加快心率的副作用较轻，口服有效。近年合成不少哌唑嗪的衍生物，成为一类新型降压药，将在第十九章中叙述。

三、选择 α_2 受体阻断药

育亨宾

育亨宾（yohimbine）为选择 α_2 受体阻断药。α_2 受体在介导交感神经系统反应中起重要作用，包括中枢与外周。育亨宾易进入中枢神经系统，阻断 α_2 受体，可促进去甲肾上腺素能神经末梢释放去甲肾上腺素，增加交感神经张力，导致血压升高，心率加快。育亨宾也是 5-HT 受体的拮抗剂。育亨宾主要用作实验研究中的工具药，并可用于治疗男性性功能障碍及糖尿病患者的神经病变。

第二节 β 肾上腺素受体阻断药

β 肾上腺素受体阻断药（β-adrenoceptor blockers，β-adrenoceptor antagonists）能与去甲肾上腺素能神经递质或肾上腺素受体激动药竞争 β 受体，从而拮抗其 β 型拟肾上腺素作用。它们与激动药呈典型的竞争性拮抗。β 肾上腺素受体阻断药可分为非选择性的（β_1、β_2 受体阻断药）和选择性的（β_1 受体阻断药）两类。在 β 受体阻断药物中，部分具有内在拟交感活性，因此本类药物又可分为有内在拟交感活性及无内在拟交感活性两类。

【体内过程】 β 受体阻断药的体内过程特点与各类药的脂溶性有关。β 受体阻断药口服后自小肠吸收，但由于受脂溶性及首关消除的影响，其生物利用度个体差异较大。如普萘洛尔、美托洛尔等口服容易吸收，而生物利用度低；吲哚洛尔、阿替洛尔生物利用度相对较高。进入血液循环的 β 受体阻断药一般能分布到全身各组织，高脂溶性和低血浆蛋白结合率的 β 受体阻断药，分布容积较大。脂溶性高的药物主要在肝脏代谢，少量以原形随尿排泄。本类药物的半衰期多数为 3～6h，纳多洛尔的半衰期可达 10～20h，属长效 β 受体阻断药。脂溶性小的药物，如阿替洛尔、纳多洛尔主要以原形经肾脏排泄。

由于本类药物主要由肝代谢、肾排泄，肝、肾功能不良者应调整剂量或慎用，见表 10-1。

表 10-1　β 受体阻断药分类及药理学特性

药物名称	内在拟交感活性	膜稳定作用	脂溶性（lgKp*）	生物利用度(%)	血浆半衰期(h)	首关消除(%)	主要消除器官
非选择性 β 受体阻断药							
普萘洛尔(propranolol)	−	+ +	3.65	30	3～5	60～70	肝
纳多洛尔(nadolol)	−	−	0.71	30～40	14～24	0	肾
噻吗洛尔(timolol)	−	−	−	75	3～5	25～30	肝
吲哚洛尔(pindolol)	+ +	+	1.75	90	3～4	10～20	肝、肾
选择性 β 受体阻断药							
美托洛尔(metoprolol)	−	+ −	2.15	50	3～4	20～60	肝
阿替洛尔(atenolol)	−	−	0.23	40	5～8	0～10	肾
α、β 受体阻断药							
醋丁洛尔(acebutolol)	+	+	1.9	40	2～4	30	肝
拉贝洛尔(labetalol)	+ −	+ −	−	20～40	4～6	60	肝

注：* 表示辛醇/水分配系数。

【药理作用】

1. β 受体阻断作用

（1）心血管系统：在整体实验中，β 受体阻断药的作用取决于机体去甲肾上腺素能神经张力及药物对 β 受体亚型的选择性，例如，它对正常人休息时心脏的作用较弱，当心脏交感神经张力增高时（运动或病理状态），对心脏的抑制作用明显，主要表现为心率减慢、心肌收缩力减弱、心输出量减少、心肌耗氧量下降、血压略降。β 受体阻断药还能延缓心房和房室结的传导，延长心电图的 P-R 间期（房室传导时间）。应用 β 受体阻断药普萘洛尔引起肝、肾和骨骼肌等血流量减少，一方面来自其对血管 β_2受体的阻断作用，另一方面与其抑制心脏功能，反射性兴奋交感神经，使血管收缩、外周阻力增加有关。β 受体阻断药对正常人血压影响不明显，而对高血压患者具有降压作用。本类药物用于治疗高血压病，疗效可靠，但其降压机制复杂，可能涉及药物对多种系统 β 受体阻断的结果。

（2）支气管平滑肌：非选择性的 β 受体阻断药阻断支气管平滑肌的 β_2受体，收缩支气管平滑肌而增加呼吸道阻力。但这种作用较弱，对正常人影响较少，只有对支气管哮喘或慢性阻塞性肺疾病的患者，有时可诱发或加重哮喘。选择性 β_1受体阻断药的此作用较弱。

（3）代谢：β 受体阻断药可减少游离脂肪酸从脂肪组织的释放；与 α 受体阻断药合用还可拮抗肾上腺素升高血糖的作用。甲状腺功能亢进时，β 受体阻断药不仅能对抗机体对儿茶酚胺敏感性的增高，而且也可抑制甲状腺素（T_4）转变为三碘甲状腺原氨酸（T_3）的过程，有效控制甲亢的症状。

（4）肾素：β 受体阻断药通过阻断肾小球旁器细胞的 β_1受体而抑制肾素的释放，这可能是其降血压作用原因之一。

2. 内在拟交感活性　有些 β 肾上腺素受体阻断药能阻断 β 受体外，对 β 受体亦具有部分激动作用（partial agonistic action），也称内在拟交感活性（intrinsic sympathomimetic activity，ISA）。由于这种作用较弱，通常被其 β 受体阻断作用所掩盖。若对实验动物预先给予利血平以耗竭体内儿茶酚胺，使药物的 β 阻断作用无从发挥，这时再用具有 ISA 的 β 受体阻断药，其激动 β 受体的作用即可表现出来，引起心率加快、心输出量增加等。ISA 较强的药物在临床应用时，其抑制心肌收缩力、减慢心率和收缩支气管作用较不具 ISA 的药物弱。

3. 膜稳定作用　实验证明，有些 β 受体阻断药具有局部麻醉作用（local anesthetic action）和奎尼丁样作用，这两种作用都由于其降低细胞膜对离子的通透性所致，故称为膜稳定作用。对人离体心肌细胞的膜稳定作用仅在高于临床有效血浓度几十倍时发生。此外，无膜稳定作用的 β 受体阻断药对心律失常仍然有效。因此认为这一作用在常用量时与其治疗作用无明显相关性。

4. 眼　β 受体阻断药可用于降低眼内压，治疗青光眼。其作用机制可能是通过阻断睫状体的 β 受体，减少 cAMP 生成，进而减少房水产生。

【临床应用】

1. 心律失常　β 受体阻断药对多种原因引起的快速型心律失常有效，尤其对运动或情绪紧张、激动所致心律失常或因心肌缺血、强心苷中毒引起的心律失常疗效好。

2. 心绞痛和心肌梗死　β 受体阻断药对心绞痛有良好的疗效。对心肌梗死，早期应用普萘洛尔、美托洛尔和噻吗洛尔等均可降低心肌梗死患者的复发率和猝死率。

3. 高血压　β 受体阻断药是治疗高血压的基础药物。

4. 充血性心力衰竭　β 受体阻断药对扩张型心肌病的心衰治疗作用明显，现认为与以下几方面因素有关：① 改善心脏舒张功能；② 缓解由儿茶酚胺引起的心脏损害；③ 抑制前列腺素或肾素所致的缩血管作用；④ 使 β 受体上调，恢复心肌对内源性儿茶酚胺的敏感性。

5. 甲状腺功能亢进　近年将普萘洛尔用于治疗甲状腺功能亢进（甲亢）。甲亢时儿茶酚胺的过度作用，引起的多种症状与 β 受体兴奋有关，特别是心脏和代谢方面的异常，因此应用 β 受体阻断药治疗效果明显。

6. 其他　噻吗洛尔局部应用减少房水形成，降低眼内压，用于治疗原发性开角型青光眼。新开发的治疗青光眼的 β 受体阻断药有左布诺洛尔（levobunolol）、美替洛尔（metipranolol）等。另外，β 受体阻断药还可用于偏头痛、减轻肌肉震颤及酒精中毒等。

【不良反应】　一般不良反应有恶心、呕吐、轻度腹泻等消化道症状，偶见过敏性皮疹和血小板减少等。严重的不良反应常与应用不当有关，可导致严重后果，主要包括：

1. 心血管反应　由于对心脏 β_1 受体的阻断作用，会出现心脏功能抑制，特别是心功能不全、窦性心动过缓和房室传导阻滞的患者，由于其心脏活动中交感神经占优势，故对本类药物敏感性提高，病情加重，甚至引起重度心功能不全、肺水肿、房室传导完全阻滞以致心搏骤停等严重后果。具有 ISA 的 β 受体阻断药较少出现心动过缓、负性肌力等心功能抑制现象。同时服用维拉帕米或用于抗心律失常时应特别注意缓慢性心律失常。对血管平滑肌 β_2 受体阻断作用，可使外周血管收缩甚至痉挛，导致四肢发冷、皮肤苍白或发绀，出现雷诺症状或间歇跛行，甚至可引起脚趾溃烂和坏死。

2. 诱发或加重支气管哮喘　由于对支气管平滑肌 β_2 受体的阻断作用，非选择性 β 受体阻断药可使呼吸道阻力增加，诱发或加剧哮喘，选择性 β_1 受体阻断药及具有内在拟交感活性的药物，一般不引起上述的不良反应，但这类药物的选择性往往是相对的，故对哮喘患者仍应慎重。

3. 反跳现象　长期应用 β 受体阻断药后如突然停药，可引起原来病情加重，如血压上升、严重心律失常或心绞痛发作次数增加，甚至产生急性心肌梗死或猝死，此种现象称为停药反跳（rebound），其机制与受体向上调节有关。因此在病情控制后应逐渐减量直至停药。

4. 其他　偶见眼-皮肤黏膜综合征，个别患者有幻觉、失眠和抑郁症状。少数人可出现低血糖及加强降血糖药的降血糖作用，掩盖低血糖时出汗和心悸的症状而出现严重后果，此时，可慎重选用具有 β_1 受体选择性的药物。

禁忌证：禁用于严重左室心功能不全、窦性心动过缓、重度房室传导阻滞和支气管哮喘的患者。心肌梗死患者及肝功能不良者应慎用。

一、非选择性 β 受体阻断药

普萘洛尔

普萘洛尔（propranolol，心得安）是等量的左旋和右旋异构体的消旋体，仅左旋体有阻断 β 受体的活性。

【体内过程】　口服吸收率大于 90%，主要在肝脏代谢，其代谢产物为 4-羟普萘洛尔，仍具有 β 受体阻断药的活性。首关消除率 60% ~70%，生物利用度仅为 30%。口服后血浆药物达峰时间为 1 ~3h，$t_{1/2}$ 为 2 ~5 h。老年人肝功能减退 $t_{1/2}$ 可延长。当长期或大剂量给药时，肝的消除能力饱和，其生物利用度可提高。血浆蛋白结合率大于 90%。易于通过血脑屏障和胎盘屏障，也可分泌于乳汁中。其代谢产物 90% 以上经肾排泄。不同个体口服相同剂量的普萘洛尔，血浆药物浓度相差可达 25 倍，这可能由肝消除功能不同所致。临床用药需从小剂量开始，逐渐增加到适当剂量。

【药理作用与临床应用】　普萘洛尔具有较强的 β 受体阻断作用，对 β_1 和 β_2 受体的选择性很低，无内在拟交感活性。用药后心率减慢，心肌收缩力和心输出量降低，冠脉血流量下降，心肌耗氧量明显降低，对高血压患者可使其血压下降，支气管阻力也有一定程度的增高。用于治疗心律失常、心绞痛、高血压、甲状腺功能亢进等。

纳多洛尔

纳多洛尔（nadolol，羟萘心安）对 β_1 和 β_2 受体的亲和力大致相同，阻断作用持续时间长，$t_{1/2}$ 为 10 ~12h，缺乏膜稳定性和内在拟交感活性。其他作用与普萘洛尔相似，但强度约为普萘洛尔的 6 倍，且可增加肾血流量，所以在肾功能不全且需用 β 受体阻断药者可首选此药。纳多洛尔在体内代谢不完全，主要以原形经肾脏排泄，由于半衰期长，可每天给药一次。在肾功能不全时可在体内蓄积，应注意调整剂量。

噻吗洛尔

噻吗洛尔（timolol，噻吗心安）是已知作用最强的 β 受体阻断药，既无内在拟交感活性，也无膜稳定作用，有中等程度的首关消除。常用其滴眼剂降低眼内压治疗青光眼，作用机制主要在于减少房水的生成。本药 0.1%~0.5% 溶液的疗效与毛果芸香碱 1%~4%

溶液的相近或相比较优，每天滴眼两次即可，无缩瞳和调节痉挛等不良反应。局部应用对心率及血压无明显影响。治疗青光眼时可被吸收，其副作用发生于易感的患者，如哮喘或心功能不全者。

吲哚洛尔

吲哚洛尔（pindolol，心得静）作用类似普萘洛尔，其强度为普萘洛尔的 6～15 倍，且有较强的内在拟交感活性，主要表现在激动 β_2受体方面。激动血管平滑肌 β_2受体所致的舒张血管作用有利于高血压的治疗。对于心肌所含少量 β_2受体（人体心室肌 β_1与 β_2受体比率为 74∶2，心房为 86∶14）的激动，又可减少其心肌抑制作用。

其他此类药物还有索他洛尔（sotalol，甲磺胺心安）、布拉洛尔（bupranolol，氯甲苯心安）、二氯异丙肾上腺素（dichloroisoprenaline）、氧烯洛尔（oxprenolol，心得平）、阿普洛尔（alprenolol，心得舒）、莫普洛尔（moprolol，甲氧苯心安）、托利洛尔（toliprolol，甲苯心安）等。

二、选择性 β_1受体阻断药

阿替洛尔和美托洛尔

阿替洛尔（atenolol，氨酰心安）和美托洛尔（metoprolol）对 β_1受体有选择性阻断作用，缺乏内在拟交感活性，对 β_2受体作用较弱，故增加呼吸道阻力作用较轻，但对哮喘患者仍需慎用。临床试验证明，阿替洛尔每天 75～600mg 的降压效果比普萘洛尔每天 60～480mg 的更佳。阿替洛尔的 $t_{1/2}$和作用维持时间均较普萘洛尔和美托洛尔长，临床应用时每天口服一次即可，而普萘洛尔和美托洛尔则需每天 2～3 次。

此类药物还有妥拉洛尔（tolamolol，胺甲苯心安）、倍他洛尔（betaxolol，倍他心安）、普拉洛尔（practolol，心得宁）、醋丁洛尔（acebutolol，醋丁酰心安）等。

第三节　α、β 肾上腺素受体阻断药

本类药物对 α、β 受体的阻断作用选择性不强，临床主要用于高血压的治疗，以拉贝洛尔为代表，其他药物还有布新洛尔（bucindolol）、阿罗洛尔（arotinolol）、氨磺洛尔（amosulalol）和卡维地洛（carvedilol）等。

拉贝洛尔

【体内过程】 拉贝洛尔（labetalol，柳胺苄心定）口服可吸收，部分可被首关消除，生物利用度为 20%～40%，口服个体差异大，易受胃肠道内容物的影响。拉贝洛尔的 $t_{1/2}$为 4～6h，血浆蛋白结合率为 50%。约有 99% 在肝脏迅速代谢，少量以原形经肾脏排出。

【药理作用与临床应用】 有 α、β 受体的阻断作用，对 β 受体的阻断作用约为普萘洛尔的 1/2.5，α 受体的阻断作用为酚妥拉明的 1/10～1/6，对 β 受体的阻断作用为其对 α 受体阻断作用的 5～10 倍。由于对 β_2受体的内在拟交感活性及药物的直接作用，可使血管舒张，增加肾血流量。拉贝洛尔多用于中度和重度的高血压、心绞痛，静注可用于高

血压危象，它与单纯 β 受体阻断药相比能降低卧位血压和外周阻力，一般不降低心输出量，可降低立位血压，引起直立性低血压。

【不良反应】 常见不良反应有眩晕、乏力、恶心等。哮喘及心功能不全者禁用。儿童、孕妇及脑出血者忌用静注。注射液不能与葡萄糖盐水混合滴注。

卡维地洛

卡维地洛（carvedilol）是一个新型的同时具有 α_1、β_1 和 β_2 受体阻断作用的药物，无内在拟交感神经活性，高浓度时有钙拮抗作用，还具有抗氧化、抑制心肌细胞凋亡、抑制心肌重塑等多种作用。它是左旋体和右旋体的混合物，前者具有 α_1 和 β_1 受体阻断作用，后者只具有 α 受体阻断作用，整体 α_1 和 β_1 受体阻断作用的比率为 1∶10，因此阻断 α 受体引起的不良反应明显减少。卡维地洛是邻位取代的苯氧乙胺衍生物，其抗氧化作用的结构基础在于其侧链上的咪唑基团能消除体内产生过量的自由基，抑制氧自由基诱导的脂质过氧化，保护细胞免受损伤。

卡维地洛于 1995 年被美国 FDA 批准用于原发性高血压，1997 年被批准用于治疗充血性心力衰竭，是此类药物中第一个被正式批准用于治疗心衰的 β 受体阻断药。本药用于治疗充血性心力衰竭可以明显改善症状，提高射血分数，防止和逆转心力衰竭进展过程中出现的心肌重塑，提高生活质量，降低心衰患者的住院率和病死率。

卡维地洛用于治疗轻、中度高血压的疗效与其他 β 受体阻断药、硝苯地平等类似。用药量应从小剂量开始（首次 3.125～6.25mg，2 次/日），根据病情需要每两周增量一次，最大剂量可用到每次 50mg，每天 2 次。

相关链接

G 蛋白偶联受体——β 肾上腺素受体的发现

美国科学家罗伯特·洛夫科维茨和布莱恩·克比尔卡由于在“G 蛋白偶联受体”方面所做出的突破性贡献而被授予 2012 年度诺贝尔化学奖。

科学家们知道一些内源性物质，如肾上腺素拥有重大作用：它可以升血压，加快心率。因此他们怀疑在细胞的表面拥有某种物质的受体。然而至于这些受体具体是由什么构成的，以及它们究竟如何工作仍然在整个 20 世纪的大部分时间里困扰着科学家们。

1968 年，罗伯特·洛夫科维茨开始使用放射方法追踪细胞的受体。他用碘同位素示踪不同的物质，借助放射性研究技术的进步，他成功地锁定了几种不同的受体，其中就有肾上腺素的受体——β 肾上腺素受体。他所领导的研究小组成功地将这一受体从细胞结构中提取出来，并初步了解了它的工作机理。在 20 世纪 80 年代，洛夫科维茨和布莱恩·克比尔卡率领的小组再次取得一项重大突破，那就是从宏大的人类基因组中分离出表达 β 肾上腺素受体的基因。

今天，这一整个系列的受体被统一称作“G蛋白偶联受体”。大约有1000组基因用于这些受体的表达。今天大约有一半的药物都是通过G蛋白偶联受体发挥其药效的。洛夫科维茨和克比尔卡的工作对于我们理解G蛋白偶联受体如何发挥其作用至关重要，使我们能够更加深入地了解受体的激动与阻断机制。

另外，在2011年，克比尔卡还达成了另外一项重要突破：他和他的小组拍摄到了β肾上腺素受体在被激活并向细胞发送信号一瞬间的图像。这一图像标志着分子生物学历史上的一项杰作，是数十年来研究工作的结晶。

制剂及用法

甲磺酸酚妥拉明(phentolamine methanesulfonate)

注射剂：肌内或静脉注射，每次5mg。

盐酸妥拉唑啉(tolazoline hydrochloride)

口服，每次25mg，3次/日。肌内注射，每次25mg。

盐酸酚苄明(phenoxybenzamine hydrochloride)

口服，每次10～20mg，2次/日。抗休克，0.5～1mg/kg，加入5%葡萄糖注射液200～500mL中静脉滴注，滴完最快不得少于2h。

盐酸坦洛新(tamsulosin hydrochloride)

口服，推荐剂量为成人0.2mg/日，饭后一次服用；可根据年龄和症状酌情增减剂量。

盐酸普萘洛尔(propranolol hydrochloride)

抗心绞痛及抗高血压：口服，每次10mg，3次/日，每4～5日增加10mg，直至每天80～100mg或至症状明显减轻或消失。抗心律失常：口服，每次10～20mg，3次/日。静脉滴注每次2.5～5mg，以5%葡萄糖注射液100mL稀释静滴，按需要调整滴速。

噻吗洛尔(timolol)

滴眼剂：0.25%，2次/日。

阿替洛尔(atenolol)

口服，每次100mg，1次/日。

美托洛尔(metoprolol)

口服，每次50～100mg，2次/日。急需时缓慢静脉注射，每次5mg。

拉贝洛尔(labetalol)

口服，每次100mg，2～3次/日。静脉注射，每次100～200mg。

卡维地洛(carvedilol)

口服，每次10～20mg，2次/日。

复习思考题

1. 肾上腺素受体阻断药分哪几类？简述每一代表药物的主要作用和用途。
2. 什么是肾上腺素作用的翻转？哪些药物具有此项作用？有何临床意义？
3. 试述普萘洛尔的药理作用、作用机制、临床应用及不良反应。

（江苏大学药学院　徐卫东）

第十一章　镇静催眠药

学习目标

1. 掌握苯二氮䓬类药物的药理作用、作用机制、临床应用和主要不良反应。
2. 熟悉巴比妥类镇静催眠药的作用特点和临床应用。
3. 了解部分新型镇静催眠药的作用特点及应用。

镇静催眠药(sedative-hypnotics)是一类抑制中枢神经系统功能、起镇静催眠作用的药物。小剂量时引起安静或嗜睡的镇静作用,较大剂量时引起类似生理性睡眠的催眠作用。传统的镇静催眠药为巴比妥类,在更大剂量时可深度抑制中枢,引起麻醉,严重者出现昏迷、呼吸循环衰竭而致死。苯二氮䓬类有镇静催眠作用,还有抗焦虑、抗惊厥和抗癫痫作用。由于其安全范围大,几乎无麻醉或致死作用,不良反应较少,已基本上取代了传统的起镇静催眠作用的药物如巴比妥类(barbiturates)和水合氯醛(chloral hydrate),为目前最常用的药物。研究表明,催眠药可增加抑郁症发生率,故当有抑郁症危险时,应避免服催眠药,选择镇静性抗抑郁药。

常用的镇静催眠药可分为三类:苯二氮䓬类、巴比妥类及非苯二氮䓬类。

第一节　苯二氮䓬类镇静催眠药

苯二氮䓬类(benzodiazepines,BZ)药物的基本化学结构为1,4-苯并二氮䓬。目前在临床应用的有20多种同类化学结构的药物,其抗焦虑、镇静催眠、抗惊厥、肌肉松弛作用各有侧重。苯二氮䓬类根据各个药物(及其活性代谢物)的消除半衰期的长短可分为三类:长效类如地西泮(diazepam);中效类如劳拉西泮(lorazepam);短效类如三唑仑(triazolam)等(表11-1)。

表11-1　常用苯二氮䓬类药物作用时间及分类

作用时间	药物	达峰浓度时间(h)	$t_{1/2}$(h)	代谢物 $t_{1/2}$(h)
短效类(3~8h)	三唑仑(triazolam)	1	2~3	有活性(7)
	奥沙西泮(oxazepam)	2~4	10~20	无活性
中效类(10~20h)	阿普唑仑(alprazolam)	1~2	12~15	无活性
	艾司唑仑(estazolam)	2	10~24	无活性
	劳拉西泮(lorazepam)	2	10~20	无活性
	替马西泮(temazepam)	2~3	10~40	无活性
	氯硝西泮(clonazepam)	1	24~48	弱活性

续表

作用时间	药物	达峰浓度时间(h)	$t_{1/2}$(h)	代谢物 $t_{1/2}$(h)
长效类(24~72h)	地西泮(diazepam)	1~2	20~80	有活性(80)
	氟丁泮(flurazepam)	1~2	40~100	有活性(80)
	氯氮䓬(chlordiazepoxide)	2~4	15~40	有活性(80)
	夸西泮(quazepam)	2	30~100	有活性(73)

【体内过程】 苯二氮䓬类口服后吸收迅速而完全,经0.5~1.5h达峰浓度。肌内注射,吸收缓慢而不规则。临床上急需发挥疗效时应静脉注射给药。地西泮脂溶性高,易透过血脑屏障和胎盘屏障,与血浆蛋白结合率高达95%以上。地西泮在肝脏代谢,主要活性代谢物为去甲西泮(desmethyl diazepam),还有奥沙西泮(oxazepam)和替马西泮(temazepam),最后形成葡萄糖醛酸结合物随尿排出。

【药理作用与临床应用】

1. 抗焦虑作用　焦虑是多种精神失常的常见症状,患者多有恐惧、紧张、忧虑、失眠,并伴有心悸、出汗、震颤等症状。苯二氮䓬类抗焦虑作用是通过对边缘系统中的BZ受体的作用而实现的,选择性较高,小剂量即可明显改善上述症状,对各种原因引起的焦虑均有显著疗效。主要用于焦虑症,常选用地西泮、阿普唑仑、三唑仑、艾司唑仑等。

2. 镇静催眠作用　随着使用剂量加大,可出现镇静和催眠作用,明显缩短入睡时间,延长睡眠持续时间,减少觉醒次数,但即使加大剂量也不引起麻醉。作为催眠药与巴比妥类相比有以下优点:① 明显缩短或取消非快动眼睡眠第4相,因此可减少发生于此时期的夜惊或夜游症,但对快动眼睡眠(REMS)影响较小,停药后出现反跳性REMS延长较巴比妥类轻,可产生近似生理性睡眠;② 治疗指数高,对呼吸影响小,安全范围大;③ 对肝药酶几无诱导作用,不影响其他药物的代谢;④ 依赖性、戒断症状较轻。基于这些优点,以地西泮为代表的本类药物已几乎取代了巴比妥类,成为临床上最常用的一类镇静催眠药。

3. 抗惊厥、抗癫痫作用　苯二氮䓬类有抗惊厥作用,临床上可用于辅助治疗破伤风、子痫、小儿高热惊厥及药物中毒性惊厥。地西泮静脉注射是目前治疗癫痫持续状态的首选药物。

4. 中枢性肌肉松弛作用　苯二氮䓬类有较强的肌肉松弛作用,可缓解动物的去大脑僵直,也可缓解人类大脑损伤所致的肌肉僵直。

5. 其他　较大剂量可致暂时性记忆缺失。一般剂量对正常人呼吸功能无影响,较大剂量可轻度抑制肺泡换气功能,有时可致呼吸性酸中毒,对慢性阻塞性肺部疾病患者,上述作用可加剧。对心血管系统,小剂量作用轻微,较大剂量可降低血压、减慢心率。常用作心脏电击复律及各种内窥镜检查前用药。

【作用机制】 目前认为,苯二氮䓬类的中枢作用主要与药物加强中枢抑制性神经递质γ-氨基丁酸(GABA)功能有关,还可能和药物作用于不同部位的$GABA_A$受体密切相关。$GABA_A$是一个大分子复合体,为神经元膜上的配体-门控性Cl^-通道。在Cl^-通道周围含有5个结合位点(binding sites),包括γ-氨基丁酸(GABA)、苯二氮䓬类、巴比妥类、印防己毒素(picrotoxin)和乙醇(ethanol)等。GABA 作用于 $GABA_A$受体,使细胞膜对 Cl^- 通透性增加,Cl^-大量进入细胞膜内引起膜超极化,使神经元兴奋性降低。苯二氮䓬类与 $GABA_A$受体复合物上的 BZ 受点结合,可以诱导受体发生构象变化,促进 GABA 与 $GABA_A$受体结合,增加 Cl^-通道开放的频率而增加 Cl^-内流,产生中枢抑制效应。巴比妥类药物结合 $GABA_A$受体的巴比妥类受点,通过增加 GABA 与 $GABA_A$受体的亲和力并通过延长 Cl^-通道开放时间而增加 Cl^-内流,增强 GABA 的抑制作用。

【不良反应】 苯二氮䓬类毒性较小,安全范围大,很少因用量过大而引起死亡。

最常见的不良反应是嗜睡、头晕、乏力和记忆力下降。大剂量时偶见共济失调。静脉注射速度过快可引起呼吸和循环功能抑制,严重者可致呼吸及心搏停止。与其他中枢抑制药、乙醇合用时,中枢抑制作用增强,加重嗜睡、昏睡、呼吸抑制、昏迷,严重者可致死。长期应用仍可产生耐受性,需增加剂量。久服可发生依赖性和成瘾,停用可出现反跳现象和戒断症状,表现为失眠、焦虑、兴奋、心动过速、呕吐、出汗及震颤,甚至惊厥。

第二节　巴比妥类镇静催眠药

巴比妥类(barbiturates)是巴比妥酸的衍生物。巴比妥酸本身并无中枢抑制作用,用不同基团取代 C_5上的两个氢原子后,可获得一系列中枢抑制药。这些药能产生强弱不等的镇静催眠作用。取代基长而有分支(如异戊巴比妥)或双键(如司可巴比妥),则作用强而短;若其中一个氢原子被苯基取代(如苯巴比妥),则具有较强的抗惊厥、抗癫痫作用;若 C_2的 O 被 S 取代(如硫喷妥钠),则脂溶性增高,作用迅速,但维持时间缩短(表 11-2)。

表 11-2　巴比妥类药物的作用与用途比较

亚类	药物	显效时间(h)	作用维持时间(h)	主要用途
长效	苯巴比妥	0.5～1	6～8	抗惊厥
	巴比妥	0.5～1	6～8	镇静催眠
中效	戊巴比妥	0.25～0.5	3～6	抗惊厥
	异戊巴比妥	0.25～0.5	3～6	镇静催眠
短效	司可巴比妥	0.25	2～3	抗惊厥、镇静催眠
超短效	硫喷妥钠	静脉注射,立即	0.25	静脉麻醉

【药理作用与临床应用】 巴比妥类对中枢神经系统有普遍性抑制作用。随着剂量的增加,其中枢抑制作用由弱变强,相应表现为镇静、催眠、抗惊厥及抗癫痫、麻醉等作用。大剂量对心血管系统也有抑制作用,10 倍催眠量可引起呼吸中枢麻痹而致死。由于安全性差,易发生依赖性,其应用已日渐减少,目前在临床上主要用于抗惊厥、抗癫痫和麻醉。

1. 镇静催眠　小剂量巴比妥类药物可起到镇静作用,可缓解焦虑、烦躁不安状态。中等剂量可催眠,即缩短入睡时间,减少觉醒次数和延长睡眠时间。巴比妥类药物品种不同,起效时间和持续时间不同。巴比妥类药物可改变正常睡眠模式,缩短 REMS 睡眠,引起非生理性睡眠。久用停药后，可“反跳性”地显著延长 REMS 睡眠时相，伴有多梦，引起睡眠障碍。因此，巴比妥类越来越少用于镇静催眠。

巴比妥类药物在非麻醉剂量时主要抑制多突触反应。减弱易化，增强抑制，与其激活 GABA 受体有关。在没有 GABA 时，巴比妥类能模拟 GABA 的作用，增加 Cl^- 的通透性，使细胞膜超极化。与 BZ 药物增加 Cl^- 通道的开放频率不同，巴比妥类主要延长 Cl^- 通道的开放时间。此外，巴比妥类还可减弱或阻断谷氨酸作用于相应的受体后去极化导致的兴奋性反应，引起中枢抑制作用。

2. 抗惊厥　苯巴比妥有较强的抗惊厥作用及抗癫痫作用。临床用于癫痫大发作和癫痫持续状态的治疗，也应用于小儿高热、破伤风、子痫、脑膜炎、脑炎及中枢兴奋药引起的惊厥。

3. 麻醉　硫喷妥钠可用做静脉麻醉。

【不良反应】 催眠剂量的巴比妥类可致眩晕、困倦，精细运动不协调。偶可引起剥脱性皮炎等严重过敏反应。中等剂量可轻度抑制呼吸中枢，严重肺功能不全和颅脑损伤所致呼吸抑制者禁用。其肝药酶诱导作用可加速其他药物的代谢，影响药效。

长期连续服用巴比妥类药物可使患者产生对该药的精神依赖性和躯体依赖性，迫使患者继续用药，终至成瘾。成瘾后停药，可出现戒断症状，表现为激动、失眠、焦虑，甚至惊厥。

第三节　非苯二氮䓬类镇静催眠药

水合氯醛

水合氯醛(chloral hydrate)是三氯乙醛的水合物，口服吸收迅速，在肝中代谢为作用更强的三氯乙醇。口服 15min 起效，催眠作用维持 6 ~ 8h。不缩短 REMS 睡眠，无宿醉后遗效应。可用于顽固性失眠或对其他催眠药效果不佳的患者。大剂量有抗惊厥作用，可用于小儿高热、子痫及破伤风等惊厥。安全范围较小，使用时应注意。口服因其具有强烈的胃黏膜刺激性，易引起恶心、呕吐及上腹部不适等，不宜用于胃炎及胃溃疡患者。大剂量能抑制心肌收缩，缩短心肌不应期，过量对心、肝、肾实质性脏器有损害，故对严重心、肝、肾疾病患者禁用。一般以 10% 溶液口服，也可直肠给药，以减少刺激性。久用可产生耐受和成瘾，戒断症状较严重，应防止滥用。甲丙氨酯(meprobamate，眠尔通)、格鲁米特(glutethimide)和甲喹酮(methaqualone)也都有镇静催眠作用，但久服都可成瘾。

丁螺环酮

丁螺环酮(buspirone)是一种新的非苯二氮䓬类，抗焦虑作用与地西泮相似，但无镇静、肌肉松弛和抗惊厥作用。许多资料表明，中枢神经系统 5-HT 是引起焦虑紊乱的重要递质。丁螺环酮为 $5\text{-}HT_{1A}$受体的部分激动剂，激动突触前 $5\text{-}HT_{1A}$受体，反馈抑制 5-HT 释放，而发挥抗焦虑作用。它对 $GABA_A$受体并无作用。其抗焦虑作用在服药后1 ~ 2 周才能显效，4 周达到最大效应。口服吸收好，首关效应明显，在肝中代谢 $t_{1/2}$ 为 2 ~ 4h。临床适用于焦虑性激动、内心不安和紧张等急慢性焦虑状态。不良反应有头晕、头痛及胃肠功能紊乱等，无明显的生理依赖性和成瘾性。

佐匹克隆

佐匹克隆（zopiclone）又称唑比酮，是第三代镇静催眠药物的代表，具有镇静、抗焦虑、抗惊厥和肌肉松弛作用。长期的临床试验及应用显示该药具有疗效确切、不良反应较少的特点。佐匹克隆与其他镇静催眠药相比较的优点为作用迅速并且维持疗效达6h，使患者入睡快且能保持充足的睡眠深度，具有比苯二氮䓬类药物更轻的后遗效应和宿醉现象。长期使用无明显的耐药和停药反跳现象。最新药物右旋佐匹克隆为佐匹克隆的右旋异构体，药效是母体的两倍，但毒性小于母体的一半。

扎来普隆

扎来普隆（zaleplon）属于新型非苯二氮䓬类药，具有镇静催眠、抗焦虑、抗惊厥和肌肉松弛作用。通过选择性激动 $GABA_A$ 受体复合物的 ω_1 和 ω_2 位点而产生中枢抑制作用，具有良好的耐受性，并且长期使用几无依赖性。适用于成人入睡困难的短期治疗，能够有效缩短入睡时间。服用超过4h，次晨的后遗作用小。副作用类似其他镇静催眠药，成瘾性比较：苯二氮卓类＞佐匹克隆＞扎来普隆。

相关链接

苯二氮䓬受体拮抗剂

氟马西尼（flumazenil，安易醒）是苯二氮䓬结合位点的拮抗剂，特异地竞争性拮抗苯二氮䓬类衍生物与 $GABA_A$ 受体上特异性结合位点。动物试验发现，无论大剂量口服、腹腔注射、静脉注射或脑室内微量注射氟马西尼均能竞争性拮抗BZ受体激动剂（如地西泮、艾司唑仑等）和反向激动剂（如β-卡波林衍生物）的中枢效应。

氟马西尼主要用途是苯二氮䓬类过量的治疗，能有效地催醒患者和改善苯二氮䓬类中毒所致的呼吸和循环抑制。也可用作苯二氮䓬类过量的诊断，如对怀疑苯二氮䓬类中毒的患者使用氟马西尼累积剂量达5mg而不起反应者，则该患者的抑制状态并非由苯二氮䓬类所引起。本药还可用于改善酒精性肝硬化患者的记忆缺失等症状。苯二氮䓬类药物过量中毒可用氟马西尼进行鉴别诊断和抢救，但对巴比妥类和其他中枢抑制药引起的中毒无效。

制剂及用法

地西泮（diazepam，安定）

抗焦虑、镇静：每次2.5～5mg，3次/日。注射剂，10mg/2mL。癫痫持续状态：每次5～20mg，缓慢静脉注射。再发作时可反复应用。心脏电复律：每2～3min静脉注射5mg，至出现嗜睡、语言含糊或入睡。常用量：10～25mg。

氯氮䓬(chlordiazepoxide,利眠宁)

抗焦虑、镇静:每次 5~10mg,3 次/日。催眠:10~20mg,睡前服。

氟西泮(flurazepam,氟安定)

催眠,每次 15~30mg,睡前服。

奥沙西泮(oxazepam,去甲羟安定)

每次 15~30mg,3 次/日。

三唑仑(triazolam)

催眠每次 0.25~0.5mg,睡前服。

苯巴比妥(phenobarbital,luminal,鲁米那)

镇静:每次 15~30mg;催眠:每次 60~100mg,睡前服。抗癫痫:大发作从小剂量开始,每次 15~30mg,3 次/日,最大剂量每次 60mg,3 次/日。

苯巴比妥钠(phenobarbital sodium)

抗惊厥:每次 0.1~0.2g,肌内注射。癫痫持续状态:每次 0.1~0.2 g,缓慢静脉注射。

异戊巴比妥(amobarbital)

催眠:每次 0.1~0.2g,睡前服。

司可巴比妥(secobarbital,seconal)

催眠:每次 0.1~0.2g,睡前服。麻醉前给药:每次 0.2~0.3g。

硫喷妥钠(thiopental sodium)

临用前配成 1.25%~2.5% 溶液,缓慢静脉注射,至患者入睡为止。极量:每次 1g。

水合氯醛(chloral hydrate)

10% 溶液。催眠:每次 5~10mL,睡前服。抗惊厥:每次 10~20mL。

甲丙氨酯(meprobamate,眠尔通,安宁)

镇静、抗焦虑:每次 0.2~0.4g,3 次/日。催眠:每次 0.4~0.8g,睡前服。

甲喹酮(methaqualone)

催眠:每次 0.1~0.2g,睡前服。

格鲁米特(glutethimide)

催眠:每次 0.25~0.5g,睡前服。

丁螺环酮(buspirone)

抗焦虑:每次 5~10mg,3 次/日。

佐匹克隆(zopiclone,唑比酮)

催眠:成人,每次 7.5mg,睡前服;老年人,开始每次 3.75mg,睡前服。

扎来普隆(zaleplon)

催眠:成人,10mg/次,睡前服;老年人,开始每次 5mg,睡前服。连续服用不超过 10 日。

复习思考题

1. 为什么说巴比妥类药物有被苯二氮䓬类药物取代的趋势?
2. 巴比妥类药物和苯二氮䓬类药物的作用机制有什么不同?
3. 简述巴比妥类药物中毒的抢救措施。

(江苏大学药学院 徐卫东)

第十二章　抗癫痫药和抗惊厥药

学习目标

1. 掌握苯妥英钠、苯巴比妥和卡马西平的抗癫痫作用机制和临床应用。
2. 熟悉苯二氮䓬类、乙琥胺和丙戊酸钠的临床应用。
3. 熟悉抗癫痫药物的使用原则。
4. 了解各类抗癫痫药物的不良反应。

第一节　抗癫痫药

癫痫（epilepsy）是一类由于多种病因引起的脑组织局部病灶神经元异常高频率放电，并向周围扩散引起的大脑功能短暂失调综合征，表现为突然发作、短暂运动感觉功能或精神异常。癫痫的发病率很高，患者不仅身心受到伤害，学习、工作甚至日常生活都受到严重影响。由于异常放电神经元所在部位（病灶）和扩散范围不同，脑电图特征不同，癫痫的临床表现为不同的运动、感觉、意识和自主神经功能紊乱的症状。根据癫痫发作的临床表现，可以将其分为局限性发作和全身性发作（表 12-1）。

表 12-1　癫痫的主要发作类型和临床特征

发作类型	临床特征
局限性发作	
1. 单纯性局限性发作	局部肢体运动或感觉异常，持续 20～60s
2. 复合性局限性发作	无意识的运动如摇头，嘴唇抽动等，持续 30s 至 2min
全身性发作	
1. 失神性发作（小发作）	突然短暂的意识丧失，动作中断，无抽搐，脑电图呈高幅同步化棘波，每天可反复发作数十次以上，多见于儿童
2. 肌阵挛性发作	部分肌肉群发生短暂休克样抽动，脑电图表现为短暂的爆发性多棘波
3. 强直-阵挛性发作（大发作）	意识突然丧失，出现全身强直-阵挛性抽搐，继而维持较长时间的中枢全面抑制状态，持续数分钟，最后出现疲劳性昏睡。脑电图呈现高幅棘慢波或棘波
4. 癫痫持续状态	大发作持续状态，反复抽搐，持续昏迷，如不及时解救可危及生命

癫痫的发病机制目前仍不清楚，病因往往与遗传因素有关，脑部感染、脑肿瘤、脑损伤也可导致癫痫发作。癫痫的形成往往起源于脑组织局部兴奋性递质谷氨酸和抑制性递质 γ-氨基丁酸（GABA）的失衡，造成神经元复极化不完全，膜电位处于较高水平，形成

一种不稳定的状态,易于发生动作电位的突然发放。谷氨酸受体激活可导致 Na^+ 和 Ca^{2+} 内流造成神经元去极化,而 $GABA_A$ 受体激活导致 Cl^- 内流造成超极化。目前认为,$GABA_A$ 受体的功能减弱是癫痫的发病机制之一,即所谓"GABA 假说"。$GABA_A$ 受体阻断药物能诱导癫痫发生,而 $GABA_A$ 受体激动药则具有抗惊厥作用,也为该学说提供了支持性证据,但该假说不能完全阐明癫痫的具体发病机制。

目前,癫痫的治疗仍然以对症药物治疗为主,目的在于减少或阻止发作,尚无法有效地预防和治愈此疾病,癫痫患者往往需要终身服药。大多数抗癫痫药物存在不良反应,长期使用令患者难以接受,造成治疗的间断和病情的反复。常用抗癫痫药物的主要作用是抑制病灶区神经元异常放电或者遏制异常放电向正常组织扩散,控制癫痫发作,其作用机制多与增强 GABA 的作用或干扰 Na^+、K^+ 和 Ca^{2+} 等离子通道,发挥膜稳定作用有关。

苯妥英钠

苯妥英钠(sodium phenytoin),别名大仑丁(dilantin),为二苯乙内酰脲的钠盐,于1938 年开始使用,是常用的非镇静催眠性抗癫痫药。

【体内过程】 苯妥英钠为一种弱酸,其钠盐制品呈强碱性(pH = 10.4),刺激性大,不宜肌内注射。口服吸收慢而不规则,连续服药每日 0.3 ~ 0.6g,须经 6 ~ 10 日才达到有效血浆浓度(10 ~ 20μg/mL)。在血液中约有 85% ~ 90% 与血浆蛋白结合,主要经肝药酶代谢成无活性的对羟基苯基衍生物,再和葡萄糖醛酸结合经肾排出,以原形经尿排出者不足 5%。消除速率与血浆药物浓度密切相关:10μg/mL 以下时,按一级动力学消除,血浆 $t_{1/2}$ 约 6 ~ 24h;高于此浓度时,按零级动力学消除,血浆 $t_{1/2}$ 可延长至 60h,易引起蓄积中毒。用药后血浆药物浓度个体差异较大,应注意剂量个体化,宜在药物监控下给药。血药浓度为 10μg/mL 可控制癫痫发作,20μg/mL 则出现轻度毒性反应。

【药理作用】 苯妥英钠抗癫痫作用机制较为复杂,不能抑制癫痫病灶异常放电,但可阻止其向正常脑组织扩散,可能与本药可抑制突出传递的强直后增强(posttetanic potentiation,PTP)有关。PTP 指反复高频电刺激突出前神经纤维,引起突出传递的易化,再以单个刺激作用于突触神经元,使突触后纤维的反应较未经强直刺激前更强。治疗浓度的苯妥英钠可选择性抑制 PTP 形成,阻抑癫痫病灶异常放电的扩散。

本药也具有膜稳定作用,可降低细胞膜对 Na^+ 和 Ca^{2+} 的通透性,抑制 Na^+ 和 Ca^{2+} 内流,降低细胞膜的兴奋性。该作用与其抗癫痫作用有关,也是其治疗三叉神经痛等中枢疼痛综合征和抗心律失常的药理作用基础。苯妥英钠产生膜稳定作用的机制有以下 3 个方面:

1. 阻断电压依赖性 Na^+ 通道 本药可阻断钠依赖性动作电位的形成,也是其具有抗癫痫作用的主要机制。

2. 阻断电压依赖性 Ca^{2+} 通道 本药能选择性阻断 L(long-lasting)型和 N(neuronal)型 Ca^{2+} 通道,但对哺乳动物丘脑神经元 T(transient)型 Ca^{2+} 通道无阻断作用,可能是其对失神性发作无效的原因。

3. 对钙调素激酶系统的影响 本药可通过抑制钙调素激酶活性,影响突触传递;通过抑制突触前膜上蛋白质的磷酸化过程,使 Ca^{2+} 依赖性释放过程减弱,减少兴奋性神经递质的释放；抑制突出后膜上蛋白质的磷酸化，减弱神经递质与受体结合后引起的去极化反应，同时阻断 Ca^{2+} 通道，共同产生稳定细胞膜作用。

【临床应用】

1. 抗癫痫　该药是治疗癫痫大发作的首选药，对局限性发作和精神运动性发作亦有效。但对小发作无效，有时甚至使病情恶化，亦可用静脉注射以控制癫痫持续状态。起效慢，常先用苯巴比妥等作用较快的药物控制发作，在改用本药前，应逐步撤除前用的药物，不宜长期合用。

2. 治疗中枢性疼痛综合征　该药可用于治疗三叉神经痛、舌咽神经痛和坐骨神经痛等中枢性疼痛。

3. 抗心律失常　见第十八章抗心律失常药。

【不良反应】

1. 局部刺激　苯妥英钠碱性较强，对胃肠道有刺激性，口服易引起食欲减退、恶心、呕吐、腹痛等症状，宜饭后服用。静脉注射可发生静脉炎。长期应用还能使齿龈增生，多见于儿童及青少年，发生率约 20%，与部分药物从唾液排出刺激胶原组织增生有关，经常按摩齿龈可以减轻。一般停药 3～6 个月后可自行消退。

2. 神经系统反应　可见眩晕、精神紧张、头痛。药量过大引起急性中毒，可致共济失调、眼球震颤、复视等。严重者可出现精神错乱、昏睡甚至昏迷。

3. 造血系统反应　长期应用可导致叶酸缺乏，发生巨幼红细胞性贫血，可能与本药抑制叶酸吸收和代谢有关，可用甲酰四氢叶酸钙治疗。

4. 变态反应　偶可引起皮疹，粒细胞缺乏，血小板减少，再生障碍性贫血和肝脏损害。应定期做血常规和肝功能检查。

5. 其他　偶见男性乳房增大、女性多毛症、淋巴结肿大等。妊娠早期用药偶致畸胎，故孕妇慎用。久服骤停可使癫痫发作加剧，甚至诱发癫痫持续状态。

【药物相互作用】　本药能诱导肝药酶，可加速皮质类固醇和维生素 D 等的代谢而降低其药效，卡马西平可通过肝药酶诱导作用加速本药的代谢而降低药效。一些药物，如苯二氮䓬类、磺胺类及口服抗凝血药可与本药竞争血浆蛋白结合部位，使本药游离型血药浓度增加。

苯巴比妥

苯巴比妥（phenobarbital，鲁米那，luminal）是 1921 年即用于抗癫痫的第一个有机化合物，至今仍以疗效好、毒性小和价格低而广泛用于临床。

【药理作用】　既能抑制癫痫病灶异常放电，又能抑制异常放电的扩散。其抗癫痫作用机制可能与以下作用有关：① 作用于突触后膜上的 GABA 受体，使 Cl^- 通道开放时间延长，导致神经细胞膜超极化，降低其兴奋性；② 作用于突触前膜，降低突触前膜对 Ca^{2+} 的通透性，减少 Ca^{2+} 依赖性的神经递质（NA、ACh 和谷氨酸等）的释放。在较高浓度时也能阻断 Na^+ 和 Ca^{2+}（L 型和 N 型）通道。

【临床应用】　主要用于防治癫痫大发作及癫痫持续状态，对单纯性局限发作及精神运动性发作亦有效，对小发作和婴儿痉挛效果差。大剂量对中枢有较明显的抑制作用，故不作为首选药。

【不良反应】 常见的不良反应为嗜睡、精神萎靡，长期使用可出现抑郁、淡漠、反应迟钝等。本药影响儿童智力发育，引起记忆力下降，也会引起注意力、学习能力下降。偶可发生巨幼红细胞性贫血、血小板减少，长期应用可产生耐受性。本药为肝药酶诱导剂，与其他药物联合应用时应注意调整剂量。

卡马西平

卡马西平（carbamazepine）又称酰胺咪嗪，最初用于治疗三叉神经痛，是一种安全、有效、广谱的抗癫痫药。

【体内过程】 口服后吸收缓慢而不规则，约经2～6h血浆浓度达高峰，有效血浆药物浓度为4～10μg/mL。血浆蛋白结合率约80%。经肝代谢为有活性的环氧化物，效果与母药相似。用药初期血浆$t_{1/2}$平均为35h，连续用药3～4周后，由于其诱导肝药酶，自身代谢加速，$t_{1/2}$可缩短50%。

【药理作用】 类似于苯妥英钠，治疗浓度可阻滞Na^+通道，抑制癫痫病灶及其周围神经元放电，同时增强GABA能神经元的突触传递功能。

【临床应用】 本药系广谱抗惊厥药，是治疗单纯性局限性发作和大发作的首选药物之一，也可治疗复合性局限性发作和小发作。也可用于治疗三叉神经痛，对三叉神经和舌咽神经等外周神经痛的疗效优于苯妥英钠。临床上还可用于锂盐无效的躁狂症患者，其不良反应比锂盐小而疗效好。对尿崩症亦有效果，通过促进抗利尿激素的分泌发挥作用。

【不良反应】 常见不良反应有眩晕、复视、共济失调、恶心、呕吐、手指震颤、水钠潴留，不需中断治疗，一周左右逐渐消退。偶见严重的不良反应有再生障碍性贫血、粒细胞减少、血小板减少和肝损害。

【药物相互作用】 本药可诱导肝药酶，可增加其他药物的代谢速率，如苯妥英钠、乙琥胺、丙戊酸钠和氯硝西泮等。

丙戊酸钠

丙戊酸钠（sodium valproate）是一种广谱抗癫痫药。丙戊酸钠的抗癫痫作用与GABA有关，它是脑内GABA转氨酶抑制剂，能减慢GABA的分解代谢；同时提高谷氨酸脱羧酶活性，使GABA生成增多、脑内CABA含量增高，并能提高突触后膜对于GABA的反应性，从而增强CABA能神经突触后抑制作用。本药不抑制癫痫病灶放电，但能阻止病灶异常放电的扩散。此外，丙戊酸钠也能抑制Na^+通道和L型Ca^{2+}通道。

丙戊酸钠对各种类型的癫痫发作均有一定疗效。对大发作的疗效不如苯妥英钠和苯巴比妥，但是当这两药无效时，丙戊酸钠仍有效。对小发作效果好，疗效优于乙琥胺，但因其有肝毒性不作为首选药物。在小发作合并大发作时可作为首选药使用，对其他药物不能控制的顽固性癫痫病也有效。

丙戊酸钠的不良反应较轻，约15%的患者有恶心、呕吐、食欲减退等胃肠反应。偶见嗜睡、共济失调、精神不集中、不安和震颤等中枢神经系统方面的反应。严重毒性为肝功能损害，约有25%～40%的患者服药数日后出现肝功能异常，尤其是在用药的前几个月常见，故在用药期间应定期检查肝功能。孕妇慎用。

乙琥胺

乙琥胺(ethosuximide)口服易吸收,仅对癫痫小发作有效,其疗效虽不及氯硝西泮,但不良反应及耐受性较少,故为防治小发作的首选药。对其他类型癫痫无效。乙琥胺对丘脑神经元T型Ca^{2+}通道具有选择性阻断作用,可能是其治疗失神性发作的主要机制。常见不良反应有恶心、呕吐、胃部不适,其次是眩晕、嗜睡、视力模糊等中枢神经系统不良反应。偶见嗜酸性粒细胞增多症和粒细胞减少症、再生障碍性贫血等,应定期检查血常规和肝功能。

苯二氮䓬类

苯二氮䓬类(benzodiazepines)具有抗惊厥及抗癫痫作用,临床常用于治疗癫痫的药物有地西泮、硝西泮和氯硝西泮。地西泮是治疗癫痫持续状态的首选药,静脉注射显效快,且较其他药物安全。硝西泮主要用于癫痫小发作,特别是肌阵挛性发作及婴儿痉挛等。氯硝西泮对各型癫痫均有效,对癫痫小发作、肌阵挛性发作、婴儿痉挛也有良效,静脉注射也可以治疗癫痫持续状态。本类药物抗惊厥作用机制可能与其特异性地与苯二氮䓬受体结合,增强脑内GABA抑制功能有关。主要不良反应是中枢抑制作用,甚至发生共济失调。久用后可产生耐受性,如突然停药可加剧癫痫发作,甚至诱发癫痫持续状态。

氟桂利嗪

氟桂利嗪(flunarizine)为双氟化哌啶衍化物,是强效钙通道阻断剂,多年来在欧美各国用于治疗偏头痛和眩晕症,近年发现它具有较强的抗惊厥作用,其抗惊厥谱广,对各型癫痫均有效,尤其对局限性发作、大发作效果好。其抗惊厥作用机制除与其阻断Ca^{2+}通道有关外,主要机制近似于苯妥英钠,也能选择性阻断电压依赖性Na^{+}通道。

本药口服易吸收,2～4h后血中浓度可达高峰,99%与血浆蛋白结合,而后重新分布到各组织中,$t_{1/2}$约为19～22日,只有少量经尿和粪便以原形排出。本药是一种安全有效的抗癫痫药,毒性小,严重不良反应少见,常见不良反应为困倦,其次为镇静和体重增加。

抗痫灵

抗痫灵(antiepilepsirin)为桂皮酰胺类,是我国合成的抗癫痫药物。本药为广谱抗癫痫药,对各型癫痫均有不同程度的疗效,对大发作效果明显,其作用机制可能与升高脑内5-HT含量有关。长期服用未见肝、肾和造血系统毒性作用。

拉莫三嗪

拉莫三嗪(lamotrigine)是苯基三嗪类化合物,作用特点类似于苯妥英钠和卡马西平。拉莫三嗪可以阻断电压敏感性Na^{+}通道,通过减少Na^{+}内流而增加神经元的稳定性。

拉莫三嗪口服吸收完全,生物利用度接近100%。服药后血药浓度达峰时间平均约2.5h,血浆蛋白结合率为55%,平均$t_{1/2}$为12.6h。主要经肝脏代谢,经肾脏排泄,尿中排泄的原形药少于10%。本药可作为成人局限性发作的辅助治疗药,多与其他抗癫痫药合用治疗一些难治性癫痫。单独使用可治疗全身性发作,对失神发作也有效。

本药副作用小,常见不良反应是中枢神经系统反应及胃肠道反应,包括恶心、头痛、视物模糊、眩晕、共济失调等。偶见皮疹,反应不严重时可不撤药。罕见血管神经性水肿。妊娠早期妇女不宜使用。

托吡酯

托吡酯(topiramate)是含有磺胺基的单糖衍生物,于1995年上市。主要用于局限性发作和大发作,也可作为辅助药物治疗难治性癫痫。此外,还可用于治疗面肌痉挛症、周围神经痛、脑性瘫痪等。托吡酯抗癫痫的作用机制可能涉及多方面:① 可阻断电压依赖性 Na^+ 通道,减少痫性放电的持续时间;② 促进GABA与GABA受体结合,增加 Cl^- 通道开放频率;③ 拮抗AMPA亚型谷氨酸受体,抑制兴奋性氨基酸的激动作用;④ 阻断L型电压依赖性 Ca^{2+} 通道。口服吸收迅速、完全,生物利用度为80%,吸收速度不受食物影响,血浆蛋白结合率仅13%~17%,80%以原形从肾脏排泄。

托吡酯可引起焦虑、头昏、头痛、嗜睡、感觉异常、共济失调、精神障碍等中枢神经系统不良反应,不宜与苯妥英钠、卡马西平、苯巴比妥等联用。

第二节　抗惊厥药

惊厥是由于各种原因引起的中枢神经系统过度兴奋的一种症状,表现为全身骨骼肌不自主地强烈收缩,多见于小儿高热、子痫、破伤风、癫痫大发作及某些中枢兴奋药中毒等。常用抗惊厥药包括巴比妥类、地西泮、水合氯醛,也可注射硫酸镁抗惊厥。

硫酸镁

硫酸镁(magnesium sulfate)由于给药途径不同,可产生完全不同的药理作用。口服硫酸镁很少吸收,有泻下及利胆作用;外用热敷硫酸镁还有消炎、消肿作用。注射给药可引起中枢抑制和骨骼肌松弛。

【药理作用】 在体内,Mg^{2+} 主要存在于细胞内,细胞外液占5%,血液中 Mg^{2+} 为20~35mg/L,低于此浓度时,神经及肌组织的兴奋性升高。运动神经末梢ACh的释放过程也需要 Ca^{2+} 参与。Mg^{2+} 和 Ca^{2+} 化学性质相似,有相互竞争作用,Mg^{2+} 可干扰ACh的释放,使运动神经末梢ACh释放减少,阻滞神经肌肉接头的传递,产生箭毒样的肌肉松弛作用。当 Mg^{2+} 过量中毒时,也可用 Ca^{2+} 来解救。

【临床应用】 注射给药可引起中枢抑制及骨骼肌松弛、降压,主要用于缓解子痫、破伤风等惊厥,也常用于高血压危象的救治。

【不良反应】 血镁过高可引起呼吸抑制、血压骤降、心搏骤停而致死。肌腱反射消失是呼吸抑制的先兆,在连续用药期间应经常检查腱反射。中毒时应立即进行人工呼吸,并缓慢静脉注射氯化钙或葡萄糖酸钙紧急抢救。

相关链接

抗癫痫药物的其他临床用途

抗癫痫药物除了可用于治疗癫痫外，还有其他临床用途，包括：① 神经痛。神经痛是指在没有外界刺激情况下机体感到的疼痛，常见有三叉神经痛、坐骨神经痛和疱疹后神经痛等。抗癫痫药物是治疗神经痛的主要药物，其他药物如非甾体类抗炎药物和麻醉类镇痛药不适合长期使用。卡马西平为治疗三叉神经痛的首选药物，90%的患者服用后1～3天即可取得良好的镇痛效果。② 双向情感障碍。该疾病主要表现为情感高涨或低落，或两者交替出现。常用的治疗药物有碳酸锂、丙戊酸钠和卡马西平等。碳酸锂是最早使用的治疗药物，但易引起中毒；而丙戊酸钠、卡马西平、拉莫三嗪等抗癫痫药更为安全。③ 偏头痛。丙戊酸钠和托吡酯都是预防偏头痛发作的药物，通过作用于离子通道，制止异常脑电波的扩大。其中，托吡酯对周期性偏头痛有良好疗效，可减少疼痛发作，并减轻患者对非甾体类镇痛药的依赖。

制剂及用法

苯妥英钠(phenytoin sodium)

0.05～0.19g/次，每日2～3次或于晚上一次顿服。极量：0.3g/次，0.6 g/日。癫痫持续状态：若患者未用过苯妥英钠，可用0.25～0.5g，加5%葡萄糖20～40mL，在6～10min内缓慢静脉注射。

卡马西平(carbamazepine)

开始剂量：100mg，2次/日，以后逐渐增至600～900mg/日或每日8～10mg/kg，分次服用。用于抗癫痫时，剂量可偏大。用于三叉神经痛等症时，剂量一般宜小，每日1.2g，常不能耐受。

扑米酮(primidone)

开始0.06g，3次/日；渐增至0.25g，3次/日。每日总量不超过1.5 g。

乙琥胺(ethosuximide)

儿童每日15～35mg/kg；成人0.5g，2～3次/日。

丙戊酸钠(sodium valproate)

儿童每日15～60mg/kg；成人0.6～1.8g/日，分3次服用。

氯硝西泮(clonazepam，氯硝安定)

起始儿童每日0.01～0.03mg/kg；成人不超过1.5mg/日，分3次服用。以后儿童每3天加0.25～0.5mg/日；成人加0.5～1mg/日。最大耐受量：儿童每日0.2mg/kg；成人20mg/日。

硝西泮(nitrazepam，硝基安定)

用于婴儿痉挛和不典型小发作，每日0.5～1.0mg/kg。

地西泮(diazepam，安定)

用于癫痫持续状态，静脉注射5～10mg，间隔10～15min一次，最大量可至30mg，注射速度以不超过5mg/min为宜。必要时在2～4h内重复上述方案。亦可静脉滴入，至发作停止。

硫酸镁(magnesium sulfate)

1.25～2.5g/次，肌内注射或静脉滴注。静脉滴注时以5%葡萄糖注射液将硫酸镁稀释成1%浓度进行滴注，直至惊厥停止。使用时宜备有氯化钙或葡萄糖酸钙注射液，以备万一过量时做静脉注射对抗。

复习思考题

1. 对各种类型癫痫发作应分别选用哪些药物治疗?
2. 苯妥英钠的药理作用及临床应用如何?
3. 对惊厥患者可选用那些药物治疗?硫酸镁注射给药过量中毒时,可用何药解救?

(江苏大学医学院 黄晓佳)

第十三章　治疗中枢神经系统退行性疾病药

学习目标

1. 掌握药物治疗帕金森病主要方法及其代表药物的药理作用、临床应用和不良反应。

2. 了解阿尔茨海默病发生的分子机制；掌握治疗阿尔茨海默病代表药物的药理作用、临床应用和不良反应。

中枢神经退行性疾病(central neurodegenerative diseases)是一类慢性、进行性神经系统疾病，主要包括帕金森病、阿尔茨海默病、肌萎缩侧索硬化症、亨廷顿病、脊髓肌萎缩症、脊髓小脑共济失调等。虽然这些疾病的病因、病变部位及病理机制各不相同，但神经细胞发生退行性病理学改变是它们的共同特征。除帕金森病和阿尔茨海默病外，其他神经退行性疾病的药物治疗方法还未有显著突破，因此本章就帕金森病和阿尔茨海默病的主要治疗药物进行概述。

第一节　抗帕金森病药

帕金森病(Parkinson's disease，PD)又称震颤麻痹，是锥体外系功能紊乱引起的一种慢性进行性中枢神经系统神经退行性疾病，好发于中老年人。临床上患者以运动减少、肌强直、静止性震颤和体位不稳为主要表现，严重者伴有记忆障碍和痴呆等症状。目前公认发生帕金森病的决定因素是黑质神经元缺乏多巴胺(dopamine，DA)。生理状态下DA与ACh处于动态平衡状态，共同参与调节机体的运动功能。帕金森病患者由于黑质病变、DA合成减少，使纹状体内DA含量降低，造成黑质-纹状体通路多巴胺能神经功能减弱，而胆碱能神经功能相对占优势，使锥体外系功能失调，出现肌张力增高等帕金森病的症状。

针对震颤麻痹ACh和DA失平衡这一公认的发病机制，在治疗策略上，应设法调整和恢复这一对递质间的平衡。主要方法有以下两种：一是补充DA或兴奋(激活)DA受体(图13-1)；二是抑制或阻断ACh受体。根据以上策略，临床上将抗帕金森病药分为拟多巴胺类药和中枢抗胆碱药两大类。

一、拟多巴胺类药

(一) 增加DA前体物质

为纠正帕金森患者的DA与ACh失衡问题，补充DA是一个行之有效的策略，但是口服的左旋多巴在外周会发生脱羧反应，产生多巴胺，使得进入中枢神经系统的药物浓度很低，而且还会引发不良反应。因此口服拟多巴胺药物通常由芳香族氨基酸脱羧酶抑制剂和左旋多巴合并组成的复方制剂所构成。

复方左旋多巴

复方左旋多巴又名美多巴、多巴丝肼，由左旋多巴（levodopa，L-dopa）和苄丝肼（benserazide）按4:1的比例组成。

【体内过程】 本药口服后，苄丝肼在消化道迅速吸收，0.5～1h血药浓度达峰值。多巴丝肼缓释制剂的相对生物利用度约为常规制剂的60%～70%。口服多巴丝肼1个月后即可达到最大治疗效应。左旋多巴经甲基化、转氨基、氧化及脱羧作用代谢，主要代谢产物为多巴胺（有活性）。苄丝肼主要在肠道进行代谢，通常在到达动脉血之前就已完全降解。

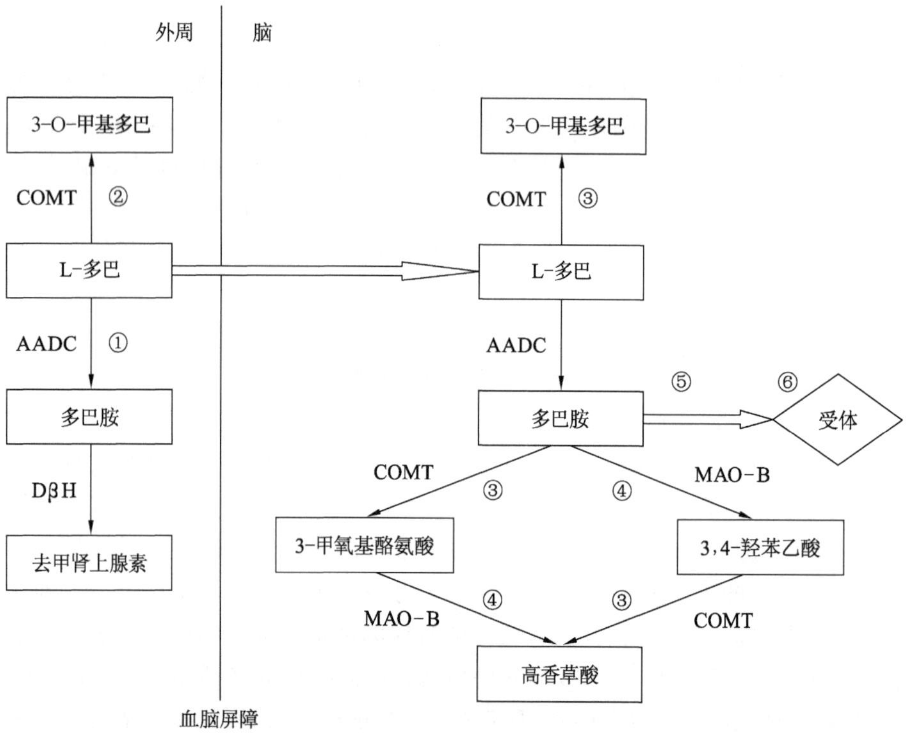

AADC：芳香氨基酸脱羧酶；DβH：多巴胺β-羟化酶；
COMT：儿茶酚-O-甲基转移酶；MAO-B：B型单胺氧化酶
① 外周AADC抑制剂；② 外周COMT抑制剂；③ 中枢COMT抑制剂；
④ MAO-B抑制剂；⑤ 促DA释放；⑥ DA受体激动剂

图13-1 L-多巴在外周和中枢的代谢途径及其PD相关治疗靶点

【药理作用】 左旋多巴可透过血脑屏障，而苄丝肼不能透过血脑屏障。故而苄丝肼能选择性抑制脑外组织（如胃肠壁、肝脏、肾）及血脑屏障对左旋多巴的脱羧作用，使左旋多巴在纹状体及下丘脑形成多巴胺。由苄丝肼和左旋多巴组成的复方制剂，既可减少左旋多巴的用量，又可降低外周不良反应的发生率。

【临床应用】 本药适用于帕金森病及脑炎后、动脉硬化性或中毒性帕金森综合征。

【不良反应】

1. 较常见的不良反应有恶心，呕吐，直立性低血压，头、面部、舌、上肢和身体上部的异常不随意运动，精神抑郁，排尿困难。

2. 较少见的不良反应有高血压、心律失常、溶血性贫血、胃痛、易疲劳或无力。

3. 常年使用本药，最后几乎都会发生运动不能或“开关”现象。该不良反应可能与血浆中左旋多巴浓度不稳定有关。情绪紧张可促进患者发生反常运动不能或“起步困难”。

卡比多巴-左旋多巴

卡比多巴-左旋多巴又名复方卡比多巴、息宁，由左旋多巴和卡比多巴（carbidopa）按4:1或10:1比例组成。

卡比多巴为外周左旋芳香氨基酸脱羧酶抑制剂，不能通过血脑屏障而进入脑，本药与左旋多巴合用的优点如下：① 减少左旋多巴剂量；② 明显减轻或防止左旋多巴对心脏的毒性作用；③ 在治疗开始时能更快达到左旋多巴的有效治疗浓度。

（二）单胺氧化酶-B（MAO-B）抑制剂

MAO-B的抑制可以减少脑中多巴胺的分解代谢，临床上常用的MAO-B抑制剂主要为司来吉兰和雷沙吉兰。

司来吉兰

【体内过程】 司来吉兰（selegiline）口服吸收迅速。食物可促进其吸收，提高生物利用度。口服0.5～2h后，血药浓度达峰值。在体内分布广泛，血浆蛋白结合率为94%。本药及其代谢产物均可透过血脑屏障。主要经肝脏代谢，有广泛的首过效应。代谢产物（70%～85%）主要随尿液排出。

【药理作用】 本药为丙炔苯丙胺，是一种不可逆的单胺氧化酶-B抑制剂，通过抑制MAO-B而阻止多巴胺的降解，增加多巴胺含量，补充神经元合成多巴胺能力的不足。此外，本药还能通过下列机制增强多巴胺能神经的功能：

1. 抑制突触前膜多巴胺的再摄取。

2. 其代谢产物可干扰神经元对多种神经递质（去甲肾上腺素、多巴胺、5-羟色胺）的摄取，使神经递质增加，加强多巴胺能神经的功能。

3. 抗氧化剂作用，可减少长期使用左旋多巴后MAO-B对脑内DA的氧化产生的自由基，因而早期应用可以对细胞起到保护作用，延迟PD的发展，延迟患者必须使用左旋多巴的时间。

【临床应用】

1. 原发性帕金森病、帕金森综合征。

2. 痴呆（包括阿尔茨海默病、血管性痴呆）。

3. 抑郁症。

4. 严重的胆道感染。

【不良反应】

1. 有引起口干、短暂性血清氨基转移酶升高及睡眠障碍（如失眠）的报道。

2. 少见疲乏、头昏、腹痛、胃痛、出汗增加、直立性低血压、心律失常、记忆障碍(多见于每日量超过 10mg 者)、肌肉痉挛或指趾麻木、口周或喉头烧灼感、皮肤及眼对日光过敏。

3. 可见龋齿、牙周病、口腔念珠菌病(因本药可抑制或减少唾液分泌)。

4. 与左旋多巴合用,可增加左旋多巴的副作用,如出现恶心、头痛、眩晕、激越、幻觉、精神错乱、不能随意运动等,也曾有排尿困难及皮疹的报道。

雷沙吉兰

雷沙吉兰(rasagiline)是一种新型的不可逆和选择性 MAO-B 抑制剂,不会产生苯丙胺类代谢产物,因此失眠、恶心和幻觉等不良反应的发生率较司来吉兰更低。其效价是司来吉兰的 5 ~ 10 倍,具有促进多巴胺释放的作用,还能发挥抗氧化和抗神经细胞凋亡作用。单独使用作为帕金森病早期治疗的一线用药,或与左旋多巴联用治疗中、重度帕金森病。

(三) 儿茶酚-O-甲基转移酶(COMT)抑制药

左旋多巴在外周的代谢酶主要是 COMT,COMT 抑制剂可以明显增加左旋多巴进入脑内的量,进而增加疗效。

恩他卡朋

【体内过程】 恩他卡朋(entacapone)口服后吸收迅速,吸收不受食物的影响。口服后 1h 血药浓度达峰值,总蛋白结合率为 98 %。药物在肝脏代谢,代谢产物有 *Z*-异构体、恩他卡朋葡萄糖苷酸、*Z*-异构体的葡萄糖苷酸,均无活性。主要经胆汁分泌排泄。

【药理作用】 恩他卡朋是 COMT 的选择性、可逆性抑制药。与左旋多巴/卡比多巴合用,可减少 3-O-甲基多巴的血浆浓度,增加左旋多巴进入脑组织的药量,延长左旋多巴的消除半衰期,但不影响血药峰浓度的时间。本药与左旋多巴和外周脱羧酶抑制剂联用,可减少左旋多巴的用量。

【临床应用】 可作为标准药物左旋多巴/苄丝肼或左旋多巴/卡比多巴的辅助用药,治疗以上药物不能控制的帕金森病及剂末现象(症状波动)。

【不良反应】

1. 心血管系统 可见直立性低血压。

2. 精神神经系统 可出现运动障碍(27%)、运动功能亢进、头晕、头痛、疲乏、幻觉、震颤、意识模糊、梦魇、失眠及帕金森病症状加重。

3. 肌肉骨骼系统 引起肌张力障碍、腿部痉挛。

4. 泌尿生殖系统 可见尿色异常。

5. 胃肠道 可引起恶心(11%)、腹泻(8%)、腹痛(7%)、口干(4.2%)、便秘及呕吐。

(四) 多巴胺受体激动药

对 PD 的严重病例,左旋多巴或其复方制剂可能会毫无疗效,这可能是由于纹状体缺乏多巴脱羧酶,不能把左旋多巴转化为 DA。DA 受体激动药可直接兴奋锥体外系的 DA 受体,因而可用于治疗 PD。目前临床上常用的药品为普拉克索和吡贝地尔。

普拉克索

【体内过程】 普拉克索(pramipexole)口服后2h起效,2～4周出现峰反应。本药很少经体内代谢,90%以原药形式经肾脏排泄。

【药理作用】 本药是一种非麦角类DA激动药。体外研究显示,本药对D_2受体的特异性较高并具有完全的内在活性,对D_3受体的亲和力高于D_2和D_4受体。对晚期帕金森病,本药与左旋多巴联用,可使患者对后者的需要量减少27%～30%。

【临床应用】 单独或与左旋多巴合用于治疗帕金森病,可减少静息时的震颤。

【不良反应】

1. 心血管系统 可出现低血压,但不常见。

2. 代谢/内分泌系统 常见外周水肿,可能出现性欲异常(增加或降低)。

3. 神经系统 常见头晕、失眠、眩晕、运动障碍(多发生于与左旋多巴合用初期)、嗜睡(日剂量高于1.5mg发生率增加),少见突然睡眠发作。

4. 精神 常见幻觉及精神错乱。

5. 胃肠道 常见恶心、便秘。

吡贝地尔

吡贝地尔(piribedil)是一种非麦角类多巴胺受体激动药,主要激动D_2和D_3受体。本药单用或与左旋多巴合用可改善帕金森病的症状,特别是对震颤的改善较为明显;对老年患者的认知障碍和感觉神经功能障碍,如注意力和(或)记忆力下降、眩晕等也有明显效果。其不良反应主要为恶心、呕吐,可在剂量个体化调整后消失。极少数患者日间出现过度的昏睡和突然进入睡眠状态。本药口服吸收好,1h血药浓度即可达峰值,作用维持时间较长。

(五) 促进DA的合成与释放

金刚烷胺

【体内过程】 金刚烷胺(amantadine)口服后起效快。本药可分布于唾液、鼻腔分泌液中。本药在体内代谢量极少,主要由肾脏排泄。

【药理作用】 本药可促进纹状体内多巴胺的合成及释放,减少神经细胞对多巴胺的再摄取,并能加强中枢神经系统的多巴胺与儿茶酚胺的作用,与增加神经元的多巴胺含量有关,对DA受体也有直接兴奋作用,而且对PD的肌肉强直、震颤和运动障碍的缓解作用强。但其作用难以持久,停用一段时间后再用则可恢复,与左旋多巴合用有协同作用。

【临床应用】

1. 用于原发性帕金森病,脑炎、一氧化碳中毒、老年人合并脑动脉硬化所致的帕金森综合征及药物诱发的椎体外系反应。

2. 也可用于预防或治疗亚洲A-Ⅱ型流感病毒引起的呼吸道感染。与灭活的甲型流感病毒疫苗合用时可促使机体产生预防性抗体。

【不良反应】

1. 心血管系统　可见心律失常、高血压等。

2. 精神神经系统　可见头晕、眩晕、晕厥、注意力不集中、疲劳、乏力、易激动、焦虑、失眠；睡眠障碍或噩梦、嗜睡、言语不清、精神不安、神经质。少数患者可出现定向力消失，甚至自杀倾向。偶见抑郁、焦虑、幻觉、精神紊乱、共济失调、头痛。罕见惊厥。极少见不能控制的眼球运动等，严重者可致脑动脉硬化。

3. 胃肠道　可见恶心、呕吐、畏食、食欲减退、口鼻喉干燥、便秘、腹痛、腹泻。

4. 血液　少见白细胞及中性粒细胞减少(导致咽喉炎及发热)。

5. 皮肤　可见皮肤出现紫红色网状斑点或网状青斑、皮疹。

二、中枢抗胆碱药

中枢抗胆碱药曾经是治疗帕金森病最有效的药物，自从左旋多巴问世，抗胆碱药已经退居次要位置。胆碱受体阻断药主要用于轻症患者、由于不良反应或禁忌证不能耐受左旋多巴及左旋多巴治疗无效的患者；对抗精神病药引起的帕金森综合征也有效。其作用机制是通过阻断中枢胆碱受体，减弱纹状体中乙酰胆碱的作用，恢复纹状体中多巴胺能与乙酰胆碱能神经的平衡，从另一角度帮助 PD 患者恢复 DA 和 ACh 这一对神经递质间的平衡，改善帕金森病的症状。

苯海索

【体内过程】 苯海索(benzhexol)口服后经胃肠道吸收快而完全，能透过血脑屏障进入中枢神经系统。

【药理作用】 本药可部分阻断神经中枢(纹状体)的胆碱受体，抑制乙酰胆碱的兴奋作用，同时抑制突触间隙中多巴胺的再摄取，使基底核的胆碱与多巴胺的功能获得平衡有关。用药后可减轻流涎症状，缓解帕金森病症状及药物诱发的锥体外系症状，但迟发性运动障碍不会减轻，反而加重。其抗帕金森病的总疗效不如左旋多巴、金刚烷胺。

【临床应用】

1. 用于治疗帕金森病、脑炎后或动脉硬化引起的帕金森综合征。主要用于轻症及不能耐受左旋多巴的患者。

2. 也可用于药物引起的锥体外系反应。

3. 还可用于肝豆状核变性、痉挛性斜颈和面肌痉挛。

【不良反应】

1. 常见的不良反应有抗胆碱反应(表现为口干、便秘、排尿困难或疼痛、腹胀、少汗、瞳孔散大、视物模糊等)。尚可见精神障碍和兴奋。

2. 轻微的不良反应有头晕、嗜睡、口咽和鼻腔干燥、头痛、畏光。肌肉痉挛、恶心、呕吐、失眠、不安、神经紧张或虚弱。这些不良反应可随着机体对药物的适应而消失。

3. 严重的不良反应有意识紊乱、抑郁、精神错乱、幻觉、不自主的肌肉运动、指趾麻木刺痛、心悸或异常兴奋。

4. 由于本药有致欣快和幻觉的作用，国外有引起心理和生理依赖的报道，可能导致滥用。

5. 长期使用本药者，停药后可出现戒断症状，包括焦虑、心动过速、直立性低血压、因睡眠质量差而导致的颓废，还可防止椎体外系综合征及一过性精神症状恶化。

第二节　治疗阿尔茨海默病药

阿尔茨海默病（Alzheimer's disease，AD）是一种以进行性认知功能障碍和记忆损害为特征的神经退行性疾病。其临床表现为患者在意识清醒的状态下出现的全面持久的智能减退，包括记忆力、计算力、抽象思维能力和语言功能的减退及情感和行为异常。AD病因十分复杂，其中胆碱能神经元退行病变是目前公认的造成AD认知障碍的重要因素之一。

一、胆碱酯酶抑制剂

多奈哌齐

【体内过程】　多奈哌齐（donepezil）口服吸收好，给药后3～4h达血药峰浓度，相对生物利用度为100%。血浆蛋白结合率为95%。本药主要以代谢产物和原形排泄，部分代谢产物仍具有胆碱酯酶抑制活性。

【药理作用】　本药为第二代胆碱酯酶抑制剂，为临床常用药物，是一种脑内选择性、可逆性的乙酰胆碱酯酶（AChE）抑制药，能使乙酰胆碱水解减少，增加受体部位乙酰胆碱的含量。其他机制可能包括对肽的作用、对神经递质受体或Ca^{2+}通道的直接作用。

【临床应用】　用于轻中度及重度阿尔茨海默病症状的治疗。

【不良反应】

1. 常见恶心、呕吐、腹泻、乏力、倦怠、肌肉痉挛、食欲缺乏、失眠等，常为一过性、轻度反应，继续用药可缓解。还可出现瘙痒、焦虑、尿失禁、普通感冒、意外伤害。有胃及十二指肠溃疡、出血的报道。

2. 较少见头晕、头痛、精神紊乱（幻觉、易激动、攻击行为）、抑郁、多梦、嗜睡、体重减轻、视力减退、胸痛、关节痛、胃痛、胃肠功能紊乱、皮疹、尿频或无规律。

3. 有报道极少见晕厥、心动过缓或心律不齐、窦房传导阻滞、房室传导阻滞。心脏杂音、癫痫或黑便。罕见椎体外系症状、肝功能异常、肝炎。

石杉碱甲

石杉碱甲（huperzine A）是我国学者从石杉科植物千层塔中提取的生物碱，具有很强的拟胆碱活性，是一种高选择性的胆碱酯酶可逆性抑制剂，1994年在我国上市。本药易通过血脑屏障进入中枢，可以促进记忆再现和增强记忆保持的作用，显著改善记忆功能和认知功能，效果优于同类药物。适用于老年性记忆功能减退及老年性痴呆患者。口服吸收完全，稳定性好，安全指数大，不良反应小，无肝毒性，具有很好的药用前途。

二、N-甲基-D-天门冬氨酸(NMDA)受体拮抗药

美金刚

【体内过程】 美金刚(memantine)口服后,经胃肠道吸收迅速完全。绝对生物利用度约为100%。本药少部分经肝脏代谢。本药的消除半衰期为60~100h。

【药理作用】 本药为一种电压依赖性、中等程度亲和力的非竞争性NMDA受体拮抗药,可以阻断谷氨酸浓度病理性升高导致的神经元损伤。在谷氨酸释放减少的情况下,本药能改善神经传递,并激活神经元。而在谷氨酸突触前释放增多的病理情况下,本药能阻断NMDA受体,具有抗谷氨酸诱导的神经兴奋性毒性作用,防止神经元发生Ca^{2+}内流过度。

【临床应用】

1. 用于治疗中至重度阿尔茨海默病。美金刚是第一个用于治疗晚期AD的NMDA受体非竞争性拮抗药。

2. 用于震颤麻痹综合征。

3. 也可用于多发性硬化症及痉挛状态。

【不良反应】 服后有轻微眩晕、不安、头重、口干等。饮酒可能加重不良反应。肝功能不良者、孕妇禁用。

相关链接

阿尔茨海默病的发现

Auguste D.,女性,51岁,1901年11月25日就诊,表现为进行性加重的遗忘症状。读书时会无缘无故地跳过一些句子,或一个字母一个字母的拼读每一个词,完全没有抑扬顿挫。当她讲话时,常使用杂乱无章的词句。在书写测试时,反复写同一个音节,而完全忽略其他的音节。有时找不到回家的路。病情严重时,出现人格改变、异常行为、幻听等精神行为症状,影响社会功能。1906年4月,患者因病去世。

患者年龄较轻,且病情进展迅速,提示这是一个不同寻常的疾病。随后的尸体解剖结果显示:脑皮质1/4~1/3的神经元丢失,老年斑形成,残留神经元内纤维缠结形成。1906年在德国Tubingen召开的精神病学会议上Alois Alzheimer医生报告了这个奇怪的病例,并于1907年将该病例整理发表。1910年,德国精神病学家Emil Kraepelin在《精神病学》教材中将阿尔茨海默医生发现的这种疾病命名为"阿尔茨海默病"。我们所说的老年性痴呆实际上就是指65岁以上老人患的阿尔茨海默病。

制剂及用法

左旋多巴(levodopa)

口服0.1~0.25g/次,2~4次/日。每隔2~4日递增0.25~0.75g,通常有效量为2~5g/日。最大

日用量不超过8g。如与卡比多巴合用,左旋多巴600mg/日,最多不超过2g/日。治疗肝昏迷:先0.3~0.4g/日,加入5%葡萄糖溶液500mL中静滴,清醒后减量至0.2g/日。

金刚烷胺(amantadine)

治疗帕金森病:0.1g/次,早晚各服一次;治疗阿尔茨海默病:每日5mg,每周递增5mg剂量,每日最大剂量20mg。

盐酸苯海索(trihexyphenidyl hydrochloride)

开始1~2mg/次,3次/日;以后递增,每日不超过20mg。

卡马特灵(kemadrin)

开始2.5~5mg/次,3次/日,以后可递增至15~30mg/日。

多奈哌齐(donepezil)

起始剂量2.5~5mg/日,1次/日,4~8周增至10mg/日。

盐酸司来吉兰(selegiline hydrochloride)

开始每日清晨口服5mg。需要时增加至一日2次,上午及中午各5mg。

普拉克索(pramipexole)

4.5mg/日,分3次服。起始剂量每次0.375mg,3次/日,逐渐加量,7周内达推荐剂量。

石杉碱甲(huperzine A)

每次0.15~0.25mg,3次/日,剂量超过0.25mg时记忆反而减退。

美金刚(memantine)

每日最大剂量20mg,为减少副作用的发生,治疗第一周的剂量为每日5mg,第2周每日10mg,第3周每日15mg,第4周开始以后每日20mg。

复习思考题

1. 帕金森病的治疗原则是什么?哪些药物能增强黑质-纹状体DA能神经功能?原理分别是什么?

2. 治疗阿尔茨海默病的常用药物有哪些?其机制是什么?

(江苏大学药学院　高　静)

第十四章　抗精神失常药

学习目标

1. 了解抗精神病药的分类及其特点。
2. 掌握氯丙嗪的药理作用、作用机制、临床应用及常见不良反应。
3. 了解其他抗精神失常药的作用特点及用途。

精神失常是由多种原因引起的以精神活动障碍为特征的一类疾病，包括精神分裂症、躁狂症、抑郁症和焦虑症等。治疗精神疾病应采取综合措施，包括药物治疗、心理治疗、工作调整、环境改善等，其中药物治疗占重要地位。治疗这些疾病的药物统称为抗精神失常药，根据其临床用途分为抗精神病药、抗躁狂症药、抗抑郁症药和抗焦虑症药。

第一节　抗精神病药

精神分裂症是以思维、情感、行为之间不协调，精神活动与现实脱离为主要特征的一类常见的精神病。根据临床症状，将其分为两型，即Ⅰ型和Ⅱ型。前者以幻觉、妄想、思维紊乱等阳性症状为主；后者则以情感淡漠、意志缺失、主动性缺乏等阴性症状为主。抗精神病药（antipsychotic drugs）又称神经安定药，主要用于治疗精神分裂症，对其他精神病的躁狂症状也有效。

【作用机制】 精神分裂症的发病机制有许多学说，其中脑内多巴胺（dopamine，DA）系统功能亢进的学说得到了广泛的接受和认可，该学说以下述事实为基础：① 精神分裂症患者应用L-dopa或促进DA释放的药物如苯丙胺可使病情恶化；② 精神分裂症患者多巴胺β-羟化酶活性较正常人低，故减少DA转化为NA，实际增加DA含量；③ 减少DA的合成和储存，能改善病情；④ Ⅰ型精神分裂症患者死亡后，其壳核和伏隔核DA受体（尤其是D_2亚型）数目显著增加，DA代谢产物也增加；⑤ 应用氯丙嗪等多巴胺受体阻断药可缓解症状，且临床用量与受体阻断作用密切相关。此外，递质ACh、NA和5-HT增加及GABA功能不足等与发病也有一定关系。

DA是一种重要的中枢神经递质，参与人类神经精神活动的调节，其功能紊乱（亢进或减弱）可导致严重的神经精神疾病。人类中枢神经系统主要存在4条DA通路：① 中脑-边缘系统，主要调控情绪反应。② 中脑-皮质系统，主要参与认知、思维、感觉、理解和推理能力的调控。抗精神分裂症药主要药效与中脑-边缘系统及中脑-皮质系统D_2受体阻断有关。③ 黑质-纹状体系统，是锥体外系运动功能的高级中枢。抗精神分裂症药的锥体外系副作用与该通路D_2受体阻断有关。④ 结节-漏斗系统，主要调控垂体激素的分泌，如抑制催乳素的分泌、促进促肾上腺皮质激素（ACTH）和生长激素（GH）的分泌等，应用抗精神病药物则可产生相反的作用，使催乳素分泌增加，ACTH 和 GH 分泌减少，这是其不良反应的基础。

中枢多巴胺受体可分为 D_1 和 D_2 亚型。目前已知中枢神经系统内有 5 种多巴胺受体（D_1、D_2、D_3、D_4 和 D_5）。D_1、D_5 在药理学特征上符合 D_1 亚型受体，称为 D_1 样受体，D_2、D_3、D_4 符合 D_2 亚型受体特征，因此称为 D_2 样受体。黑质-纹状体系统存在 D_1 样受体和 D_2 样受体，中脑-边缘系统和中脑-皮质系统主要存在 D_2 样受体，结节-漏斗系统主要存在 D_2 样受体中的 D_2 亚型。

【药物分类】 抗精神分裂症药大多是强效多巴胺受体阻断药，在发挥治疗作用的同时，大多药物可引起情绪冷漠、精神运动迟缓和运动障碍等不良反应。根据其化学结构及作用特点，将抗精神分裂症药分为以下几类。

1. 典型抗精神分裂症药　通常称为第一代抗精神病药。这些药物化学结构各异，主要作用机制基本相同。

（1）吩噻嗪类：① 二甲胺类，如氯丙嗪；② 哌嗪类，如奋乃静、三氟拉嗪等；③ 哌啶类，如硫利达嗪。④ 苯甲酰胺类，如舒必利等。

（2）硫杂蒽类：如氯普噻吨、氟哌噻吨等。

（3）丁酰苯类：如氟哌啶醇、氟哌利多等。

2. 非典型抗精神分裂症药　通常称为第二代抗精神病药。这些药物的机制与典型药物有较大区别。

（1）二苯二氮䓬类：如氯氮平等。

（2）苯丙异噁唑类：如利培酮。

（3）二苯丁酰哌啶类：如五氟利多等。

（4）其他类：如阿立哌唑等。

典型抗精神病药对阳性症状为主的Ⅰ型精神分裂症有效，但同时多有较严重的锥体外系不良反应。非典型抗精神病药不仅对阳性症状有效，对阴性症状为主的Ⅱ型精神分裂症也有效，还能改善患者的认知功能、情感症状等，具有引起急性锥体外系症状的危险性较小、催乳素水平升高的程度较轻、镇静作用较弱等优点。但是，非典型抗精神分裂症药物可能引起体重增加、糖脂代谢障碍等其他不良反应，新上市的阿立哌唑和齐拉西酮较少引起体重增加。

一、第一代抗精神病药物

（一）吩噻嗪类

氯丙嗪

氯丙嗪（chlorpromazine）是第一个问世的吩噻嗪类抗精神分裂症药，由于其疗效确切，至今仍是临床常用药物之一。

【体内过程】 氯丙嗪口服或注射均易吸收，口服后 2 ~ 4h 血药浓度达峰值，出现镇静作用。服药后 1 ~ 3 周出现抗精神病作用。食物、胆碱受体阻断药可显著延缓其吸收。肌注吸收迅速，但因刺激性强应深部注射。吸收后约 90% 与血浆蛋白结合，可分布到全身各组织，以肺、肝、脑、脾和肾中较多。脑内浓度可达血浆浓度的 10 倍，其中以下丘脑、基底神经节、丘脑和海马等部位浓度最高。氯丙嗪主要在肝经 P_{450} 系统代谢为多种产物，主要经肾排泄，亦可通过乳汁分泌。由于其脂溶性高，易蓄积于脂肪组织，停药后数周乃至半年后，尿中仍可检出其代谢产物。不同个体口服相同剂量氯丙嗪后，血药浓度可相差 10 倍以上，所以给药剂量应个体化。由于老年患者对氯丙嗪的代谢与消除速率减慢，故应适当减量。

【药理作用与作用机制】 氯丙嗪为 DA 受体阻断药。对肾上腺素 α 受体、M 胆碱受体也有阻断作用，因此其药理作用广泛。

1. 中枢神经系统

（1）抗精神病作用：正常人一次口服 100mg 氯丙嗪后，可出现安静、活动减少、感情淡漠、对周围事物不感兴趣、注意力降低，但理智正常。在安静环境下易入睡，但易被唤醒，醒后神志清楚。与巴比妥类催眠药不同，加大氯丙嗪的剂量也不引起麻醉。精神分裂症患者服药后，在不过分抑制情况下，可迅速控制兴奋躁动，大剂量连续用药可减少或消除幻觉、妄想、躁动及精神运动性兴奋，恢复理智，达到生活自理、产生良好的抗精神病作用。对抑郁无效，甚至可使之加剧。

氯丙嗪等吩噻嗪类药物的抗精神病作用主要是由于阻断了中脑-边缘系统和中脑-皮质系统的 D_2 样受体所致。此外，氯丙嗪对中枢胆碱受体、肾上腺素受体、组胺受体和 5-HT 受体也有一定的阻断作用，从而产生较强抗精神病作用。

由于氯丙嗪对中脑-边缘系统和中脑-皮质系统这两个通路的 D_2 样受体和黑质-纹状体通路的 D_2 样受体的亲和力几乎无差异，因此，在长期应用氯丙嗪的患者中，锥体外系反应的发生率较高。而阻断网状结构上行激活系统的 α 受体则与镇静安定作用有关。长期连续用药后，氯丙嗪的镇静作用可出现耐受性，而其抗精神病作用不出现耐受性。

（2）镇吐作用：氯丙嗪有较强的镇吐作用。小剂量时即可对抗 DA 受体激动剂阿扑吗啡引起的呕吐反应，这是由于氯丙嗪阻断了延脑第四脑室底部催吐化学感受区的 D_2 样受体；大剂量时又可直接抑制呕吐中枢，但不能对抗前庭刺激引起的呕吐。对顽固性呃逆也有效，其机制可能是氯丙嗪抑制位于延髓与催吐化学感受区旁的呃逆中枢调节部位。

（3）对体温调节的作用：氯丙嗪可抑制体温调节中枢，使体温调节失灵，机体体温可随环境温度变化而变化，在低温环境下体温下降至正常以下；在炎热天气，氯丙嗪使体温升高，这是其干扰了机体正常散热的结果。这与解热镇痛药不同，后者只降低发热体温而不降低正常体温。临床上用物理降温（冰袋、冰浴）配合氯丙嗪可出现镇静、嗜睡、体温降低至正常以下、基础代谢降低、器官功能活动减少、耗氧量减低而呈“人工冬眠”状态，用于低温麻醉。

（4）加强中枢抑制药的作用：氯丙嗪可加强全身麻醉药、镇静催眠药、镇痛药及乙醇等的作用，故上述药物与氯丙嗪联合应用时，应适当降低剂量。

2. 自主神经系统 氯丙嗪阻断 α 受体，可翻转肾上腺素的升压效应，同时还能抑制血管运动中枢，引起血管扩张、血压下降，故肾上腺素不适合用于氯丙嗪引起的低血压。但反复应用后，其降压作用可产生耐受性而逐渐减弱，且有较多副作用，故不作为抗高血压药应用。氯丙嗪阻断 M 胆碱受体作用较弱，可引起口干、便秘、视力模糊等不良反应。

3. 内分泌系统 氯丙嗪阻断结节-漏斗系统的 D_2 样受体，减少下丘脑催乳素抑制因子的释放,使催乳素分泌增加,引起乳房肿大及泌乳;抑制促性腺激素释放因子的释放,减少促卵泡激素和黄体生成素的释放,引起排卵延迟;抑制 ACTH 的释放,使糖皮质激素分泌减少;抑制垂体生长激素的分泌,可试用于巨人症的治疗。

【临床应用】

1. 精神分裂症　氯丙嗪能够显著缓解阳性症状,如进攻、亢进、幻觉、妄想等,但对抑郁、木僵等阴性症状疗效差。急性期时药物起效较快,临床主要用于Ⅰ型精神分裂症(精神运动性兴奋和幻觉妄想为主)的治疗,尤其对急性患者效果显著,但不能根治,需长期用药,甚至终身治疗;对慢性精神分裂症患者疗效较差。对Ⅱ型精神分裂症患者无效甚至加重病情。氯丙嗪对其他精神病伴有的兴奋、躁动、紧张、幻觉和妄想等症状也有显著疗效。对各种器质性精神病(如脑动脉硬化性精神病、感染中毒性精神病)和症状性精神病的兴奋、幻觉和幻想症状也有效,但剂量要小,控制症状后应立即停药。

2. 呕吐和顽固性呃逆　临床主要用于强心苷、吗啡、四环素等多种药物和疾病如尿毒症、恶性肿瘤、放射病等引起的呕吐。对顽固性呃逆也具有显著疗效;对晕动症引起的呕吐无效。

3. 低温麻醉与人工冬眠　氯丙嗪配合物理降温(冰袋、冰浴)可用于低温麻醉,减少组织耗氧量,有利于某些手术。氯丙嗪与哌替啶、异丙嗪合用,可使患者深睡,降低体温、基础代谢率及组织耗氧量,增强患者耐缺氧的能力,并使自主神经传导阻滞及中枢神经系统反应性降低,此种状态称为"人工冬眠",有利于机体度过危险的缺氧缺能期,为进行其他有效的对因治疗争取时间,可用于严重感染性休克、创伤性休克、高热及甲状腺危象等的辅助治疗。

【不良反应】　氯丙嗪的安全范围虽然较大,但其药理作用广泛,临床用药时间长,所以不良反应较多。

1. 一般不良反应　中枢抑制症状(嗜睡、淡漠、无力等)、M 受体阻断症状(视力模糊、口干、便秘、无汗和眼内压升高等)、α 受体阻断症状(鼻塞、血压下降、体位性低血压及反射性心悸等)。青光眼患者禁用。本药局部刺激性较强,宜深部肌内注射。静脉注射可致血栓性静脉炎,应用生理盐水或葡萄糖溶液稀释后缓慢静注。为防止体位性低血压,注射氯丙嗪后应卧床休息 1～2h,然后缓慢起立。

2. 锥体外系反应　长期大量服用氯丙嗪可出现 3 种锥体外系反应:① 药源性帕金森综合征,多见于中老年人,表现为肌张力增高、面容呆板、动作迟缓、肌肉震颤和流涎等。一般用药数周至数月发生。② 静坐不能,青、中年人多见,表现为坐立不安、反复徘徊。③ 急性肌张力障碍,多见于青少年,出现在用药后 1～5 日,由于舌、面、颈及背部肌肉痉挛,引起强迫性张口、伸舌、斜颈、呼吸运动障碍及吞咽困难。上述反应是阻断黑质-纹状体通路的 D_2 样受体,使纹状体中的 DA 功能减弱、胆碱功能占优势的结果。减少药量或停药后,症状可减轻或自行消除,也可用中枢性胆碱受体阻断药(苯海索)或促 DA 释放药(金刚烷胺)等缓解锥体外系反应。

此外,还可见迟发性运动障碍,或称为迟发性多动症,仅见于长期用药的部分患者,表现为不自主、有节律的刻板运动,出现口-舌-颊三联症,如吸吮、舔舌、咀嚼及广泛性舞蹈样手足徐动症等。如早期发现及时停药可以恢复,但也有少数在停药后仍不恢复,其机制可能与氯丙嗪长期阻断突触后膜 DA 受体,使 DA 受体敏感性增加或反馈性促进突触前膜 DA 释放增加有关。此反应一旦发生,很难治疗,抗胆碱药可使症状加重,抗 DA 药反而可使此反应减轻。

3. 药源性精神异常　氯丙嗪本身可以引起精神异常,如意识障碍、萎靡、淡漠、兴奋、躁动、消极、抑郁、幻觉、妄想等,一旦发生应立即停药。

4. 惊厥与癫痫　少数患者用药过程中出现局部或全身抽搐,有惊厥或癫痫史者更易发生,应禁用,必要时加用抗癫痫药。

5. 过敏反应　常见症状有皮疹、接触性皮炎、光敏性皮炎。少数患者出现肝损害、黄疸,也可出现粒细胞减少、溶血性贫血和再生障碍性贫血等。

6. 内分泌紊乱　部分患者可见乳腺增大、泌乳、月经停止、阳痿。对儿童生长有轻度抑制作用。啮齿类动物服用本药可能诱发乳腺癌。乳腺增生症和乳腺癌患者禁用。

7. 心血管系统反应　阻断 α 受体可致体位性低血压,可用去甲肾上腺素、间羟胺等药物治疗。也可致心动过速、心动过缓、心电图改变(ST-T 改变和 Q-T 间期延长)等。

8. 急性中毒　一次吞服大量(1 ~ 2g)氯丙嗪可致急性中毒,患者出现昏睡、血压下降、心肌损害、心动过速、心电图异常(P-R 间期或 Q-T 间期延长,T 波低平或倒置),应立即对症处理,但禁用肾上腺素,以防血压进一步降低。

【药物相互作用及禁忌证】　氯丙嗪能够增强其他中枢神经抑制药如酒精、麻醉药、镇痛药、镇静催眠药、抗组胺药等的药理作用,联合用药时应调整剂量。与吗啡、哌替啶合用时可能引起低血压和呼吸抑制。此类药物能抑制 DA 受体激动药左旋多巴、溴隐停等药理作用,合用时可使其抗帕金森病作用减弱。氯丙嗪的去甲基代谢产物可拮抗胍乙啶的降压作用,可能是阻止后者被摄入神经末梢。与抗心律失常药胺碘酮、普鲁卡因胺等合用,与匹莫齐特、阿托西汀等合用,均可致心律失常的发生。肝药酶诱导剂如苯妥英钠、卡马西平等可加速氯丙嗪代谢,合用时应适当调整剂量。

氯丙嗪能降低惊厥阈,诱发癫痫,有癫痫及惊厥史者禁用。氯丙嗪能升高眼内压,青光眼患者禁用。乳腺增生症及乳腺癌患者禁用。昏迷(特别是应用中枢抑制药后)患者禁用。伴有心血管疾病的老年患者慎用,对冠心病患者易致猝死,应慎用。严重肝功能损害者禁用。

其他吩噻嗪类药物

吩噻嗪类药物还有奋乃静(perphenazine)、氟奋乃静(fluphenazine)、三氟拉嗪(trifluperazine)和硫利达嗪(甲硫达嗪,thioridazine),与氯丙嗪相比,奋乃静、氟奋乃静和三氟拉嗪的抗精神病作用增强,锥体外系不良反应也增强,但镇静作用和心血管作用减弱,故较为常用。硫利达嗪的抗精神病作用不及氯丙嗪,但其锥体外系不良反应显著减轻。由于硫利达嗪可致 Q-T 间期延长,引起精神分裂症患者的心律失常和猝死,部分国家已停止使用。

(二) 硫杂蒽类

硫杂蒽类(thioxanthones),也称为噻吨类,是在氯丙嗪的基础上进行结构改造,将氯丙嗪 10 位氮原子换成碳原子,并通过双键与侧链相连,而得到的一类抗精神病药物。

氯普噻吨

氯普噻吨(chlorprothixene,氯丙硫蒽,泰尔登)的药理作用与机制均与氯丙嗪相似,抗精神分裂症、抗幻觉和妄想作用比氯丙嗪弱，但镇静作用较强。抗肾上腺素和抗胆碱作用较弱；镇吐作用强。化学结构与三环类抗抑郁药相似，有一定的抗焦虑和抗抑郁作用，临床适于治疗伴有焦虑或焦虑性抑郁的精神分裂症、焦虑性神经官能症、更年期抑郁症。不良反应与氯丙嗪相似而较轻，锥体外系反应也较少。偶见皮疹、接触性皮炎及迟发性运动障碍。罕见不良反应有粒细胞减少症、黄疸及乳腺肿大等。

硫杂蒽类药物还有氟哌噻吨（flupenthixol）、氯哌噻吨（clopenthixol）、哌普嗪（pipothiazine）、磺哌噻吨（thiothixene）等。

（三）丁酰苯类

本类药物化学结构与吩噻嗪类完全不同，但药理作用与吩噻嗪类相似，是强效抗精神病药、抗焦虑药。

氟哌啶醇

氟哌啶醇（haloperidol，氟哌丁苯，氟哌醇）是第一个合成的丁酰苯类药物，是这类药物的代表药，属高效价抗精神病药。它能选择性阻断 D_2 样受体，药理作用及机制与氯丙嗪相似。其特点为抗精神病作用和镇吐作用较氯丙嗪强，而镇静作用较弱，降温作用不明显，其锥体外系反应发生率高、程度严重。α 受体和 M 受体阻断作用轻，对心血管系统的副作用较小。

临床主要用于治疗各种急慢性精神分裂症及躁狂症，对氯丙嗪无效的患者仍有效，也可用于治疗呕吐及顽固性呃逆、焦虑性神经官能症等。口服吸收快，2～6h 血药浓度达峰值，血浆 $t_{1/2}$ 为 21h，作用可持续 3 日，在肝内代谢，单剂口服后约 40% 由尿排出，胆汁也可排泄少量。

因有致畸报道，孕妇忌用，哺乳期妇女不宜服用；大剂量引起心律失常，心功能不全者禁用；基底神经节病变者禁用。

丁酰苯类药物还有氟哌利多（droperidol）、溴哌利多（bromperidol）、苯哌利多（benperidol）、匹莫齐特（pimozide）等。

（四）苯酰胺类

舒必利

舒必利（sulpiride，硫苯酰胺）可选择性阻断中脑-边缘和中脑-皮质系统的 D_2 受体，对纹状体 D_2 受体的亲和力较低，因此其锥体外系不良反应较少。对紧张型精神分裂症疗效高、奏效快，有药物电休克之称，并有一定的抗抑郁作用，对精神分裂症的阴性症状如情绪低落、忧郁、孤僻、退缩等也有效，也可用于顽固性恶心呕吐的治疗；对长期用其他药物治疗无效的难治病例也有效。

二、第二代抗精神病药物

（一）二苯二氮䓬类

氯氮平

氯氮平（clozapine）是第一个用于临床的非典型抗精神病药，其抗精神病作用较强而迅速,特异性阻断中脑-边缘系统和中脑-皮质系统的 D_4 亚型受体,而对黑质-纹状体系统的 D_2 和 D_3 亚型受体几乎无亲和力。氯氮平还选择性阻断 5-HT_{2A} 受体,协调 5-HT 和 DA 系统的平衡和相互作用。临床用于治疗急、慢性精神分裂症,而且对其他药物无效的病例,包括慢性精神分裂症的退缩等阴性症状仍有较好疗效;也可用于长期给予氯丙嗪等传统抗精神病药物引起的迟发性运动障碍。此外,氯氮平还具有抗胆碱作用、抗组胺作用、抗 α 受体作用,几乎无锥体外系反应及内分泌紊乱等不良反应。不良反应有流涎、便秘、发热、粒细胞减少,严重者可致粒细胞缺乏(女性多于男性),可能由于免疫反应引起,因此,用药前及用药期间须做白细胞计数检查。癫痫及严重心血管疾病患者慎用。增量过快易致体位性低血压。亦有引起染色体畸变的报道。

(二) 苯丙异噁唑类

利培酮

利培酮(risperidone)是新一代非典型抗精神病药物,低剂量时可阻断中枢的 5-HT_2 受体,大剂量时又可阻断多巴胺 D_2 受体,对其他受体作用弱。本药全面解除精神分裂症患者的阳性和阴性症状的作用优于氟哌啶醇,适于治疗首发急性患者和慢性患者。不同于其他药物的是该药对精神分裂症患者的认知功能障碍和继发性抑郁也有治疗作用。由于利培酮有效剂量小,见效快,锥体外系反应轻,治疗依从性优于其他抗精神病药,因而自 20 世纪 90 年代应用于临床以来,很快在全球推广应用,已成为治疗精神分裂症的一线药物。

(三) 二苯丁酰哌啶类

五氟利多

五氟利多(penfluridol)为长效口服抗精神病药,易吸收,每周用药一次即可维持疗效。抗精神病作用强,为丁酰苯类药物匹莫齐特的 7 倍。对急性和慢性精神分裂症、阳性和阴性症状均有效,能控制幻觉、妄想、退缩、淡漠等症状。临床应用有效剂量时,少见镇静作用。不良反应有头痛、乏力、失眠和锥体外系反应。

(四) 其他

阿立哌唑

阿立哌唑(aripiprazole)为 2004 年在中国上市的非典型抗精神病药,是 D_2 和 5-HT_{1A} 受体的部分激动剂、5-HT_{2A} 受体阻断剂。对精神分裂症的阳性和阴性症状均有效,长期应用可降低精神分裂症的复发率,并能改善情绪和认知功能障碍,对语言记忆障碍的改善作用优于奥氮平。起效快,精神分裂症患者用药后 1~2 周症状明显改善。

阿立哌唑不良反应少而轻微,最常见的不良反应是头痛、焦虑和失眠,此外,可见恶心、呕吐、便秘、体位性低血压、心动过速。上述不良反应多发生在治疗的初期(第 1~2 周),随治疗的延续可逐渐减轻。本药极少产生锥体外系不良反应,不增加血浆催乳素水平,嗜睡和体重增加不明显。

第二节　抗躁狂症药

躁狂抑郁症是一种情感障碍性精神疾病。有单相型（即躁狂或抑郁两者之一反复发作）和双相型（躁狂和抑郁交替发作）。现认为脑内5-HT降低是躁狂和抑郁症的共同的病理生化基础。在此基础上，NA功能亢进则为躁狂，表现为情绪高涨、联想敏捷、活动增多；NA功能降低则为抑郁，表现为情绪低落，言语减少，精神活动迟缓。目前临床用于治疗躁狂症的药物包括典型抗躁狂症药碳酸锂、某些抗精神病药（如氯丙嗪、氟哌啶醇、氯氮平、利培酮、匹莫齐特等）、抗癫痫药（如卡马西平、丙戊酸钠）、钙通道阻滞药（如维拉帕米）等。其中，碳酸锂是治疗躁狂症的基本药物。

碳酸锂

【体内过程】 碳酸锂（lithium carbonate）口服吸收快而完全，2～4h血药浓度达峰值。锂不与血浆蛋白结合，$t_{1/2}$为18～36h。锂虽吸收快，但通过血脑屏障进入脑组织和神经细胞需一定时间，故显效慢。主要经肾排泄，约80%由肾小球滤过的锂在近曲小管与钠竞争性重吸收，所以增加钠摄入可促进锂的排泄。钠盐摄入不足或肾小球滤出减少可导致锂在体内潴留，引起中毒。碳酸锂的治疗需进行血药浓度监测指导用药。老年人锂盐排泄慢，应注意调整剂量。

【药理作用与作用机制】 治疗剂量的碳酸锂对正常人精神活动无明显影响，但可显著改善躁狂症或躁狂抑郁症患者失眠、多动等症状，使行为、言语恢复正常，亦可改善精神分裂症的情感障碍。锂盐发挥药理作用的是Li^+，其情绪安定的确切机制目前仍不清楚，可能与以下四方面有关：① 在治疗浓度抑制去极化和Ca^{2+}依赖的NA和DA从神经末梢释放，但不影响或促进5-HT的释放；② 促进突触间隙儿茶酚胺再摄取，并增加其灭活，使突触间隙NA和DA浓度降低；③ 抑制腺苷酸环化酶和磷脂酶C所介导的反应；④ 影响Na^+、Ca^{2+}和Mg^+的分布，影响葡萄糖的代谢。

【临床应用】 用于治疗躁狂症或躁狂抑郁症的躁狂状态，对精神分裂症的兴奋躁动也有效。可与抗精神病药合用提高疗效，减少抗精神病药剂量。锂盐对抑郁症也有一定疗效。此外锂盐还可治疗强迫症、周期性精神病、经前期紧张症等。

【不良反应及禁忌证】 锂盐不良反应较多，安全范围较窄，最适浓度为0.8～1.5mmol/L，超过2mmol/L即出现中毒症状。用药早期症状有头昏、恶心、呕吐、腹泻、疲乏、肌肉无力、震颤、口干、多尿等，常在继续治疗1～2周内逐渐减轻或消失。此外可引起甲状腺肿大、黏液性水肿、体重增加等。锂在体内蓄积中毒时，可出现脑病综合征，如意识模糊、谵妄、反射亢进、眼震颤、惊厥发作，乃至昏迷、休克、肾功能损害等，一旦出现这些症状，应立即停药，采取措施，促进锂的排泄。静脉注射生理盐水可促进锂的排泄。为预防严重不良反应，最好每日做血药浓度监测。当血锂高达1.6mmol/L时应立即减量或停药。严重心血管疾病、肾病、脑损伤、脱水、低钠血症及使用利尿药者禁用。

第三节 抗抑郁症药

常用抗抑郁症药包括以下几种：

（1）选择性5-HT再摄取抑制药：如氟西汀、帕罗西汀、舍曲林等。

（2）三环类抗抑郁症药（抑制NA、5-HT再摄取的药物）：如丙米嗪、阿米替林、多塞平、氯米帕明等。

（3）NA再摄取抑制药：如地昔帕明、马普替林等。

（4）其他：曲唑酮、米安色林等。

其中，5-HT再摄取抑制药以其作用选择性强，多无抗胆碱、抗组胺作用、对心血管系统毒性小等优点，在临床抑郁症的治疗中日益受到重视，成为一线抗抑郁症药物。

一、选择性5-HT再摄取抑制药

氟西汀

氟西汀（fluoxetine）是强效选择性5-HT再摄取抑制剂，能延长和增加5-HT的作用，从而产生抗抑郁作用。氟西汀对肾上腺素受体、组胺受体、GABA受体、M受体、5-HT受体几乎无亲和力，故无抗胆碱作用和心脏毒性。其适用于治疗伴有焦虑的各种抑郁症，且对抑郁症的疗效与三环类相当。此外，该药对强迫症、贪食症、社交恐惧症和神经性厌食症亦有疗效。本药口服吸收良好，6～8h血药浓度达高峰，血浆蛋白结合率约为95%，血浆消除$t_{1/2}$为2～3日，在肝脏经代谢生成去甲基活性代谢物去甲氟西汀，其活性与母体相同，但其消除$t_{1/2}$为7～9日。应用本药时偶有恶心呕吐、头痛头晕、乏力失眠、厌食、体重下降、震颤、惊厥、性欲降低等不良反应。本药不应与单胺氧化酶抑制剂（MAOI）合用，应在MAOI停药14日后使用。心血管疾病、糖尿病患者应慎用。

帕罗西汀

帕罗西汀（paroxetine）为强效5-HT再摄取抑制剂，常用剂量时对其他递质无明显影响，通过阻断5-HT的再摄取而提高神经突触间隙5-HT的浓度，从而产生抗抑郁作用。其抗抑郁疗效与三环类相当，而体重增加、对心脏的影响及镇静、抗胆碱等副作用较三环类轻。适于治疗伴有焦虑症的抑郁症患者。口服吸收良好，血浆蛋白结合率为95%，$t_{1/2}$为24h，主要经肝脏代谢，最后由肾排出。常见不良反应为口干、便秘、视力模糊、震颤、头痛、恶心等。禁与MAOI联用。

舍曲林

舍曲林（sertraline）是选择性抑制5-HT再摄取的抗抑郁症药，可用于各类抑郁症的治疗或预防其发作，并对强迫症、经前焦虑症有效。几乎无抗胆碱作用。不良反应比三环类抗抑郁症药少，偶见口干、恶心、腹泻、男性射精延迟、震颤、出汗等，不宜与MAOI合用。严重肝功能不良者禁用。有癫痫病史者慎用。

二、三环类抗抑郁症药

丙米嗪

【体内过程】 丙米嗪(imipramine,米帕明)口服吸收良好,但个体差异大,生物利用度为29%～77%。口服后2～8h血药浓度达高峰,$t_{1/2}$为10～20h。在体内广泛分布于各组织,以脑、肝、肾及心肌分布较多,蛋白结合率为90%。丙米嗪主要在肝脏代谢,代谢产物去甲丙米嗪(地昔帕明)也有抗抑郁活性。代谢产物和少量原形药物经肾排泄,少量经胆汁排泄。2-羟代谢物与葡萄糖醛酸结合自尿排出。

【药理作用】 本药为最先应用的三环类抗抑郁症药(tricyclic antidepressants,TCAs),具有较强抗抑郁作用,但兴奋作用不明显,镇静作用弱。

1. 对中枢神经系统的作用　正常人服用丙米嗪后出现以镇静为主的症状,但抑郁症患者服药后却出现精神振奋、情绪提高、焦虑缓解、食欲增进、睡眠改善等,但疗效缓慢,连续用药2～3周后才显效。作用机制主要为丙米嗪可以抑制特定脑区神经组织突触前膜对NA的再摄取,对5-HT的再摄取也有抑制作用,提高突触间隙NA、5-HT浓度,促进和改善突触传递功能,从而发挥抗抑郁作用。

2. 对自主神经系统的作用　治疗量丙米嗪有显著的M受体阻断作用,会引起口干、便秘、尿潴留和视力模糊等不良反应。

3. 对心血管系统的作用　治疗量丙米嗪可阻断α受体,降低血压,引起心律失常,其中心动过速较常见。心电图可出T波倒置或低平。这些作用可能与其抑制心肌中NA的再摄取有关。此外,丙米嗪对心肌还有奎尼丁样直接抑制作用,心血管疾病患者慎用。

【临床应用】 适用于各种类型的抑郁症治疗。对内源性抑郁症、更年期抑郁症疗效较好,其次为反应性抑郁症。对伴有焦虑的抑郁症患者疗效显著,对恐惧症亦有效。但对精神分裂症伴发的抑郁状态疗效较差。此外,还可用于小儿遗尿症等。

【不良反应】 常见的不良反应有口干、扩瞳、心动过速、视力模糊、便秘、尿潴留、眼内压升高等阿托品样作用,还可出现多汗、无力、头晕、失眠、精神紊乱、皮疹、震颤、心肌损害。大剂量可引起癫痫样发作。偶见粒细胞减少及黄疸等。长期应用应定期检查血常规和肝功能。

因抗抑郁症药易致尿潴留和眼内压升高,故前列腺肥大、青光眼患者禁用。此外心脏病患者,肝、肾功能不全患者和孕妇禁用。

阿米替林

阿米替林(amitriptyline)为临床常用的TCA,其抗抑郁作用与丙米嗪极为相似,与后者相比,阿米替林对5-HT再摄取的抑制作用强于对NA再摄取的抑制;其镇静作用与抗胆碱作用也较明显。可使抑郁症患者情绪提高,对思考缓慢、行为迟缓及食欲不振等症状有所改善。一般用药后7～10日可产生明显疗效。口服吸收完全,8～12h达血药峰浓度,血浆半衰期为32～40h,蛋白结合率为82%～96%。经肝脏代谢,主要代谢产物为去甲替林,仍有活性。最终代谢产物以游离型或结合型自肾脏排出体外。排泄较慢,停药3周仍可在尿中检出。

三、NA 再摄取抑制药

地昔帕明

地昔帕明(desipramine)又名去甲丙米嗪,是强效选择性 NA 再摄取抑制剂,对 DA 的摄取也有一定的抑制作用,对 H_1受体有强阻断作用,对 α 受体和 M 受体阻断作用较弱。主要用于治疗抑郁症,对轻、中度的抑郁症疗效好,也可用于遗尿症的治疗。本药口服易吸收,2 ~6h 血药浓度达高峰,主要经肾排泄。与丙米嗪相比,不良反应较少,但对心脏的影响与丙米嗪相似,过量导致心律失常、震颤、惊厥、口干及便秘等,偶致体位性低血压,可能是由于其抑制了 NA 再摄取,阻断了 α 受体作用。

马普替林

马普替林(maprotiline)在化学上为四环类,是选择性 NA 再摄取抑制剂,对 5-HT 摄取几乎无影响。抗抑郁效果与丙米嗪、阿米替林相似,但奏效快、不良反应少。一般用药后2 ~7 日生效,少数人用药2 ~3 周后才充分发挥疗效。马普替林还有安定作用,故既适用于迟钝型抑郁症,也适用于激越型抑郁症;抗胆碱作用与丙米嗪类似,远比阿米替林弱;能延长 REMS 睡眠时间。其对心脏的影响也与三环类抗抑郁药一样,延长 Q-T 间期,增加心率。

口服后吸收缓慢而完全,9 ~16h 达血浆药物峰浓度,广泛分布于全身组织,肺、肾、心、脑和肾上腺的药物浓度均高于血液,血浆蛋白结合率约为 90% ,$t_{1/2}$约为 51h。

不良反应中以胆碱能阻断症状最为常见,如口干、便秘、视力模糊等,嗜睡、眩晕等不良反应较三环类轻,对心脏毒性小。皮肤过敏发生率较高。易诱发或加重癫痫发作。

四、其他抗抑郁症药

曲唑酮

曲唑酮(trazodone)抗抑郁作用与三环类相似,但对心血管系统毒性小,无抗胆碱副作用。作用机制是选择性地阻断 $5\text{-}HT_2$ 受体和抑制 5-HT 的再摄取,抑制 NA 再摄取作用较弱。对多巴胺受体、组胺受体、乙酰胆碱受体几乎无作用,也不抑制脑内 MAO 活性。本药对心脏无影响,可用于其他抗抑郁药治疗无效的顽固性抑郁症,尤其适用于老年人或伴有心血管疾病的抑郁症患者。

本药不良反应较少而轻微,最常见的是嗜睡,偶有恶心、呕吐、体重下降、心悸、体位性低血压等,癫痫患者和肝肾功能不良者慎用。本药口服吸收良好,2h 达血药浓度高峰,血浆蛋白结合率为 89% ~95% 。经肝脏代谢,其代谢产物仍有明显活性,最终代谢产物经肾脏排出。$t_{1/2}$平均为 4. 1h。

米安色林

米安色林(mianserin)为一种四环类抗抑郁症药。对突触前膜 $α_2$ 肾上腺素受体有阻断作用。其治疗抑郁症的机制是通过抑制负反馈而使突触前膜 NA 释放增多。疗效与丙米嗪相似,还具有抗焦虑作用,但抗胆碱和心血管作用小,很少引起低血压。适用于老年人和伴有心脏病的抑郁症患者;也可用于治疗原发性焦虑症或伴有抑郁症的焦虑症。

相关链接

精神分裂症的全基因组关联分析

精神分裂症(schizophrenia)是精神疾病中最为常见的,也是病因和临床表现最为复杂的一种精神疾病,据估计精神分裂症的遗传力约为80%,发病率在全球范围内为1%左右。尽管对精神分裂症经过了一个多世纪的研究,但仍未能明确其致病机理,因此临床上主要针对症状而不是病因进行治疗,这使得研究者多年来一直专注于对精神分裂症机制的研究。近年来,全基因组关联分析(genome-wide association study, GWAS)已逐渐成为研究精神分裂症的遗传变异和寻找其易感基因的主要手段。我国在精神分裂症的遗传学和生命组学研究方面取得了很大进展,如在中国人群,GWAS已经鉴定出8个精神分裂症遗传易感位点,为揭示精神分裂症发病机制提供了直接的遗传学证据。截至目前,国内2个研究组分别对我国精神分裂症患者开展了大规模全基因组关联分析,得到了两组完全不同的遗传易感位点。目前对这些结果的反复验证工作和相关位点的基因功能学研究还在进行,这些工作将有助于推动能够反映疾病发展进程的关键生物标记物在临床上的实际应用,从而可以与冠心病、高血压病和糖尿病等慢性疾病一样,系统性地建立适合于类似精神分裂症这类复杂疾病的早期诊断、干预和预防的临床咨询和应用体系。

制剂及用法

盐酸氯丙嗪(chlorpromazine hydrochloride)

一般口服量12.5～50mg/次,3次/日。肌内注射,25～50mg/次。治疗精神病宜从小剂量开始,轻症300mg/日,重症600～800mg/日,好转后逐渐减用维持量(50～100mg/日)。拒服药者用50～100mg/次,加于25%葡萄糖溶液20mL内,缓慢静脉注射。

奋乃静(perphenazine)

口服,一般2～4mg/次,3次/日。5～10mg/次,肌内注射。治疗精神病:轻症20～30mg/日,重症40～60mg/日,分2次肌内注射。

盐酸三氟拉嗪(trifluperazine hydrochloride)

15～30mg/日,分3次口服。

盐酸氟奋乃静(fluphenazine hydrochloride)

10～20mg/日,分2～3次口服。

氟奋乃静癸酸酯(fluphenazine decanoate)

每2周25mg,肌内注射。

氯普噻吨(chlorprothixene)

轻症150mg/日,重症300～600mg/日,口服。

氟哌啶醇(haloperidol)

口服,2～10mg/次,3次/日。肌内注射,5mg/次。

氟哌利多(droperidol)

治疗精神分裂症:10～30mg/日,分1～2次,肌内注射。神经安定镇痛:每次5mg,加入芬太尼0.1mg,在2～3min内缓慢静脉注入,5～6min内如未达一级浅麻状态,可追加半量至一倍量。麻醉前给药:手术前半小时肌内注射2.5～5mg。

盐酸丙米嗪(imipramine hydrochloride)

25～75mg/次,3次/日。年老体弱者每日自12.5mg开始,逐渐增量。

阿米替林(amitriptyline)

75～150mg/日,分3次口服。

氯米帕明(clomipramine)

治疗抑郁症:开始口服剂量50～100mg/日,逐渐增加至200mg/日,最大用量为250mg/日,分次服用,也有人主张睡前一次性口服。

马普替林(maprotiline)

开始25～75mg/日,口服,至少2周,需要时渐增至150～225mg/日,有效治疗量一般为150mg/日,分数次服或1次服用。

氟西汀(fluoxetine)

开始20mg/日,早餐后服用。有效治疗量20～40mg/日,1次/日。

碳酸锂(lithium carbonate)

由小剂量开始,0.5g/日,递增至0.9～1.8g/日,分3～4次口服。

复习思考题

1. 氯丙嗪抗精神病的作用机制是什么?
2. 氯丙嗪对体温调节的影响有何特点?
3. 氯丙嗪的药理作用和临床应用有哪些?
4. 简述氯丙嗪产生锥体外系反应的原因及其防治措施。

(江苏大学医学院　张　芸)

第十五章　镇痛药

学习目标

1. 掌握吗啡、哌替啶的药理作用、作用机制、临床应用及不良反应。
2. 熟悉喷他佐辛的作用特点和临床应用。
3. 了解其他镇痛药的特点。

疼痛是机体受到伤害性刺激后的一种防御反应，也是多种疾病的一种症状，常伴有不愉快的情绪反应。根据疼痛冲动的发生部位，疼痛可分为躯体痛、内脏痛和神经性痛三种类型。躯体痛是由于身体表面和深层组织的痛觉感受器受到各类伤害性刺激所致，又可分为急性痛（亦称锐痛）和慢性痛（亦称钝痛）两种。前者为尖锐而定位清楚的刺痛，伤害性刺激达到阈值后立即发生，刺激撤除后很快消失；后者为强烈而定位模糊的“烧灼痛”，发生缓慢，持续时间较长。内脏痛是由于内脏器官、体腔壁浆膜及盆腔器官组织的痛觉感受器受到炎症、压力、摩擦或牵拉等刺激所致。神经性痛是由于神经系统损伤或受到肿瘤压迫或浸润所致。

疼痛发生的部位、疼痛的性质、疼痛发作时患者的体征和表现是疾病诊断的重要依据，故疾病未确诊之前须慎用镇痛药，以免掩盖病情，贻误诊治。另一方面，对于心肌梗死、晚期癌症及外伤时出现的剧烈疼痛，不仅使患者痛苦，还可引起生理功能严重紊乱甚至休克、死亡，故应合理应用镇痛药，缓解疼痛，减轻患者痛苦。

镇痛药（analgesics）是一类主要作用于中枢神经系统，选择性地减轻或消除疼痛及疼痛引起的不愉快情绪反应，但不影响意识及其他感觉的药物。该类药物分为阿片生物碱类镇痛药、人工合成镇痛药及非麻醉性镇痛药。其中阿片类生物碱及其合成品（或称阿片类药物，opioids）具有强大的镇痛作用，可用于各种原因引起的急、慢性疼痛，但有明显呼吸抑制、镇静和欣快等中枢作用；长期使用易致耐受性、依赖性和成瘾性，造成用药者出现药物滥用及停药戒断症状。因此，这类药物被称为麻醉性镇痛药（narcotic analgesics）或成瘾性镇痛药（addictive analgesics），属国际管制的麻醉类药品管理范围。

第一节　阿片受体激动药

阿片受体激动药包括阿片生物碱类镇痛药（吗啡、可待因）及人工合成镇痛药（哌替啶、芬太尼、美沙酮等）。阿片（opium）为罂粟科植物罂粟（papaver somniferum）未成熟蒴果浆汁的干燥物，内含吗啡、蒂巴因、可待因等 20 余种生物碱，化学结构上分别属于菲类和异喹啉类。阿片中，菲类的吗啡（morphine）和可待因（codeine）约占 10% 和 0.5%，均可激动阿片受体，产生镇痛作用；异喹啉类的罂粟碱（papaverine）约占 1%，具有松弛平滑肌、舒张血管作用。

吗 啡

【体内过程】 吗啡(morphine)口服后易从胃肠道吸收,但首过消除显著,生物利用度仅为25%。皮下注射吸收快,30 min后可吸收60%,硬膜外或椎管内注射可快速渗入脊髓发挥作用。本药吸收后约1/3与血浆蛋白结合。游离型吗啡迅速分布于全身各组织器官,尤以肺、肝、肾和脾等血液丰富的组织中浓度最高。本药脂溶性较低,仅有少量透过血脑屏障,故脑内浓度较低,但足以产生高效的镇痛效应。吗啡可通过胎盘进入胎儿体内。大部分经肝脏代谢,在肝内与葡萄糖醛酸结合,代谢产物吗啡-6-葡萄糖醛酸(morphine-6-glucuronide)的生物活性比吗啡强,其血浆浓度远远高于吗啡,半衰期较长,其镇痛强度是吗啡的2倍,但也不易透过血脑屏障。代谢物及原形药物主要经肾排泄,少量经胆汁排泄和乳汁排泄。$t_{1/2}$约为2~3h。肾功能减退者和老年患者的吗啡-6-葡萄糖醛酸排泄缓慢,易致蓄积效应。

【药理作用】 吗啡是阿片受体激动剂,其镇痛、镇静、抑制呼吸和镇咳等作用均与激动阿片受体有关。

1. 中枢神经系统

(1) 镇痛和镇静:成人皮下注射吗啡5~10mg即可提高痛阈60%~70%,明显减轻或消除各种疼痛,作用持续4~5h。对慢性持续性钝痛的镇痛作用优于间断性锐痛。在镇痛剂量下还有明显的镇静作用,但无催眠作用;有些患者随着疼痛的缓解及情绪的好转还可出现欣快感,这些均有利于消除患者的紧张、恐惧、焦虑不安等情绪,提高患者对疼痛的耐受性。但欣快感却是引起吗啡成瘾的原因。

吗啡的致欣快作用与患者所处状态有关,对正处于疼痛折磨的患者十分明显,而对已经适应慢性疼痛的患者则不甚显著,甚至引起烦躁不安。

(2) 抑制呼吸:治疗量的吗啡即可抑制脑干的呼吸中枢,使呼吸频率减慢、潮气量降低、肺泡内的CO_2分压升高。呼吸抑制的程度与剂量相关,剂量越大,抑制作用就越显著,中毒剂量时,可使呼吸频率减慢至3~4次/分,是吗啡急性中毒的主要死因。

(3) 其他作用:抑制延髓咳嗽中枢,有强大的镇咳作用。兴奋动眼神经缩瞳核,引起瞳孔缩小,中毒量时瞳孔可呈针尖大小,此为诊断吗啡中毒的重要依据之一。吗啡作用于下丘脑体温调节中枢,改变体温调定点,使体温略有降低,但长期大剂量应用,体温反而升高。吗啡可兴奋延脑催吐化学感受区(CTZ)引起恶心呕吐,还可促进垂体后叶释放抗利尿激素,抑制促性腺释放激素和促肾上腺皮质释放激素的释放而致血中黄体生成素(LH)、促卵泡激素(FSH)和促肾上腺皮质激素(ACTH)水平降低。

2. 平滑肌

(1) 胃肠道平滑肌:胃肠道有高密度阿片受体分布,吗啡兴奋胃肠道平滑肌和括约肌,提高胃窦张力,减慢胃排空速度;增加小肠及结肠张力,减弱推进性蠕动,延缓肠内容物通过;同时由于提高回盲瓣及肛门括约肌的张力、减少消化液分泌、延缓食物消化,以及由于中枢抑制使便意迟钝,因而可引起便秘。便秘反应无耐受性。

(2) 胆道平滑肌:治疗量吗啡可使胆道平滑肌痉挛,奥狄括约肌收缩,使胆囊内压力升高,引起上腹不适甚至胆绞痛,阿托品可部分缓解。还可引起胆汁和胰液反流,造成血淀粉酶和脂肪酶水平升高。

(3) 其他平滑肌:吗啡降低子宫张力、收缩频率和收缩幅度,影响分娩,延长产程,故不宜用于分娩止痛。吗啡提高膀胱括约肌张力,引起排尿困难、尿潴留;对输尿管也有收缩作用。治疗量吗啡对支气管平滑肌兴奋作用不明显,但大剂量可引起支气管平滑肌收缩,诱发或加重哮喘,可能与其促进柱状细胞释放组胺有关。

3. 心血管系统　吗啡对心脏无明显影响,但可扩张阻力血管和容量血管,使血压下降,引起体位性低血压。其降压作用除了降低中枢交感张力外,还与其释放组胺有关。此外,吗啡类药物能模拟缺血性预适应对心肌缺血性损伤的保护作用,减小梗死病灶,减少心肌细胞死亡。吗啡对脑循环影响很小,但由于呼吸抑制,体内 CO_2 蓄积,可引起脑血管扩张和阻力降低,导致脑血流增加和颅内压升高。

4. 免疫系统　吗啡对免疫系统有抑制作用,包括抑制淋巴细胞增殖,减少细胞因子的分泌,减弱自然杀伤细胞的细胞毒作用,抑制人类免疫缺陷病毒(HIV)蛋白诱导的免疫反应等,这可能是吗啡吸食者易感染 HIV 病毒及其他感染性疾患的主要原因。

【作用机制】 阿片受体(μ、δ、κ)和阿片肽共同组成机体的抗痛系统,调控痛觉,维持正常痛阈,发挥生理性止痛作用。痛觉向中枢传导过程中,感觉神经末梢兴奋并释放 P 物质等兴奋性递质,后者作用于接受神经元的相应受体,通过脊髓丘脑束将痛觉冲动传入中枢。内源性镇痛物质(如脑啡肽)由特定神经元释放后可激动脊髓感觉神经突触前、后膜上的阿片受体,通过 G 蛋白偶联机制,抑制腺苷酸环化酶,关闭突触前膜电压敏感 Ca^{2+} 通道,减少 P 物质等神经递质释放,开放突触后膜 K^+ 通道,使突触后膜超极化而抑制痛觉冲动传导,产生镇痛作用。同时,内源性阿片肽还可通过增加中枢下行抑制系统对脊髓背角感觉神经元的抑制作用而产生镇痛作用。吗啡等外源性阿片类镇痛药作为阿片受体激动剂,通过激活上述抗痛系统,模拟内源性阿片肽对痛觉的调制功能而产生镇痛作用。

【临床应用】

1. 镇痛　吗啡对多种原因引起的疼痛均有效,但反复应用易致依赖性。除晚期癌性剧痛可长期应用外,一般只限于短期用于其他镇痛药无效的急性锐痛,如严重创伤、烧伤、手术等引起的剧痛。对急性心肌梗死引起的剧烈疼痛,不仅可以止痛,而且可减轻患者焦虑情绪和心脏负担。对胆绞痛和肾绞痛等内脏绞痛需加用 M 胆碱受体阻断药如阿托品等。对神经压迫性疼痛疗效较差。

晚期癌症患者常伴有严重的持续性疼痛,应常规给予止痛药物。有研究表明,定量定时给予镇痛药,维持一定的血药浓度而产生的镇痛作用往往优于疼痛发作时给药,因此,有吗啡的缓释剂上市。

2. 心源性哮喘　心源性哮喘系急性左心衰竭引起肺水肿,导致肺泡换气功能障碍,CO_2 潴留刺激呼吸中枢,引起呼吸加快所致。除吸氧及应用强心苷、氨茶碱、呋塞米等药物外,静脉注射小剂量吗啡可产生良好的效果,可迅速缓解患者的气促和窒息感,促进肺水肿液的吸收。其机制是吗啡降低呼吸中枢对 CO_2 的敏感性,减弱反射性的呼吸兴奋,使急促浅表的呼吸得以缓解。同时,吗啡扩张外周血管,降低外周阻力,减轻心脏前、后负荷。吗啡的镇静作用有利于消除患者的紧张、恐惧、焦虑不安情绪,但休克、昏迷及严重肺功能不全或痰液过多者禁用。对其他原因引起的肺水肿,如尿毒症所致肺水肿,也可应用吗啡。

3. 止泻 适用于非细菌性急、慢性消耗性腹泻，可选用阿片酊或复方樟脑酊。对细菌感染性腹泻，应同时服用抗菌药。

【不良反应】

1. 耐受性和依赖性 治疗量的吗啡连续反复应用后，除了缩瞳和便秘外，其他大部分效应都会逐渐减弱，形成耐受性，表现为吗啡使用剂量逐渐增大和用药间隔时间缩短，且阿片类药物间有交叉耐受性。患者会发生病态性嗜好而产生依赖性，包括精神依赖性和躯体依赖性。成瘾性即躯体依赖性，停药后出现戒断症状，表现为烦躁不安、失眠、疼痛、流鼻涕、流泪、出汗、震颤、呕吐、腹泻、发热、瞳孔散大、焦虑、虚脱和意识丧失。吗啡和海洛因停药后 6 ~ 10h 开始出现戒断症状，停药后 36 ~ 48h 最严重。成瘾者都有强迫性觅药行为，常不择手段去获取药品，不仅严重损害用药者的健康，还可造成严重的社会问题。故阿片类镇痛药应按国家颁布的《麻醉药品管理条例》严格管理，限制使用。

吗啡产生耐受性和依赖性的机制还未完全阐明。现认为主要是神经组织对吗啡产生了适应性，其中蓝斑核与吗啡依赖性和戒断症状有直接的联系。蓝斑核由去甲肾上腺素能神经元组成，阿片受体分布密集。内阿片肽和吗啡均可抑制蓝斑核放电。当对吗啡产生耐受和依赖后，一旦停用吗啡，蓝斑核的放电加速而出现戒断症状，表明戒断症状的产生可能与蓝斑核去甲肾上腺素能神经元的活动增强有关。α_2 受体激动剂可乐定可抑制蓝斑核放电，故可缓解吗啡的戒断症状，但不能消除成瘾者对吗啡的渴求心理。近年发现导水管尾部灰质（caudal periaqueductal grey，CPAG）的脑啡肽能神经元、谷氨酸能神经元和 GABA 能神经元及其相互作用与吗啡戒断症状产生密切相关。

2. 一般不良反应 治疗量吗啡可引起眩晕、头痛、恶心呕吐、便秘、嗜睡、呼吸抑制、排尿困难、胆绞痛。还可引起颅内压升高和体位性低血压。

3. 急性中毒 吗啡过量可引起急性中毒，表现为昏迷、呼吸深度抑制（可至 2 ~ 4 次/min），瞳孔极度缩小呈针尖样，血压降低甚至休克。呼吸肌麻痹是致死主要原因。抢救措施主要是人工呼吸、吸氧、补液，并使用吗啡拮抗药（纳洛酮等）拮抗吗啡呼吸抑制。

鉴于吗啡的呼吸抑制、血管扩张和延长产程的作用，且能通过胎盘屏障或经乳汁分泌，抑制新生儿和婴儿呼吸，故禁用于分娩止痛和哺乳期妇女止痛。因抑制呼吸、抑制咳嗽反射及促组胺释放可致支气管收缩，禁用于支气管哮喘及肺心病患者。此外，甲状腺功能减退、肾上腺皮质功能不全、前列腺肥大、排尿困难、肝功能严重减退患者和颅脑损伤所致颅内压升高的患者及新生儿和婴儿禁用。

可待因

可待因（codeine）又名甲基吗啡。口服易吸收，生物利用度为 60%，血浆 $t_{1/2}$ 为 2 ~ 4h，过量时可延长至 6h。大部分在肝脏代谢，约 10% 脱甲基为吗啡。代谢产物及少量原形（10%）经肾排泄。

可待因与阿片受体亲和力低，药理作用与吗啡相似，但作用较吗啡弱，其镇痛作用为吗啡的 1/12 ~ 1/10，镇咳作用为吗啡的 1/4。本药无明显镇静作用，对呼吸中枢抑制也较轻。临床用于中等程度的疼痛和剧烈干咳。无明显便秘、尿潴留及体位性低血压等副作用，欣快感和成瘾性也低于吗啡，但仍属于限制性应用的精神药品。

哌替啶

哌替啶(pethidine),又名杜冷丁(dolantin)、麦啶(meperidine),为苯基哌啶衍生物,于1937年人工合成阿托品类似物时发现其具有吗啡样作用,是目前临床最常用的人工合成镇痛药。

【体内过程】 口服生物利用度为40%～60%,故一般注射给药。血浆蛋白结合率为60%,可通过胎盘屏障进入胎儿体内。血浆 $t_{1/2}$ 为3h。主要经肝转化为哌替啶酸及去甲哌替啶,后者 $t_{1/2}$ 为15～20h,有中枢兴奋作用,与中毒时发生的惊厥有关。代谢产物再以结合形式经肾排泄,仅少量以原形排出。

【药理作用】

1. 中枢神经系统　作用与吗啡相似。皮下或肌内注射后10min可产生镇静、镇痛作用,但作用持续时间比吗啡短,仅2～4h。镇痛强度约为吗啡的1/10。部分患者用药后出现欣快,成瘾性发生较慢,戒断症状持续时间较短。哌替啶亦使呼吸中枢对 CO_2 的敏感性降低而抑制呼吸,但较吗啡弱。可兴奋延脑催吐化学感受区及增加前庭器官的敏感性,故易产生眩晕、恶心和呕吐。无明显中枢性镇咳作用。

2. 兴奋平滑肌　虽可中度提高胃肠道平滑肌及括约肌张力,减少推进性蠕动,但作用短暂,所以不引起便秘,亦无止泻作用。可引起胆道括约肌痉挛,提高胆道内压力,但比吗啡弱。治疗量对支气管平滑肌无影响,大剂量可引起支气管平滑肌收缩。对妊娠末期子宫,并不对抗催产素的作用,故不延缓产程。

3. 心血管系统　促组胺释放,抑制血管运动中枢,引起血管扩张;对心脏具有负性肌力作用;偶可引起体位性低血压。呼吸抑制使体内 CO_2 蓄积,扩张脑血管升高颅内压。

【临床应用】

1. 镇痛　哌替啶对多种疼痛均有效,如手术、创伤、晚期癌症等引起的疼痛。镇痛作用虽弱于吗啡,但成瘾性较吗啡弱,产生也较慢,故常作为吗啡的代用品用于各种剧痛。因其能提高平滑肌的兴奋性,故对胆绞痛和肾绞痛等内脏绞痛患者需加用阿托品。新生儿对哌替啶的呼吸抑制作用非常敏感,故产妇于临产前2～4h内禁用,以免抑制出生后新生儿的呼吸。每日使用剂量不应超过600mg。连续用药不应超过48h,故慢性钝痛不宜使用。

2. 麻醉前给药及人工冬眠　哌替啶的镇静作用可消除或缓解患者对手术的紧张、恐惧情绪,减少麻醉药用量。与氯丙嗪、异丙嗪等组成冬眠合剂,用于人工冬眠疗法。

3. 心源性哮喘和肺水肿　作用与机制同吗啡,可扩张外周血管,降低外周阻力,减轻心脏负荷,有利于肺水肿的消除;降低呼吸中枢对 CO_2 的敏感性,减弱过度的反射性呼吸兴奋作用,使急促或表浅的呼吸得以缓解。

【不良反应】 治疗量哌替啶可引起眩晕、出汗、口干、恶心呕吐、心悸、体位性低血压等。反复使用也易产生耐受性和成瘾性。过量可抑制呼吸。偶可引起震颤、肌肉痉挛甚至惊厥。有轻微的阿托品样作用,给药后可致心率加快,故室上性心动过速患者不宜使用。其他禁忌证同吗啡。

【药物相互作用】 本药与单胺氧化酶抑制剂合用可因干扰去甲哌替啶的代谢而使之蓄积,引起兴奋、高热、出汗、神志不清、重度呼吸抑制、昏迷甚至死亡。纳洛酮、尼可刹米、烯丙吗啡可降低本药的镇痛作用;而巴比妥类、酚噻嗪类、三环类抗抑郁药、硝酸酯类抗心绞痛药等可增强本药的作用。本药可增加双香豆素的抗凝作用,后者应按凝血酶原时间调整用量。

芬太尼

芬太尼(fentanyl)的化学结构与哌替啶相似,主要激动 μ 受体,属短效、强效镇痛药,作用与吗啡相似,镇痛效力为吗啡的 80 ~ 100 倍。起效快,静注后 1 ~ 2min 达高峰,维持约 10min;肌注 15min 起效,维持 1 ~ 2h。血浆蛋白结合率为 84%,经肝脏代谢而失活,$t_{1/2}$ 为 3 ~ 4h。临床主要用于各种原因引起的剧痛。与氟哌利多合用可产生“神经安定镇痛”效果,以完成某些小手术或医疗检查,如烧伤换药、内窥镜检查等。与全身麻醉药或局部麻醉药合用,可减少麻醉药用量。

不良反应如恶心、呕吐及胆道括约肌痉挛等弱于吗啡。大剂量可产生明显肌肉僵直,静脉注射过快可致呼吸抑制,反复用药也能产生依赖性。不宜与单胺氧化酶抑制剂合用,禁用于支气管哮喘、重症肌无力、颅脑肿瘤或颅脑外伤引起昏迷的患者及 2 岁以下婴幼儿。

阿芬太尼

阿芬太尼(alfentanil)主要作用于 μ 受体,对 κ 和 δ 受体作用较弱。起效比芬太尼快 4 倍,静注后 1.5 ~ 2min 作用达峰,但因其本身具有弱亲脂性而发生迅速的再分布,故作用持续时间较短,维持约 10min。消除 $t_{1/2}$ 为 64 ~ 129min。经肝脏代谢失活后经尿排出。镇痛作用比芬太尼小 1/4,对呼吸的抑制作用一般仅持续数分钟,比芬太尼短。对手术后呼吸的抑制可用阿片拮抗药完全消除。适用于短小手术,对于时间较长的手术,推注一次后可根据需要继续静脉滴注或附加注射。

美沙酮

美沙酮(methadone)为 μ 受体激动药,其镇痛作用强度与吗啡相当,但作用持续时间明显长于吗啡,左旋体的作用强度为右旋体的 8 ~ 50 倍,临床常用其消旋体。口服生物利用度为 92%,血浆蛋白结合率为 89%,$t_{1/2}$ 为 35h。达到稳态血药浓度的时间为 4 ~ 10 日。主要经肝脏代谢并从肾脏排泄,酸化尿液可增加其排泄。反复使用有一定蓄积性。单次给药的镇静作用较弱,多次给药可产生显著的镇静作用。临床适用于创伤、手术后、晚期癌症等引起的剧痛。缩瞳、便秘、升高胆道内压力和抑制呼吸等作用亦较吗啡轻。由于其耐受性和依赖性的发生较慢,停药后的戒断症状也较轻,且易于治疗。使用美沙酮期间,注射吗啡不再产生欣快感,停用吗啡也不再出现明显的戒断症状。因此,美沙酮是常用的吗啡和海洛因等成瘾者脱毒治疗时的替代药物。

第二节 阿片受体部分激动药和激动-拮抗药

喷他佐辛

喷他佐辛(pentazocine)又名镇痛新,为苯并吗啡烷类衍生物,口服、注射均可吸收,主要在肝脏代谢,$t_{1/2}$ 约 2 ~ 4h。主要激动 κ 受体,对 μ 受体具有部分激动作用或轻度阻断作用。镇痛效价强度是吗啡的1/3，对肠道和子宫的作用与哌替啶相似，但对括约肌的兴奋作用弱，胆道内压力升高不明显。呼吸抑制效价强度是吗啡的1/2。镇静作用弱，较高剂量时甚至出现噩梦、幻觉、烦躁不安等症状。

本药成瘾性小，与吗啡合用时可对抗吗啡的药理作用（但不能拮抗吗啡的呼吸抑制作用），并能催促成瘾者的戒断症状。由于对 μ 受体具有一定的阻断作用，该药未列入麻醉药品管理范围。临床主要用于各种慢性剧痛及术后疼痛。常见不良反应有恶心、呕吐、出汗、眩晕等。剂量过大引起呼吸抑制、血压升高、心率加快及心律失常，对冠心病患者可增加心脏做功量。局部注射有刺激症状。

丁丙诺啡

丁丙诺啡（buprenorphine）是蒂巴因的半合成衍生物，为 μ 受体的部分激动剂、δ 和 κ 受体受体的阻断剂。镇痛作用较吗啡强，但起效慢，持续时间长。临床用于癌症、手术后、烧伤后和心肌梗死后疼痛等。由于本药作用时间长，躯体依赖性低，戒断症状较轻，是阿片类药物成瘾者脱毒治疗的重要替代药物，用于戒毒，效果与美沙酮相似。不良反应常见头晕、嗜睡、恶心、呕吐等。

布托啡诺

布托啡诺（butorphanol）是一种混合型阿片受体激动-拮抗药。主要激动 κ 受体，对 μ 受体有弱的竞争性拮抗作用。本药可以在未引起显著致幻效应剂量下，产生高效镇痛效果，镇痛效价为吗啡的4～8倍、哌替啶的30～40倍，作用持续时间与吗啡相似，成瘾性发生率较低。临床主要用于术后、外伤等中至重度疼痛。不良反应常见恶心、呕吐、乏力、出汗，个别可见嗜睡、头痛、眩晕、精神错乱等。

本药口服可吸收，但首过消除明显，生物利用度低于17%。肌内注射吸收迅速，10min起效，30～60min血药浓度达高峰，持续时间为4～6h，$t_{1/2}$为4～5h。血浆蛋白结合率为80%，主要经肝脏代谢，大部分代谢产物及少量原形药随尿排出。

第三节　其他镇痛药

曲马多

曲马多（tramadol）为合成的可待因类似物，具有较弱的 μ 受体激动作用。镇痛作用强度与喷他佐辛相似，镇咳效力为可待因的1/2。其作用机制尚未完全阐明。本药的代谢物O-去甲基曲马多对阿片 μ 受体的亲和力比原形药高200倍，但其镇痛效应并不被纳洛酮完全拮抗，提示镇痛作用尚有其他机制参与。现认为本药除有较弱的 μ 受体激动作用外，还能抑制NA和5-HT再摄取。本药口服吸收良好，生物利用度为68%，1h后出现镇痛效果，2～3h出现最大镇痛效应。作用持续4～6h，$t_{1/2}$约为6h。主要经肝脏代谢，肾脏排泄。适用于外科和产科手术及晚期肿瘤疼痛等中度及重度急慢性疼痛。治疗量不抑制呼吸，对心血管功能无明显影响，亦不产生便秘。不良反应有多汗、头晕、恶心呕吐、口干、疲劳等。长期应用也可能产生依赖性。

延胡索乙素及罗通定

延胡索乙素(tetrahydropalmatine)为我国学者从罂粟科植物延胡索的块茎中提取分离得到的生物碱,即消旋四氢巴马汀,有效部分为左旋体,即罗通定(rotundine),现已人工合成,右旋体无效。罗通定口服吸收良好。镇痛作用较哌替啶弱,较解热镇痛药强,对慢性持续性钝痛效果较好。其机制可能与阻断脑内多巴胺受体及促进脑啡肽和内啡肽释放有关。主要用于胃肠及肝胆系统等内科疾病引起的钝痛及头痛、月经痛等,也可用于分娩痛,对产程及胎儿无不良影响。罗通定还有安定、镇静和催眠作用,可用于失眠,作用持续5~6h。安全性较大,久用不成瘾。偶见眩晕、乏力、恶心和锥体外系症状。大剂量对呼吸中枢有一定抑制作用。

布桂嗪

布桂嗪(bucinnazine),又名强通定,镇痛作用约为吗啡的1/3。口服10~30min后或皮下注射10min后起效,持续3~6h。呼吸抑制和胃肠道作用较轻。临床多用于偏头痛、三叉神经痛、炎症性及外伤性疼痛、关节痛、痛经及晚期癌症疼痛等。偶有恶心、头晕、困倦等不良反应,停药后症状即消失。有一定的成瘾性。

第四节 阿片受体拮抗药

纳洛酮

纳洛酮(naloxone)的化学结构与吗啡相似,对μ、δ和κ受体有竞争性拮抗作用。与阿片受体的亲和力比吗啡强,能阻止吗啡和阿片类物质与阿片受体结合,但其本身无明显药理效应。正常人注射12mg后,不产生任何症状,注射24mg后仅产生轻微困倦;但吗啡中毒患者仅需注射小剂量(0.4~0.8mg)即能迅速翻转吗啡的作用,1~2min使呼吸抑制现象消失,增加呼吸频率。吗啡依赖者应用纳洛酮后迅速诱发出戒断症状。纳洛酮口服生物利用度低于2%,一般注射给药,血浆$t_{1/2}$为40~55min;在血清峰浓度水平,纳洛酮的脑/血清药物浓度比是吗啡的15倍,在肝脏与葡萄糖醛酸结合而失活。与巴比妥类药物合用或长期饮酒诱导肝药酶,可缩短其血浆$t_{1/2}$。临床主要用于阿片类镇痛药中毒的解救药,可迅速缓解呼吸抑制及其他中枢抑制症状,使昏迷患者复苏。

近年来纳洛酮还试用于乙醇中毒、中重度CO中毒、缺血性脑血管疾病、心力衰竭等疾病的治疗,虽然这些疾病的病因各不相同,但在发病过程中都有脑组织或血浆β-内啡肽释放增加。用纳洛酮治疗后,能明显改善脑缺氧,抑制大脑白质脱髓鞘和小脑蒲氏细胞变性;改善缺血区的供氧状态,提高脑灌注压,减轻脑水肿,降低迟发性脑病发生率;逆转心力衰竭时β-内啡肽对心肌收缩力和呼吸的抑制,增加心肌收缩力和肾脏血流,减轻心脏前后负荷,改善肾血流量,进一步缓解心力衰竭症状。

纳曲酮

纳曲酮(naltrexone)与纳洛酮相似,作用时间长,但对κ受体的拮抗作用强于纳洛酮。临床应用同纳洛酮。

相关链接

癌症疼痛的三阶梯疗法

癌症的三阶梯止痛法，是一种根据患者的疼痛程度不同而分别使用不同等级止痛药物为治疗原则的止痛方法。作为一种最常用且极为有效的止痛方法，为世界卫生组织（WHO）大力推荐，已被广泛地应用于治疗各类慢性疼痛。

癌痛三阶梯给药的具体方案如下：第一阶梯，轻度疼痛，给予非阿片类（非甾体抗炎药）加减辅助止痛药。注意：非甾体止痛药存在最大有效剂量（天花板效应）的问题。常用药物包括扑热息痛、阿司匹林、双氯芬酸盐、加合百服宁（酚咖片）、布洛芬、芬必得（布洛芬缓释胶囊）、消炎痛、吲哚美辛、意施丁（吲哚美辛控释片）等。第二阶梯，中度疼痛，给予弱阿片类加减非甾体抗炎药和辅助止痛药。弱阿片类药物也存在天花板效应。常用药物有可待因、强痛定、曲马多、奇曼丁（曲马多缓释片）、双克因（可待因控释片）等。第三阶梯，重度疼痛，给予阿片类加减非甾体抗炎药和辅助止痛药。强阿片类药物无天花板效应，但可产生耐受，需适当增加剂量以克服耐受现象。以往认为用吗啡止痛会成瘾，所以不愿给患者用吗啡，现在证明这个观点是错误的——使用吗啡的癌痛患者极少产生成瘾性。此阶梯常用药物有吗啡片、美菲康（吗啡缓释片）、美施康定（吗啡控释片，可直肠给药）等。但是，杜冷丁这一以往常用的止痛药，由于其代谢产物毒性大等因素，未被推荐用于控制慢性疼痛。

另外，一些辅助药物的使用增加了止痛的疗效，减少了止痛药的剂量，起到了良好的止痛效果。这些药物包括皮质类固醇激素地塞米松和强的松，可以减轻周围神经水肿和压迫引起的疼痛；抗抑郁药阿米替林、多虑平、曲唑酮、氟西汀，用来镇痛、镇静、改善心情；抗惊厥药卡马西平、苯妥英钠，可治疗撕裂性及烧灼样痛和放化疗后疼痛；羟嗪类抗组胺药，用于镇痛、镇静、镇吐。此外，还要注意药物之间的相互作用及药物止痛与其他方法相结合的综合治疗等问题。

制剂及用法

盐酸吗啡（morphine hydrochloride）

口服 5 ~ 10mg/次；皮下注射 10mg/次。极量：口服 30mg/次，100mg/日。皮下注射 20mg/次，60mg/日。

磷酸可待因（codeine phosphate）

口服 15 ~ 30mg/次，3 次/日。极量：口服 100mg/次，250mg/日。

阿片酊（tincture opium）

含吗啡约 1%，乙醇 3%。口服 0.3 ~ 1mL/次，3 次/日。极量：口服 2mL/次，6mL/日。

复方樟脑酊（tincture comphor co.）

每 100mL 含阿片酊 5mL。常用量 2 ~ 5mL/次（相当于吗啡 1 ~ 2.5mg），3 次/日，口服。用于腹泻、腹痛及镇咳。

盐酸哌替啶(pethidine hydrochloride)

50～100mg/次,肌内注射。极量:肌注 150mg/次,600mg/日。

盐酸美沙酮(methadone hydrochloride)

5～10mg/次,2～3 次/日,口服。5～10mg/次,肌内注射。

枸橼酸芬太尼(fentanyl citrate)

0.05～0.1mg/次,皮下或肌内注射。

盐酸喷他佐辛(pentazocine hydrochloride)

50mg/次,口服。

乳酸喷他佐辛(pentazocine lactate)

30mg/次,皮下注射或肌内注射。

盐酸丁丙诺啡(buprenorphine hydrochloride)

0.4～0.8g/次,舌下含服,每隔 6～8h 一次。0.15～0.4mg/次,肌内注射或缓慢静脉注射。

盐酸曲马多(tramadol hydrochloride)

50mg/次,3 次/日,口服。50～200mg/日,缓慢静滴。

布桂嗪(bucinnazine,强痛定,fortanodyn)

60mg/次,3～4 次/日,口服。50mg/次,皮下注射。

盐酸罗通定(rotundine hydrochloride)

60～100mg/次,3 次/日,口服。

硫酸罗通定(rotundine sulfate)

60mg/次,皮下注射。

纳洛酮(naloxone)

0.4～0.8mg/次,肌内注射或静脉注射。

复习思考题

1. 吗啡镇痛作用的特点是什么?试述其机理。
2. 吗啡能否用于分娩镇痛?
3. 吗啡急性中毒的症状有哪些表现?如何抢救?
4. 哌替啶(杜冷丁)的作用和应用有哪些特点?

(江苏大学医学院 张 芸)

第十六章 解热镇痛抗炎药

学习目标

1. 了解非甾体抗炎药的共同作用及作用机制。
2. 掌握阿司匹林的药理作用及作用机制、临床应用、不良反应。
3. 熟悉其他非甾体抗炎药的作用特点、应用。

解热镇痛抗炎药(antipyretic, analgesic and anti-inflammatory drugs)是一类具有解热、镇痛,多数还有抗炎、抗风湿作用的药物。由于其化学结构与糖皮质激素的甾体结构不同,抗炎作用特点也不同,故称为非甾体抗炎药(non-steroidal anti-inflammatory drugs, NSAIDs)。常用解热镇痛抗炎药按化学结构可分为水杨酸类、苯胺类、吲哚类、芳基乙酸类、芳基丙酸类、烯醇酸类、吡唑酮类、烷酮类、异丁酚酸类等。按对环氧酶的选择性,可分为非选择性环氧酶抑制症药和选择性环氧酶-2 抑制药。尽管本类药物种类多,但都具有解热镇痛抗炎和抗风湿等共同的药理作用,仅作用强度各异,而作用机制相似。解热镇痛药的作用机制是抑制机体内前列腺素(prostaglandin, PG)的生物合成。

PG 是一族含有一个五碳环和两条侧链的二十碳不饱和脂肪酸,广泛存在于人和哺乳动物的各种重要组织和体液中,多种细胞都可合成 PG。细胞膜的磷脂中以脂化方式结合有花生四烯酸(arachidonic acid, AA),在磷脂酶 A_2 的作用下,AA 可从磷脂中释放出来。游离的 AA 转化途径有两种:一是经细胞微粒体内 PG 合成酶(环氧酶,cyclo-oxygenase, COX)的催化生成各种 PG,如 PGE_2、$PGF_{2\alpha}$、PGI_2 及血栓素 A_2(TXA_2)等。它们参与多种生理和病理过程的调节,如炎症、发热、疼痛、凝血、胃酸分泌,以及血管、支气管和子宫平滑肌的舒缩;AA 的另一代谢途径为经细胞质中的脂氧酶的催化生成白三烯类(leukotrienes, LTs),参与过敏反应、诱发炎症、增强白细胞和巨噬细胞的趋化及支气管、胃肠平滑肌收缩等活动。AA 这两条代谢途径的产物有相互调节和制约作用(图 16-1)。

NSAIDs 共同的 3 种主要作用:

(1) 解热作用:NSAIDs 能降低发热者的体温,而对正常者体温几乎无影响。这和氯丙嗪对体温的影响不同。

正常体温的恒定有赖于下丘脑体温调节中枢对产热和散热两个过程的调节。病理条件下,病原微生物、非微生物抗原、炎症灶渗出物、致热性类固醇等,刺激血液单核细胞和组织巨噬细胞,产生与释放内热原(可能为白介素-1β、白介素-6、干扰素、肿瘤坏死因子等)。但内热原并非直接作用于体温调节中枢,而是使中枢合成与释放前列腺素增多。PG 再作用于体温调节中枢,使体温调定点提高到 37℃以上,使产热增加,散热减少,引起体温升高。NSAIDs 仅对内热原引起的发热有解热作用,而对脑室内直接注射微量 PG 引起的发热无效;说明其解热作用机制是抑制下丘脑 COX,阻断中枢 PG 的合成,使体温调节中枢的体温调定点恢复正常而发挥解热作用。因此,NSAIDs 只能降低发热者的体温,对正常体温无影响。研究显示,PG 并非唯一的致热介质,NSAIDs 可能存在其他未被发现的解热降温作用机制。

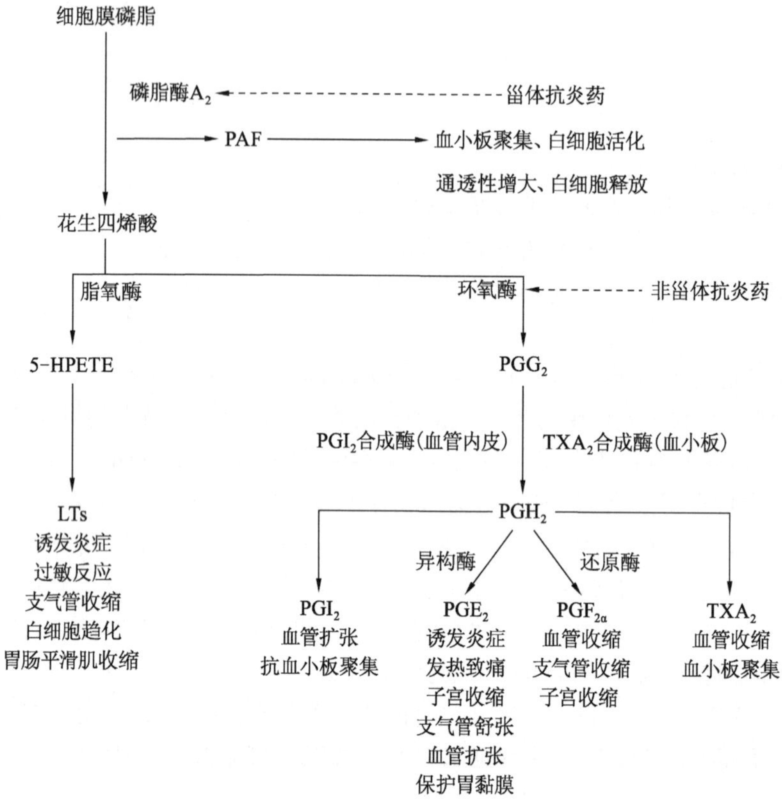

图 16-1 花生四烯酸的代谢途径及其主要代谢物的生理活性

发热是某些疾病的一个共同病理现象,是机体的一种防御反应。热型也是医师诊断疾病的重要依据,所以对一般的发热无须急于用药。但体温过高且持久发热,可消耗体力和精力,引起头痛、全身不适、失眠甚至谵妄、昏迷,小儿高热易致惊厥,严重者可危及生命,因此应及时应用解热药,但必须同时对因治疗。

(2)镇痛作用:NSAIDs 仅有中等程度镇痛作用,只适用于轻、中度的慢性钝痛,如头痛、牙痛、神经痛、肌肉痛、关节痛和痛经等。但对严重创伤性剧痛及内脏平滑肌绞痛无效。一般不产生欣快感和依赖性,亦不抑制呼吸,故临床使用广泛。

组织炎症或损伤时,局部可产生和释放某些致痛物质,如缓激肽、PG、5-羟色胺和组胺等。缓激肽作用于痛觉感受器引起疼痛,PG 除其本身有致痛作用外,还能提高痛觉感受器对缓激肽等致痛物质的敏感性。因此,在炎症过程中,PG 的释放对炎性疼痛起到了放大作用。本类药物镇痛作用部位主要在外周,通过抑制外周病变部位的 COX,使 PG 合成减少而减轻疼痛。部分 NSAIDs 能通过中枢神经系统而发挥镇痛作用,主要作用于脊髓,可能与其阻碍中枢神经系统 PG 的合成或干扰伤害感受系统的介质和调质的产生与释放有关。由于解热镇痛抗炎药只能抑制 PG 的合成,因此只能缓解致痛物质引起的持续性钝痛(多为炎性疼痛),对直接刺激感觉神经末梢引起的锐痛无效。

(3) 抗炎作用：除苯胺类外，大多数 NSAIDs 都有抗炎作用，对控制风湿性及类风湿性关节炎的症状有一定的疗效，但只是对症治疗，不能根治，也不能防止疾病的发展及并发症的发生。PG 和缓激肽不仅是致痛物质，也是很强的致炎物质。极微量 PGE_2 皮内注射或静脉注射，均能引起炎症反应。炎症组织中也含有大量的 PG，而且 PG 与缓激肽等物质还有协同作用。NSAIDs 的抗炎作用主要与其抑制炎症部位 COX 的活性、抑制 PG 的生成有关。此外，尚有其他作用机制参与，如研究发现，NSAIDs 可通过抑制转录因子 NF-κB 及 AP-1 产生抗炎作用。中性粒细胞和巨噬细胞生成的氧自由基可引起组织损伤，NSAIDs 不仅可以抑制 COX 的活性，还可清除过量的氧自由基而抑制组织损伤。

综上所述，NSAIDs 解热、镇痛和抗炎的作用机制在于抑制合成前列腺素所必须的环氧酶(COX)，干扰 PG 合成。COX 至少有两种同工酶：COX-1 和 COX-2。最近在人大脑皮质和心脏组织发现一种新的同工酶 COX-3。COX-1 为结构型，主要存在于血管、胃、肾等组织中，具有多种生理功能，如参与胃黏膜血液、胃黏液分泌的调节，保护胃肠功能；参与血管舒缩、血小板聚集及肾功能等的调节。COX-2 为诱导型，由各种损伤性化学、物理和生物因子诱导其产生，进而增加 PG 合成。当下丘脑 PGE_2 增加时，使体温调定点升高，产热增加、散热减少，使体温上升。PGE_1、PGE_2 和 $PGF_{2\alpha}$ 有轻度而持久的致痛作用，也能使痛觉感受器增敏。传统的 NSAIDs 既抑制 COX-1，也抑制 COX-2。对 COX-2 的抑制为其治疗作用的基础，而对 COX-1 的抑制则成为其多数不良反应的基础。因此，近年合成的选择性 COX-2 抑制剂已用于临床，但这些药物在临床使用时间短，其临床疗效及不良反应还有待进一步观察。国外临床试验表明，长期使用选择性 COX-2 抑制剂有可能增加心血管病的发生率。近年研究发现，COX-2 在正常的肾脏和脑组织中也有表达；COX-2 在分娩、骨骼肌细胞的生长等生理过程中发挥重要作用；对维持胃、肾脏的生理功能也具有一定的作用。此外，COX-1 在炎症反应中的作用也尚未完全排除。因此，最新观点认为，COX-1 与 COX-2 在功能上有重叠和互补性，共同发挥对机体的保护作用。选择性 COX-2 抑制剂是否较非选择性抑制剂具有更优越的疗效与安全性还有待进一步观察。

第一节　非选择性环氧酶抑制药

传统的 NSAIDs 均是非选择性环氧酶抑制药，主要有阿司匹林、对乙酰氨基酚、吲哚美辛、双氯芬酸、布洛芬、吡罗昔康、美洛昔康、萘丁美酮及舒林酸等。

一、水杨酸类

阿司匹林

【体内过程】　阿司匹林(aspirin)又名乙酰水杨酸(acetylsalicylic acid)，本药口服后，小部分在胃吸收，大部分在小肠吸收，在吸收过程中和吸收后，可被胃黏膜、血浆、红细胞及肝中的酯酶迅速水解成水杨酸。因此血浆中阿司匹林的浓度低，$t_{1/2}$短(约 15min)。主要以水杨酸盐形式迅速分布到全身组织，也可进入关节腔及脑脊液，并可通过胎盘。肝对水杨酸的代谢能力有限。口服小剂量阿司匹林(1g 以下)时，水解产生的水杨酸量较少，其代谢按一级动力学过程进行，水杨酸 $t_{1/2}$ 约为 2～3h；但当阿司匹林剂量达 1g 以上时，水杨酸生成量增多，其代谢从一级动力学过程转变为零级动力学过程进行，$t_{1/2}$延长为15～30h。水杨酸与血浆蛋白结合率高达80%～90%。主要在肝代谢，从尿排泄。尿液pH可明显影响水杨酸盐的排泄，碱性尿可促其排出。水杨酸盐是弱酸性药物，一旦因血中含量过高引起中毒，可服用碳酸氢钠，碱化尿液增加其解离，减少水杨酸盐重吸收，加速其排泄，是解救中毒的有效方法之一。

【药理作用与临床应用】

1. 解热镇痛　具有较强的解热镇痛作用，适用于感冒发热、头痛、牙痛、肌肉痛、关节痛、痛经、神经痛和癌症患者的轻、中度疼痛等。本药仅能缓解症状，不能治疗引起发热和疼痛的病因，故需要同时针对病因进行治疗。

2. 抗炎抗风湿　抗炎抗风湿作用也较强。可使急性风湿热患者于24～48h内退热，关节红肿、疼痛缓解，血沉减慢，全身症状改善。由于控制急性风湿热的疗效迅速而确定，故也可用于鉴别诊断。对类风湿性关节炎亦可迅速镇痛，消除关节炎症，减轻关节损伤，目前仍是首选药。但用于抗风湿痛时的剂量较大，需用至最大耐受剂量（成人一般为每日3～5g，分4次于饭后服用）。

3. 抑制血栓形成　血栓形成与血小板聚集有关。血栓素A_2（TXA_2）是强大的血小板释放ADP和血小板聚集的诱导剂，而前列环素（PGI_2）则抑制血小板的聚集，是TXA_2的生理拮抗剂。低浓度阿司匹林能使COX活性中心的丝氨酸乙酰化失活，不可逆地抑制血小板中TXA_2的生成，影响血小板的聚集，产生抗血栓形成的作用。高浓度阿司匹林能直接抑制血管壁中COX，减少PGI_2合成。PGI_2的合成减少可能促进血栓形成。血小板中的COX对阿司匹林的敏感性远高于血管内皮细胞中的COX，因此，临床上采用小剂量阿司匹林（每日口服50～100mg）预防血栓形成，治疗缺血性心脏病和心肌梗死，降低其病死率和再梗死率；也可用于心绞痛、血管或心脏瓣膜形成术、心房纤颤、有脑血栓倾向的一过性脑缺血等，预防栓塞。

4. 其他　儿科用于皮肤黏膜淋巴结综合征（川崎病）的治疗。近年来发现，长期并规律性服用小剂量阿司匹林降低结肠癌风险，阿司匹林可预防阿尔兹海默病的发生并与用药量有关。此外，还可治疗放射诱发的腹泻，驱除胆道蛔虫。

【不良反应】　小剂量或短期应用不良反应较少，长期大量应用治疗风湿病则不良反应发生率较高。

1. 消化道反应　最为常见。胃肠黏膜存在COX-1，催化PG形成，后者对胃肠黏膜有重要的防御保护和修复作用。阿司匹林抑制COX-1，干扰PG（主要为PGE_2）合成，刺激胃黏膜，引起上腹不适、胃灼痛，甚至诱发或加重溃疡和出血。大剂量时可刺激延脑催吐化学感受器而引起恶心和呕吐，并可损伤胃黏膜，呈无痛性出血（每天失血3～8mL）。饭后服药，服用抗酸药或服用肠溶片，或与PGE_2同服可减轻或避免胃肠道反应。

2. 凝血障碍　一般治疗量即可抑制血小板聚集而延长出血的时间。长期或大剂量（5g/日以上）还可抑制凝血酶原形成，延长凝血酶原时间，造成出血，可用维生素K预防。严重肝功能损害，低凝血酶原血症、维生素K缺乏和血友病患者禁用本药。长期应用本药者手术前1周应停用。

3. 变态反应　少数患者可出现荨麻疹、血管神经性水肿甚至过敏性休克。少数患者服用本药或其他NSAIDs后可诱发哮喘，称为“阿司匹林性哮喘”，它不是以抗原-抗体反应为基础的变态反应，其发生原因是本药抑制了花生四烯酸代谢过程中的环氧酶途径，PG 合成受阻，而对脂氧酶无抑制作用，可造成脂氧酶代谢产物白三烯等增多，导致支气管痉挛引发哮喘。β 受体激动药对阿司匹林哮喘无明显疗效，可用抗组胺药和糖皮质激素治疗。哮喘、鼻息肉及慢性荨麻疹患者禁用阿司匹林。

4. 水杨酸反应 阿司匹林剂量过大（5g/日）或敏感者可引起头痛、眩晕、恶心、呕吐、耳鸣、视力及听力减退等中毒症状，称为水杨酸反应，是水杨酸类中毒的表现。严重者可出现谵妄、高热、大量出汗、脱水、过度呼吸，酸碱平衡失调，甚至精神错乱。应立即停药，静脉滴入碳酸氢钠溶液以碱化尿液，加速水杨酸盐自尿排泄。

5. 瑞氏综合征（Reye's syndrome） 极少数病毒感染伴发热的儿童或青少年服用阿司匹林后出现严重肝功能损害合并脑病，严重者可致死，虽少见，但预后恶劣。病毒感染（如流感、水痘、麻疹、流行性腮腺炎等）患儿不宜用阿司匹林，可用对乙酰氨基酚代替。

6. 对肾脏的影响 前列腺素对正常肾脏的血管扩张作用很小，但伴有心、肝、肾功能损害的患者对前列腺素的扩张血管作用较正常人敏感。因此，阿司匹林对正常肾功能并无明显的影响。但在少数人，特别是老年人，伴有心、肝、肾功能损害的患者，即使用药前肾功能是正常的也可能出现水肿等肾小管功能受损的症状，偶见间质性肾炎、肾病综合征，甚至肾功能衰竭，其机制不明。

【禁忌证】 葡萄糖-6-磷酸脱氢酶缺陷者，痛风及心、肝、肾功能不全者慎用。活动性溃疡病或其他原因引起的消化道出血、血友病或血小板减少症、有阿司匹林或其他非甾体抗炎药过敏史者，尤其是出现哮喘、神经血管性水肿或休克者禁用。阿司匹林可引起胎儿异常，妊娠期妇女尽量避免使用。

【药物相互作用】 阿司匹林与其他水杨酸类药物、双香豆素类抗凝血药、磺酰脲类降血糖药、巴比妥类、苯妥英钠、甲氨蝶呤等合用时，可增强它们的作用。与糖皮质激素合用更易诱发溃疡及出血。与碱性药（如碳酸氢钠）合用，可促进阿司匹林的排泄而降低疗效。

二、苯胺类

对乙酰氨基酚

【体内过程】 对乙酰氨基酚（acetaminophen），又名扑热息痛（paracetamol），是非那西丁（phenacetin）的体内代谢产物。口服易吸收，血浆药物浓度达峰时间为 0.5～1h，可分布到全身组织。在常用临床剂量下，绝大部分药物在肝脏与葡萄糖醛酸或硫酸结合为无活性代谢物，从尿排出，$t_{1/2}$ 为 2～4h。较高剂量下，上述催化结合反应的代谢酶饱和后，药物经肝微粒体混合功能氧化酶代谢为对乙酰苯醌亚胺（N-acetyl-p-benzoquinone imine）。对乙酰苯醌亚胺是有毒的代谢中间体，可与谷胱甘肽结合而解毒。但长期或大剂量服用后，体内谷胱甘肽被耗竭，此毒性中间体可以共价键形式与肝、肾中重要的酶和蛋白分子不可逆结合，引起肝细胞、肾小管细胞坏死。

【药理作用与临床应用】 对乙酰氨基酚的解热镇痛作用与阿司匹林相似，但抗炎、抗风湿作用很弱，仅在超过镇痛剂量时才有一定抗炎作用，其原因未明。近年有报道认为，这可能与对乙酰氨基酚对中枢 COX 的抑制作用选择性相对较高有关。对血小板及凝血时间无明显影响。临床用于感冒发热、关节痛、头痛、神经痛和肌肉痛等。因无明显胃肠刺激，适合于阿司匹林过敏、消化性溃疡、阿司匹林诱发哮喘等不宜使用阿司匹林的头痛发热患者。由于不良反应相对较少，不诱发溃疡和瑞氏综合征，被世界卫生组织推荐为小儿首选解热镇痛药，成人也普遍应用。本药不能单独用于抗炎或抗风湿治疗。

【不良反应】 治疗量且疗程较短时，不良反应较少，可引起恶心、呕吐。偶见皮肤黏膜变态反应。过量（成人 10 ~ 15g）可致急性中毒性肝坏死。严重者可致昏迷甚至死亡。长期使用，极少数人可致肾毒性，如肾乳头坏死和慢性间质性肾炎等。长期反复应用可致药物依赖。3 岁以下儿童及新生儿肝肾功能发育不全者应慎用。

三、吲哚类

吲哚美辛

【体内过程】 吲哚美辛（indomethacin，消炎痛）口服吸收迅速而完全，3h 血药浓度达峰值，血浆蛋白结合率高达 90% 左右。主要经肝脏代谢，代谢物从尿、胆汁和粪便排泄，$t_{1/2}$通常为 2 ~ 3h。本药体内过程受机体昼夜节律的影响，早晨 7 时服药比晚间 7 时服药吸收好，血药峰值浓度高，作用持续时间长。

【药理作用与临床应用】 本药为强效非选择性 COX 抑制剂，对 COX-1、COX-2 均有强大的抑制作用，也能抑制磷脂酶 A_2 和磷脂酶 C，减少粒细胞游走和淋巴细胞增殖，因此有强大的抗炎、镇痛和解热作用，其作用为阿司匹林的 20 ~ 30 倍。因不良反应发生率高且重，故不作为日常的解热、镇痛药应用。临床可用于急、慢性风湿性关节炎、强直性脊柱炎、痛风性关节炎及癌性疼痛、癌性发热等。也用于胆绞痛、输尿管结石症引起的绞痛；对偏头痛也有一定疗效，也可用于月经痛。

【不良反应】 不良反应发生率达 30% ~ 50%，约 20% 患者不能耐受必须停药。常见的有恶心呕吐、腹痛、腹泻、加重或诱发溃疡甚至出血。宜饭后服用。前额痛、眩晕等中枢神经系统不良反应发生率高，如持续头痛应停药。偶见粒细胞减少、再生障碍性贫血、黄疸、转氨酶升高等。少数人可引起皮疹、哮喘。与阿司匹林有交叉过敏性。溃疡病、震颤麻痹、精神病、癫痫、支气管哮喘、肾功能不良者及孕妇禁用。儿童慎用。有报道本药与氨苯蝶啶合用可引起肾功能损害。

四、芳基乙酸类

双氯芬酸

双氯芬酸（diclofenac）为强效解热镇痛抗炎药。解热、镇痛、抗炎效应强于阿司匹林、吲哚美辛、萘普生等，是阿司匹林的 26 ~ 50 倍。此外，可以通过改变脂肪酸的释放或摄取，降低白细胞间游离花生四烯酸的浓度。口服吸收迅速，有首过效应，其口服生物利用度约 50%，血浆蛋白结合率为 99%，口服 1 ~ 2h 血药浓度达峰值。本药可在关节滑液中聚集，经肝代谢后与葡萄糖醛酸或硫酸结合迅速排出体外，$t_{1/2}$为 1. 1 ~ 1. 8h，长期应用无蓄积作用。临床用于类风湿关节炎、粘连性脊椎炎、椎关节炎等引起的疼痛、各种神经痛、手术及创伤后疼痛等中等程度疼痛。不良反应发生率为 20%，服药初期有轻度胃肠刺激症状、轻度眩晕或头痛，继续用药数天后可自行消失，大约 2% 因不能耐受而停药；大剂量或长期使用，可使极少数患者出现溶血性贫血、骨髓抑制和暂时性肝肾功能异常。连续用药一般不应超过 1 周。儿童、哺乳期妇女、孕妇不宜使用。

五、芳基丙酸类

布洛芬

布洛芬（ibuprofen，异丁苯丙酸）是苯丙酸的衍生物，为第一个应用到临床的丙酸类 NSAIDs。口服吸收迅速且完全，吸收量较少受食物和药物影响。1～2h 达血药浓度峰值，99% 与血浆蛋白结合，可缓慢进入滑膜腔，主要经肝脏代谢，90% 代谢物经尿液排出，$t_{1/2}$为 2h。本药解热、镇痛和抗炎作用强，2.4g 布洛芬的抗炎效果与 4g 阿司匹林相同。主要用于风湿及类风湿性关节炎，也可用于一般解热镇痛。不良反应有轻度消化不良和皮疹，胃肠道出血和视力模糊少见，一旦出现视力障碍应立即停药。

萘普生

萘普生（naproxen）口服吸收迅速而完全。约 99% 以上与血浆蛋白结合，$t_{1/2}$为 13～14h。约 95% 自尿中以原形及代谢物排出。本药具有抗炎、解热和镇痛作用。另外，还有抑制血小板聚集的功能。主要用于风湿和类风湿性关节炎、骨关节炎、强直性脊椎炎和各种类型风湿性肌腱炎。另外，对各种疾病引起的疼痛和发热也有良好的缓解作用。本药毒性较低，不良反应少而轻，耐受性良好。

本类药物还包括酮洛芬（ketoprofen）、非诺洛芬（fenoprofen）、氟比洛芬和奥沙普秦（oxaprozin）等。

六、烯醇酸类

吡罗昔康

吡罗昔康（piroxicam）为强效、长效抗炎镇痛药。口服吸收完全，2～4h 血浆浓度达峰值。对风湿性关节炎及类风湿性关节炎的疗效与吲哚美辛、阿司匹林和萘普生相似。但不良反应较少，其优点是长效（$t_{1/2}$长达 36～45h），用药量小，每日服一次（20mg）即有效。本药可通过抑制环氧酶使组织局部前列腺素的合成减少及抑制白细胞趋化性和溶酶体的释放，而发挥较强的镇痛抗炎作用。同时本药还可抑制软骨中的黏多糖酶和胶原酶活性，减轻软骨的破坏，减轻炎症反应。不良反应主要为消化道反应，剂量过大或长期应用可致溃疡、消化道出血等，故不宜长期服用。偶见头晕、浮肿、粒细胞减少、再生障碍性贫血等，停药后一般可自行消失。

美洛昔康

美洛昔康（meloxicam）是一种长效的选择性 COX-2 抑制药，对各靶组织和器官的 COX-2 抑制作用比 COX-1 强 10 倍以上。因此，在产生抗炎作用的同时，对胃肠道和肾脏的不良反应较少。

美洛昔康口服吸收快而完全，6～8h 血药浓度达峰值，生物利用度为 89%。经肝脏代谢，主要由肾脏排出。$t_{1/2}$长达22h左右。一日服药一次即可维持疗效。临床研究证明，每日口服7.5～15mg对风湿性关节炎、骨关节炎、类风湿性关节炎、神经炎、软组织炎均有良好的作用，而对血小板聚集功能无明显影响。长期应用，胃黏膜损伤及胃肠出血发生率也远低于萘普生和双氯芬酸缓释片。

氯诺昔康

氯诺昔康（lornoxicam，劳诺昔康）的$t_{1/2}$仅3～5h，且个体差异较大。与美洛昔康作用相似，镇痛抗炎作用强，但解热作用弱，用于缓解术后疼痛、剧烈坐骨神经痛及强直性脊柱炎的慢性疼痛。其疗效与吗啡、曲马多相当，这是由于本药可激活中枢性镇痛系统，诱导体内强啡肽和β-内啡肽的释放而产生强大的镇痛效应，可代替或辅助阿片类药物用于中度至剧烈疼痛时的镇痛，且不产生镇静、呼吸抑制和依赖性等阿片类药物的不良反应；也可替代其他非甾体类抗炎药用于关节炎的治疗。

七、吡唑酮类

保泰松

保泰松（phenylbutazone）及其代谢产物羟基保泰松为吡唑酮类衍生物。抗炎抗风湿作用强而解热镇痛作用较弱。临床主要用于风湿性及类风湿性关节炎、强直性脊柱炎。本药口服吸收迅速完全，2h达血药浓度峰值，吸收后98%与血浆蛋白结合，再缓慢释出，故作用持久，血浆$t_{1/2}$为50～65h。保泰松可穿透滑液膜，在滑液膜间隙内的浓度可达血药浓度的50%，停药后，关节组织中保持较高浓度可达3周之久。主要经肝脏代谢，肾脏排泄，其活性代谢产物羟基保泰松的血浆蛋白结合率也很高，血浆$t_{1/2}$长达几天，长期服用保泰松时，羟基保泰松可在体内蓄积，造成毒性。保泰松可诱导肝药酶，加速自身代谢。保泰松不良反应较多，已少用。

八、烷酮类

萘丁美酮

在NSAIDs中，萘丁美酮（nabumetone）属较少见的非酸性化合物，是一种前体药物。在肝脏内被迅速代谢成主要活性物质6-甲氧基-2-萘基乙酸（6-methoxy-2-naphthylacetic acid，6-MNA）而起解热、镇痛、抗炎作用。6-MNA为强效的环氧酶抑制药，血浆蛋白结合率大于99 %，在肝脏代谢，经肾脏排泄。6-MNA的$t_{1/2}$为24h。临床用于治疗类风湿性关节炎取得了较好的疗效，萘丁美酮在吸收过程中对胃黏膜无明显的局部直接影响；同时萘丁美酮对胃黏膜生理性环氧合酶的抑制作用较小，因此引起的胃肠黏膜糜烂和出血的发生率较低。对凝血系统无影响，不良反应较轻。

九、异丁酚酸类

舒林酸

舒林酸（sulindac，苏林大）是吲哚乙酸类衍生物。在体内转化为磺基代谢物才有解热、镇痛、抗炎活性，效应强度不及吲哚美辛，但强于阿司匹林。活性代谢产物 $t_{1/2}$ 为 18h。适应证与吲哚美辛相似。因舒林酸在吸收入血前较少被胃肠黏膜转化成活性代谢产物，故胃肠反应发生率较低，肾毒性和中枢神经系统不良反应发生率也低于吲哚美辛。

第二节 选择性环氧酶-2 抑制药

塞来昔布

塞来昔布(celecoxib)是 COX-2 选择性抑制剂，对 COX-2 的选择性比 COX-1 约高 375 倍，治疗剂量下对 COX-1 无明显影响。通过抑制 COX-2 阻断前列腺素合成而发挥抗炎镇痛作用。

该药口服吸收较好，2 ~ 4h 血药浓度达峰值。血浆蛋白结合率高，分布广泛，$t_{1/2}$ 为 11h。经肝脏代谢，主要从肠道中排出，少量(7% ~ 10%)从尿中排出。肝功能不良者的时量曲线下面积增加 40% ~ 180%。多剂量给药无蓄积作用。与食物同服可延缓其吸收，抗酸剂氢氧化镁则可使其吸收减少约 10%。在肝中经细胞色素 P_{450}2C9(CYP2C9)代谢，代谢产物与葡萄糖醛酸结合成葡萄糖醛酸苷从粪便中排出。

本药不良反应发生率远低于其他非选择性 NSAIDs。其中消化道不良反应比传统 NSAIDs 低 8 倍，长期用药(12 ~ 24 周)，胃、十二指肠溃疡发生率亦比传统 NSAIDs 低 2.5 ~4 倍。本药常见的不良反应为上腹疼痛、腹泻与消化不良，偶见肝肾功能损害。由于白三烯拮抗剂扎鲁司特、抗真菌药氟康唑及他汀类调脂药氟伐他汀等是 CYP2C9 的抑制剂，与本药同服时可使本药代谢减慢而升高血药浓度。而塞来昔布又可抑制 CYP2D6 的活性，因而可使通过该酶代谢的 β 受体阻断药、抗抑郁症药及抗精神病药的血药浓度升高。因此本药与上述各药合用时要注意。

帕瑞昔布

帕瑞昔布(parecoxib)为全球第一个注射用选择性 COX-2 抑制剂，是伐地昔布的水溶性前体，肌内或静脉注射后，帕瑞昔布在肝脏迅速转变成活性代谢物伐地昔布，因此其药动学和药效学特性与伐地昔布相同。体外试验结果表明伐地昔布对 COX-2 的抑制作用比对 COX-1 强 2.8 万倍，与其他 COX-2 抑制药相比，肾脏、胃肠道出血的不良反应发生率低，耐受性好，安全性高。临床上用于控制与外科手术或创伤有关的急性疼痛及其他相关痛症。伐地昔布因心血管不良反应而撤市，帕瑞昔布的使用亦应警惕相关不良反应。

尼美舒利

尼美舒利(nimesulide)为磺酰苯胺类药物。口服生物利用度大于 90%，绝大部分药物经肝代谢，$t_{1/2}$ 为 2 ~4.7h。其具有很强的解热、镇痛和抗炎作用，对 COX-2 的选择性与塞来昔布相似。作用机制还包括抑制中性粒细胞激活，减少细胞因子生成，激活糖皮质激素受体。口服尼美舒利的解热作用比对乙酰氨基酚强 200 倍，镇痛作用比阿司匹林强 24 倍。此外，还具有抗过敏作用、抗血小板聚集作用和抑制金属蛋白酶合成的作用。临床用于风湿性关节炎、类风湿性关节炎、骨关节炎、术后疼痛、软组织损伤等。“阿司匹林哮喘”者可使用尼美舒利。消化道和肾功能不良反应发生率低，但可致急性肝炎、重症肝炎和重症肝损害。对阿司匹林及其他 NSAIDs 过敏者禁用。儿童发热需慎用尼美舒利，并禁止其口服制剂用于12 岁以下儿童。

相关链接

抗感冒药复方制剂

抗感冒药的复方制剂大部分含有：① 解热镇痛药，如对乙酰氨基酚、阿司匹林、布洛芬、双氯芬酸等，可用于退热和缓解头痛及全身酸痛。② 组胺 H_1 受体阻断药，如马来酸氯苯那敏、苯海拉明等，对组胺引起的血管扩张、毛细血管通透性增加、局限性水肿有一定的对抗作用，还有镇静作用，用以减轻感冒所致的流鼻涕、打喷嚏等过敏症状。③ 肾上腺素受体激动药，如麻黄碱、盐酸伪麻黄碱，具有选择性收缩上呼吸道黏膜毛细血管作用，可减轻鼻、咽部黏膜充血，缓解鼻塞、流涕症状。④ 中枢性镇咳药，如右美沙芬等，具有中枢性镇咳作用，但无成瘾性。⑤ 中枢兴奋药，如咖啡因，其作用一是可以加强解热镇痛药的疗效，二是可以抵抗组胺药引起的嗜睡症状，减少药物的不良反应。⑥ 抗病毒药物，如金刚烷胺等，可防止甲型流感病毒进入细胞，用于防治流感病毒引起的呼吸道感染，使临床症状减轻或消失。⑦ 清热解毒作用的中药，如大青叶、人工牛黄、板蓝根、金银花、连翘等，均为清热抗病毒中药。⑧ 其他成分，如葡萄糖酸锌、菠萝蛋白酶、盐酸二氧丙嗪等。其中葡萄糖酸锌、菠萝蛋白酶能有效地治疗炎症和水肿，盐酸二氧丙嗪具有镇咳、祛痰、平喘、抗组胺作用等。

应用注意事项：① 因抗感冒药复方制剂的许多成分相同或具有相同的药理效应，所以服用抗感冒药时，要尽量只用一种，不要重复用药，否则对肝、肾造成损害。② 从事驾驶、高空作业或操作精密仪器等工作者不要服用含有马来酸氯苯那敏、苯海拉明的抗感冒药。③ 伴有心脏病、高血压、甲状腺功能亢进、肺气肿、青光眼、前列腺增生患者慎用含有盐酸伪麻黄碱的抗感冒药。④ 癫痫患者应慎用含有马来酸氯苯那敏的抗感冒药，因易诱发癫痫发作。⑤ 慢性支气管炎和肺炎患者应慎用含可待因和右美沙芬的抗感冒药，因可待因和右美沙芬的镇咳作用可影响痰液的排出。⑥ 老年人、肝肾功能不全者、血小板减少症患者、有出血症状者、消化道出血和（或）有穿孔病史者应慎用或禁用含有对乙酰氨基酚、阿司匹林、布洛芬等成分的抗感冒药。⑦ 感冒一般为良性和自限性，病程多在 1 周左右，无严重症状可不用或少用抗感冒药，连续服用药物不得超过 7 日，服药量不能超过推荐的剂量，症状消失后应立刻停止用药。⑧ 婴幼儿、妊娠及哺乳期妇女慎用或不用。

制剂及用法

阿司匹林(aspirin)

解热镇痛：0.3～0.6g/次，3 次/日，饭后服。抗风湿：3～5g/日，分 4 次服，症状控制后逐渐减量。

水杨酸钠(sodium salicylate)

抗风湿:4 ~8g/日,分4 ~6 次服,症状控制后逐渐减量。

对乙酰氨基酚(acetaminophen)

0. 5g/次,3 次/日。

保泰松(phenylbutazone)

0. 1 ~0. 2g/次,3 次/日。症状改善后改为1 次/日。

羟基保泰松(oxyphenbutazone)

0. 1g/次,3 次/日。餐中服,1 周后递减,0. 1 ~0. 2g/日。

吲哚美辛(indomethacin)

25mg/次,2 ~3 次/日。餐中服,以后每周可递增25mg,至每日总量为100 ~150mg。

舒林酸(sulindac)

150 ~200mg/次,2 次/日。每日最大剂量400mg。

甲芬那酸(mefenamic acid)

首次0. 5g,以后0. 25g/次。用药不宜超过1 周。

氯芬那酸(clofenamic acid)

0. 2g/次,3 次/日。

双氯芬酸(diclofenac)

口服,25mg/次,3 次/日。75mg/次,1 次/日,深臀部肌注。

布洛芬(ibuprofen)

0. 2 ~0. 4g/次,3 次/日,餐中服。

酮洛芬(ketoprofen)

50mg/次,3 ~4 次/日。

萘普生(naproxen)

口服,0. 25g/次,2 次/日。

吡罗昔康(piroxicam)

口服,20mg/日,分1 ~2 次服。

美洛昔康(meloxicam)

口服,7. 5mg/次,1 ~2 次/日。

尼美舒利(nimesulide)

口服,0. 05 ~0. 1g/次,2 次/日,餐后服用。

塞来昔布(celecoxib)

治疗骨关节炎:200mg/次,1 次/日,或100mg/次,2 次/日,口服。

复习思考题

1. 解热镇痛抗炎药共同的药理作用及作用机理是什么?
2. 简述乙酰水杨酸的药理作用、临床应用、主要的不良反应及应用注意事项。
3. 试比较乙酰水杨酸和吗啡的镇痛作用、作用机制、临床应用及不良反应。
4. 试比较乙酰水杨酸和氯丙嗪对体温的影响。

(江苏大学医学院　张　芸)

第十七章 钙通道阻滞药

学习目标

1. 掌握钙通道阻滞药的分类。
2. 掌握钙通道阻滞药常见的临床应用。
3. 了解常用药物的主要不良反应。

Ca^{2+}作为重要的第二信使，参与细胞多种重要功能的调节，包括心脏起搏、心肌细胞和骨骼肌，以及血管平滑肌的兴奋-收缩偶联、神经递质释放、腺体分泌及基因表达等。因此，钙通道在维持细胞和器官的正常生理功能上起到了极为重要的作用。

钙通道阻滞药（calcium channel blockers），又称钙拮抗药（calcium antagonists）是一类选择性阻滞钙通道、抑制细胞外 Ca^{2+} 内流、降低细胞内 Ca^{2+} 的药物，这在德国科学家Fleckenstein 于20 世纪60 年代的研究工作中被首次提出。

第一节 钙通道阻滞药的分类

钙拮抗药的化学结构迥异，对器官组织的选择性与药理作用也不尽相同，故分类方法众多。1987 年世界卫生组织（WHO）根据药物对钙通道的选择性，将此类药物分为选择性和非选择性钙拮抗药两大类；又根据其化学结构和药理作用不同，将钙拮抗药进一步分为六类。

1．钙通道选择性阻滞药

Ⅰ类 苯烷胺类（phenylalkylamines, PAAs）：维拉帕米（verapamil）、加洛帕米（gallopamil）、噻帕米（tiapamil）等。

Ⅱ类 二氢吡啶类（dihydropyridines, DHPs）：硝苯地平（nifedipine）、尼卡地平（nicardipine）、尼群地平（nitrendipine）、氨氯地平（amlodipine）、尼莫地平（nimodipine）、尼索地平（nisoldipine）等。

Ⅲ类 地尔硫䓬类（benzothiazepines, BTZs）：地尔硫䓬（diltiazem）、克仑硫䓬（clentiazem）、二氯呋利（diclofurime）等。

2．钙通道非选择性阻滞药

Ⅳ类 氟桂利嗪类：氟桂利嗪（flunarizine）、桂利嗪（cinnarizine）、利多氟嗪（lidoflazine）等。

Ⅴ类 普尼拉明类：普尼拉明（prenylamine）等。

Ⅵ类 其他：哌克昔林（perhexiline）等。

第二节　钙通道阻滞药的药理作用及临床应用

一、药理作用

Ca^{2+}广泛参与组织细胞的生物反应，钙通道阻滞药阻滞 Ca^{2+} 进入细胞内，从而抑制 Ca^{2+} 所引发的生物反应。因此，钙通道阻滞药对身体各系统具有广泛的作用，对心血管系统的作用最突出。其作用主要表现为抑制心脏、扩张血管或对抗血管收缩及松弛其他系统的平滑肌。概况为以下几个方面：

（一）对心脏的作用

1. 负性肌力作用　钙通道阻滞药如维拉帕米，使细胞外 Ca^{2+} 内流减少，细胞内结合钙释放减少，心肌细胞内可利用 Ca^{2+} 浓度下降、心肌收缩力减弱，造成心输出量减少、心肌耗氧量减少。但是二氢吡啶类，如硝苯地平，对外周血管的扩张作用较强，可使血压下降，引起反射性兴奋交感神经，间接使心肌收缩力加强，部分抵消药物对心肌收缩力的直接作用，甚至过度补偿，呈现正性肌力作用。

2. 负性频率和负性传导　对窦房结、房室结的慢反应细胞来说，它们的 0 相、4 相除极为 Ca^{2+} 内流，Ca^{2+} 浓度决定其自律性和传导性。钙通道阻滞药使 Ca^{2+} 内流减少，可使窦房结自律性降低，房室结传导速度减慢，从而使心率减慢、心肌耗氧量减少。维拉帕米对窦房结和房室结细胞都有一定的选择性，是治疗室上性心动过速的药理学基础。但二氢吡啶类，如硝苯地平，则可能因为外周的血管扩张作用，使交感神经反射性兴奋、心率加快。

（二）对平滑肌的作用

1. 血管平滑肌　血管平滑肌的肌浆网发育较差，血管收缩时所需要的 Ca^{2+} 主要来自细胞外，故血管平滑肌对钙通道阻滞药的阻滞作用很敏感。各类血管平滑肌细胞膜的通道、膜受体分布不完全相同，对药物的敏感性也不相同。钙通道阻滞药能明显舒张血管，主要舒张动脉血管，包括冠状动脉和肾、脑、肠系膜及肢体动脉，因而可增加冠状动脉流量及侧支循环量，改善心绞痛的症状。对多数静脉血管作用小，对前负荷多无明显影响。由于钙通道阻滞药对钙通道的抑制作用具有电压依赖性，因此对痉挛性收缩的血管扩张作用更强。

2. 其他平滑肌　钙通道阻滞药对支气管平滑肌的松弛作用较为明显，较大剂量时也能松弛胃肠道、输尿管及子宫平滑肌。

（三）对动脉粥样硬化的作用

Ca^{2+} 作为第二信使，参与动脉粥样硬化的多种病理过程，如平滑肌增生、脂质沉淀和纤维化。钙通道阻滞药能明显减轻 Ca^{2+} 超载引起的动脉壁损害，抑制平滑肌增殖和动脉基质蛋白质合成，增加血管顺应性，抑制脂质过氧化，保护内皮细胞。

（四）对红细胞和血小板的作用

1. 对红细胞膜的稳定作用　红细胞膜的稳定性与 Ca^{2+} 有密切关系。细胞内 Ca^{2+} 浓度增加时，红细胞膜脆性增加，在外界因素作用下易发生溶血。钙通道阻滞药抑制 Ca^{2+} 经电压依赖性钙通道内流，降低细胞内 Ca^{2+} 浓度，增强红细胞的变形能力，降低血液黏滞度。

2. 对血小板活化的抑制作用　血小板膜含有电压依赖性钙通道，Ca^{2+}是血小板变形、聚集和活性释放的重要介质。钙通道阻滞药抑制Ca^{2+}内流，从而阻止血小板的聚集与活性产物的合成、释放。钙通道阻滞药还能促进膜磷脂的合成，稳定血小板膜。

（五）对内分泌系统的作用

钙通道阻滞药通过阻滞Ca^{2+}内流而降低细胞内Ca^{2+}浓度，抑制内分泌腺细胞的兴奋-分泌偶联过程，减少多种内分泌激素的分泌。在较大剂量时，维拉帕米等可减少胰岛β细胞释放胰岛素，抑制垂体后叶分泌缩宫素和加压素，并能阻止垂体前叶分泌促肾上腺皮质激素、促性腺激素及促甲状腺激素等。

（六）对肾脏的作用

钙通道阻滞药可扩张肾入球小动脉和出球小动脉，有效地降低肾血管阻力，增加肾血流量及肾小球滤过率，并抑制肾小管对水和电解质的重吸收，因而有不同程度的排钠利尿作用。钙通道阻滞药还能抑制肾脏肥厚，特别是抑制肾小球系膜的增生，改善肾微循环。

总之，各钙通道阻滞药的作用机制大同小异，但对机体的最后效应还有一些各自的特点。二氢吡啶类钙通道阻滞药的血管扩张作用较强，降血压效果好，体内用药时其心肌抑制作用为反射性交感神经活性增强所抵消，甚至反转；维拉帕米、加洛帕米、地尔硫䓬对心脏的抑制作用较强，抗心律失常效果较好；尼莫地平、尼卡地平、氟桂嗪等对脑血管的扩张作用较强，能增加脑血流量。这些为临床选择用药提供了依据。

二、临床应用

临床上钙通道阻滞药主要用于防治心血管疾病。近年也试用于其他系统的疾病。

（一）心血管系统疾病

1. 防治心绞痛　钙通道阻滞药是防治心绞痛的有效药物。其治疗效果与心绞痛的类型和药物种类有关。

（1）变异型心绞痛：常在休息时如夜间或早晨发作，是由冠状动脉痉挛所致的血流量减少引起。钙通道阻滞药可扩张冠状动脉，增加冠脉流量，改善心绞痛症状。硝苯地平、维拉帕米等均可用于变异型心绞痛。

（2）劳累型心绞痛：也称稳定型心绞痛，休息时无症状。主要的病理基础是冠状动脉粥样硬化引起冠脉狭窄。运动、劳累或情绪激动时心肌氧耗增加，狭窄的冠脉不能满足心肌代谢的需要，导致心肌缺血、缺氧，诱发心绞痛症状。钙通道阻滞药对此型同样有效，可能与它们能增加冠脉流量及降低心肌氧耗有关。但是对于某些患者，硝苯地平反而能诱发心绞痛。其原因可能如下：① 反射性交感神经兴奋引起心动过速，增加心肌氧耗；② 扩张非缺血区的冠状动脉，引起冠脉“窃流”，导致缺血心肌氧供减少。维拉帕米能明显抑制心肌收缩力和心率，地尔硫䓬降低血压和减慢心率作用也较强，两药均可用于此型心绞痛。

（3）不稳定型心绞痛：此型心绞痛较为严重，昼夜都可发作，由动脉粥样硬化斑块形成或破裂、冠状动脉张力增高所引起。维拉帕米和地尔硫䓬疗效较好，硝苯地平因在降压时反射性加快心率，有增加心肌缺血的危险，故限制其应用或需与β受体阻断药合用。

2. 治疗心律失常　钙通道阻滞药治疗室上性心动过速和后除极触发活动所致的心

律失常有良好效果。维拉帕米和地尔硫䓬主要的抑制部位是窦房结和房室结。根据这一作用特点，主要用于急性和长期控制室上性心动过速，使其转为窦性心律，疗效较好。维拉帕米是治疗折返引起的阵发性室上性心动过速的首选药物，它可使90%以上的病例转复为窦性心律。维拉帕米在治疗心房颤动、心房扑动时可减慢心室率，少数患者则可转为窦性心律。地尔硫䓬有和维拉帕米相似的抗心律失常作用。硝苯地平具有反射性加速心率的作用，不适于治疗心律失常。

钙通道阻滞药治疗室性心律失常一般无效，但可用于治疗冠状动脉痉挛引起的室性心动过速和室颤。

3. 抗高血压　钙通道阻滞药用于高血压的治疗已得到肯定。其降压作用主要是由于舒张血管平滑肌，降低外周血管阻力所致。降压效果与给药前血压水平有关，给药前血压越高，降压效果越好。与其他血管扩张药相比，钙通道阻滞药有如下优点：① 选择性扩张小动脉平滑肌，主要降低外周血管阻力和后负荷，而不减少心输出量；② 能扩张重要器官如心、脑、肾的血管，故在降低血压的同时，并不降低这些部位的血流量，反而增加组织血流量，改善器官功能；③ 可预防和逆转心肌、血管平滑肌肥厚；④ 对血脂、血糖、尿酸及电解质等无不良影响。

二氢吡啶类药物如硝苯地平、尼卡地平、尼莫地平等扩张外周血管作用较强，可用于控制严重高血压。长期用药后，全身外周阻力下降30% ~40%，肺循环阻力也下降，后一作用特别适合于高血压危象并发心源性哮喘患者。维拉帕米和地尔硫䓬可用于轻、中度高血压。扩张血管作用强度依次为硝苯地平 > 维拉帕米 > 地尔硫䓬。

临床应用时，应根据具体病情选用适当的药物。如对兼有冠心病的患者以选用硝苯地平为宜；伴有脑血管病者选用尼莫地平；伴有快速型心律失常者最好选用维拉帕米。这些药物可以单用，也可以与其他药物合用。如与β受体阻断药普萘洛尔合用，可消除硝苯地平因扩血管作用所产生的反射性心动过速。也可以与利尿药合用，消除扩血管作用可能引起的水钠潴留，并加强其降压效果。

4. 治疗心肌梗死　对于心电图显示的无Q波的心肌梗死，且β受体阻断药禁用时，早期使用地尔硫䓬和维拉帕米，可显著减少再次心肌梗死及梗死后难治性心绞痛的发生率。

5. 治疗充血性心力衰竭　因钙通道阻滞药具有负性肌力作用和反射性交感神经兴奋作用，对心力衰竭不利，其应用争议较多。长效钙通道阻滞药氨氯地平和非洛地平负性肌力作用小，引起的反射性交感神经活化作用小，已在临床应用。目前较为一致的观点是，当充血性心力衰竭合并心绞痛或高血压时，可应用钙通道阻滞药。钙通道阻滞药对心室舒张功能障碍型心力衰竭的疗效较心室收缩功能障碍型的好。

6. 治疗肥厚型心肌病　钙通道阻滞药可减轻高血压引起的左室肥厚，非二氢吡啶类钙通道阻滞药的作用优于二氢吡啶类。维拉帕米治疗肥厚性心肌病的疗效确切，可改善运动耐量及舒张功能，减轻心肌缺血，减轻左室流出道狭窄。但因其轻度减轻心脏后负荷，可使左室腔与流出道间压力梯度增高，故不宜用于梗阻型心肌病的治疗。

7. 抗动脉粥样硬化　钙通道阻滞药具有良好的抗动脉粥样硬化作用，能防止新的血管损伤形成，延缓动脉粥样硬化的发展过程。

（二）其他系统疾病

1. 脑血管疾病　尼莫地平、尼卡地平和氟桂利嗪等钙通道阻滞药能较显著地舒张脑血管、增加脑血流量，可预防蛛网膜下腔出血引起的脑血管痉挛，治疗短暂性脑缺血发作、脑血栓形成及脑栓塞等。

维拉帕米、尼莫地平和氟桂利嗪等还能有效预防偏头痛，长期用药 3 个月以上也可用于治疗。

2. 周围血管性疾病　雷诺病（Raynaud's disease）是由寒冷及情绪激动引起的外周血管痉挛性疾病。临床试验表明，硝苯地平、地尔硫䓬、非洛地平可改善大多数雷诺病患者的症状。在接触寒冷环境前预先舌下含服硝苯地平，可防止疾病的发作。

3. 呼吸系统疾病

（1）原发性肺动脉高压：较大剂量的钙通道阻滞药对于低氧血症及血管收缩所致的肺动脉高压有一定作用，可提高心输出量及改善低氧血症。

（2）支气管哮喘：临床实验证实钙通道阻滞药对哮喘的疗效较好，特别是可预防运动性哮喘的发作。与治疗哮喘的拟交感药如 β_2 肾上腺素受体激动药合用时效果更佳。对其他抗哮喘药物无效的顽固性患者，加用钙通道阻滞药往往可以缩短哮喘发作时间和临界呼吸困难持续时间，重新获得满意的治疗效果。

4. 其他　钙通道阻滞药在体外可舒张子宫肌层，明显抑制自发性或缩宫素诱导的子宫平滑肌收缩，防治早产。与 β 受体激动剂利托君相比，硝苯地平具有相同程度的子宫平滑肌抑制作用，但伴随更轻的母体副作用和更低的新生儿发病率。

钙通道阻滞药还可用于防治消化性溃疡、糖尿病肾病等，延缓肾功能衰竭进展，保护移植肾，但疗效有待进一步肯定。

【不良反应】　常见的不良反应有头痛、面部潮红、头晕、脚踝水肿，这些反应在二氢吡啶类药物中更为多见。一般在给药后最初几小时内出现，是由血药浓度过高或增加过快引起。脚踝水肿为钙通道阻滞药选择性作用于毛细血管前动脉，引起毛细血管内压力升高所致，平躺可减轻，但不能为利尿药所缓解。胃肠道副作用有恶心、食管反流、呕吐。维拉帕米还可引起便秘，长期治疗偶尔发生牙龈增生。

严重的不良反应往往始于过量的治疗效应或来自其他作用。如过度的血管扩张作用将会导致低血压；对于左室收缩功能降低的患者，钙通道阻滞药的负性肌力作用将会恶化心力衰竭；对于心脏传导系统疾病患者，钙通道阻滞药过度的负性频率和负性传导作用会导致心动过缓或心脏停搏。心动过缓和心力衰竭多发生在服用维拉帕米和地尔硫䓬的患者。

基础血压偏低、左室收缩功能减弱、病窦综合征和房室结传导阻滞的患者慎用。顺行性旁路传导（如 Wolff-Parkinson-White 综合征）、逆行性折返型心律失常、心房纤颤、室性心动过速和复合性心动过速患者禁用。二氢吡啶类药物禁用于严重动脉粥样硬化患者。

第三节　常用的钙通道阻滞药

维拉帕米

【药理作用】

1. 对心脏的作用　维拉帕米（verapamil）通过降低窦房结自律性，使窦房结冲动发放频率降低，心率减慢；也能抑制慢反应动作电位速率，使房室结传导减慢，心电图 P-R 间期延长。过高浓度甚至可使窦房结及房室结的电活动消失。维拉帕米与钙通道的结合点位于细胞膜内侧，易进入胞内。在胞内维拉帕米既能激活磷酸二酯酶，促进钙调素与游离 Ca^{2+} 的结合，又可直接抑制胞内收缩蛋白功能，所以对心脏的负性肌力作用强。维拉帕米对心脏的抑制作用较地尔硫䓬和硝苯地平明显。

2. 对血管的作用　维拉帕米可舒张冠状动脉，增加缺血心脏冠脉流量和冠脉侧支循环。对外周血管也有舒张作用，降低外周阻力，使血压下降。维拉帕米扩血管作用比二氢吡啶类药物弱，其降压作用所引起的反射性交感神经兴奋也较弱。

【体内过程】　口服吸收完全，但由于肝脏的首关消除作用，口服吸收率仅 10% ~ 20%，生物利用度很低，故口服制剂剂量常为注射剂的 8 ~ 10 倍。主要在肝脏代谢，70% 以上代谢物经肾脏排出，15% 经肠道排出，仅 3% ~ 4% 以原形从肾脏排出。故在严重肾功能衰竭的情况下，维拉帕米应减量使用。

【临床应用】　可用于室上性心动过速（首选药）；心房扑动及心房颤动；劳累型心绞痛及变异型心绞痛；轻、中、重度高血压；肥厚型心肌病。

【不良反应】　口服耐受良好。常见的不良反应为便秘，其他如头痛、面红、眩晕及瘙痒等，但均少见。静脉注射可能出现的严重不良反应为低血压，特别是在左心衰竭的情况下；其次为房室传导障碍，尤其对于窦房结及房室结功能不良的患者，严重者甚至可致室性停搏。病窦综合征、房室传导障碍、心动过缓、洋地黄中毒、低血压、心力衰竭患者及孕妇等禁用。

硝苯地平

【药理作用】

1. 对血管的作用　硝苯地平（nifedipine）对血管的扩张作用较其对心脏的抑制作用强 10 倍。它能选择性扩张阻力血管，使心脏后负荷降低，心输出量增加，对静脉影响较小。对高血压患者的降血压作用较血压正常者更显著。还可明显扩张冠状血管，解除冠状动脉痉挛，增加冠状动脉血流量。冠心病患者静脉或舌下给药，可使正常心肌和冠状动脉狭窄区心肌的血流量增加。

2. 对心脏的作用　硝苯地平对离体心脏有轻度负性肌力作用，对房室结抑制作用较弱。全身给药时，由于血管的扩张作用引起反射性交感神经兴奋，使心率加快，心收缩力加强，从而抵消了对心脏的直接抑制作用。

【体内过程】　口服或舌下给药 90% 以上被吸收，口服吸收率为 40% ~ 70%，血浆蛋白结合率大于 90%。舌下含服 3min 或口服 20min 后出现抗高血压作用。舌下含服 20 ~ 30min 或口服 1 ~ 2h 血药浓度达高峰，作用时间持续 8 ~ 12h。硝苯地平缓释剂起效缓慢，血药浓度波动小，作用时间延长。主要经肝药酶代谢，代谢产物无药理活性。主要经肾脏排泄。老年人首关消除少，$t_{1/2}$ 延长。

【临床应用】　临床可用于① 抗高血压：对不同程度的高血压患者均有效；② 抗心绞痛：为变异型心绞痛首选药；③ 抗心力衰竭：防治急性心肌缺血或高血压时出现的急性左心衰竭；④ 治疗雷诺综合征：可解除血管痉挛，增加肢端供血。⑤ 其他：可用于肺动脉高压的治疗。

【不良反应】 主要由于过度的扩张血管作用所引起，表现为头痛、低血压、肢端麻木、面部潮红、下肢水肿、眩晕、恶心呕吐等，长期应用时约4.7%的患者因不良反应停药。低血压、肥厚型梗阻性心肌病及严重动脉缩窄者禁用。心力衰竭患者及可能发展为心肌梗死的不稳定型心绞痛发作者应慎用。

尼群地平

尼群地平(nitrendipine)对正常人的血管扩张作用比硝苯地平强6倍。尼群地平亦能抑制醛固酮的分泌，这可能是其降血压的另一机制。其作用时间持久。主要适应证为高血压，有时亦用于心绞痛的治疗。

尼卡地平

尼卡地平(nicardipine)可选择性地作用于冠状动脉和脑血管，其舒张冠状动脉作用比硝苯地平强，但对心脏的抑制作用较硝苯地平弱。尼卡地平可减少心绞痛发生频率，提高劳累型心绞痛患者的运动耐受力。临床上主要用于治疗高血压、心绞痛、脑血管痉挛及脑缺血。

尼莫地平

尼莫地平(nimodipine)选择性舒张脑血管平滑肌，可明显减轻脑血管痉挛，增加脑血流量，改善脑组织的血液循环。近来资料表明，长期使用尼莫地平对大脑的记忆功能有保护及促进作用。尼莫地平亦有明显舒张冠状动脉的作用，甚至较硝苯地平强。对外周血管作用小，降压作用不明显。尼莫地平脂溶性好，可有效治疗脑血管痉挛、脑缺血(尤其中风早期使用)及蛛网膜下腔出血。

氨氯地平

氨氯地平(amlodipine，络活喜，norvasc)与硝苯地平相比，特点是吸收较慢，起效缓慢，作用时间明显延长。氨氯地平能扩张外周血管和冠状动脉，降低血压，增加冠脉流量，对心脏的抑制作用不明显。由于其消除$t_{1/2}$为钙通道阻滞药中最长者，血药浓度峰值波动小，产生的反射性交感神经兴奋作用较轻，故少有快速舒张血管引起的副作用。主要用于慢性心力衰竭的长期治疗，也用于治疗左室功能障碍伴有高血压、心绞痛的患者。

地尔硫䓬

【药理作用】 地尔硫䓬(diltiazem)的电生理效应与维拉帕米类似，能抑制房室结传导并延长其不应期，其直接减慢心率的作用较强，对病窦综合征患者的心率有明显的抑制作用。其负性肌力作用弱于维拉帕米。对大的冠状动脉及侧支循环均有舒张作用，增加侧支循环血流量；亦能舒张外周血管，降低血压。用药后平均动脉压下降，但脉压无明显改变。

【体内过程】 口服吸收迅速且完全，吸收率为45%，给药后30min血药浓度达高峰。在肝脏代谢，代谢产物去乙酰地尔硫䓬有一定的药理活性。长期使用应注意调整剂量。

【临床应用】 可用于① 抗高血压：适用于轻、中度高血压；② 抗心绞痛：对劳累型、变异型心绞痛均有效，可减少心绞痛发作次数，对 S-T 间期改变的心绞痛患者有保护作用，对心电图无 Q 波的心肌梗死能明显减少心脏意外事件的发生；③ 抗心律失常：用于治疗室上性心动过速、心房颤动和心房扑动。④ 治疗肥厚型心肌病。

【不良反应】 少见，主要为药疹、便秘、头痛、面红、眩晕、踝部水肿等，多在较高剂量时出现。静注时，可能出现对房室结及心肌的抑制作用。禁忌证同维拉帕米。

氟桂利嗪

氟桂利嗪（flunarizine）为哌嗪衍生物，脂溶性高，能通过血脑屏障，对脑血管有选择性舒张作用，可解除痉挛，防治缺血缺氧后细胞内 Ca^{2+} 的蓄积，保护大脑功能。近年广泛用于偏头痛、眩晕、癫痫、间歇性跛行、脑动脉硬化、脑卒中、老年性痴呆症的治疗。氟桂利嗪不良反应较少，临床报道有嗜睡、头痛、胃痛、口干、恶心及皮疹。治疗剂量的氟桂利嗪对心功能无明显影响，但高于治疗剂量仍有负性频率及负性肌力作用。较严重的不良反应为抑郁症及锥体外系症状，出现时间为 2 天至 10 月不等，停药后可恢复。

普尼拉明

普尼拉明（prenylamine），又称心可定。本药的特点是对心脏的选择性作用明显高于周围血管平滑肌。在阻滞胞膜钙通道的同时，亦可阻滞细胞膜钠通道，具有抑制窦房结及房室结功能的作用。负性肌力作用较弱。临床主要用于心绞痛、心肌梗死、室性期前收缩、室性心动过速等。不良反应有食欲不振、乏力、皮疹等。

相关链接

钙通道阻滞剂的发展趋势

目前，钙通道阻滞剂的研究正逐步向多类型钙通道阻滞剂、手性钙通道阻滞剂和拓宽适应证等方向发展。

现在临床所用的二氢吡啶类钙通道阻滞剂只能阻滞 L 型钙通道，产生血管扩张和血压降低的效果，而新型的双通道或三通道钙通道阻滞剂（如西尼地平、贝尼地平等）可同时阻滞 L、T 和 N 型钙通道，不但起到扩张血管、降低血压的作用，而且能扩张肾脏入、出球小动脉，从而降低肾小球内压，增加肌酐清除率等，对肾脏有独特的保护作用。

手性拆分药物具有剂量减半、代谢负担减少、药物相互作用少和安全性更高等优点，备受医药界的关注。手性钙通道阻滞剂苯磺酸左旋氨氯地平具有起效和缓、降压平稳、作用长效和安全性高的特点，2.5mg 即可达到 5.0mg 氨氯地平的降压疗效，但不良反应降低了 60%。

电压依赖性钙通道分为 L、T、N、R、P 和 Q 等各种亚型，广泛分布于各个组织中。因此，钙通道阻滞剂在将来也会向更全或更有选择性的方向发展，并拓宽其在避孕、骨质重塑、肿瘤化疗、免疫功能调节等方面的应用。

制剂及用法

维拉帕米(verapamil)

片剂:40mg/片;注射剂:5mg/2 mL。口服,40~120mg/次,3~4次/日。维持量为40mg/次,3次/日。静脉注射5~10mg/次,隔15min可重复1~2次,控制症状后用片剂口服维持。

硝苯地平(nifedipine)

片剂:5mg,10mg/片;胶丸剂:5mg/片;胶囊剂:5mg,10mg/粒。口服或舌下含化5~10mg/次,3次/日。缓释片:20mg/片每12h服1次,20mg/次。

尼卡地平(nicardipine)

片剂:10mg/片,20mg/片,40mg/片。口服,10~20mg/次,3次/日。

尼莫地平(nimodipine)

片剂:30mg/片;注射液:10mg/50mL。口服治疗缺血性脑病:30~40mg/次,3次/日。静脉滴注治疗脑血管痉挛:开始1mg/h,2h后2mg/h。

尼群地平(nitrendipine)

片剂:10mg/片。口服,10mg/次,2次/日。

非洛地平(felodipine)

缓释片:1次/日。开始时2.5~5mg/日,2周后增加剂量,最大20mg/日。

氨氯地平(amlodipine)

片剂:2.5mg/片,5mg/片,10mg/片。口服,开始时5mg/日,以后根据情况增加,最大剂量10mg/日。

地尔硫䓬(diltiazem)

片剂:30mg/片;缓释片:30mg/片。用于心律失常:30~60mg/次,4次/日;用于心绞痛:30~60mg/6~8h;用于高血压:30~80mg/次,3~4次/日;

氟桂嗪(flunarizine)

胶囊:5mg/粒。口服,5~10mg/日,1次/日。

普尼拉明(prenylamine)

片剂:口服,15~30mg/次,3次/日。

复习思考题

1. 钙通道阻滞药的不良反应有哪些?
2. 钙通道阻滞药对心脏有哪些作用?其机制分别是什么?
3. 钙通道阻滞药为什么可以用于降低血压?

(江苏大学医学院 许 潇)

第十八章　抗心律失常药

学习目标

1. 掌握常用抗心律失常药的分类，以及各类代表药物的药理作用、临床应用及不良反应。

2. 了解心律失常的电生理学基础；熟悉心律失常的发生机制。

心律失常(arrhythmia)是心动节律和频率的异常，此时心房心室正常激活和运动顺序发生障碍，是严重的心脏疾病。心律失常的治疗方式有药物治疗和非药物治疗(起搏器、电复律、导管消融和手术)两种。药物治疗在抗心律失常方面发挥了重要作用。心律失常有缓慢型和快速型之分，前者常用异丙肾上腺素或阿托品治疗。后者的药物治疗比较复杂，本章讨论的是治疗快速型心律失常的药物。

第一节　心律失常的电生理学基础

一、正常心肌电生理

(一) 心肌细胞膜电位

心肌细胞的静息膜电位约为 -90mV，膜内低于膜外，处于极化状态。心肌细胞兴奋时，发生除极和复极，形成动作电位。它分为 5 个时相，0 相为除极，是 Na^+ 快速内流所致。1 相为快速复极初期，由 K^+ 短暂外流所致。2 相为平台期，缓慢复极，由 Ca^{2+} 及少量 Na^+ 经慢通道内流与 K^+ 外流所致。3 相为快速复极末期，由 K^+ 外流所致。0 相至 3 相的时程合称为动作电位时间(action potential duration，APD)。4 相为静息期，非自律细胞中膜电位维持在静息水平，在自律细胞则为自发性舒张期除极，是特殊 Na^+ 内流所致，其通道在 -50mV 开始开放，它除极达到阈电位就重新激发动作电位(图 18-1a)。

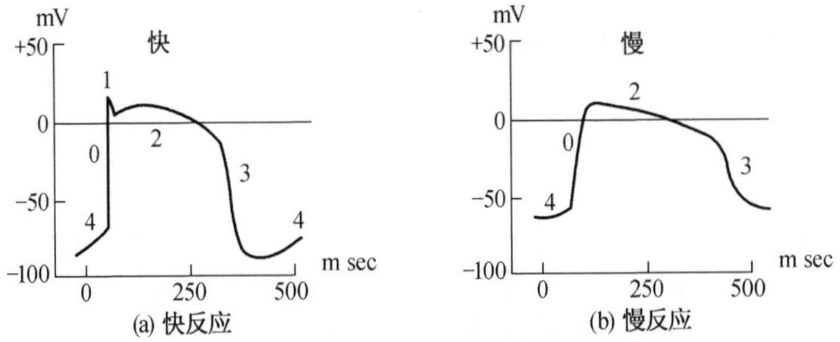

图 18-1　浦肯野纤维的快反应与慢反应电活动

（二）快反应和慢反应电活动

心房肌细胞、心室肌细胞和希-浦细胞的膜电位大（负值较大），除极速率快，传导速度也快，呈快反应电活动，除极由 Na^+ 内流所促成；窦房结和房室结细胞膜电位小（负值较小），除极慢，传导也慢，呈慢反应电活动，除极由 Ca^{2+} 内流促成。心肌病变时，由于缺氧缺血使膜电位减小，快反应细胞也表现出慢反应电活动（图 18-1）。

（三）膜反应性和传导速度

膜反应性是指膜电位水平与其所激发的 0 相上升最大速率之间的关系。一般膜电位大，0 相上升快，振幅大，传导速度就快；反之，则传导减慢。可见膜反应性是决定传导速度的重要因素，其典型曲线呈“S”形，多种因素（包括药物）可以使其增高或降低。

（四）有效不应期

复极过程中膜电位恢复到 -60 ~ -50mV 时，细胞才对刺激发生可扩布的动作电位。从除极开始到这以前的一段时间即为有效不应期（effective refractory period，ERP），它反映快钠通道恢复有效开放所需的最短时间。其时间长短一般与 APD 的长短变化相应，但程度可有不同。一个 APD 中，ERP 数值大，就意味着心肌不起反应的时间延长，不易发生快速型心律失常（图 18-2）。

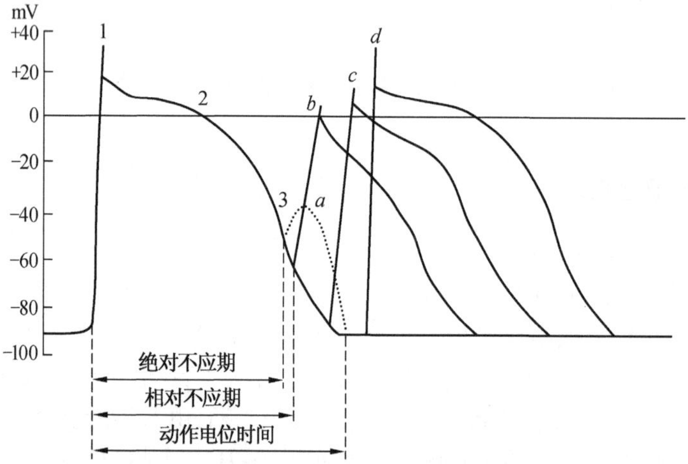

……局部去极化（局部性兴奋）——全面去极化（扩布性兴奋）

图 18-2　不应期与动作电位时间

二、心律失常发生的电生理学机制

心律失常可由冲动形成障碍和冲动传导障碍或两者兼有所引起。

（一）冲动形成障碍

1. 自律性增高　自律细胞 4 相自发除极速率加快或最大舒张电位减小都会使冲动形成增多，引起快速型心律失常。此外，自律和非自律细胞膜电位减小到 -60mV 或更小时，就引起 4 相自发除极而发放冲动，即异常自律性。

2. 后除极与触发活动　后除极是在一个动作电位中继 0 相除极后所发生的除极，其频率较快，振幅较小，呈振荡性波动，膜电位不稳定，容易引起异常冲动发放，这称为触发活动(triggered activity)。后除极分早后除极与迟后除极两种。前者发生在完全复极之前的2或3相中,主要由Ca^{2+}内流增多所引起;后者发生在完全复极之后的4相中,是细胞内Ca^{2+}过多诱发Na^{+}短暂内流所引起(图18-3)。

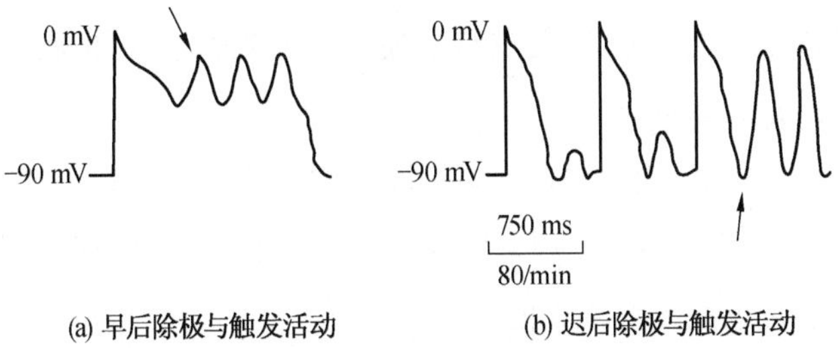

图18-3　早后除极、迟后除极分别与触发活动

(二) 冲动传导障碍

1. 单纯性传导障碍　包括传导减慢、传导阻滞、单向传导阻滞等。后者的发生可能与邻近细胞不应期长短不一或病变引起的传导递减有关。

2. 折返激动(reentry)　是指冲动经传导通路折回原处而反复运行的现象。如图18-4所示,正常时浦肯野纤维*AB*与*AC*两支同时传导冲动到达心室肌*BC*,激发除极与收缩,而后冲动在*BC*段内各自消失在对方的不应期中。在病变条件下,如*AC*支发生单向传导阻滞,冲动不能下传,只能沿*AB*支经*BC*段而逆行至*AC*支,在此得以逆行通过单向阻滞区而折回至*AB*支,然后冲动继续沿上述通路运行,形成折返。这样,一个冲动就会反复多次激活心肌,引起快速型心律失常。

邻近细胞ERP长短不一也会引起折返。如图18-4所示,设*AC*支*ERP*延长,冲动到达落在ERP中而消失,但可经邻近的*AB*支下传而后逆行的冲动可因*AC*支的ERP已过而折回至*AB*处继续运行,形成折返。

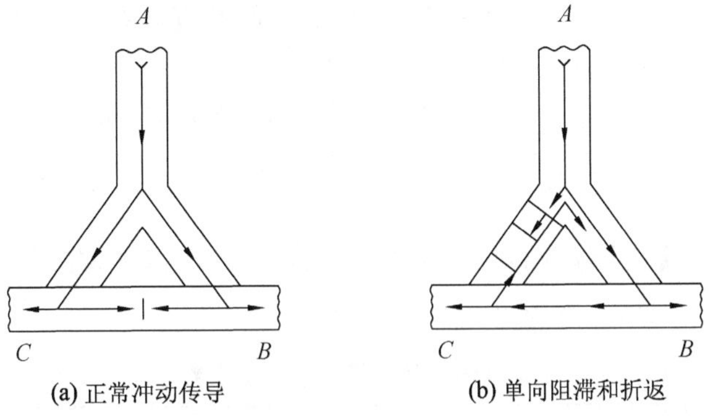

图18-4　浦肯野纤维末梢正常冲动传导、单向阻滞和折返

第二节　抗心律失常的基本电生理作用及药物分类

一、抗心律失常的基本电生理作用

药物的基本电生理作用是影响心肌细胞膜的离子通道,通过改变离子流而改变细胞是电生理特性，针对心律失常发生的机制，可将药物的基本电生理作用概括如下：

（一）降低自律性

药物抑制快反应细胞4相Na^+内流或抑制慢反应细胞4相Ca^{2+}内流就能降低自律性。药物促进K^+外流而增大最大舒张电位，使其较远离阈电位，也能降低自律性。

（二）减少后除极与触发活动

早后除极的发生与Ca^{2+}内流增多有关，因此钙拮抗药对之有效。迟后除极所致的触发活动与细胞内Ca^{2+}过多和短暂Na^+内流有关，因此钙拮抗药和钠通道阻滞药对之有效。

（三）改变膜反应性而改变传导性

增强膜反应性改善传导或减弱膜反应性而减慢传导都能取消折返激动，前者因改善传导而取消单向阻滞，因此停止折返激动，某些促K^+外流加大最大舒张电位的药如苯妥英钠有此作用；后者因减慢传导而使单向传导阻滞发展成双向阻滞，从而停止折返激动，某些抑制Na^+内流的药如奎尼丁有此作用。

（四）改变ERP及APD而减少折返

1. 延长APD、ERP，但延长ERP更为显著，奎尼丁类药物能抑制Na^+通道，使其恢复重新开放的时间延长，即延长ERP，这称为绝对延长ERP。

一般认为ERP对APD的比值（ERP/APD）在抗心律失常作用中有一定意义，比值较正常为大，即说明在一个APD中ERP占时增多，冲动将有更多机会落入ERP中，折返易被取消。

2. 缩短APD、ERP，但缩短APD更为显著，利多卡因类药物有此作用。因缩短APD更明显，所以ERP/APD比值仍较正常为大，这称为相对延长ERP，同样能取消折返。

3. 促使邻近细胞ERP的不均一（长短不一），但趋向均一也可防止折返的发生。一般延长ERP的药物，使ERP较长的细胞延长较少，ERP较短者延长较多，从而使长短不一的ERP较为接近。反之亦然，缩短ERP的药物，使ERP短者，缩短少些；ERP长者，缩短多些。所以在不同条件下，这些药物都能发挥促使ERP均一的效应。

二、抗心律失常药物的分类

根据药物对心肌电生理的影响和作用机制，可将抗心律失常药分为四类，其中Ⅰ类药又分为a、b、c三个亚类（表18-1）。

表18-1 抗心律失常药物分类

类别	代表药物	主要特点
Ⅰ类：钠通道阻滞药		
Ⅰa	奎尼丁、普鲁卡因胺	中度抑制0相除极化，减慢传导，延长APD和ERP
Ⅰb	利多卡因、苯妥英钠	轻度抑制0相除极化，缩短或不影响APD
Ⅰc	普罗帕酮、氟卡尼	明显抑制0相除极化，明显减慢传导，APD和ERP改变小
Ⅱ类：β受体阻断药	普萘洛尔	抑制0相除极速率，延缓传导，降低自律性
Ⅲ类：延长APD药	胺碘酮	延长APD，多靶点作用
Ⅳ类：钙拮抗药	维拉帕米	抑制L型钙通道，降低窦房结自律性，减慢房室结传导

第三节　常用抗心律失常药

一、Ⅰ类药——钠通道阻滞药

（一） Ⅰa 类药物

奎尼丁

奎尼丁(quinidine)是茜草科植物金鸡纳树皮所含的一种生物碱，是奎宁的右旋体，它对心脏的作用比奎宁强 5～10 倍。属于典型的 Ⅰa 类广谱抗心律失常药。

【药理作用】 基本作用是与钠通道蛋白质相结合，阻滞钠通道，适度抑制 Na^{+} 内流，并且还能适度抑制钾通道和钙通道。此外，本药还具有明显的抗胆碱作用和拮抗外周血管 α 受体作用。奎尼丁阻滞激活状态的钠通道，并使通道复活减慢，因此显著抑制异位起搏和除极化组织的兴奋性和传导性，并延长除极化组织的不应期。奎尼丁阻滞多种钾通道，延长心房、心室和浦肯野细胞的动作电位时程，该作用使奎尼丁在心率减慢和细胞外低钾时易诱发早后除极。奎尼丁还能减少 Ca^{2+} 内流，具有负性肌力作用。

【体内过程】 口服后吸收良好，经 2h 可达血浆峰浓度。生物利用度为 70%～80%。在血浆中约有 80%～90% 与蛋白相结合，心肌中浓度可达血浆浓度的 10 倍。$t_{1/2}$ 为 5～7h。在肝中代谢成羟化物，仍有一定活性，原形排泄约 10%～20%。

【临床应用】 奎尼丁是广谱抗心律失常药，适用于治疗心房纤颤、心房扑动、室上性和室性心动过速的转复合预防，还用于频室上性和室性期前收缩的治疗。对心房纤颤及心房扑动，目前虽多采用电转律术，但奎尼丁仍有应用价值，转律前合用强心苷和奎尼丁可以减慢心室频率，转律后用奎尼丁维持窦性节律，防止复发。

【不良反应】 奎尼丁安全范围小，不良反应较多见。

1. 胃肠道反应　30%～50% 患者使用奎尼丁会发生腹泻，最常见。

2. 金鸡纳反应　血浆奎尼丁水平过高可引起“金鸡纳反应”，表现为头痛、头晕、耳鸣、腹泻、恶心、视力模糊等症状。

3. 心脏毒性反应　心脏毒性较为严重，中毒浓度可致房室及室内传导阻滞，2%～8% 的患者用药后可出现 Q-T 间期延长和尖端扭转型心动过速。

4. 其他　奎尼丁阻断 α 受体使血管扩张，阻断 Ca^{2+} 内流而抑制心肌收缩力，因此可降低血压，静脉给药或心功能不全患者尤宜出现，不宜静脉给药。

普鲁卡因胺

【药理作用】 普鲁卡因胺(procainamide)对心肌的直接作用与奎尼丁相似而较弱，能降低浦肯野纤维自律性，减慢传导速度，延长 APD、ERP。它无明显的抗胆碱作用，不阻断 α 受体。

【体内过程】 口服易吸收，生物利用度为 80%，血浆蛋白结合率约为 20%。在肝中约一半被代谢成仍具活性的 N-乙酰普鲁卡因胺，约 30%～60% 以原形经肾排泄。

【临床应用】 适应证与奎尼丁相同，对房性、室性心律失常均有效。静脉注射可抢救危急病例。但对于急性心肌梗死所致的持续性室性心律失常不作为首选药物。

【不良反应】 口服可引起胃肠道反应。常发生过敏反应，表现为皮疹、药热、粒细胞减少等。大量可致窦性停搏，房室阻滞。久用数月或一年，有10%～20%患者出现红斑性狼疮样综合征，其发生与肝中乙酰化反应的快慢有关，慢者容易发生。

（二）Ⅰb类药物

利多卡因

利多卡因(lidocaine)是局部麻醉药。现广用于静脉药治疗危及生命的室性心律失常。

【药理作用】 利多卡因对心脏的直接作用是抑制 Na^+ 内流，促进 K^+ 外流，但仅对希-浦系统发生影响，对其他部位心组织及植物神经并无作用。利多卡因阻滞钠通道的激活状态和失活状态，通道恢复至静息状态时阻滞作用迅速解除，因此利多卡因对除极化组织(如缺血区)作用强，对缺血或强心苷中毒所致的除极化型心律失常有较强的抑制作用。心房肌细胞动作电位时程短，钠通道失活态时间短，利多卡因作用弱，因此对房性心律失常疗效差。利多卡因缩短浦肯野纤维及心室肌的APD，减少动作电位4相去极斜率，降低自律性。对正常心肌组织的电生理特性影响小。

【体内过程】 首关消除明显，生物利用度低，需注射给药。血浆蛋白结合率约为70%，在体内分布广泛，主要在肝内代谢，$t_{1/2}$约2h。

【临床应用】 利多卡因是窄谱抗心律失常药，仅用于室性心律失常，特别适用于危急病例。对治疗急性心肌梗死及强心苷所致的室性期前收缩、室性心动过速及心室纤颤有效。

【不良反应】 较少也较轻微。主要是中枢神经系统症状，有嗜睡、眩晕，大剂量引起语言障碍、惊厥，甚至呼吸抑制，偶见窦性过缓、房室阻滞等心脏毒性。

苯妥英钠

苯妥英钠(phenytoin sodium)与利多卡因相似，也仅作用于希-浦系统。抑制钠通道失活态，碱小部分除极的浦肯野纤维4相自动除极速率，降低其自律性。与强心苷竞争 Na^+-K^+-ATP酶，抑制强心苷中毒所致迟后除极。主要用于治疗室性心律失常，特别对强心苷中毒所致室性心律失常有效，亦可用于心肌梗死、心脏手术、心导管术等所致室性心律失常。苯妥英钠快速静注易引起低血压，高浓度可致心动过缓。常见中枢不良反应有头昏、眩晕、震颤、共济失调等，严重者出现呼吸抑制，低血压时慎用，窦性心动过缓及Ⅱ、Ⅲ度房室传导阻滞者和孕妇禁用。

美西律

美西律(mexiletine)电生理作用与利多卡因相似。可供口服，药效持久，达6～8h，用于治疗室性心律失常，特别对心肌梗死急性期者有效。不良反应有恶心、呕吐，久用后可见神经症状，震颤、眩晕、共济失调等。房室传导阻滞、窦房结功能不全、低血压和肝病者慎用。

(三) Ic 类药物

这类药物阻滞钠通道作用明显,能较强降低 0 相上升最大速率而减慢传导速度,主要影响希-浦系统;也抑制 4 相 Na^+ 内流而降低自律性;对复极过程影响很少。近年报道这类药有致心律失常作用,会增高病死率,应予注意。

普罗帕酮

普罗帕酮(propafenone)化学结构与普拉洛尔相似,具有弱的 β 受体阻断作用。普罗帕酮明显阻滞钠通道开放态和失活态。降低自律性,减慢传导速度,延长 APD、ERP,且减慢传导的程度超过延长 ERP 的程度,长期口服用于维持室上性心动过速的窦性心率,也用于治疗室性心律失常。

口服吸收完全,达 100%,但生物利用度却低于 20%,首关消除效应明显,$t_{1/2}$约 2.4 ~ 11.8h,肝中氧化甚多,原形经肾排泄小于 1%。

不良反应有胃肠道症状,偶见粒细胞缺乏,红斑狼疮样综合征。心电图 QRS 波加宽超过 20% 或 Q-T 间期明显延长者宜减量或停药,否则可致心律失常。

二、Ⅱ类药——β 肾上腺素受体阻断药

用于抗心律失常的 β 受体阻断药主要有普萘洛尔(propranolol)、美托洛尔(metoprolol)、阿替洛尔(atenolol)、纳多洛尔(nadolol)、艾司洛尔(esmolol)、比索洛尔(bisoprolol)等。拮抗 β 受体是其治疗心律失常的基本机制。

普萘洛尔

【药理作用】 普萘洛尔(propranolol)可降低窦房结、心房和浦肯野纤维自律性,减少儿茶酚胺所致迟后除极发生,减慢房室结传导,延长房室交界细胞的有效不应期。在运动及情绪激动时作用明显。

【临床应用】 这类药物适于治疗室上性心律失常,尤其治疗交感神经兴奋过高、甲状腺功能亢进及嗜铬细胞瘤等引起的窦性心动过速效果良好,可作为首选药。另外,普萘洛尔合用强心苷或钙拮抗剂,减慢房室结传导,使心室率降低,用于治疗心房扑动、心房颤动及阵法性室上性心动过速。还可治疗运动或情绪变动所致室性心律失常,减少肥厚型心肌病所致的心律失常。

美托洛尔

美托洛尔(metoprolol)为选择性 $β_1$受体阻断药,对心脏作用较强,可抑制窦房结和房室结自律性,减慢房室结传导。用于室上性和室性心律失常的治疗。

三、Ⅲ类药——延长 APD 药

这类药物能选择性地延长 APD,主要是延长心房肌、心室肌和浦肯野纤维细胞的 APD 和 ERP,而较少影响传导速度。

胺碘酮

【药理作用】 胺碘酮(amiodarone)可抑制心脏多种离子通道如I_{Na}、$I_{Ca(L)}$、I_K、I_{K1}、I_{to}等,降低窦房结、浦肯野纤维的自律性和传导性,明显延长心肌细胞动作电位APD和ERP,延长Q-T间期和QRS波。此外,胺碘酮非竞争性阻断α、β受体和舒张血管平滑肌作用,能扩张冠状动脉、增加冠脉流量、降低心肌耗氧量。

【体内过程】 可口服或静脉给药。吸收缓慢,生物利用度约为40%~50%,胺碘酮几乎全部在肝中代谢,代谢物仍有活性。消除半衰期较复杂,快速消除相3~10天(消除50%药物),缓慢消除相约数周。停药后作用维持1~3个月。

【临床应用】 本药是广谱抗心律失常药,对心房扑动、心房颤动、室上性心动过速和室性心动过速有效。自从明确氟卡尼等Ⅰc类药物治疗室性心律失常引起病死率较对照组高后,胺碘酮的应用重受重视。

【不良反应】 胺碘酮不良反应较多且比较严重。

1. 心脏毒性　胺碘酮可引起心律失常,常见窦性心动过缓、房室传导阻滞,尖端扭转型心动过速偶见。
2. 甲状腺功能紊乱　因本药分子中含有碘原子,可引起甲状腺功能亢进或低下。
3. 胃肠道反应　有食欲减退、恶心呕吐、便秘的症状发生。
4. 角膜褐色微粒沉着　少量自泪腺排出,一般并不影响视力,停药后可自行恢复。
5. 肺纤维化　个别患者出现间质性肺炎或肺纤维化。

索他洛尔

索他洛尔(sotalol)原为β受体阻断药,后因明显延长APD而用作Ⅲ类抗心律失常药。它能降低自律性,是其阻断β受体的作用所致;减慢房室结传导;明显延长ERP,使折返激动停止;也可延长APD,是阻滞K^+通道所致。索他洛尔口服吸收快,生物利用度达100%,$t_{1/2}$约10~15h,几乎全部以原形经肾排出,肾功能不良者宜减量应用。临床用于各种严重的室性心律失常,也可用于治疗阵发性室上性心动过速及心房颤动。不良反应较少,少数Q-T间期延长者偶可出现尖端扭转型室性心动过速。

四、Ⅳ类药——钙拮抗药

这类药通过阻滞钙通道而发挥抗心律失常效应,其电生理效应主要是抑制依赖于钙的动作电位与减慢房室结的传导速度。

维拉帕米

【药理作用】 维拉帕米(verapamil)对激活态和失活态的L型钙通道均有阻滞作用,也抑制I_{Kr}钾通道。可降低窦房结自律性,降低缺血时心房、心室和浦肯野纤维的异常自律性,减少或消除后除极所致触发活动;减慢房室结传导,可终止房室结折返,减慢心房扑动、心房颤动时加快的心室率;延长窦房结、房室结的有效不应期。

【临床应用】 本药治疗室上性和房室结折返性心律失常效果好,是治疗阵发性室上性心动过速的首选药。

【不良反应】 口服较安全,可出现便秘、腹胀、腹泻、头痛、瘙痒等不良反应。维拉帕米一般不与β受体阻断药合用。Ⅱ度房室传导阻滞、Ⅲ度房室传导阻滞、心功能不全、心源性休克患者禁用此药。

第四节　快速型心律失常的药物选用

选用抗心律失常药物应考虑多种因素,包括心律失常的类别、病情的紧迫性、患者的心功能,以及医师对各个药物的了解及应用经验等。药物治疗最满意的效果是恢复并维持窦性节律,其次是减少或取消异位节律,再次是控制心室频率,维持一定的循环功能。

治疗各种快速型心律失常的选药原则如下(表18-2):

1. 窦性心动过速　应针对病因进行治疗,需要时选用β受体阻断药,也可选用维拉帕米。

2. 心房纤颤或扑动转律　用奎尼丁(宜先给强心苷),或与普萘洛尔合用,预防复发可加用或单用胺碘酮,控制心室频率用强心苷或加用维拉帕米或普萘洛尔。

3. 房性期前收缩　必要时选用普萘洛尔、维拉帕米、胺碘酮,次选奎尼丁、普鲁卡因胺、丙吡胺。

4. 阵发性室上性心动过速　除先用兴奋迷走神经的方法外,可选用维拉帕米、普萘洛尔、胺碘酮、奎尼丁、普罗帕酮。

5. 室性期前收缩　必要时首选普鲁卡因胺、丙吡胺、美西律、妥卡尼、胺碘酮;急性心肌梗死时宜用利多卡因;强心苷中毒者用苯妥英钠。

6. 阵发室性心动过速　选用利多卡因、普鲁卡因胺、丙吡胺、美西律等。

7. 心室纤颤　选利多卡因、普鲁卡因胺(可心腔内注射)。

表18-2　常用抗心律失常药应用比较

心律失常类型	奎尼丁	利多卡因	苯妥英钠	普萘洛尔	胺碘酮	维拉帕米
窦性心动过速	-	-	-	+++	-	++
房性期前收缩	+++	-	+	++	+++	+++
阵发性室上性心动过速	++	-	+	++	+++	+++
房颤、房扑	+++	-	-	++	+++	+++
室性期前收缩	++	++++	++	+	+++	+
阵发性室性心动过速	+	+++	++	+	++	+
心室颤动	-	+++	+	-	-	-
强心苷中毒心律失常	+	+++	+++	++	-	-

注:+~++++指疗效由弱到强;-指不用或无效。

相关链接

抗心律失常药的致心律失常作用

抗心律失常药既能抗心律失常也能导致心律失常，后者即为药物的“致心律失常(proarrhythmia)作用”，它包含引起新的心律失常和加重原有的心律失常两种情况。近年报道Ic类氟卡尼等药有致心律失常作用并增加病死率后，这一问题更受到广泛重视。基础与临床研究正在开展，下面介绍有关其发生机制的某些内容。

冲动形成障碍和冲动传导障碍也是药致心律失常的电生理机制。在前者，主要有早后除极的触发活动，如Ia类药物延长APD与复极，容易引起2、3相中电位振荡。又如尖端扭转型室性心动过速是一种早后除极，伴有复极高度延长，Ia类和Ⅲ类药可能引发。在冲动传导障碍方面，药物可因减慢或抑制传导而引起折返，加Ⅰ、Ⅲ类药可能引发之，其中Ib类因与结合部位解离迅速而较少引起。在慢反应细胞中，则Ⅳ类药能抑制或减慢传导。

由于药物的致心律失常作用，近年临床应用抗心律失常药已更趋慎重。对急性心肌梗死而无严重心律失常者，建议不用Ⅰ类药物，必要时选用Ⅱ类药。对一般心律失常也以少用Ia、Ic类为宜。

制剂及用法

硫酸奎尼丁(quinidine sulfate)

心房纤颤或心房扑动：先口服0.1g，观察一天。如无不良反应，次日每隔2～4h服1次，0.2g/次，连续5次。如第一日心律未转为窦性，且无明显毒性反应，第二日用0.3g/次，每2h服1次，连续5次，仍未转为窦性可再服一日，然后改为0.4g/次。每日剂量不宜超过2g。转为窦性后，可用维持量，每6h服1次。0.2g/次，2～3次/日。频率发作期前收缩：0.2g/次，3～4次/日。极量：0.6g/次，3g/日，口服。

盐酸普鲁卡因胺(procainamide hydrochloride)

口服，首剂0.5～1g/次，以后0.25～0.5g/次，4次/日，心律正常后渐减至0.25g/次，2～3次/日。肌内注射，0.5g/次。静脉滴注，0.5～1g/次，用5%葡萄糖液200mL稀释。每分钟1～2mL，应注意心电图变化。无效可重复1次。极量：1g/次，3g/日，口服。

盐酸利多卡因(lidocaine hydrochloride)

先以50～100mg/次或每次1～2mg/kg，静脉注射，见效后可改为100mg以5%葡萄糖液100～200mL稀释后静脉滴注，每分钟1～2mL。

苯妥英钠(phenytoin sodium)

口服，0.1～0.2g/次，2～3次/日。0.25g/次，以注射用水20～40mL稀释，于6～10min注完，静脉注射速度小于25～50mg/min为宜，必要时5～10min后再静脉注射0.1g，直至心律纠正或总量达0.5g为止。

美西律(mexiletine)

口服，首剂400～600mg，维持量150～300mg，6～8h给药1次。静脉注射，开始量30～250mg或75～300mg/5～30min内注完，然后静脉滴注1.5～3g/36～48h。

普罗帕酮(propafenone)

口服，150mg/次，2～4次/日，维持量150mg/次，2次/日。必要时静脉注射，每8h注射1次，

1 ~ 2mg/kg。

盐酸普萘洛尔(propranolol hydrochloride)

抗心律失常:口服,10 ~ 20mg/次,3 次/日。1 ~ 3mg/次,以 5% 葡萄糖液 100mL 稀释,静脉滴注,按需要调整滴注速度。

胺碘酮(amiodarone)

口服,开始时 200mg/次,3 次/日。维持量为 100mg/次,3 次/日。静脉注射,300 ~ 450mg/日。或静脉滴注,300mg 加至 250mL 等渗盐水中,于 30min 内滴完。

索他洛尔(sotalol)

口服,80 ~ 320mg/次,2 次/日。

维拉帕米(verapamil)

口服,40 ~ 80mg/次,3 次/日。静脉注射,5 ~ 10mg/次,5 ~ 10min 内缓慢注入,2 ~ 3 次/日。

地尔硫䓬(diltiazem)

口服,30mg/次,3 ~ 4 次/日,不可嚼碎。静脉注射,0.1 ~ 0.3mg/kg.

复习思考题

1. 快速型心律失常药分哪几类,列出代表药名称。
2. 简述利多卡因、普萘洛尔、维拉帕米、胺碘酮的临床应用。

(江苏大学医学院　李永金)

第十九章　抗高血压药

学习目标

1. 掌握抗高血压药物的分类。

2. 掌握常用抗利尿药、血管紧张素Ⅰ转化酶抑制药及血管紧张素Ⅱ受体阻断药、钙拮抗药、β 受体阻断药及 α_1 受体阻断药的降压作用机制、特点、临床应用及主要不良反应。

3. 了解其他抗高血压药的特点和高血压治疗的新概念。

高血压是严重危害人类健康的常见病，1999 年世界卫生组织、国际高血压学会和 2005 年中国高血压联盟规定：未应用降压药者的血压≥140/90mmHg（18.7/12.0kPa）即可诊断为高血压。高血压患者中，绝大多数原因未明，称为原发性高血压；继发性高血压仅占 10% 左右。高血压最大的危害是导致心、脑、肾等重要器官的严重病变，包括脑血管意外、心肌梗死、心功能不全、肾功能不全及外周血管供血不足等。总体而言，高血压人群如不经合理治疗，平均寿命较正常人群缩短 15～20 年。

高血压是不同原因或疾病所引起的临床表现，其发病机制尚未完全阐明。高血压病产生、发展的病理生理过程涉及多种因素。交感神经活动的增强导致心排出量增加、阻力血管收缩增强，血管壁肥厚及管腔狭窄在高血压的发生与维持中起重要作用。肾素-血管紧张素系统是参与血压调节的重要体液因素。此外，多种舒缩血管的生物活性多肽及局部活性物质也参与了血压变化的调节。

抗高血压药能有效地控制血压，防止或减少心、脑、肾等重要器官损伤，从而提高患者的生活质量，延长寿命。

第一节　抗高血压药物分类

血压形成的基本因素为心排出量和外周血管阻力。前者受心脏功能、回心血量和血容量的影响，后者主要受小动脉紧张度的影响。抗高血压药物通过作用于脑、心、血管、肾及神经、体液等因素，调整神经、体液紊乱，减少心排出量和（或）降低外周血管阻力而发挥作用。

根据抗高血压药物的作用部位或机制，可将其分为以下几类：

1. 利尿药　如氢氯噻嗪等。

2. 交感神经抑制药

（1）中枢性降压药：如甲基多巴、可乐定等。

（2）神经节阻断药：如樟磺咪芬等。

(3) 去甲肾上腺素能神经末梢阻滞药：如利血平、胍乙啶等。

(4) 肾上腺素受体阻断药：如普萘洛尔、美托洛尔等。

3. 肾素-血管紧张素系统抑制药

(1) 血管紧张素Ⅰ转化酶抑制药：如卡托普利、依那普利、雷米普利等。

(2) 血管紧张素Ⅱ受体阻断药：如氯沙坦、替米沙坦、缬沙坦等。

(3) 肾素抑制药：如雷米克林等。

4. 钙通道阻滞药　如硝苯地平等。

5. 血管扩张药

(1) 直接舒张血管平滑肌药：如肼屈嗪、硝普钠等。

(2) 钾通道开放药：如二氮嗪、米诺地尔等。

目前我国临床常用的一线抗高血压药是利尿药、肾上腺素受体阻断药、钙通道阻滞药、血管紧张素Ⅰ转化酶抑制药和血管紧张素Ⅱ受体阻断药。中枢性降压药和血管扩张药已较少单独应用，但在联合用药和复方制剂中仍经常使用。

第二节　常用的抗高血压药

一、利尿药

血液容量能显著影响心排出量与总外周阻力，在血压的长期调节中起重要作用。限制 Na^+ 摄入能预防高血压。因此，利尿药通过改变体内 Na^+ 平衡，是治疗高血压的措施之一。

各类利尿药单用即有降压作用，并可增强其他降压药的作用。利尿降压药包括高效、中效和低效利尿药，临床治疗高血压以噻嗪类利尿药为主。

【药理作用与作用机制】　噻嗪类利尿药降压作用温和、持久，对立位和卧位均有降压作用，长期用药无明显耐受性，大多数患者一般用药 2～4 周就可以达到最大疗效。大规模临床研究证明高血压患者长期应用小剂量噻嗪类药物能较好地控制血压，降低脑卒中和心力衰竭的发生率和病死率，显著提高患者的生活质量。噻嗪类利尿药与扩血管药及某些交感神经抑制药合用，产生协同或相加作用，并可对抗这些药物所致的水、钠潴留。高效利尿药(如呋塞米)的排钠利尿作用显著，代偿性激活肾素-血管紧张素系统的作用也较强，因此该类药物虽能显著减少血容量和心排出量，但长期用药则降压作用并不明显。

噻嗪类利尿药降低动脉血压的确切机制尚不清楚。初期降压作用可能是通过排钠利尿，减少细胞外液和血容量，导致心排出量降低。长期应用噻嗪类利尿药，虽然血容量和心排出量可逐渐恢复至药前水平，但外周血管阻力和血压仍持续降低。试验证明噻嗪类利尿药对血管平滑肌无直接作用，对肾切除的患者及动物也不产生降压作用。噻嗪类利尿药的长期降压作用可能因排钠而降低血管平滑肌内 Na^+ 的浓度，进而通过 Na^+-Ca^{2+} 交换机制，使胞内 Ca^{2+} 减少，从而降低血管平滑肌细胞表面受体对血管收缩物质的亲和力与反应性，增强对舒张血管物质的敏感性；降低动脉血管壁钠、水含量，从而减轻因细胞内液过度积聚所致的管腔狭窄，也可诱导血管壁产生扩血管物质，如激肽、前列腺素。

【临床应用】 噻嗪类利尿药是治疗高血压的基础药物，安全、有效、价廉，可单用或与其他抗高血压药联合应用治疗各类高血压；单用适用于轻、中度高血压。对于老年高血压患者，因肾单位减少、水容量增加、血浆肾素活性降低，故这类药物疗效更佳。研究发现许多患者使用12.5mg的氢氯噻嗪或氯酞酮即有降压作用，超过25mg降压作用不一定增强，不良反应发生率反而增加。长期大剂量噻嗪类利尿药应用常致电解质、糖、脂质代谢改变，并可增高血浆肾素活性，患者适度限钠或与留钾利尿药、β受体阻断药、血管紧张素Ⅰ转化酶抑制药、血管紧张素Ⅱ受体阻断药合用可避免或减少不良反应。吲哒帕胺(indapamide)属非噻嗪类利尿药，具有轻度利尿和钙拮抗作用，降压作用温和，疗效确切，且有心脏保护作用；不良反应少，不引起血脂改变，对伴有高脂血症患者可用吲哒帕胺替代噻嗪类利尿药。

留钾利尿药作用温和，螺内酯适用于低血钾症、高尿酸血症或原发性醛固酮增多症；氨苯蝶啶与噻嗪类或袢利尿药合用，可增强疗效，并可对抗这些利尿药排钾、排镁作用。肾功能不良或少尿者禁用留钾利尿药。高效利尿药不作为轻、中度高血压的一线药，而用于高血压危象及伴有慢性肾功能不良的高血压患者，因其增加血流量，并有较强的排钠利尿作用。

二、钙通道阻滞药

钙通道阻滞药是一类治疗高血压的重要药物。钙通道阻滞药能选择性地阻断电压门控性Ca^{2+}通道，抑制细胞外Ca^{2+}内流，松弛血管平滑肌，降低外周血管阻力，使血压下降。二氢吡啶类(硝苯地平等)、苯烷胺类(维拉帕米等)和苯硫氮䓬类(地尔硫䓬)均具有一定的降压作用。各类钙通道阻滞药对心脏和血管的选择性不同，苯烷胺类对心脏作用最强，二氢吡啶类对血管作用较强，苯硫氮䓬类介于两者之间。

硝苯地平

【药理作用】 硝苯地平(nifedipine)对各型高血压均有降压作用，降压作用快而强，但对正常血压者影响不明显。硝苯地平降压时能反射性引起心率加快，心排出量增加，血浆肾素活性增高，但比直接扩血管药作用弱，加用β受体阻断药可避免这些作用，并能增强降压效应。硝苯地平对糖、脂质代谢无不良影响。

【临床应用】 用于轻、中、重度高血压，尤其适用低肾素性高血压，可单用，或与其他一线常用抗高血压药合用。普通制剂血药浓度波动大，且易引起交感神经反射性兴奋，已不常用；缓释与控释剂型使用方便，不良反应较少，适用于高血压病长期治疗。

【不良反应与注意事项】 见第十七章。

尼群地平

尼群地平(nitrendipine)的药理作用与硝苯地平相似，但舒张血管较硝苯地平强，降压作用温和、维持时间较长，反射性心率加快等不良反应较少。适用于各型高血压。每日口服1～2次。不良反应与硝苯地平相似，肝功能不良者慎用或减量。合用可增加地高辛血药浓度。

拉西地平

拉西地平(lacidipine)对血管的选择性高,降压作用起效缓慢,维持时间较长,不易引起反射性心率加快和心排出量增加,用于轻、中度高血压。每日口服 1 次。不良反应有面红、头痛、心悸、水肿等。

氨氯地平

氨氯地平(amlodipine)作用与硝苯地平相似,降压作用较硝苯地平温和,$t_{1/2}$长达40 ~ 50h,作用维持时间长,不易引起交感神经反射性兴奋。每日口服 1 次。不良反应同拉西地平。

从保护高血压靶器官免受损伤的角度,以长效类新药为佳,但价格较贵。短效类如硝苯地平和中效类如尼群地平因价格低廉最为常用。

三、β 受体阻断药

β 受体阻断药最初用于治疗心绞痛,临床应用中偶然发现该类药物能使心绞痛合并高血压患者的血压降低,随后的研究证实普萘洛尔等 β 受体阻断药均能有效地降低血压,是有心绞痛或心力衰竭的高血压患者的常用药物。长期应用不会引起水钠潴留,也无明显的耐受性。用于治疗高血压的 β 受体阻断药有普萘洛尔、纳多洛尔、美托洛尔、阿替洛尔等。不同的 β 受体阻断药在 $β_1$受体选择性、内在拟交感活性及膜稳定性等方面有所不同。不具有内在拟交感活性的 β 受体阻断药可增加血浆甘油三酯浓度,降低 HDL-胆固醇,而有内在拟交感活性的药物对血脂影响很小或无影响。

【药理作用与作用机制】 该类药物起效较缓慢,连续用药数周后才出现显著疗效。长期应用 β 受体阻断药可降低心、脑血管并发症的发生率和病死率。

无内在拟交感活性的 β 受体阻断药初用可致心排出量降低,引起外周阻力血管反射性增高,但持续用药使心排出量保持低水平,并降低总外周阻力,从而产生降压效应;有内在拟交感活性的药物对心率和心排出量影响较小,可使外周阻力降低,血压即时下降。

β 受体阻断药的降压作用可能与下述机制有关:① 阻断心脏 $β_1$受体,降低心排出量。然而不少证据不支持此学说,如口服与静脉给予普萘洛尔均可降低心排出量,但仅口服给药方能降低血压;这类药物均能降低心排出量,但其中部分药物不能降压;具有内在拟交感活性的 β 受体阻断药不降低心排出量,仍能降低外周阻力和血压。② 阻断肾小球旁器的 $β_1$受体,减少肾素分泌,从而抑制肾素-血管紧张素系统活性;但具有较强内在拟交感活性的药物在降压时并不影响肾素分泌。③ β 受体阻断药能通过血脑屏障进入中枢,阻断中枢 β 受体,使外周交感神经活性降低;但索他洛尔、阿替洛尔等难以通过血脑屏障却仍有确切降压作用。④ 阻断外周去甲肾上腺素能神经末梢突触前膜 $β_2$受体,抑制正反馈调节作用,减少去甲肾上腺素的释放。⑤ 促进前列环素的生成。

【临床应用】 β 受体阻断药是安全、有效、价廉的降压药,可用于各型高血压,对高肾素活性、高血流动力学的青年高血压患者更为适宜。每日用药 2 次可维持满意的降压效应,但对老年人一般效果较差。吸烟者服用普萘洛尔效果差,但不影响选择性 $β_1$受体阻断药美托洛尔的降压效果。一般不引起水钠潴留,与利尿药合用可加强降压作用。

β 受体阻断药、利尿药与扩血管药联合应用能有效治疗重度或顽固性高血压。

【不良反应与注意事项】 普萘洛尔等非选择性 β 受体阻断药可升高三酰甘油水平，降低 HDL-胆固醇，其机制尚不十分清楚。长期应用该类药物突然停药，可加重冠心病症状，并可使血压反跳性升高超过治疗前水平，停药前 10 ~ 14 日宜逐步减量。非选择性 β 受体阻断药能延缓用胰岛素后血糖水平的恢复，不稳定型糖尿病和经常低血糖反应患者使用 β 受体阻断药应十分慎重。禁用于严重左心室功能不全、窦性心动过缓、房室传导阻滞及支气管哮喘患者。

普萘洛尔

普萘洛尔（propranolol）为 β 受体阻断药中第一个用于临床且至今仍常用的药物。在心血管疾病中应用广泛，治疗高血压、心绞痛及心律失常均有效。

【体内过程】 普萘洛尔生物利用度约为 25%，个体差异大。$t_{1/2}$约为 4 h 但药效维持时间较长，每天可给药 1 ~ 2 次。降压作用出现缓慢，口服后 2 ~ 3 周才开始降压，立位和卧位的收缩压和舒张压都能明显降低。

【药理作用】 普萘洛尔为非选择性 β 受体阻断药，对 $β_1$、$β_2$受体具有相同的亲和力。缺乏内在拟交感活性。其降压机制多样：减少心输出量、抑制肾素释放、抑制交感神经系统活性和增加前列环素的合成等。

【临床应用】 适用于轻度及中度高血压。对伴有心排出量偏高或血浆肾素水平偏高的高血压患者的疗效较好，对伴有冠心病、脑血管病变及夹层动脉瘤的高血压患者尤为适用。支气管哮喘患者禁用。

美托洛尔和阿替洛尔

美托洛尔（metoprolol）和阿替洛尔（atenolol）为选择性 $β_1$受体阻断药，无内在拟交感活性，其降压作用优于普萘洛尔。低剂量时主要作用于心脏，而对支气管的影响小，对伴有阻塞性肺疾病患者相对安全。阿替洛尔降压作用持续时间较长，每日服用 1 次。

卡维地洛

卡维地洛（carvedilol）为 α、β 受体阻断药，降压作用较普萘洛尔强 2 ~ 4 倍，可用于治疗轻、中度高血压或伴有肾功能不全、糖尿病的高血压患者。

四、肾素-血管紧张素系统抑制药

肾素-血管紧张素系统抑制药分为血管紧张素 Ⅰ 转化酶（ACE）抑制药、血管紧张素 Ⅱ 受体（AT_1 受体）阻断药和肾素抑制药三类。此类药物的应用是抗高血压药物治疗学上的一大进步：不仅具有良好的降压效果，对高血压患者的并发症及一些伴发疾病亦有良好影响。该类药物亦作为伴有糖尿病、左心室肥厚、左心功能障碍及急性心肌梗死的高血压患者的首选药物。因能阻断醛固酮，故该类药物有轻度保钾作用。血管神经性水肿是 ACE 抑制药的少见但严重的不良反应，顽固性咳嗽是患者停药的主要原因。相比较而言，AT_1 受体阻断药没有 ACE 抑制药的血管神经性水肿、咳嗽等不良反应。

肾素-血管紧张素系统（rennin-angiotensin system，RAS）由肾素、血管紧张素及其受体构成,在心血管活动和水电解质平衡调节中起十分重要的作用。血管紧张素原可在肾素(蛋白水解酶)的作用下转变为血管紧张素Ⅰ(angiotensin Ⅰ,AngⅠ),后者在血管紧张素Ⅰ转化酶(ACE)的作用下转变为血管紧张素Ⅱ(AngⅡ)。AngⅡ的生成除了通过ACE途径外,还可通过糜酶(chymase)旁路(图19-1)。AngⅡ或AngⅠ可转化为AngⅢ。AngⅢ的生物学效应与AngⅡ相似,其缩血管效应弱于AngⅡ,但其促醛固酮分泌作用较强。RAS不仅存在于循环系统,而且还存在于心脏、肾脏、脑及血管。循环系统与局部RAS活性变化与高血压、充血性心力衰竭等心血管疾病的发生、发展密切相关。

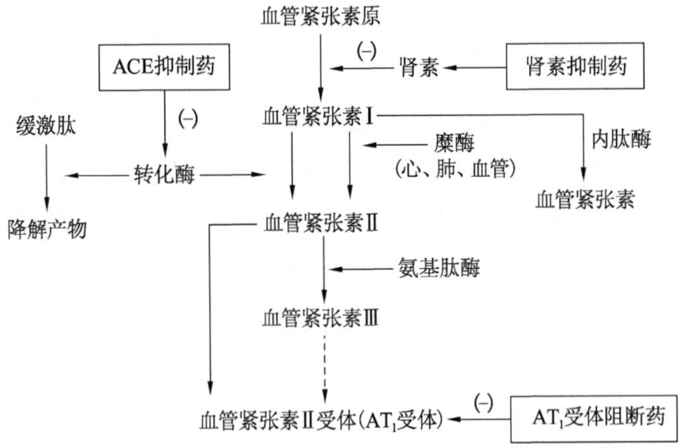

图19-1 肾素-血管紧张素系统及其抑制药的作用环节

AngⅡ具有广泛的心血管作用:

(1)对血管的作用:AngⅡ直接激活血管平滑肌细胞的血管紧张素Ⅱ受体(AT_1受体),引起血管收缩,此外通过促进增加中枢交感神经放电和外周交感神经末梢释放去甲肾上腺素,增高外周交感神经张力。

AngⅡ作为一种血管生长刺激因子能促进原癌基因(c-fos、c-jun和c-myc)表达,增加多种生长因子的生成,促进细胞外基质蛋白合成,引起血管平滑肌的增生和血管构型重建。血管重构在高血压的长期维持中起重要作用。

(2)对心脏的作用:循环系统与局部的AngⅡ可直接作用于心肌细胞和非心肌细胞,也可作用于心脏交感神经末梢突触前膜AT_1受体,促进去甲肾上腺素释放,表现为正性肌力和正性频率作用。AngⅡ能促进内皮素分泌,后者具有正性肌力和正性频率作用,可激活酪氨酸激酶和丝裂原激活蛋白激酶,促进成纤维细胞增生、心肌细胞肥大、心脏构型重建。

(3)对肾脏的作用:AngⅡ可直接增加肾交感神经张力及收缩肾血管,降低肾血流量;减少肾髓质血流量可减少Na^+排泄;作用肾皮质的球状带促进醛固酮的合成与分泌,增加水钠潴留。此外,高浓度的AngⅡ可抑制远曲小管Na^+转运,降低Na^+排泄。

(一)血管紧张素Ⅰ转化酶抑制药

这类药物能有效地降低血压,对心功能不全及缺血性心脏病等也有效,目前临床应用的ACE抑制药有二十余种。卡托普利(captopril)是第一个口服有效的ACE抑制药(angiotensin Ⅰ converting enzyme inhibitor)。之后研发了高效、长效、少不良反应的一系列

ACE 抑制药。ACE 抑制药根据化学结构分为三类:含巯基的卡托普利、阿拉普利(alacepril)等;含羧基的依那普利(enalapril)、赖诺普利(lisinopril)、喹那普利(quinapril)、培哚普利(perindopril)等;含次磷酸基的福辛普利(fosinopril)等。

【药理作用与作用机制】 ACE 抑制药与其他降压药比较,具有以下特点:① 降压时不伴有反射性心率加快,对心排出量无明显影响;② 可预防和逆转心肌与血管构型重建;③ 增加肾血流量,保护肾脏;④ 能改善胰岛素抵抗,预防和逆转肾小球基底膜的糖化,不引起电解质紊乱和脂质代谢改变。ACE 抑制药具有较强的降压作用,对肾性及原发性高血压均有效,不仅可治疗高肾素活性高血压,也能降低正常或低肾素活性高血压患者的血压。ACE 抑制药治疗老年性高血压、高血压合并脑或外周血管疾病及高血压合并肾衰,具有其他抗高血压药物所没有的优点。

ACE 是含锌大分子酸性糖蛋白,ACE 抑制药与 Ang Ⅰ 或缓激肽竞争 ACE。以卡托普利为例,该药有 3 个基团能与 ACE 的活性部位相结合:① 脯氨酸的末端羧基与酶的正电荷部位(精氨酸)以离子键结合;② 肽键的羰基与酶的供氢部位以氢键结合;③ 巯基与酶中 Zn^{2+} 结合(图 19-2)。ACE 抑制药与 ACE 结合后失去活性。

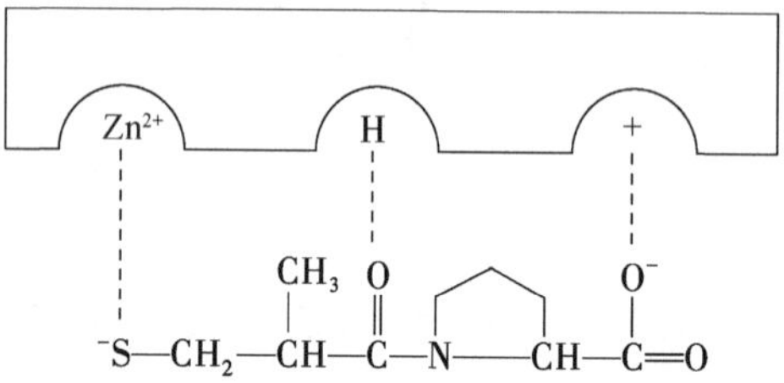

图 19-2 ACE 活性部位与卡托普利结合示意图

ACE 抑制药的降压机制是通过抑制 ACE,降低循环系统与血管组织 RAS 活性,减少 Ang Ⅱ 的生成和升高缓激肽水平而发挥作用。

(1) 抑制血浆与组织中 ACE,减少 Ang Ⅱ 的生成,降低循环系统与组织中 Ang Ⅱ,降低外周阻力。

(2) 减慢缓激肽降解,升高缓激肽水平,继而促进一氧化氮(NO)、前列腺素(PGI_2)生成,产生舒血管效应。

(3) 减少去甲肾上腺素释放,并能抑制中枢 RAS、交感神经活性,进而降低外周阻力。

(4) 在心脏,ACE 抑制药预防与逆转心肌肥厚,对缺血的心肌具有保护作用,从而改善心脏的收缩与舒张功能;在血管,抑制血管肥厚,可降低血管僵硬度,改善动脉顺应性。

(5) 减少肾脏组织中 Ang Ⅱ,减弱 Ang Ⅱ 的抗利尿作用及减少醛固酮分泌,促进水钠排泄,减轻水钠潴留。

(6) 改善血管内皮功能。高血压常伴有血管内皮功能不全,而血管内皮功能不全是促进高血压发展和并发症发生的重要原因。

【体内过程】 食物能影响卡托普利的吸收,宜在餐前 1h 服用。大多数 ACE 抑制药如依那普利、喹那普利、培哚普利等为前体药,须在体内转化后才能发挥作用。除福辛普利和司派普利通过肝、肾清除外,ACE 抑制药主要通过肾脏清除,肾功能显著降低者,应减少用量。

【临床应用】 适用于各型高血压,对肾性及原发性高血压均有效。轻、中度高血压患者单用 ACE 抑制药常可以控制血压，与利尿药及 β 受体阻断药合用能增强疗效，用于治疗重度或顽固性高血压。ACE 抑制药对缺血心肌与肾脏具有保护作用，可增加胰岛素抵抗患者的胰岛素敏感性，尤其适用于伴有慢性心功能不全、缺血性心脏病、糖尿病肾病的高血压患者，可延缓病情的发展，显著改善生活质量。

【不良反应与注意事项】 主要的不良反应有首剂现象、高血钾、肾功能损害、咳嗽、血管神经性水肿等。RAS 高度激活的患者，可能出现"首剂现象"而致低血压，宜从小剂量开始使用，并密切监测。肾功能正常者服用 ACE 抑制药，一般较少见高血钾；肾功能受损时，或与留钾利尿药、非甾体抗炎药、β 受体阻断药合用易致高血钾。正常人应用 ACE 抑制药可使肾灌注压降低、肾血流量增加，因此肾小球滤过率一般无明显影响；肾动脉硬化或肾异体移植时，ACE 抑制药引起可逆性肾功能受损。咳嗽为刺激性干咳，多见于用药开始几周内。咳嗽与支气管痉挛的原因可能是由于这类药物抑制缓激肽和 P 物质代谢，导致这些物质在肺血管床积蓄。依那普利与赖诺普利诱发咳嗽的发生率比卡托普利高，而福辛普利较低。血管神经性水肿多见于颜面。卡托普利可出现青霉胺样反应如皮疹、瘙痒、嗜酸细胞增多、白细胞减少、淋巴结肿大、发热、胃痛、口腔溃疡、味觉减退、肝功能损害等，可能与含巯基有关。在妊娠早期，ACE 抑制药无致畸胎作用，但妊娠中后期长期应用可引起胎儿畸形、胎儿发育不全甚至死胎，故孕妇禁用。亲脂性的 ACE 抑制药如雷米普利与福辛普利在乳汁中分泌，故哺乳期妇女忌服。

（二）血管紧张素Ⅱ受体阻断药

AngⅡ与 AT 受体相互作用产生药理效应。目前发现 AT 受体有四种亚型，即 AT_1、AT_2、AT_3和 AT_4受体。AT_1受体主要分布于心脏、血管和肾脏。AT_2受体主要分布于肾上腺髓质和脑。AngⅡ的心血管作用主要由 AT_1受体介导，AT_2受体的生理作用尚未完全清楚，可能与抑制生长和抗增殖作用有关。

AngⅡ的生成除通过 ACE 代谢途径外，其余大部分的 AngⅡ是通过糜酶途径形成。循环系统中 RAS 以 ACE 途径为主，而组织中的 RAS 则以糜酶为主。例如，在心脏左心室有 80%、血管有 70% 的 AngⅡ为糜酶催化形成。ACE 抑制药不能抑制糜酶途径，而 AT_1受体阻断药能特异性与 AT_1受体结合，阻断不同代谢途径生成 AngⅡ的作用，从而抑制 AngⅡ的心血管作用。此外，ACE 抑制药可导致缓激肽、P 物质堆积，引起咳嗽等不良反应。AT_1受体阻断药无咳嗽、血管神经性水肿等不良反应。

最初发现的 AT 受体拮抗药为沙拉新（saralasin），因其属肽类不能口服，且作用时间短及有部分激动效应，限制了临床应用。非肽类 AT_1受体拮抗药包括氯沙坦（losartan）、厄贝沙坦（irbesartan）、缬沙坦（valsartan）、坎地沙坦（candesartan）、替米沙坦（telmisartan）等，具有受体亲和力高、选择性强、口服有效、作用时间长、无激动效应等优点。

氯沙坦

【药理作用与作用机制】 氯沙坦为第一个用于临床的 AT_1受体阻断药，在体内转化为活性产物 E3174，后者与 AT_1受体结合更牢固，拮抗 AT_1受体的作用强于母药 15 ~ 30 倍。氯沙坦的效应是它与其代谢物 E3174 的共同作用，以后者为主。选择性地阻断 AT_1受体后，AngⅡ的缩血管作用及增强交感神经活性作用受到抑制，血压降低。长期降压作用可能还与调节水盐平衡、抑制心血管肥厚有关。此外，当 AT_1 受体被阻断后，反馈性增加肾素活性，导致 AngⅡ浓度升高，AngⅡ仅能激活 AT_2 受体，产生抗增殖作用。氯沙坦对肾功能具有保护作用，对患有高血压的肾病患者，该药降压的同时能保持正常肾小球滤过率，增加肾血流量与排钠，减少蛋白尿。大规模临床试验证明，氯沙坦能降低心血管疾病的病死率。

【体内过程】 氯沙坦口服吸收迅速，首过消除明显，生物利用度约为33%，$t_{1/2}$ 约2h，血浆蛋白结合率>98%。在肝脏由CYP2C9与CYP3A4代谢为活性更强的E3174，E3174的 $t_{1/2}$ 为6～9h。大部分随胆汁排泄，部分随尿排出，动物试验发现可经乳汁排泄。每日服药1次，降压作用可维持24h。

【临床应用】 本药用于轻、中度高血压，适用于不同年龄的高血压患者，对伴有糖尿病、肾病和慢性心功能不全患者有良好疗效。与利尿药或钙通道阻滞药合用，可增强降压疗效。

【不良反应与注意事项】 不良反应较ACE抑制药少，可引起低血压、肾功能障碍、高血钾等。肝功能不全或循环不足时，应减少初始剂量。

第三节　其他抗高血压药

一、中枢降压药

中枢降压药有甲基多巴、可乐定、利美尼定、莫索尼定等。其中甲基多巴通过激动孤束核（nucleus tractus solitarius，NTS）α_2 肾上腺素受体产生降压作用，甲基多巴不良反应较重，现已少用。甲基多巴（methyldopa）进入中枢在L-芳香氨基酸脱羧酶催化下转变为α-甲基多巴胺，进一步在多巴胺β-氧化酶催化下转变为α-甲基去甲肾上腺素，后者代替去甲肾上腺素贮存在肾上腺素能神经末梢。α-甲基去甲肾上腺素激动孤束核的 α_2 肾上腺素受体，使交感神经传出冲动减少，降低外周阻力而降压。可乐定的降压作用除 α_2 肾上腺素受体介导以外，还与激动延髓嘴端腹外侧区（rostral ventrolateral medulla，RVLM）咪唑啉 I_1 受体有关；利美尼定、莫索尼定主要作用于咪唑啉 I_1 受体。

可乐定

【药理作用与作用机制】 可乐定（clonidine）抑制交感神经活性，减少心排血量和降低外周阻力而降压，作用中等偏强。对肾血流量和肾小球滤过率无显著影响。可乐定减弱交感反射，但不完全抑制，故较少引起直立性低血压。具有中枢镇静作用，还能抑制胃肠道的分泌和运动。对血脂代谢无明显影响。

可乐定主要的降压机制是激动延髓孤束核次一级神经元（抑制性神经元）α_{2A} 肾上腺素受体，减少血管运动中枢交感冲动，使外周交感神经活性降低。近年研究证明，可乐定作用与激动延髓嘴端腹外侧区咪唑啉 I_1 受体有关，使交感神经张力下降。这两种核团的两种受体之间有协同作用，可乐定的降压效应是作用于两种受体的共同结果。

大剂量可乐定可激活外周血管平滑肌上的 α_{2B} 受体，收缩血管，减弱降压效应。

【体内过程】 口服易吸收，口服30min后起效，1.5～3h作用达高峰，持续约6～8h。生物利用度约为75%，$t_{1/2}$ 为5.2～13h。脂溶性高，易透过血脑屏障，也可经皮肤吸收。

约 50% 在肝脏代谢，原形和代谢产物主要经肾排泄。

【临床应用】　适用于中度高血压。本药不影响肾血流量和肾小球滤过率，能抑制胃肠道腺体分泌和平滑肌运动，故适用于肾性高血压或兼患消化性溃疡的高血压患者。可乐定与利尿药合用有协同作用。

【不良反应与注意事项】　该药激动蓝斑核和外周唾液腺 α_2 肾上腺素受体分别引起嗜睡、口干等副作用，发生率约为 50%，绝大部分患者几周后可消失。其他不良反应有阳痿、恶心、眩晕、鼻黏膜干燥、腮腺痛等。抑制肾素分泌，长期应用可致水钠潴留，与利尿药合用能避免。长期服用可乐定后，突触前膜 α_2 受体的敏感性下降，负反馈作用减弱，突然停药而引起去甲肾上腺素大量释放，可出现短时的交感神经亢进现象，表现为心悸、出汗、血压突然升高等。逐渐减量可以避免血压反跳。出现停药反应时可恢复应用可乐定或用 α 受体阻断药酚妥拉明治疗。可乐定不宜用于高空作业或驾驶机动车辆的人员，以免因精神不集中、嗜睡而导致事故发生。

莫索尼定

莫索尼定（moxonidine）为第二代中枢性降压药，降压作用与可乐定相似，但对咪唑啉 I_1 受体的选择性比可乐定高。降压效能略低于可乐定。由于选择性高，莫索尼定不良反应少，无显著的镇静作用，亦无停药反跳现象，长期用药也有良好的降压效果，并能逆转高血压患者的心肌肥厚，适用于治疗轻中度高血压。

二、血管扩张药

本类药通过松弛血管平滑肌，降低外周血管阻力，产生降压作用。血管扩张药包括扩张小动脉药（肼屈嗪、米诺地尔、二氮嗪等）和对动脉、静脉均有舒张作用药物（哌唑嗪、硝普钠）。长期应用本类药，因反射性神经-体液变化而减弱其降压作用，主要表现为：① 交感神经活性增高，增加心肌收缩力和心排出量；② 增强肾素活性，使循环中血管紧张素浓度升高，导致外周阻力增加和水钠潴留。因此，不宜单独应用，常与利尿药和 β 受体阻断药等合用，以提高疗效、减少不良反应。

α_1 受体阻断药

绝大多数高血压患者存在外周阻力增高，α 受体阻断药能阻断儿茶酚胺对血管平滑肌的收缩作用，使收缩状态的小动脉舒张，产生降压效应。非选择性 α 受体阻断药（如酚妥拉明）不良反应较多，长期降压效果差，除用于控制嗜铬细胞瘤患者的高血压危象外，不作为抗高血压药常规应用。选择性 α_1 受体阻断药使用初期，因降低动脉阻和静脉容量，使交感神经活性反射性增高，引起心率加快和血浆肾素活性增高；由于该类药物对 α_2 受体阻断作用较弱，可避免负反馈减弱促神经递质释放作用，因而降低血压时不易引起反射性心率加快与血浆肾素活性增高，所以长期使用时，产生持久的扩血管作用，心排血量、心率和血浆肾素活性可能恢复正常。现用于临床的该类药物有哌唑嗪（prazosin）、特拉唑嗪（terazosin）、多沙唑嗪（doxazosin）等。

【药理作用与作用机制】　α_1 受体阻断药舒张小动脉和静脉，对立位和卧位血压均有降低作用。大规模临床试验证明 α_1 受体阻断药治疗高血压安全有效。这类药物降压时不影响心率及肾素分泌，其原因除不阻断 α_2 受体外，可能与其负性频率作用有关。α_1 受体阻断药对肾血流量及肾小球滤过率均无明显影响。长期治疗还可降低血浆三酰甘油、总胆固醇、LDL－胆固醇的浓度，升高 HDL－胆固醇浓度。

【体内过程】 哌唑嗪口服易吸收，生物利用度为60%，$t_{1/2}$ 为2.5～4h，但降压作用可持续10h，血浆蛋白结合率约90%，主要在肝脏代谢，10%的原形药经肾排泄。特拉唑嗪、多沙唑嗪的生物利用度分别为90%和65%，$t_{1/2}$ 分别为12h和19～22h。

【临床应用】 适用于各型高血压，单用治疗轻、中度高血压，重度高血压合用利尿药和β受体阻断药可增强降压效果。可阻断膀胱颈、前列腺包膜和腺体、尿道等处 α_1 受体，改善前列腺肥大患者排尿困难症状，因此适用于高血压合并前列腺肥大者。

【不良反应与注意事项】 哌唑嗪阻断交感神经的收缩血管效应，扩张容量血管，减少回心血量，首次给药可致严重的体位性低血压、晕厥、心悸等，称“首剂现象”。多见于首次用药90min内，发生率高达50%，尤其已用利尿药或β受体阻断药者更易发生。将哌唑嗪首次剂量减为0.5mg，睡前服用，可避免发生首剂现象。长期用药可致水钠潴留，加服利尿药可维持其降压效果。特拉唑嗪首次应用时晕厥很少见。

肼屈嗪

【药理作用与作用机制】 肼屈嗪（hydralazine）通过直接松弛小动脉平滑肌，降低外周阻力而降压。对静脉的作用较弱，一般不引起直立性低血压。该药松弛血管平滑肌的分子机制尚不清楚。由于反射性交感神经兴奋而增加心肌耗氧量，扩张冠状动脉可能引起血液从缺血区流向非缺血区即血液“窃流”现象，对有严重冠脉功能不全或心脏储备能力差者则易诱发心绞痛。

【体内过程】 口服吸收好，但生物利用度低（16%～35%），主要在肝脏代谢，生成无活性的乙酰化代谢产物，慢乙酰化者降压作用更明显。$t_{1/2}$ 为1～2h，作用维持6～12h。

【临床应用】 适用于中、重度高血压，常与其他降压药合用。老年人或伴有冠心病的高血压患者慎用，以免诱发或加重心绞痛。

【不良反应与注意事项】 常见不良反应有头痛、眩晕、恶心、颜面潮红，低血压、心悸等，与扩血管作用有关。长期大剂量应用可引起全身性红斑狼疮样综合征，多见于慢乙酰化的女性患者，停药后可自行痊愈，少数严重者也可致死。

硝普钠

【药理作用与作用机制】 硝普钠（sodium nitroprusside，SNP）扩张动脉和静脉，降低外周血管阻力和心排出量而降压。硝普钠属硝基扩血管药，作用机制与硝酸酯类相似，通过释放NO，激活鸟苷酸环化酶，增加血管平滑肌细胞内cGMP水平而起作用。硝普钠释放NO的机制不同于硝酸甘油，这可解释两者在不同部位的血管表现出的差异效应，以及硝酸甘油可产生耐受性而硝普钠则无。硝普钠口服不吸收，需静脉滴注给药，30s内起效，2min内可获最大降压效应，停药3min内血压回升。

【临床应用】 主要用于高血压危象，伴有心力衰竭的高血压患者，也用于外科手术麻醉时控制性降压及难治性慢性心功能不全。

【不良反应与注意事项】 呕吐、出汗、头痛、心悸等不良反应，均为过度降压所引起。

连续大剂量应用，可因血中的代谢产物硫氰酸盐过高而发生中毒。易引起甲状腺功能减退。肝肾功能不全者禁用。

米诺地尔

米诺地尔（minoxidil）、吡那地尔（pinacidil）、尼可地尔（nicorandil）等为 K^+ 通道开放药，主要开放 ATP 敏感性 K^+ 通道，促进 K^+ 外流，使细胞膜超极化，电压依赖性钙通道难以激活，阻止 Ca^{2+} 内流，导致血管舒张而降压。同类药物还有二氮嗪（diazoxide）、克罗卡林（cromakalim）等。

【药理作用与作用机制】 米诺地尔对离体血管平滑肌无松弛作用，需经肝脏磺基转移酶代谢为硫酸米诺地尔 NO 而活化。该药增加心排出量可能与其反射性兴奋交感神经增强心肌收缩力及增加静脉回心血流量有关。

【体内过程】 口服吸收好，生物利用度为 90%，给药 1h 后血药浓度达峰值，但降压作用出现较晚，可能是由于活性代谢物生成需要一定时间。在肝脏代谢，主要以代谢产物从尿中排泄，$t_{1/2}$ 为 4h。

【临床应用】 主要用于难治性的严重高血压，不宜单用，与利尿药和 β 受体阻断药合用，可避免水钠潴留和交感神经反射性兴奋。

【不良反应】 主要不良反应有水钠潴留、心悸、多毛症。

二氮嗪

二氮嗪（diazoxide）的降压机制同米诺地尔，通过激活 ATP 敏感性 K^+ 通道，松弛小动脉平滑肌而降低血压。该药静脉注射降压作用强而快，30s 内起效，3 ~ 5min 降压达峰值。主要用于高血压危象及高血压脑病。该药能抑制胰腺 B 细胞分泌胰岛素而引起高血糖。其他不良反应少见。

第四节 抗高血压药的合理应用

抗高血压药物种类繁多、各有特点，疗效存在很大个体差异，因此应根据病情并结合药物特点合理用药。

（一）有效治疗和终身治疗

高血压病因未明，不能根治，需要终身治疗。高血压人群如不经合理治疗平均寿命较正常人缩短 15 ~ 20 年。必须告知患者建立确切降压与终身治疗的概念。一般认为，经过不同日的数次测压，血压高于 150/95mmHg 需要治疗。有 1 ~ 2 条危险因素（老年、吸烟、肥胖、血脂异常、缺少体力活动、糖尿病等）的患者血压超过 140/90mmHg 就需要治疗。但是只有 10% 的高血压患者血压得到控制。因此，必须加强宣传工作，纠正“尽量不用药”的错误倾向。所有的非药物治疗，只能作为药物治疗的辅助。有些患者经过一段时间的治疗后血压接近正常，于是就自动停药，停药后血压可重新升高。降压目标：普通高血压患者的血压降至 140/90mmHg 以下，最近 HOT 研究结果指出，抗高血压治疗的目标血压是 138/83mmHg。老年人的收缩压降至 150mmHg 以下，有糖尿病或肾病的高血压患者的血压降至130/80mmHg以下。

（二）保护靶器官

高血压药物治疗的目的不仅是降低血压，更重要的是改善靶器官的功能和形态，降低并发症的发生率和病死率。高血压的靶器官包括心肌肥厚、肾小球硬化和小动脉重构等。在抗高血压治疗中必须考虑逆转或阻止靶器官损伤。一般而言，降低血压能减少靶器官损伤。但并非所有的降压药均如此。如肼屈嗪可降压但对靶器官损伤无保护作用。根据以往几十年的高血压治疗经验，认为对靶器官的保护作用比较好的药物是ACE抑制药和长效钙拮抗剂。AT_1受体阻断剂将与ACE抑制药一样具有良好的器官保护作用。

（三）平稳降压

应避免降压过快、过强。药物一般宜从小剂量开始，逐步增量，达到满意效果后改维持量以巩固疗效，避免降压过快、过剧，以免造成重要器官灌流不足等。血压不稳定可导致器官损伤。因此，必须在降低血压的同时使血压平衡，提倡使用长效降压药物以减小血压波动性，保证药物的降压谷/峰值大于50%。此外，高血压治疗需长期系统用药，不宜中途随意停药，更换药物时亦应逐步替代。

（四）抗高血压药物的联合应用

应根据高血压程度选用药物。轻、中度高血压开始采用单药治疗，世界卫生组织推荐六大类第一线降压药物是利尿药、β受体阻断药、ACE抑制药、血管紧张素Ⅱ受体阻断药、钙通道阻滞药、α_1受体阻断药。单一药物有较好反应，但降压未达到目标，可采用联合用药。抗高血压药物联合应用的目的是增加降压疗效，加强对靶器官的保护，减少不良反应。联合用药应从小剂量开始，并应采用作用机制不同的药物，以提高疗效、减少不良反应。利尿药、β受体阻断剂、二氢吡啶类钙通道阻滞药和ACE抑制药中，任何两类药物的联用都是可行的。其中尤以β受体阻断药加二氢吡啶类钙通道阻滞药或ACE抑制药加二氢吡啶类钙通道阻滞药联用效果较好。

（五）个体化治疗和根据病情特点选用药物

高血压治疗应个体化，主要根据患者的年龄、性别、种族、病情程度及并发症等情况制订治疗方案，维持和改善患者的生存质量，延长寿命。在选药个体化的同时，剂量的个体化也非常重要，因不同患者或同一患者在不同病程时期，所需剂量不同，或由于药物可能存在遗传代谢多态性，不同患者病情相似，但所需剂量也不同。所以，应根据“最好疗效、最少不良反应”的原则，为每一患者选择最适宜剂量。

根据病情特点选药：① 高血压合并心功能不全或支气管哮喘者，宜用利尿药、ACE抑制药、哌唑嗪等，不宜用β受体阻断药；② 高血压合并肾功能不良者，宜用ACE抑制药、钙通道阻滞药；③ 高血压合并窦性心动过速，年龄在50岁以下者，宜用β受体阻断药；④ 高血压合并消化性溃疡者，宜用可乐定；⑤ 高血压伴潜在性糖尿病或痛风者，宜用ACE抑制药、α_1受体阻断药和钙通道阻滞药，不宜用噻嗪类利尿药；⑥ 高血压危象及脑病时，宜静脉给药以迅速降低血压，可选用硝普钠、二氮嗪，也可用高效利尿药如呋塞米等；⑦ 对于老年高血压，上述第一线药物均可应用，避免使用能引起直立性低血压的药物（大剂量利尿药、α_1受体阻断药等）和影响认知能力的药物（如可乐定等）。

相关链接

高血压药物治疗发展史

高血压的药物治疗报道始于20世纪40年代,但最初的硫氰酸盐类药物降压作用短暂且不稳定。20世纪50年代开始应用神经节阻断药如樟磺咪芬(trimetaphan camsilate)、美卡拉明(mecamylamine)、六甲溴胺(hexamethonium bromide)等,这类药物选择性阻断神经节突触后膜上的N_1受体,通过阻断交感神经活性而降低外周血管阻力,降压作用强大,但同时阻断副交感神经节,不良反应较多,目前主要用于高血压危象和外科手术中的控制性降压。此时期也发现了另外几类重要降压药物:噻嗪类药物排钠利尿,降低心排血量和外周血管阻力,单用或与其他抗高血压药物联合应用,目前仍为治疗高血压的基础药物;肼屈嗪为血管扩张药,降压作用强大;胍乙啶(guanethidine)与利血平(reserpine)同属交感神经末梢阻滞药,其作用机制是通过影响儿茶酚胺的储存和释放,导致去甲肾上腺素神经末梢囊泡内递质耗竭而降压,但因神经系统与消化系统不良反应较多,很快被随后问世的不良反应较少的药物替代,目前作为研究交感神经活动的重要工具药。20世纪60年代研制了β受体阻断药(普萘洛尔等)和钙通道阻滞药(硝苯地平、维拉帕米、地尔硫䓬等)、中枢降压药(甲基多巴、可乐定)、扩张血管药(二氮嗪)。此后,选择性α_1受体阻断药(哌唑嗪等)、钾通道开放药(米诺地尔等)及选择性咪唑啉受体激动药(莫索尼定、利美尼定)相继问世,极大地丰富了抗高血压药物。血管紧张素Ⅰ转化酶(ACE)抑制药与血管紧张素Ⅱ受体阻断药(氯沙坦等)的出现使高血压的药物治疗进入一个新时代,这类药物不仅能有效地降低血压,且能防止和逆转高血压所致心血管构型重塑。

目前抗高血压新药研发向高效、长效、高选择性、多器官保护、少不良反应的方向发展。除了α_1受体阻断药、钙通道阻滞药、血管紧张素Ⅰ转化酶抑制药和血管紧张素Ⅱ受体阻断药等抗高血压药中有新品应用于临床外,近年又研发了许多新型抗高血压药。例如,肾素抑制药依那克林(enalkiren)、雷米克林(remikiren)、阿利克林(aliskiren)等能抑制肾素的活性,减少血管紧张素的生成,产生降压作用;中性内肽酶和血管紧张素转化酶的双重抑制药奥马曲拉(omapatrilat)、法西多曲(fasidotril)及山帕曲拉(sampatrilat)等,能同时抑制ACE和中性内肽酶活性,降低肾素-血管紧张素系统活性,提高缓激肽和心钠素水平,从而产生降压作用;前列腺素合成促进药沙克太宁(cicletanine)能促进前列腺素的合成产生降压;5-羟色胺(5-HT)受体激动药乌拉地尔(urapidil)激动中枢$5\text{-}HT_{1A}$受体,降低外周交感神经活性而降压;5-HT受体阻断药酮色林(ketanserin)能阻断$5\text{-}HT_{2A}$受体,降低外周血管阻力而产生降压作用;内皮素受体阻断药波生坦(bosentan)、恩拉生坦(enrasentan)等阻断内皮素与内皮素受体结合表现出强效降压作用。

随着对高血压发病机制的深入认识,高血压疫苗可能是未来抗高血压药物研发的新方向。Ⅱ期临床试验初步证实, 高血压疫苗CYT006-AngQb安全、有效,其作用机制是刺激机体免疫系统生成血管紧张素抗体，抑制血管紧张素作用，从而产生降压作用。疫苗的有效时间可以持续几个月，患者一年只需注射几次，可望大大提高患者用药的依从性。

制剂及用法

氢氯噻嗪（hydrochlorothiazide）

片剂：口服，12.5~25mg/次，1~2次/日。

硝苯地平（nifedipine，心痛定片）

片剂：口服，5~10mg/次，3次/日。遮光密闭保存。

尼群地平（nitrendipine）

片剂：口服，10~20mg/次，1~2次/日，维持量10~20mg/日。

拉西地平（lacidipine）

片剂：口服，4mg/次，1次/日。

氨氯地平（amlodipine，络活喜）

片剂：口服，5~10mg/次，1次/日。

盐酸普萘洛尔（propranolol hydrochloride）

片剂：口服，10~20mg/次，3~4次/日，以后每周增加剂量10~20mg，直至达到满意疗效，一般每日用量以不超过300mg为宜。

阿替洛尔（atenolol）

片剂：口服，50~100mg/次，1次/日。

美托洛尔（metoprolol）

片剂：口服，50~100mg/日，分2~3次服，可逐渐加量，必要时可增至200mg/日。维持量为50~200mg/日。缓释剂：可每日给药一次，50~100mg/次。

拉贝洛尔（labetalol）

片剂：口服，开始时，0.1g/次，2~3次/日，如疗效不佳，可增至0.2g/次，3~4次/日，一般对轻、中、重度高血压的剂量分别为0.3 ~0.8g/日、0.6~1.2g/日、1.2~2.4g/日 。

卡托普利（captopril）

片剂：口服，开始25mg/次，3次/日，饭前服，逐增至50mg/次，3次/日；最大剂量：450mg/日。

马来酸依那普利（enalapril maleate）

片剂：口服，开始时，2.5~5mg/日，治疗量为2.5~40mg/日，可1次或分2次服用。

氯沙坦（losartan）

片剂：口服，25mg/次，2次/日。

盐酸可乐定（clonidine hydrochloride）

片剂：口服，0.075~0.15mg/次，1~3次/日，根据病情可逐渐增加剂量。极量：0.4~0.6mg/次。注射剂：0.15mg/mL，肌注或静注，0.15~0.3mg/次，必要时每6h重复一次。遮光密闭保存。点眼用0.25%溶液1~2滴，2~3次/日。

盐酸哌唑嗪（prazosin hydrochloride）

胶囊剂、片剂：口服，首次0.5mg/次，然后1mg/次，3次/日。一般每隔2~3日增加1mg。

盐酸肼屈嗪（hydralazine hydrochloride）

片剂：口服，最初剂量10~25mg/次，3次/日，以后按需要增至50mg/次，3次/日，最大剂量不能超过200mg/日，应遮光、密闭于干燥处保存。

硝普钠(sodium nitroprusside)

粉针剂,静滴 50mg 以 5% 葡萄糖溶液 2～3mL 溶解,然后根据所需浓度再稀释于 5% 葡萄糖溶液中,缓慢静滴(容器避光)。根据临床症状与血压调整药量,滴速不超过 3μg/(kg·min)。配制时间超过 4h 的溶液不宜使用。本药为鲜红色透明结晶性粉末,遮光(并加黑纸包裹)、密闭保存。

硫酸胍乙啶(guanethidine sulfate)

片剂:口服,开始时 5～10mg/次,1～2 次/日,以后每周递增 10mg/日,血压控制后改为维持量,一般每日用量加 20～80mg。

米诺地尔(minoxidil)

片剂:口服,开始 2.5mg/次,2 次/日,以后逐渐增至 5～10mg/次,2 次/日。遮光密闭保存。

吲达帕胺(indapamide)

片剂:2.5mg/片。口服,2.5mg/次,1～2 次/日,1～2 个月后若疗效不满意,可增至 5mg。

复习思考题

1. 常用抗高血压药分哪几类?试举每类的代表药。
2. 利尿药初期及长期应用的降压作用机制是什么?
3. ACE 抑制药的降压作用机制、降压作用特点及主要不良反应各是什么?

(江苏大学医学院　封　云、张征仙)

第二十章　抗心绞痛药与调血脂药

学习目标

1. 掌握硝酸酯类药物抗心绞痛的药理基础。
2. 掌握他汀类药物降血脂的作用机制。
3. 了解心绞痛治疗中常见药物联用的原理与利弊。

第一节　抗心绞痛药

心绞痛是心脏冠状动脉供血不足引起的心肌急剧的、暂时的缺血与缺氧综合征，是缺血性心脏病的主要症状。其临床表现为急性发作时患者突然感到胸骨后部及心前区阵发性压迫性绞痛，常放射到左肩并沿左臂的屈肌而下传。引起心绞痛的直接因素可能与心肌在缺血缺氧情况积聚过多的代谢产物，如乳酸、丙酮酸及类似激肽样多肽物质，刺激心肌自主神经传入纤维末梢有关。

心绞痛的主要原因是心脏的氧供需之间的失衡，可能由于耗氧量（主要决定因素为室壁张力、心率和心室收缩状态）增加，或供氧量（主要决定因素为冠状动脉流量，偶尔也受血液携氧能力改变的影响）降低，或两者都存在。

临床将心绞痛分为以下几种类型：

（1）劳累性心绞痛：其特点是疼痛由体力劳累、情绪激动或其他足以增加心肌需氧量的情况所诱发，休息或舌下含服硝酸甘油后迅速缓解。该类型包括：① 稳定型心绞痛；② 初发型心绞痛；③ 恶化型心绞痛。

（2）自发性心绞痛：其特点为疼痛发生与体力或脑力活动引起心肌需氧量增加无明显关系，与冠状动脉血流贮备量减少有关。疼痛程度较重，时限较长，不易为含用硝酸甘油所缓解。该类型包括：① 卧位型心绞痛，休息或熟睡时发生；② 变异型心绞痛，为冠状动脉痉挛所致；③ 急性冠状动脉功能不全；④ 梗死后心绞痛。

（3）混合性心绞痛：其特点是患者既可在心肌需氧量增加时发生心绞痛，亦可在心肌需氧量无明显增加时发生心绞痛。因冠状动脉狭窄使冠状动脉血流贮备量减少，而这一血流贮备量的减少又不固定，故经常波动性地发生心绞痛。

针对心绞痛的病理学基础，抗心绞痛药物主要通过以下方式产生作用：① 通过扩张血管、减慢心率和降低左室舒张末期容积而减少心肌耗氧量；② 通过扩张冠脉、促进侧支循环开放和促进血液重新分布等增加心肌氧的供给；③ 通过促进脂代谢转化为糖代谢而改善心肌代谢；④ 抑制血小板聚集和血栓形成。

目前临床常用的是硝酸酯类药、β 受体阻断药和钙通道阻滞药三类抗心绞痛药物。

一、硝酸酯类药

硝酸酯类药中最常用的为硝酸甘油，其次为硝酸异山梨酯、戊四硝酯和单硝酸异山梨酯，用于治疗心绞痛已有百年历史，疗效确切，目前仍为临床所常用。此类药物作用及作用机制类似，而体内过程各有特点。

硝酸甘油

【体内过程】 硝酸甘油（nitroglycerin）从黏膜、肺、皮肤都可吸收。舌下给药 1～2min 就可生效，3～10min 作用达高峰，持续 20～30min，吸收后迅速离开血液并在各组织中分解。口服时肝脏首过消除明显，生物利用度仅 8%，故不宜口服，常舌下含服。

【药理作用】

1. 扩张外周血管，改善心肌血流动力学　硝酸甘油主要扩张全身的小静脉，使回心血量减少，降低心室容积及左心室舒张末期压力，因而室壁张力降低，耗氧量降低。此外，其还有较小的扩张小动脉的作用，使外周阻力降低、平均血压下降，减少左心室做功，降低耗氧量。

2. 改善缺血区心肌血液供应　此作用主要通过以下途径改变心肌血液的分布实现：① 硝酸甘油能扩张较大的冠状动脉及供应缺血区的侧支血管，使总的冠状动脉血液较多分配到缺血区，改善局部缺血。② 明显舒张较大的心外膜血管及狭窄的冠状动脉及侧支血管，此作用在冠状血管痉挛时更为明显；而对阻力血管作用较弱。用药后使血液从输送血管经侧支血管流向缺血区，从而改善缺血区的血流供应。③ 使冠状动脉血液重新分配，由于硝酸甘油降低左心室舒张末期压，舒张心外膜血管及侧支血管，使血液易从心外膜区域流向心内膜下缺血区，从而增加缺血区的血流量。④ 此外，硝酸甘油还能抑制血小板聚集，有利于冠心病的治疗。对由于冠状动脉痉挛引起的变异型心绞痛，硝酸甘油可舒张冠状动脉，解除冠状动脉痉挛，而呈现有益作用。

【舒张血管平滑肌作用机制】 与硝酸酯类舒张血管平滑肌机制类似，主要与产生一氧化氮（NO）有关。NO 通过鸟苷酸环化酶，使细胞内环磷酸鸟苷（cGMP）升高，进而激活依赖 cGMP 的蛋白激酶，降低胞浆中 Ca^{2+} 浓度，使肌球蛋白轻链去磷酸化（肌球蛋白在收缩过程中以磷酸化形式起作用），产生舒张血管平滑肌的作用。

【临床应用】 硝酸甘油主要用于治疗和预防各种类型心绞痛。舌下给药能迅速缓解急性发作，是目前抗心绞痛药中最有效的药物。此外，也用于充血性心力衰竭及急性心肌梗死的治疗，减轻心脏的前后负荷，降低心肌耗氧量，改善缺血区血流供应，缩小心肌梗死的范围。

【不良反应】 常见血管扩张类药物的不良反应，如头痛，由脑内皮血管扩张引起，以及头、面、颈部皮肤发红，直立性低血压也较常见。剂量过大时，可使血压过度降低，以致交感神经兴奋，心率加快和心收缩力加强，增加心肌耗氧量，加剧心绞痛，因此要注意控制剂量。剂量过大还可引起高铁血红蛋白血症，可静脉注射亚甲蓝对抗。低血压、青光眼及颅内压增高的患者禁用。

连续使用硝酸甘油易产生耐受性，并与其他硝酸酯类产生交叉耐受性。一般用药 2～3 周可达高峰，但停药 1～2 周又可迅速消失，恢复敏感性。硝酸甘油耐受性产生的机制尚未阐明，可能与鸟苷酸环化酶系统活性的改变，引起血管平滑肌细胞内巯基耗竭有关。采取调整给药剂量，减少给药频率及间歇给药，可减少耐受性的产生。补充巯基的药物有如卡托普利等，它们也可能阻止耐受性的产生。

硝酸异山梨酯

硝酸异山梨酯(isosorbide dinitrate)和戊四硝酯(pentaerythritol tetranitrate)与硝酸甘油作用相似而较弱，属于长效硝酸酯类，舌下含服，起效稍慢于硝酸甘油，但作用持续时间持久。口服后40～60min起效，作用可持续3～5h，可用于预防心绞痛的发作。但口服剂量范围个体差异较大，不良反应较多。

单硝酸异山梨酯

单硝酸异山梨酯(isosorbide mononitrate)的特点是无首过消除，能经胃肠道迅速而完全吸收，生物利用度达100%，服后1h血药浓度达峰值，作用持续8h，$t_{1/2}$约5h。临床用于冠心病的长期治疗和预防心绞痛发作，也适用于心肌梗死后的治疗和肺动脉高压的治疗。

二、β受体阻断药

β受体阻断药主要用于治疗稳定及不稳定型心绞痛(变异型心绞痛除外)，可减少发作次数，对伴有高血压或心律失常者更为适用。对心肌梗死也有效，能缩小梗死范围。临床可用于心绞痛治疗的药物有十余种，包括普萘洛尔(propranolol)、吲哚洛尔(pindolol)及选择性β_1受体阻断药阿替洛尔(atenolol)、美托洛尔(metoprolol)、醋丁洛尔(acebutolol)等。其中普萘洛尔、美托洛尔、阿替洛尔是临床最为常用的抗心绞痛药。

【抗心绞痛的药理作用与作用机制】

1. 降低心肌耗氧量　β受体阻断药可使心率减慢，心脏舒张期延长；抑制心肌收缩力，降低心肌耗氧量，这是此类药物抗心绞痛作用的主要机制。但β受体阻断药所致的心肌收缩力减弱，会使射血时间延长，心排血不完全，心室容积扩大，又增加了心肌耗氧量，但总体效应仍是减少心肌耗氧量，缓解心绞痛。临床常将本类药物与硝酸酯类药物合用，以抵消其副作用，并产生协同作用。

2. 改善缺血区血液供应　β受体阻断药首先因能降低心肌耗氧量，使非缺血区血管阻力增高，促使血液流向已代偿性扩张的缺血区，从而增加缺血区血流量。其次，由于减慢心率，心舒张期相对延长，有利于血液从心外膜流向易缺血的心内膜区。此外，也可增加缺血区侧支循环，增加缺血区灌的血液注量。

3. 改善心肌代谢　心肌缺血时，肾上腺素分泌增加，使游离脂肪酸(FFA)增多。FFA本身代谢时需消耗大量的氧，加重心肌缺血、缺氧的程度。应用β受体阻断药，可阻断β受体，抑制脂肪分解酶活性，减少心肌FFA的含量，并能改善缺血区心肌对葡萄糖的摄取和利用，改善糖代谢，使心肌耗氧量降低。

4. 增加组织供氧应用　β受体阻断药可促进氧合血红蛋白解离，从而增加全身组织包括心脏的供氧。

【临床应用】　β受体阻断药是治疗心绞痛的有效药物，但对不同类型的心绞痛具有不同的作用。

1. 稳定型心绞痛　主要用于对硝酸酯类不敏感或疗效差的稳定型心绞痛患者，特别适用于伴有心率快和高血压的心绞痛患者。与硝酸酯类药物合用可减少硝酸酯类药物的用量，从而减缓硝酸酯类耐受性的产生。

2. 不稳定型心绞痛　其发病机制是冠脉器质性狭窄和痉挛，应用β受体阻断药可减少心肌耗氧量，改善冠脉血流量，增加缺血心肌供血，尤其对于交感神经张力高的患者，能降低疼痛阈值，预防缺血复发和猝死。在无禁忌证时效果较好。联合用药可提高疗效。对于变异型心绞痛，因本类药物阻断β受体后，使α受体作用占优势，易致冠脉痉挛，从而加重心肌缺血症状，不宜应用。

综上所述，β受体阻断剂与硝酸酯类合用，在降低心肌耗氧量方面产生协同作用，同时对循环系统互相作用，可以取长补短（表20-1），提高疗效，减少不良反应。

表20-1　硝酸酯类与β受体阻断剂合用的优缺点

作用	硝酸酯类	β受体阻断剂
室壁张力	↓	±
心室容量	↓	↑
心室压力	↓	↓
心室体积	↓	↑
心率	↑	↓
收缩性	↑	↓
心内外膜血流比例	↑	↑
侧支血流量	↑	↑

三、钙通道阻滞药

抗心绞痛常用的钙通道阻滞药有硝苯地平、地尔硫䓬和维拉帕米等。

【抗心绞痛药理作用与临床应用】　钙通道阻滞药通过阻滞血管平滑肌与心肌细胞的电压依赖性钙通道，抑制 Ca^{2+} 内流而产生以下作用。

1. 降低心肌耗氧量　钙通道阻滞药能使心肌收缩力减弱，心率减慢，血管平滑肌松弛，血压下降，心脏负荷减轻，从而使心肌耗氧减少。

2. 增加心肌的血液供应　本类药物对冠脉中较大的输送血管及小阻力血管有扩张作用，特别是对处于痉挛状态的血管有显著的解除痉挛作用，从而增加缺血区的血液灌注量。此外还可增加侧支循环，改善缺血区的供血和供氧。

3. 保护缺血心肌细胞　心肌缺血时，可增加细胞膜对 Ca^{2+} 通透性，增加外 Ca^{2+} 内流或干扰细胞内 Ca^{2+} 向细胞外转运，使胞内 Ca^{2+} 积聚，特别使线粒体内 Ca^{2+} 超负荷，从而失去氧化磷酸化的能力，促使细胞死亡。钙通道阻滞药通过抑制外 Ca^{2+} 内流，减轻缺血心肌细胞的 Ca^{2+} 超负荷而保护心肌细胞，对急性心肌梗死者，能缩小梗死范围。

钙通道阻滞药对冠状动脉痉挛诱发的变异性心绞痛最有效，对稳定型和不稳定型心绞痛也有效。本类药物对支气管平滑肌有一定程度的扩张作用，对伴有哮喘和阻塞性肺疾病患者更为适用。

第二节 调血脂药

动脉粥样硬化(atherosclerosis,AS)是心脑血管疾病的主要病理基础,防治动脉粥样硬化则是防治心脑血管疾病的重要措施。动脉粥样硬化主要发生在大及中动脉,特别是冠状动脉、脑动脉和主动脉。动脉呈现不同程度的内膜增厚、脂质沉着、纤维组织增生、脂质条纹及斑块形成、管腔狭窄乃至阻塞,所支配的器官可发生缺血性病变,动脉壁弹性减弱易于破裂而造成出血。

虽然动脉粥样硬化的病因未明,但近年来越来越多的资料证明,动脉粥样硬化是一种炎性反应,是多种遗传基因和环境危险因素相互关联的结果。脂代谢紊乱、高血压、糖尿病、吸烟、肥胖等多种危险因素,有形或无形地损伤血管内皮,导致单核细胞为主的白细胞沿血管壁游走,并黏附于血管内皮,移向内皮下间隙,转化为巨噬细胞,无限制地摄取脂质,特别是氧化低密度脂蛋白(oxidized LDL,Ox-LDL),成为泡沫细胞;在受损内皮细胞释放某些活性因子的影响下,血管平滑肌细胞增殖和向内皮迁移,并摄取 Ox-LDL 成为泡沫细胞。泡沫细胞的脂质逐渐累积形成脂质条纹。这种反应持续发生和发作终成动脉粥样硬化斑块。斑块自内膜突向血管腔而阻塞血流,造成靶器官供血不足,如果斑块破裂和血栓形成,则呈现急性临床事件。为防治动脉粥样硬化,早期或轻度者可采用饮食疗法及适当增加体力活动,较重者应及时应用药物治疗。调血脂药(lipid-regulating agents)可用于防治动脉粥样硬化。

血脂是血浆或血清中所含的脂类,包括胆固醇(cholesterol,Ch)、三酰甘油(triglyceride,TG)、磷脂(phospholipid,PL)和游离脂肪酸(free fatty acid,FFA)等。Ch 又分为胆固醇酯(cholesteryl ester,CE)和游离胆固醇(free cholesterol,FC),两者相加为总胆固醇(total cholesterol,TC)。

血脂与载脂蛋白(apoprotein,Apo)结合成脂蛋白(lipoprotein,Lp)后溶于血浆,并进行转运和代谢。脂蛋白呈微小颗粒状,由于所含脂类和蛋白的不同,应用超速离心或电泳的方法,可将 Lp 分为乳糜微粒(chylomicron,CM)、极低密度脂蛋白(very low density lipoprotein,VLDL)、低密度脂蛋白(low density lipoprotein,LDL)和高密度脂蛋白(high density lipoprotein,HDL)。此外还有中间密度脂蛋白(intermediate density lipoprotein,IDL),是 VLDL 在血浆的代谢物,密度为 1.006 ~ 1.019。有些 Lp 尚需进一步分为若干亚类,如 HDL 一般又分为 HDL_2 和 HDL_3,其密度分别为 1.063 ~ 1.125 和 1.125 ~ 1.21。

Apo 主要有 A、B、C、D 和 E 五类,又各分为若干亚组分,不同的 Lp 含不同的 Apo,它们的主要功能是结合和转运脂质,但各有其特殊的功能。各种脂蛋白在血浆中有基本恒定的浓度以维持相互间的平衡,如果比例失调则为脂代谢失常。某些血脂或脂蛋白高出正常范围则称为高脂血症(hyperlipoidemia)或高脂蛋白血症(hyperlipoproteinemia)。一般认为,高脂血症可促进动脉粥样硬化病变的形成和发展。流行病学调查 TC 及 LDL 的血浆水平与冠心病和脑血管病的发病率及病死率密切相关,应用药物使血浆 TC 和 LDL 降低,能相应地减少冠心病的发病率和死亡率,降低血浆 TC 和 LDL 的药物是调血脂药的重点。但是脂代谢失常的含义,除上述高脂血症外,还应包括 HDL 降低和 Lp(a)增加等,它们也是动脉粥样硬化的危险因素。可见,并非所有的脂蛋白升高都能促动脉粥样硬化形成,因此将降血脂药(hypolipidemic drugs)称为调血脂药较确切。调血脂药是抗动脉粥样硬化药的主要组成部分,已有多项大规模试验证明调血脂药作为心脑血管病的一级或二级预防和治疗,均能显著降低其发病率和病死率,改善介入性治疗的预后。

一、主要降低总胆固醇和低密度脂蛋白的药物

(一) 他汀类

人体内的 Ch 大约 1/3 来自饮食,其他大部分靠肝脏合成。3-羟基-3-甲基戊二酰辅酶 A(3-hydroxy-3-methylglutaryl CoA,HMG-CoA)还原酶是肝细胞合成 Ch 过程中的限速酶,能催化 HMC-CoA 生成甲羟戊酸(mevalonic acid,MVA),为内源性 Ch 合成的关键步骤,抑制此酶则阻碍内源性 Ch 合成。他汀类即 HMC-CoA 还原酶抑制剂,包括洛伐他汀(lovastatin)、辛伐他汀(simvastatin)、普伐他汀(pravastatin)、阿托伐他汀(atorvastatin)、氟伐他汀(fluvastatin)和瑞舒伐他汀(rosuvastatin)等。

【体内过程】 洛伐他汀和辛伐他汀是无活性的前药,口服后才能代谢为有活性的调血脂药物。氟伐他汀、阿托伐他汀为含氟的活性物质。口服后生物利用度较高,其余他汀类的口服吸收率介于 40% ~75%。除瑞舒伐他汀外,他汀类均有较高的肝脏首过效应。多数药物从胆汁中排泄,5% ~20% 在尿中排泄。阿托伐他汀的 $t_{1/2}$ 较长,为 24h;瑞舒伐他汀的 $t_{1/2}$ 约为 19h;其余他汀类的 $t_{1/2}$ 为 1 ~3h。

【药理作用与作用机制】

1. 调血脂作用　研究证明,他汀类药物有明显的调血脂作用,在治疗剂量下,降低 LDL-C 的作用最强,TC 次之,降 TG 作用很小,而 HDL-C 略有升高。呈剂量依赖性,约 2 周出现明显疗效,4 ~6 周达高峰,长期应用可保持疗效。

如前所述,人体内 Ch 主要来自肝脏合成,在 Ch 合成过程中 HMC-CoA 还原酶使 HMG-CoA 转换为中间产物 MVA。他汀类具有与 HMG-CoA 相似的结构,且和 HMC-CoA 还原酶的亲和力高出 HMC-CoA 数千倍,对该酶发生竞争性抑制,使 Ch 合成受阻,除使血浆 Ch 浓度降低外,还通过负反馈调节导致肝细胞表面 LDL 受体代偿性增加及活性增强,致使血浆 LDL 降低,继而导致 VLDL 代谢加快,再加上肝脏合成及释放 VLDL 减少,也导致 VLDL 及 TG 相应下降。HDL 的升高,可能是由于 VLDL 减少的间接结果。由于各种他汀类药物与 HMG-CoA 还原酶亲和力的不同,所以调脂的效应各异。

2. 非调血脂作用　他汀类尚有多种非调血脂作用:① 改善血管内皮功能,提高血管内皮对扩血管物质的反应性;② 抑制血管平滑肌细胞(VSMCs)的增殖和迁移,促进 VSMCs 凋亡;③ 减少动脉壁巨噬细胞及泡沫细胞的形成,使动脉粥样硬化斑块稳定和缩小;④ 降低血浆 C 反应蛋白,减轻动脉粥样硬化过程中的炎性反应;⑤ 抑制单核细胞-巨噬细胞的黏附和分泌功能;⑥ 抑制血小板聚集和提高纤溶活性等。这些称为他汀类的多效性作用。最近的研究证明,他汀类可降低骨质疏松患者骨折的危险,并能延缓阿尔茨海默病的病理过程。

【临床应用】

1. 动脉粥样硬化　适用于杂合子家族性和非家族性Ⅱa 型高脂蛋白血症,Ⅱb 和Ⅲ型高脂蛋白血症亦可应用;亦可用于Ⅱ型糖尿病和肾病综合征引起的高 Ch 血症。对

病情较严重者可与胆汁酸螯合剂合用。对纯合子家族性高胆固醇血症难以生效，对高 TC 血症疗效不显著。

2. 肾病综合征　对肾功能有一定的保护和改善作用。此作用除与调血脂有关外，可能与他汀类抑制肾小球系膜细胞的增殖、延缓肾动脉硬化有关。

3. 血管成形术后再狭窄　一般认为血管成形术后再狭窄的发生与动脉粥样硬化病变有类似性，他汀类对再狭窄有一定的预防效应。

4. 预防心脑血管急性事件　他汀类能增加动脉粥样硬化斑块的稳定性或使斑块缩小，而减少脑中风或心肌梗死的发生。

5. 其他　此外还可用于缓解器官移植后的排异反应和治疗骨质疏松症。

【不良反应与注意事项】　他汀类药物不良反应较小而轻，大剂量应用时患者出现胃肠反应、肌痛、皮肤潮红、头痛、无症状性氨基转移酶升高，偶见肌酸磷酸激酶（CPK）升高，停药后即恢复正常。偶有横纹肌溶解症（rhabdomyolysis），以辛伐他汀和西立伐他汀引起肌病的发病率最高，分别为 1.1% ~3.3% 和 6% ~9.4%，氟伐他汀的发病率最低。其中，绝大多数是肌病，极少数发展成为横纹肌溶解症。动物试验可见超大剂量引起犬的白内障。因此，用药期间应定期监测肝功能，有肌痛者应检测 CPK，必要时停药。孕妇及有活动性肝病（或氨基转移酶持续升高）者禁用。原有肝病史者慎用。

【药物相互作用】　他汀类与胆汁酸螯合剂联合应用，可增强降低血清 TC 及 LDL-C 的效应。若与贝特类或烟酸联合应用可增强降血清 TG 的效应，但也能提高肌病的发生率。若与免疫抑制剂环孢素或大环内酯类抗生素红霉素等配伍，也能增加肌病的危险性。若与香豆素类抗凝药同时应用，有可能使凝血酶原时间延长，应注意监测凝血酶原时间，及时调整抗凝血药的剂量。

（二）胆汁酸螯合剂

考来烯胺等胆汁酸螯合剂进入肠道后不被吸收，与胆汁酸牢固结合阻滞胆汁酸的肝-肠循环和反复利用，从而消耗大量的 Ch，使血浆 TC 和 LDL-C 水平降低。

【药理作用与作用机制】　考来烯胺是苯乙烯型强碱性阴离子交换树脂，通过结合胆汁酸影响 Ch 水平，能降低 TC 和 LDL-C，其强度与剂量有关，Apo B 也相应降低，HDL 几乎无变化。对 TG 和 VLDL 的影响轻微而不恒定，用药初期可能有所升高，然后逐渐恢复。

考来烯胺在肠道通过离子交换与胆汁酸结合后发生下列作用：① 被结合的胆汁酸失去活性，减少食物中脂类（包括 Ch）的吸收；② 阻滞胆汁酸在肠道的重吸收；③ 由于大量胆汁酸丢失，肝内 Ch 经 7α-羟化酶的作用转化为胆汁酸；④ 由于肝细胞中 Ch 减少，导致肝细胞表面 LDL 受体增加和活性增强；⑤ 大量含 Ch 的 LDL 经受体进入肝细胞，使血浆 TC 和 LDL 水平降低；⑥ 此过程中的 HMG-CoA 还原酶可有继发活性增加，但不能补偿 Ch 的减少，若与他汀类联合应用，有协同作用。

【临床应用】　适用于Ⅱa 及Ⅱb 型高脂蛋白血症、杂合子家族性高脂蛋白血症，多在用药后 4 ~7 日见效，2 周内呈最大效应。对纯合子家族性高胆固醇血症无效。对Ⅱb 型高脂蛋白血症者，应与降 TG 和 VLDL 的药物配合应用。

【不良反应】　由于本药的剂量较大，又有特殊的臭味和一定的刺激性，少数人用后可能有便秘、腹胀、嗳气和食欲减退等不良反应，大部分在 2 周后可逐渐消失；若便秘过久，应该停药。还有可能出现短时的氨基转移酶升高、高氯酸血症或脂肪痢等。

二、主要降低三酰甘油及极低密度脂蛋白的药物

(一) 贝特类

贝特类(苯氧芳酸衍生物)主要有氯贝丁酯、吉非贝齐、非诺贝特、苯扎贝特,多为口服制剂。

【药理作用与作用机制】 贝特类既有调血脂作用也有非调血脂作用。主要降低血浆 TC、VLDL-C,对 TC 和 LDL-C 也有一定降低作用;能升高 HDL-C。但是各药的作用强度不同,吉非贝齐、非诺贝特和苯扎贝特的作用较强。非调血脂方面有抗凝血、抗血栓和抗炎性作用等,共同发挥抗动脉粥样硬化效应。

贝特类调血脂的作用机制可能是:① 抑制乙酰辅酶 A 羧化酶,减少脂肪酸从脂肪组织进入肝脏合成 TG 及 VLDL;② 增强 LPL 活化,加速 CM 和 VLDL 的分解代谢;③ 增加 HDL 的合成,减慢 HDL 的清除,促进 Ch 逆化转运;④ 促进 LDL 颗粒的清除。研究发现非诺贝特能激活类固醇激素受体类的核受体——过氧化物酶增殖激活受体-α(peroxisome proliferator activated receptor,PPAR-α),此受体属于激素受体超家族激活转录因子,激活后增加 LPL、Apo AⅠ等基因的表达,降低 Apo CⅢ转录,增加 LPL 和 Apo AⅠ的生成,加速血脂的分解。

【不良反应】 一般耐受良好,不良反应发生率为5%～10%。主要为消化道反应,如食欲减退、恶心、腹胀等。其次为乏力、头痛、失眠、皮疹、阳痿等。偶有肌痛、尿素氮增加、氨基转移酶升高,停药后可恢复。各药的不良反应不尽相同,氯贝丁酯不良反应较多且严重,可致心律失常、胆囊炎和胆石症等。肝胆疾病、肾功能不全者及孕妇、儿童禁用。

【临床应用】 用于原发性高 TG 血症,对Ⅲ型高脂蛋白血症和混合型高脂蛋白血症有较好的疗效,亦可用于Ⅱ型糖尿病的高脂蛋白血症。但是各药的效应不同,如非诺贝特除调血脂外,尚可降低血尿酸水平,可用于伴有高尿酸血症的患者;苯扎贝特能改善糖代谢,可用于糖尿病伴有 TG 血症患者。

(二) 烟酸类

烟酸(nicotinic acid)是 B 族维生素之一。早年发现,大剂量烟酸能降低血清 TG,预防实验性动脉粥样硬化,并有试验证明其抗动脉粥样硬化作用与在体内转化为烟酰胺的作用无关,如将烟酸与其他物质结合成酯,服用后在体内释放出烟酸仍然有效。

【体内过程】 口服吸收迅速而完全,生物利用度高。很少与血浆蛋白结合,迅速被肝、肾和脂肪组织摄取,代谢物及原形经肾排出,$t_{1/2}$为 20～45min。

【药理作用与作用机制】 大剂量能降低血浆 TG 和 VLDL,服后 1～4h 生效,作用强度因剂量和高脂血症类型不同而异;降低 LDL 作用慢而弱,用药 5～7 日生效,3～5 周达最大效应,若与胆汁酸螯合剂合用,疗效增强,若再加用他汀类作用还可加强;能升高血浆 HDL。最近的研究证明,烟酸为少有的降低 Lp(a)药物。

烟酸调血脂的作用机制可能是其可降低 cAMP 的水平,使脂肪酶的活性降低,导致脂肪组织中的 TG 不易分解放出 FFA,肝脏合成 TG 的原料不足,则难以进一步合成和释放 VLDL,继而使 LDL 来源减少。烟酸升高 HDL 是由于使 TC 浓度降低导致 HDL 分解代谢减少所致。HDL 的增加有利于 Ch 的逆行转运,阻滞动脉粥样硬化病变的发展。此外烟酸还能抑制 TXA_2 的生成,增加 PGI_2 的生成,发挥抑制血小板聚集和扩张血管的作用。

【临床应用】 该类药物为广谱调血脂药,对多种高脂血症均有一定效应,对Ⅱb 和Ⅳ型最好。适用于混合型高脂血症、高 TG 血症、低 HDL 血症及高 Lp(a)血症。长期大规模观察认为能减少冠心病的发作和病死率。若与他汀类或贝特类合用,可提高疗效。

【不良反应】 由于用量较大,开始数周常有皮肤潮红及瘙痒等不良反应,故应从小剂量开始,逐渐增加剂量。若与阿司匹林合用,可使反应减轻。阿司匹林不仅能缓解烟酸所致的皮肤血管扩张,还能延长其半衰期,并防止烟酸所致的尿酸浓度升高。另外,烟酸刺激胃黏膜发生消化道症状,加重或引起消化道溃疡,餐时或餐后服用可以减轻。长期应用可致皮肤干燥、色素沉着或棘皮症。个别患者可有肝功能异常、血尿酸增多、糖耐量降低等不良反应,停药后可以恢复。溃疡病、糖尿病及肝功能异常者禁用。

相关链接

硝酸甘油的前世今生

1847 年都灵大学的化学家索布雷洛(Ascanio Sobrero)发明了硝酸甘油(nitroglycerin),很快人们将稀释后的硝酸甘油应用于心绞痛的治疗。1864 年,阿尔弗雷德·诺贝尔发明了炸药,炸药中的关键物质是硝酸甘油。它与多孔的硅藻土混合后,便形成了改变人类文明进程的新式火药。这项重大的发明及成功的工业化生产,使诺贝尔成了百万富翁。他将自己的遗产捐赠成立了诺贝尔奖。然而他本人却因不愿意将硝酸甘油作为药物使用而耽误了冠心病的治疗。

一百多年过去了,人类关于硝酸甘油的认识有了哪些进展呢?

1977 年,在美国弗吉尼亚大学,药理学家费里德·穆拉德(Ferid Murad)博士对硝酸甘油及其他硝酸盐类扩张血管复合物的药理作用进行了深入的研究。他终于发现,这些物质能够分解出一氧化氮(NO)气体,因而能够松弛血管平滑肌。一种气体能够调节细胞的功能,这一发现使他激动不已,更感到不可思议。他推测身体许多内源性物质如激素等可能也是通过 NO 而起作用的。但在当时,还没有实验证据支持他的想法。

差不多在同时,纽约的药理学家罗伯特·弗奇戈特(Robert Furchgott)博士,在研究药物对血管的作用时遇到了一个难以解释的矛盾现象:同一药物有时能引起血管收缩,但偶尔又能使血管扩张。弗奇戈特猜想这种变化可能是取决于血管内皮细胞是完整还是被损坏。1980 年,他以一个“天才”的实验证实了乙酰胆碱只有在内皮完整的情况下才能扩张血管。由此,他得出了一个推论:血管扩张是由于内皮细胞产生了一种未知的信号分子,使得血管壁平滑肌松弛。他把这种信号分子称为 EDRF——内皮松弛因子。他的这一大胆假设引起了科学家极大的兴趣,他们纷纷进行实验,力求找到这种松弛因子究竟是什么。

路易斯·伊格纳罗(Louis J. Ignarro)博士,一位洛杉矶的药理学家,也参与了寻找内皮松弛因子的工作。他与弗奇戈特合作并相对独立地进行了一系列极具新意的实验分析,终于在 1986 年得出了结论:内皮来源的松弛因子就是 NO。这样,弗奇戈特提出的假设终于被证实了。

三位科学家的杰出研究结合在一起，使一种新的生物学原理第一次被发现：气体可以作为机体的信息分子而调节细胞功能，这与已知的化学递质作用机理完全不同，其意义极为重大。

10 月 10 日，诺贝尔逝世纪念日，1998 年度诺贝尔奖在瑞典斯德哥尔摩揭晓。主持诺贝尔医学奖评选的瑞典皇家卡罗林外科医学研究院宣布，今年的诺贝尔生理学与医学奖颁给三位美国科学家：罗伯特·弗奇戈特、费里德·穆拉德与路易斯·伊格纳罗，以表彰他们所发现“NO 作为信息分子在循环系统中的作用”。

制剂及用法

硝酸甘油(nitroglycerin)

片剂：0.3～0.6mg/次，舌下含化。贴剂(Transderm-Nitro 5 及 10，在 24h 内分别可吸收 5mg 及 10mg 硝酸甘油)：1 次/日，宜夜间贴用，贴皮肤时间不超过 8h.

硝酸异山梨酯(isosorbide dinitrate，消心痛)

片剂：2.5mg/片，5mg/片，10mg/片。5～10mg/次，舌下含化。

单硝酸异山梨酯(isosorbide-5-mononitrate)

片剂：20mg/片。20mg/次，2～3 次/日，口服。

盐酸普萘洛尔(propranolol hydrochloride)

片剂：10mg/片。抗心绞痛：10mg/次，3 次/日，可根据病情增减剂量。

硝苯地平(nifedipine，心痛定)

片剂：10mg/片。10～20mg/次，3 次/日，口服。缓释片(nifedipine retard)：20mg/次，1～2 次/日。

洛伐他汀(lovastatin)

片剂：口服，开始根据病情用 10mg/日或 20mg/日，晚餐时一次顿服，4 周后根据血脂变化调整剂量，最大量为 40mg/日。

辛伐他汀(simvastatin)

片剂：口服，10mg/次，1 次/日。

普伐他汀(pravastatin)

片剂：口服，5～10mg/次，2 次/日。

氟伐他汀(fluvastatin)

片剂：20～40mg/次，1 次/日。

阿托伐他汀(atorvastatin)

片剂：初始剂量口服 10mg/日，必要时 4 周后可增加剂量，最多可达 80mg/日。

考来烯胺(cholestyramine)

粉剂：口服，一般 4～5g/次，3 次/日，饭前或饭时加于饮料中混合服。

吉非贝齐(gemfibrozil)

片剂：600mg/次，2 次/日。

非诺贝特(fenofibrate)

片剂：100mg/次，3 次/日。

苯扎贝特(benzafibrate)

片剂：口服，200mg/次，3 次/日。缓释片：400mg/次。

烟酸(nicotinic acid)

片剂:由小剂量开始(0.1g/次,3 次/日),逐渐增加至 1 ~2g/日,3 次/日,饭后服用。

复习思考题

1. 硝酸酯类药物对冠状动脉血流的分布有何影响?
2. 硝酸酯类药物与 β 受体阻断药合用的优缺点有哪些?
3. 他汀类药物调血脂的机制是什么?

(江苏大学医学院 许 潇)

第二十一章　抗慢性心功能不全药

学习目标

1. 掌握慢性心功能不全药物治疗的基本原理。
2. 掌握强心苷的药理作用、不良反应及其防治方法。
3. 掌握肾素-血管紧张素-醛固酮系统药物在慢性心功能不全治疗中的作用。

第一节　慢性心功能不全的病理生理学及治疗药物分类

心功能不全是心脏泵血功能降低，不能满足全身组织代谢需要的一种病理生理状态及临床综合征。在临床上，根据发病的急缓不同，可将心功能不全分为急性和慢性两型。慢性心功能不全具有显著的静脉血液淤积，亦称充血性心力衰竭（congestive heart failure，CHF），是一种超负荷心肌病，是由不同病因的心血管疾病（如心肌炎、心瓣膜病、高血压、甲状腺功能亢进及贫血等）发展到心脏受损，特别是心脏收缩和舒张功能受损，使心脏不能排出足量血液，以满足全身组织代谢的需要，导致血流动力学和神经-体液系统的异常改变，组织灌注量减少，肺循环和（或）体循环瘀血的病理生理综合征。

心脏具有相当大的储备能力，在心功能不全早期，机体可通过神经-体液系统，调节心脏的收缩性、前后负荷、心率等进行代偿，以改善心脏泵血功能。但经过或长或短的适应代偿后，病情恶化进入适应不良或代偿失效阶段，神经内分泌系统又被加重激活，促使病情继续恶化。心功能不全时神经-体液系统主要变化如下：

（1）交感神经系统：该系统最为敏感，在 CHF 早期就已激活。血浆去甲肾上腺素浓度升高，使心率加快，心收缩力增强，外周血管收缩，从而部分代偿心功能不全引起的血流动力学异常。但是交感神经张力持续和过度增高，一方面引起心肌 β_1 受体下调，腺苷环化酶活性降低等细胞内信号转导机制异常；另一方面由于外周血管阻力和左心室射血阻抗的持续增加，后负荷长期升高，反而使心脏功能进一步降低。同时过高的去甲肾上腺素对心肌产生直接的损害。

（2）肾素-血管紧张素系统（RAS）：交感神经张力增加的结果，使肾脏血流灌注减少，RAS 被激活，血管紧张素Ⅱ（AngⅡ）和醛固酮分泌增加，外周血管收缩，水钠潴留。可部分代偿功能不全引起的血流动力学异常，如增加肾小球滤过率。但时间持续过长会使水钠潴留过度，肾功能减退，出现水肿，反使心力衰竭恶化。

（3）精氨酸血管升压素（AVP）：心功能不全时，由于血液中 AngⅡ浓度升高，促进神经垂体释放精氨酸血管升压素，可引起血管收缩，外周阻力增加，并可促进水钠滞留。

（4）心房利钠因子（心钠素、ANF）：该类因子为心脏分泌的激素，具有排钠、利尿、扩血管、改善肾脏灌流、抑制肾素和醛固酮的作用。心功能不全时 ANF 分泌增加,但作用较弱,不能对抗交感神经系统和 RAS 的激活作用。

随着对心功能不全发病机制认识的深入,药物治疗从传统的采用强心苷等正性肌力药和利尿药,加强心收缩力,提高心输出量,消除水肿;逐步发展到应用血管扩张药,以降低心脏前、后负荷,改善血流动力学,降低左心室舒张末压;又发展到目前主要应用 RAS 拮抗药包括血管紧张素转化酶抑制药和血管紧张素Ⅱ-1 受体(AT_1受体)阻断药和 β 受体阻断药,调整神经-体液系统的功能,保护衰竭的心脏,预防并逆转左心室肥厚,提高 CHF 患者生活质量,延长患者生命,降低 CHF 的病死率,并能改善预后。

由于基因工程和细胞生物技术的迅速发展,目前人们正试图将 β-肌球蛋白重链(β-MHC)及其他一些相应的线粒体蛋白基因导入骨骼肌细胞,使其具有耐疲劳性,再进行移植或修补,可望达到治疗晚期 CHF 的目的。另外,还可应用反义 ACE 或 FGF 寡聚核苷酸基因导入,抑制心肌纤维化,逆转心脏重构。

目前治疗 CHF 的药物主要有:① 强心苷类药,如地高辛;② 肾素-血管紧张素系统抑制药,包括血管紧张素转化酶抑制药,如卡托普利、依那普利等;AT_1受体阻断药,如氯沙坦等;醛固酮受体阻断药,如螺内酯等;③ 利尿药,如氢氯噻嗪、呋塞米等;④ 非苷类正性肌力药,如米力农等;⑤ β 受体阻断药,如美托洛尔等;⑥ $β_1$受体激动药,如多巴酚丁胺等;⑦ 血管扩张药。

第二节 强心苷类药

强心苷是一类来自毛花洋地黄和紫花洋地黄等植物具有强心作用的苷类化合物,目前临床主要应用地高辛(digoxin),其他尚有洋地黄毒苷(digitoxin)、毛花苷 C(lanatoside C,西地兰)和毒毛花苷 K(strophanthin K)等。

【体内过程】 地高辛对于肾功能正常的患者,作用持续时间中等,可口服或静脉注射给药。口服时生物利用度约为 75%。不同的口服制剂生物利用度有明显差别。消化功能紊乱、同服考来烯胺等离子交换树脂及抗酸药等,可减少地高辛的吸收;而同服广谱抗生素可增加地高辛的吸收,这是由于抗生素杀死肠道细菌,减少地高辛的降解,增加生物利用度。地高辛主要经肾小球滤过排泄,也有少量经肾小管分泌及重吸收。

洋地黄毒苷为强心苷中极性最低的药物,口服可完全吸收。血浆蛋白结合率很高,与地高辛不同,主要由肝代谢,肾功能衰竭时对其消除几乎无影响,苯巴比妥可加速其代谢。吸收后部分经胆道排泄入肠再次吸收,形成肝肠循环,使作用维持长久。洋地黄毒苷 $t_{1/2}$长达 7 日,完全消除需 2 ~ 3 周。

毒毛花苷 K 分子中羟基数目多,极性大,口服吸收很少,需静注给药。静注后 5 ~ 10min 出现作用,血浆蛋白结合率极低。几乎全部由肾排泄消除。作用持续时间短,$t_{1/2}$约为 19h,2 ~ 3 日可完全消除,肾功能不良者易蓄积中毒。

【作用机制】 地高辛等强心苷的正性肌力作用的机制主要是抑制细胞膜结合的 Na^+-K^+-ATP 酶,使细胞内 Ca^{2+} 增加。

目前认为 Na^+-K^+-ATP 酶是强心苷的特异性受体。强心苷与 Na^+-K^+-ATP 酶结合并抑制其活性,使 Na^+-K^+ 离子转运受到抑制,引起细胞内 Na^+ 增加及 K^+ 减少,细胞内

高钠使得细胞膜上 Na^+-Ca^{2+} 双向交换机制介导的 Na^+ 内流和 Ca^{2+} 外流减少，最终导致细胞内 Na^+ 减少而 Ca^{2+} 增多，另有研究证实，细胞内的 Ca^{2+} 增加至一定程度时，增强的 Ca^{2+} 流可以使动作电位 2 相内流 Ca^{2+} 增多，此 Ca^{2+} 又能促使肌浆网释放出 Ca^{2+}，即“以钙释钙”过程。

这样，在强心苷的作用下，心肌细胞内可利用的 Ca^{2+} 增加，心肌的收缩力增加。

【药理作用】 地高辛最主要和最基本的作用是加强心肌收缩力。其他强心苷与地高辛的作用性质相同，只是在作用的强弱、作用发生快慢和维持时间长短上有所差异。

1. 正性肌力作用（positive inotropic action）　强心苷对心脏具有高度的选择性，能够显著加强衰竭心脏的收缩力，增加心输出量，从而解除心衰的症状。

强心苷正性肌力作用有以下特点：① 加快心肌纤维缩短速度，使得心肌收缩更为敏捷，因此舒张期相对延长；② 加强衰竭心肌收缩力的同时，并不增加心肌耗氧量，甚至使得心肌耗氧量有所降低；③ 增加衰竭心脏的心输出量，可使 CHF 患者心脏的压力容积环明显向右下移位，降低舒张期压力与容积，增加心输出量。

2. 负性频率作用（negative chronotropic action）　慢性心功能不全患者由于心搏出量不足，故在颈动脉窦和主动脉弓压力感受器的反射性调节下，常伴有代偿性心率加快的情况。治疗量的强心苷对正常心率影响不大，但对心率加快及伴有房颤的心功能不全者有显著的减慢心率的作用，这就是强心苷的“负性频率作用”。长期以来认为强心苷的这一作用是通过增强心收缩力、增加心输出量、反射性兴奋迷走神经造成的，近来的研究表明，使用强心苷后，在正性肌力作用出现之前已见明显的心率减慢，故认为强心苷具有增强迷走神经活性和抑制交感神经活性的作用。负性频率作用对心力衰竭患者十分有利。

3. 对心肌电生理特性的影响

（1）传导性：强心苷在小剂量时，由于增强迷走神经的作用，使心肌细胞 Ca^{2+} 内流增加，减慢房室结除极化，减慢房室传导；较大剂量时，由于对 Na^+-K^+-ATP 酶的抑制，可使心肌细胞内 K^+ 含量降低，最大舒张电位减小，从而使房室传导减慢。

（2）自律性：治疗量的强心苷对窦房结及心房传导组织的自律性几乎没有直接作用，主要是间接地通过加强迷走神经活性，使自律性降低；中毒量时直接抑制浦肯野纤维细胞膜 Na^+-K^+-ATP 酶，使细胞内 K^+ 含量降低，自律性增高，易致室性期前收缩。

（3）有效不应期：强心苷由于加速 K^+ 外流，使心房肌复极化加速，因而有效不应期缩短；对心室肌及浦肯野纤维，由于抑制 Na^+-K^+-ATP 酶，使最大舒张电位减小，有效不应期缩短；房室结主要受迷走神经兴奋的影响，有效不应期延长。

4. 对其他系统的影响

（1）神经和内分泌系统：治疗量的强心苷可增强迷走神经活性，减弱交感神经活性，抑制肾素-血管紧张素-醛固酮系统功能；中毒量的强心苷可兴奋延脑催吐化学感受区引起呕吐，严重中毒时可引起中枢神经系统兴奋症状。

（2）肾脏：产生利尿作用。主要是心功能改善后增加了肾血流量和肾小球的滤过功能；同时强心苷还可通过抑制 Na^+-K^+-ATP 酶活性发挥利尿作用。

（3）血管：强心苷能直接收缩血管平滑肌，使外周阻力上升，但 CHF 患者用药后，因交感神经活性降低的作用超过直接收缩血管的效应，因此对 CHF 患者表现为血管阻力下降、动脉血压改变不明显。

【临床应用】 临床上,强心苷主要用于治疗心功能不全和心律失常。

1. 慢性心功能不全 强心苷对多种原因导致的心功能不都有一定的疗效,但是病情不同,疗效也有一定的差异:

(1) 强心苷对伴有心房扑动、颤动的心功能不全疗效最好。

(2) 对心脏瓣膜病、先天性心脏病及心脏负担过重(如高血压)引起的心功能不全疗效良好。

(3) 对甲状腺功能亢进、严重贫血及维生素 B_1 缺乏引起的心力衰竭的疗效较差,因为这些疾病主要由于心肌收缩所需能量的产生或贮存发生障碍,强心苷对此很难奏效。

(4) 对肺源性心脏病、活动性心肌炎及严重心肌损害引起的心功能不全的疗效也较差,因为在这些情况下,心肌伴有严重缺氧,能量产生有障碍。

(5) 对机械性阻塞如缩窄性心包炎、重度二尖瓣狭窄等引起的心力衰竭,强心苷疗效很差或无效,因为上述情况的主要病因是心室舒张受到限制,心收缩力虽可增加,但心输出量仍少,不能改善心力衰竭的症状,应进行手术治疗。

(6) 对急性心力衰竭或伴有肺水肿的患者,宜选用作用迅速的毒毛花苷 K 或毛花苷 C静脉注射。待病情稳定后改用口服地高辛维持。

2. 心律失常 强心苷抑制房室传导和减慢心率的作用,可用于治疗心房颤动、心房扑动和阵发性室上性心动过速。

(1) 心房纤颤:即心房肌发生细弱而不规则纤维颤动,每分钟频率达 400 ~ 600 次,其主要危害在于发生心房过多的冲动经传导系统到达心室,引起心室频率过快,降低心室排血功能。强心苷可减慢房室传导,阻止过多的冲动由心房传到心室,使心室频率减慢。改善心室泵血功能,但对多数患者并不能消除房颤。

(2) 心房扑动:即指快速而规则的心房异位节律,每分钟 250 ~ 300 次,频率虽较心房颤动少,但心房过快的冲动易传到心室,引起心室率过快。强心苷能缩短心房有效不应期,使扑动转变为颤动,而颤动时的兴奋冲动较扑动为弱,易被强心苷抑制房室传导作用阻滞,故可使心室频率减慢,强心苷对有无心力衰竭存在的心房扑动都是最有效的药物。

(3) 阵发性室上性心动过速:静注强心苷常常有效,可能是通过增强迷走神经兴奋性、降低心房自律细胞的自律性来终止室上性心动过速。但强心苷有诱发心室颤动的危险,因此室性心动过速者禁用强心苷。

【不良反应与防治】 地高辛等强心苷类的安全范围小,一般治疗剂量接近中毒剂量的 60%,且个体差异大,毒性反应与心力衰竭原有症状又不易区别,如掌握不当将极易出现中毒反应。为保证用药安全,应监测血药浓度,做到剂量个体化。地高辛血药浓度超过 3ng/mL,洋地黄毒苷超过 45ng/mL,可确认为中毒。强心苷中毒反应主要表现为胃肠道、中枢神经系统及心脏等三方面的毒性,其中心脏毒性是最严重的反应。

1. 毒性反应

(1) 胃肠道反应:可出现厌食、恶心和呕吐,是中毒的早期症状,少数出现腹泻、恶心,呕吐是强心苷兴奋延髓催吐化学感受区的结果。此时应注意与心力衰竭造成的心脏瘀血表现的症状相区别。

(2) 中枢神经系统反应:有头痛、眩晕、乏力、视觉模糊、神经痛、谵妄等症状,色视

(多为黄视和绿视,可能与强心苷在视网膜分布较多有关)为严重中毒的信号。

(3) 心脏毒性:这是强心苷最主要最危险的毒性反应。强心苷中毒引起各种心律失常的原因,主要与 Na^+-K^+-ATP 酶抑制,使心肌细胞内 K^+ 含量降低有关。心肌细胞内 K^+ 含量降低,静息电位变小,接近阈电位;同时 4 相舒张除极化速度增加,异位节律点的自律性提高,出现临床所见的各种类型的心律失常,如:① 快速型心律失常期前收缩,特别是室性期前收缩最常见,二联律是强心苷中毒的特征反应,三联律也可出现,严重时可发展为室性心动过速甚至发展为心室颤动。② 房室传导阻滞,强心苷引起不同程度的传导阻滞,严重者可出现完全阻滞。③ 窦性心动过缓,强心苷降低窦房结自律性,引起窦性心动过缓,但窦性停搏少见。有时心率减慢至 60 次/min 以下,应作为停药指征之一。

2. 中毒防治　首先应根据患者的机体状况及近期是否用过长效强心苷等情况,选择适当制剂、用量及给药方法,减少中毒机会。在用药过程中应密切注意患者的反应,一旦出现中毒症状应立即停药。强心苷引起的快速型心律失常用钾盐治疗常有效,钾盐对异位起搏点的自律性有显著抑制作用。但应注意,K^+ 能直接减慢心率和传导速度,加重强心苷引起的传导阻滞,有明显房室传导阻滞和心动过缓者不宜采用。苯妥英钠和利多卡因等抗心律失常药对强心苷引起的快速型心律失常非常有效,它们既能降低异位节律点的自律性,又不抑制房室传导,苯妥英钠对改善房室传导更为适用。对强心苷引起的窦性心动过缓及传导阻滞使用阿托品治疗。此外,考来烯胺能与洋地黄毒苷结合,阻断肝肠循环,减轻中毒症状。地高辛抗体 Fab 片段静脉注射,可迅速与地高辛结合,解除地高辛对 Na^+-K^+-ATP 酶的抑制。

第三节　肾素-血管紧张素系统抑制药

血管紧张素转化酶(ACE)抑制药及 AT_1 受体阻断药治疗心力衰竭是近年最重要的进展之一。许多大型临床试验已经证明,ACE 抑制药不仅能缓解心力衰竭的症状、提高生活质量,而且能降低心力衰竭的病死率并改善预后。基础研究也证明,ACE 抑制药能逆转左室肥厚,防止心室的重构,提高心脏和血管的顺应性等。目前,这类药物作为心力衰竭治疗的一线用药广泛用于临床。

一、血管紧张素转化酶抑制药

属于本类药物的有卡托普利、依那普利、西拉普利、贝那普利、雷米普利及福辛普利等。它们治疗 CHF 的基本作用相似。

【治疗心力衰竭的作用机制】

1. 抑制 ACE 活性　ACE 抑制药主要阻止血液循环及局部组织(心脏、血管等)中血管紧张素Ⅰ(AngⅠ)向血管紧张素Ⅱ(AngⅡ)的转化,从而减弱了 AngⅡ在收缩血管、增加醛固酮分泌等方面的不良作用。此外,ACE 抑制药抑制缓激肽降解,提高其血中浓度,缓激肽可以促进 PGI_2、NO 及血管内皮细胞超极化因子(EDHF)等的释放,从而发挥扩血管、降负荷等对 CHF 有益的作用。

2. 抑制心肌及血管重构　AngⅡ是促进心肌细胞增生的主要因素,可通过收缩血管、增加心脏后负荷,并直接刺激心肌导致心肌肥大、心肌及血管胶原含量增加、心肌间质成纤维细胞和血管壁细胞增生，发生心肌及血管的重构。重构的心肌纤维化、心室壁僵硬、顺应性降低，使心肌舒张功能严重受损、肥厚、缺血缺氧，导致心收缩力降低。RAAS 系统中的醛固酮亦具有显著的促进心肌纤维化的作用。用不影响血压的小剂量 ACE 抑制药即可减少 Ang Ⅱ 和醛固酮的形成，能有效地防止和逆转心肌重构、肥厚，改善心功能。

3. 对血流动力学的影响 ACE 抑制药能明显降低全身血管阻力，增加心输出量，使心率略减，并改善心脏的舒张功能；还能降低肾血管阻力，增加肾血流量，从而对心力衰竭患者产生有益的血流动力学作用。

4. 抑制交感神经活性 Ang Ⅱ 通过作用于交感神经突触前膜血管紧张素受体(AT_1)，促进去甲肾上腺素释放，并可促进交感神经节的神经传递功能。Ang Ⅱ 尚可作用于中枢神经系统的 AT_1受体，促进中枢交感神经的冲动传递，进一步加重心肌负荷及心肌损伤。ACE 抑制药除能通过其抗交感作用降低血中儿茶酚胺的浓度、改善心肌功能外，还可使下调的 β 受体恢复至正常，增加 Gs 蛋白量，同时提高腺苷环化酶活性及细胞内 cAMP 的浓度，直接或间接降低血中儿茶酚胺和精氨酸加压素的含量，提高副交感神经张力。

5. 保护血管内皮细胞 ACE 抑制药能逆转血管内皮细胞的功能损伤、抗氧化自由基损伤，改善血管的舒张功能，发挥抗心肌缺血，防止心肌梗死，保护心肌，也有利于治疗心力衰竭。多数 ACE 抑制药还能抗动脉粥样硬化，改变动脉粥样硬化的斑块结构，这一作用可能与其抗氧化作用有关。

【临床应用】 ACE 抑制药对各阶段心力衰竭者均有有益的作用。ACE 抑制药既能消除或缓解心力衰竭症状，提高运动耐力，改善生活质量，防止和逆转心肌肥厚，降低病死率，还可延缓尚未出现症状的早期心功能不全者的进展，延缓心力衰竭的发生。故现已与利尿药一起作为治疗心力衰竭的一线药物广泛用于临床，特别是对舒张性心力衰竭者的疗效明显优于传统药物地高辛。各种 ACE 抑制药治疗心力衰竭的疗效并无显著差别，多种药物曾用于临床，仅存在剂量差别。

二、AT_1受体阻断药

本类药物可以阻断 Ang Ⅱ 与其受体的结合，发挥拮抗作用。与 ACE 抑制药相比，AT_1受体阻断药的选择性更高，不作用于缓激肽的降解环节，所以避免了前者如干咳、血管神经性水肿等常见的不良反应，同时，AT_1受体阻断药还可以作用于不受 ACE 抑制药影响的糜酶(chymase)催化 Ang Ⅰ 形成 Ang Ⅱ 的途径，并能预防和逆转心血管的重构。

本类药物常用的有氯沙坦(losartan)、缬沙坦(valsartan)、坎地沙坦(candesartan)、厄贝沙坦(irbesartan)、依普沙坦(eprosartan)、替米沙坦(telmisartan)等。

三、醛固酮受体阻断药

长期应用 ACE 抑制药及 AT_1受体阻断药治疗心力衰竭时，患者常出现“醛固酮逃逸现象(escape phenomenon)”，即血中醛固酮浓度治疗后反有升高，产生多种不利效应，如水钠潴留、心肌重构等，原因可能与醛固酮的多种非 RAAS 系统生成途径等有关。醛固酮受体阻断药如螺内酯(spironolactone)、依普利酮(eplerenone)可拮抗各种来源的醛固酮作用，有效避免醛固酮逃逸现象。常与 ACE 抑制药/AT_1受体阻断药或 β 受体阻断药合用。

第四节　利尿药

利尿药在心力衰竭的治疗中起着重要的作用，它促进 Na^+ 和 H_2O 的排泄，减少血容量，降低心脏前、后负荷，消除或者缓解静脉淤血及其所引发的肺水肿和外周水肿。对 CHF 伴有水肿或有明显淤血者尤为适用。

对轻度 CHF，单独应用噻嗪类利尿药效果良好；对中度 CHF，可口服袢利尿药或与噻嗪类和留钾利尿药合用；对严重的 CHF、慢性 CHF 急性发作、急性肺水肿或者全身浮肿者，噻嗪类药物常无效，宜静脉注射强效利尿药物呋塞米。留钾利尿药，如螺内酯，作用较弱，单用不能起到有效利尿效果，多与其他药物合用。

大剂量利尿药可减少有效循环血量，进而降低心排血量，故大量的利尿常可加重心力衰竭；大剂量利尿药尚可因为较少血容量而导致反射性交感神经兴奋，减少肾血流量，加重组织器官灌流不足，加重肝肾功能障碍，导致心衰恶化。利尿药引起的电解质平衡紊乱，尤其是排钾利尿药引起的低钾血症，是 CHF 时诱发心律失常的常见原因之一，必要时应补充钾盐或者合用留钾利尿药。

第五节　β 受体阻断药

传统观念一致认为，心衰时 β 受体阻断药当属禁忌药，直至 20 世纪 90 年代初，在临床观察的基础上，研究者提出 β 受体阻断药可能成为治疗心力衰竭的基础药物，认为在心肌状况严重恶化之前早期应用，对改善预后有价值。经大量事实证明，β 受体阻断药可以改善心力衰竭的症状，提高射血分数，改善患者的生活质量，降低死亡率且不良反应少，目前已被推荐为治疗慢性心功能不全的常规用药。在各种 β 受体阻断药中卡维地洛(carvedilol)的治疗效果较为显著，其他可用美托洛尔(metoprolol)及比索洛尔(bisoprolol)等。

【治疗心力衰竭的作用机制】

1. β 受体的上调作用　在心力衰竭的进程中，交感神经系统被激活，高浓度的儿茶酚胺可直接损伤心肌，同时使心肌细胞表面的 β 受体下调，β 受体对正性肌力药物的反应逐渐减弱。β 受体阻断药可阻断交感神经张力及儿茶酚胺对心肌的毒性作用，从而保护心肌。另外，由于 β 受体的上调，可使心力衰竭患者的 β 受体数量及密度增加，对儿茶酚胺的敏感性随之增加，也可恢复 β 受体对正性肌力药的敏感性。

2. 抑制 RAAS 和血管升压素的作用　β 受体阻断药可抑制 RAAS 和血管升压素的作用，使血管扩张，减少水钠潴留，降低心脏的前、后负荷，减少心肌耗氧量，从而改善心肌缺血。β 受体阻断药也可逆转和减慢心力衰竭患者的心肌肥厚、心肌重构及心肌成纤维化。

3. 改善心脏舒张功能　β 受体阻断药通过减慢心率，延长左室充盈时间，增加心肌血流灌注，降低心肌的耗氧量，对心脏产生有益的保护作用。

4. 抗心律失常作用　β 受体阻断药可减少心力衰竭时心律失常的发生，改善预后，降低心力衰竭时猝死的发生率。

5. 抗生长和抗氧自由基作用　长期应用兼有 α 受体阻断、抗生长和抗氧化的 β 受体阻断药如卡维地洛，可降低心力衰竭患者的病死率，提高生存率。

【临床应用】 β 受体阻断药可用于心功能比较稳定的Ⅱ ~ Ⅲ级的心力衰竭患者。基础病因为扩张型心肌病者尤为适宜。某些常规治疗方法无效时亦可试用。β 受体阻断药的应用应从小剂量开始，在严密观察下逐渐增加剂量，用药初期可能引起病情加重，但随着用药时间的延长，心功能改善明显，平均奏效时间为 3 个月。但是，严重心动过缓、左心功能减退、明显房室传导阻滞、低血压及支气管哮喘者慎用或禁用。

应用 β 受体阻断药治疗心力衰竭时，应注意下列情况：

（1）应当观察较长时间：一般心功能改善的平均奏效时间为 3 个月（心功能改善与治疗时间呈正相关），即其慢性效果显著。

（2）应从小剂量开始：一般低于最终目标剂量的 1/10，逐渐增加至使患者既能够耐受又不致引起心力衰竭的剂量，如开始剂量偏大将导致心力衰竭加重。

（3）在充分使用利尿药、ACE 抑制药和地高辛的基础上，使用 β 受体阻断药。此外，还应正确选择病种，对扩张型心肌病心力衰竭的疗效最好。

（4）严重心动过缓、左室功能衰竭、重度房室传导阻滞、低血压及支气管哮喘者禁用。

第六节　其他治疗慢性心功能不全药

一、磷酸二酯酶抑制剂

此类药物主要通过抑制磷酸二酯酶-Ⅲ（PDE-Ⅲ）的活性，升高细胞内 cAMP 水平，从而产生心收缩力加强和扩张血管作用。目前临床应用的有米力农（milrinone）及维司力农（vesnarinone）等，都属于双吡啶类衍生物，能选择性抑制 PDE-Ⅲ活性而提高细胞内 cAMP 含量，其抑制 PDE-Ⅲ的作用程度与正性肌力作用呈正相关。维司力农还能激活细胞膜 Na^+ 通道，促进 Na^+ 内流；抑制 K^+ 通道，延长动作电位时程，也因增加 cAMP 的含量而促进 Ca^{2+} 的内流；还有增加心肌收缩成分对 Ca^{2+} 敏感性的作用。米力农是用于严重心力衰竭者短期静脉给药的首选正性肌力药，可明显改善心脏的收缩功能和舒张功能，缓解症状，提高运动耐力。近年曾报道，维司力农能降低心力衰竭患者的病死率，而应用米力农后心力衰竭病死率较对照组提高 28%，Ⅳ级心力衰竭者高约 53%，故米力农仅供短期静脉给药治疗急性心力衰竭。动物试验及临床均表明此类药物可增加心肌收缩力。

二、β 受体激动药

β 受体激动药通过激动 β 受体，提高腺苷环化酶活性，增加细胞内 cAMP 水平、Ca^{2+} 内流，从而增加心肌收缩力。多巴酚丁胺（dobutamine）、扎莫特罗（xamoterol）及多巴胺等均能激动 $β_1$ 受体，增强心肌收缩力，增加心输出量，改善心、肾功能，短期内应用可改善症状。但 β 受体激动药不降低心力衰竭患者的病死率，并且由于其会使心率加快、心肌耗氧量增加，易诱发心律失常，不宜用作心力衰竭的常规治疗药物。

三、血管扩张药

血管扩张药扩张静脉(容量血管)可减少静脉回心血量,降低前负荷,进而降低肺楔压、左心室舒张末期压力(LVEDP)等,缓解肺部瘀血症状。扩张小动脉(阻力血管)可降低外周阻力,降低后负荷,进而改善心功能,增加心输出量,增加动脉供血,缓解组织缺血症状,并可弥补或抵消因小动脉扩张而可能发生的血压下降和冠状动脉供血不足等不利影响。

应根据患者血流动力学效应来选用血管扩张药治疗心力衰竭,如前负荷升高、肺静脉压明显升高、肺瘀血症状明显者,宜用扩张静脉为主的硝酸酯类;若后负荷升高,心输出量明显减少而外周阻力升高者,宜用扩张动脉为主的肼屈嗪等;对前、后负荷均升高,心输出量低而肺静脉压高者,则应兼顾用药,选用硝普钠,或联合应用肼屈嗪和硝酸酯类。

血管扩张药对短期的血流动力学指标和中期的运动耐力的改善是肯定的,但它不能防止心力衰竭的进展,可迅速产生耐受性和反射性激活神经-内分泌机制等。多数血管扩张药未能降低病死率,是治疗心力衰竭的一种辅助用药。

血管扩张药可减轻心脏负荷,但会导致体液潴留而产生耐受性,因此应联合应用利尿药。

硝酸甘油(nitroglycerin)和硝酸异山梨酯(isosorbide dinitrate)主要扩张静脉,降低前负荷,略降后负荷。它们在体内转化为 NO,对心力衰竭患者的血流动力学产生良好效应。因使静脉容量增加而降低右房压,明显减轻肺瘀血及呼吸困难等症状,还选择性扩张心外膜下的冠状血管,增加冠脉流量,提高心室收缩及舒张功能。尤适用于冠心病、肺楔压增高的心力衰竭患者,但易产生耐受性。

肼屈嗪(hydralazine)主要扩张小动脉,降低后负荷,增加心输出量,增加肾血流量较明显。因能反射性激活交感神经及肾素-血管紧张素系统,故长期单独应用难以维持疗效。主要用于肾功能不全或对血管紧张素转化酶抑制药不能耐受的心力衰竭患者。

硝普钠(nitroprusside sodium)能扩张小静脉,降低左室充盈压,增加静脉顺应性;扩张动脉,降低后负荷,增加心输出量。作用快,静脉给药后 2 ~ 5min 起效,故可快速控制危急的心力衰竭。适用于需迅速降低血压和肺楔压的急性肺水肿、高血压危象等危急病例。仅用于静脉滴注给药。

哌唑嗪(prazosin)是选择性的 α_1 受体阻断药,能扩张动、静脉,降低前、后负荷,增加心输出量。久用(2.5 年)效果差,易引起直立性低血压。

尽管正性肌力药在心力衰竭治疗中的意义与地位目前正受到挑战,其治疗心力衰竭至少到目前为止虽未完全摈弃,但尚需进一步确证。另外,钙增敏剂如匹莫苯(pimobendan)及钙通道阻滞药等多种作用于不同靶点、作用机制各异的药物正在试用于心力衰竭的治疗,某些药物抗心力衰竭的作用机制尚需进一步探讨,治疗效果有待大规模的临床研究证明。

总之,对心力衰竭的治疗应根据病因、病情及用药个体化的原则选择不同的药物、不同的给药方法及剂量。当前治疗心力衰竭的标准药物是 ACE 抑制药或 β 受体阻断药合用利尿药。前两者能降低病死率,利尿药则有辅助效果。心力衰竭患者如有收缩功能障碍,可加用地高辛,能缓解症状,改进生活质量,但并不影响病死率。药物治疗的目标不仅限于缓解症状,改善血流动力学变化,如提高心输出量、心脏指数,降低 LVEDP 等,而且在于防止并逆转心肌肥厚,延长患者生存期,减少再住院率,提高心力衰竭患者的生活质量及降低死亡率。因此,新的治疗心力衰竭药物的研制与临床应用需要进一步发展。

相关链接

为何美丽花儿不能尝?因为强心苷的毒性强!

强心苷主要来源于植物。天然存在的强心苷称为一级强心苷,经过水解、脱去葡萄糖或乙酰基等提取加工过程后,转变为二级强心苷,它是临床最常用的制剂。很多花园中与道路边的观赏植物都因为含有强心苷而具有毒性,生活中要避免摄入以免引起中毒。富含强心苷的观赏植物有以下几种:

洋地黄(digitalis)。洋地黄属玄参科,在春夏季节会开出很高的总状花序,可达一两米,在花园里是非常抢眼的高花序花卉。因为它们能够给花境增添层次感,所以洋地黄属中有许多种植物都作为园艺花卉广泛栽培。现在已经从洋地黄属植物中提取出超过 60 种强心甙,能直接作用于心肌,提高心肌收缩力,在治疗心力衰竭等心脏病中作用很大,常用的药物西地兰和地高辛中的有效成分全都是洋地黄中含有的强心苷。

开花清新可爱的铃兰(convallaria majalis Linn.)是芬兰国花,花语是“拥有幸福”,它的几个变种在花园中都广泛种植,十分受欢迎。铃兰白色小花和艳红浆果掩盖下的是多种强心苷类毒素,包括铃兰毒苷、铃兰毒醇苷、铃兰毒原苷等,食用后会出现厌食、恶心、呕吐、腹泻和心律不齐、心衰等,同类植物还有万年青。

夹竹桃科中有很多种植物有剧毒,比如夹竹桃、羊角拗、毒毛旋花,含有的有毒物质主要是强心苷和吲哚型生物碱。

我国含强心苷的植物资源十分丰富,全国各地皆有不向品种的分布。某些动物如蟾蜍的耳下腺、皮肤腺中提取的蟾酥中也含有强心苷,故蟾酥中毒的表现与强心苷中毒的表现相似,主要表现为房室传导阻滞。但蟾酥一般不作为强心苷来源。

制剂及用法

洋地黄毒苷(digitoxin)

片剂:0.1mg/片。口服,0.05~0.2mg/次。

地高辛(digoxin)

片剂:0.25mg/片。一般首剂 0.25~0.75mg,以后 0.25~0.5mg 每 6h 一次,维持量 0.25~0.5mg/日。轻型慢性病例:0.5mg/日。

毛花苷 C(Lanatoside C)

片剂:0.5mg/片。注射液:0.4mg/2mL,静脉注射。

毒毛花苷 K(strophanthin K)

注射液:0.25mg/mL,0.25mg/次,0.5～1mg/日,静脉注射。

卡托普利(captopril)

口服,从 12.5mg、2～3 次/日开始,最大剂量 150mg/日。

多巴酚丁胺(dobutamine)

注射液:20mg/2mL,250mg/5mL。250mg/日加入 250mL 或 500mL 5% 葡萄糖注射液,静脉注射,静脉滴注,每分钟 2.5～10μg/kg。

米力农(milrinone)

片剂:2.5mg/片,10mg/片。每次 5～10mg,每天 4 次。注射液:10mg/10mL。25～50μg/kg,静脉注射,静脉滴注,每分钟 0.25～1μg/kg。

复习思考题

1. 简述强心苷的正性肌力作用机制及其特点。
2. 强心苷的毒性作用有何表现?如何防治?
3. 简述抗慢性心功能不全药的分类及机制。

(江苏大学医学院　许　潇)

第二十二章　利尿药

学习目标

1. 了解利尿药的分类。

2. 掌握呋塞米、氢氯噻嗪、螺内酯、氨苯蝶啶的药理作用、作用机制、临床应用和不良反应。

3. 熟悉甘露醇的药理作用、临床应用。

利尿药(diuretics)直接作用于肾脏，增加尿液的形成，使水和电解质排泄增多，而呈现利尿作用。在临床上，利尿药主要用于治疗各种水肿、心功能不全、高血压、肾结石和高钙血症等疾病。利尿药的分类有多种，常用利尿药按它们的效能和作用部位分为以下三类。

1. 高效能利尿药　有呋塞米、布美他尼等，主要作用部位在髓袢升支粗段，干扰 Na^+-K^+-$2Cl^-$ 同向转运系统，亦称髓袢利尿药。

2. 中效能利尿药　有噻嗪类、氯噻酮等，主要作用部位在远曲小管近端，影响 Na^+-Cl^- 同向转运系统。

3. 低效能利尿药　有螺内酯、氨苯蝶啶、阿米洛利等，主要作用部位在集合管。该类药有排钠保钾的利尿作用，亦称留钾利尿药；还包括作用近曲小管的碳酸酐酶抑制药乙酰唑胺。

第一节　利尿药作用的生理基础

尿液的生成是通过肾小球滤过、肾小管和集合管的重吸收和分泌三个环节而实现的，利尿药通过作用于肾单位的不同部位而产生利尿作用(图 22-1)。

一、肾小球

血液中成分除蛋白质和血细胞外，均可经肾小球滤过产生原尿，原尿量的多少取决于肾血流量及有效滤过压。正常人每日可形成 180L 原尿，而每日排出的尿液仅有 1.5L 左右，说明 99% 的原尿被肾小管和集合管重吸收。目前常用的利尿药不是作用于肾小球，而是直接影响肾小管与集合管的重吸收而发挥利尿作用。

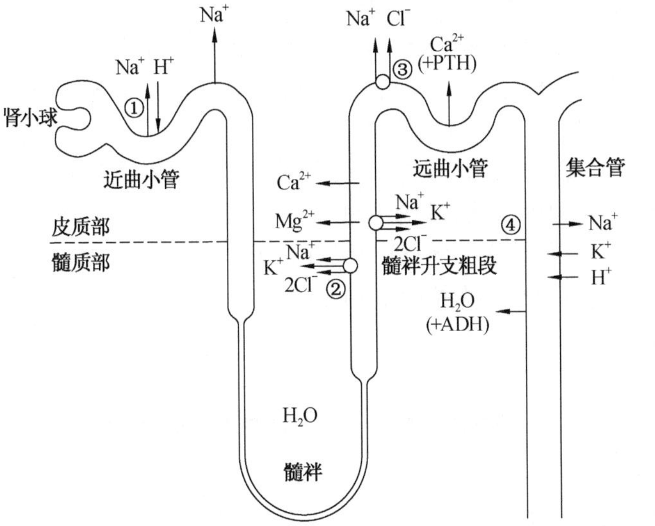

① 碳酸酐酶抑制药；② 高效利尿药；③ 中效利尿药；④ 低效利尿药

PTH：甲状旁腺激素；ADH：抗利尿激素

图 22-1　肾小管各段的功能及利尿药的作用部位示意图

二、肾小管

1. 近曲小管　肾小管液中65%～70%的 Na^+ 在近曲小管主要通过 H^+-Na^+ 交换的方式重吸收，H^+ 由肾小管细胞分泌到小管液中，H^+ 的分泌受细胞内碳酸酐酶的调节，肾小管内 CO_2 和 H_2O 在碳酸酐酶的催化下生成 H_2CO_3，H_2CO_3 进一步分解成 H^+ 和 HCO_3^-。碳酸酐酶抑制药（如乙酰唑胺 acetazolamide，diamox）可减少 H^+ 的分泌，H^+-Na^+ 交换减少，从而使 Na^+ 排出增多，尿量增加。由于此药利尿作用弱，现已少作利尿药用。近曲小管液中 Na^+ 本身也可沿电化学梯度进入细胞内。

2. 髓袢升支粗段　肾小管液中20%～30%的 Na^+ 在此段重吸收。髓袢升支粗段上皮细胞对水的通透性极低，Na^+ 重吸收的同时不伴有水的重吸收，升支原尿中的 NaCl 不断进入髓质间隙，管腔液逐渐由高渗变为低渗，这就是肾对尿的稀释功能。肾髓质渗透压逐渐增加，形成髓质高渗区。当低渗尿到达高渗髓质区集合管时，在抗利尿激素的作用下，管内水分可向髓质扩散，尿液被浓缩，这就是肾对尿的浓缩功能。由此可见，抑制髓袢升支粗段对 Na^+ 的重吸收，不仅降低肾的稀释功能，同时也降低肾的浓缩功能，产生强大的利尿作用，排出大量近似等渗的尿液。

髓袢升支粗段的 Na^+ 重吸收是通过上皮细胞管腔膜上 Na^+-K^+-$2Cl^-$ 共同转运体而完成的，即 Na^+ 与 $2Cl^-$、K^+ 由载体蛋白介导共同转运至细胞内。胞内 Na^+ 再由该段上皮细胞管周膜上 Na^+ 泵泵至细胞间液；胞内 K^+ 顺浓度差进入管腔，可使该段管腔呈正电位。

3. 远曲小管　此段 NaCl 重吸收时不伴有水的重吸收，从而使尿液稀释，该段可视为皮质稀释段，不受醛固酮和 ADH 的影响。该段 Na^+ 重吸收是由 Na^+-Cl^- 共同转运体介导完成，Na^+ 重吸收的速度比髓袢升支粗段慢。此段上皮细胞管周膜上存在甲状旁腺受

体和 Ca^{2+} 主动转运系统，调节 Ca^{2+} 的重吸收。

4. 集合管　此段 Na^+ 的重吸收主要经细胞管腔膜上 Na^+ 通道进入细胞内，管腔液中 Na^+ 重吸收后，使管腔内电位为负，管外为正，这一电位差促使 K^+ 向管腔内被动扩散，这就形成了 K^+-Na^+ 交换。K^+ 的分泌除受管腔液中 Na^+ 浓度影响外，还受醛固酮的影响，醛固酮促进 K^+-Na^+ 交换。因此，直接抑制集合管 Na^+ 的重吸收或醛固酮拮抗剂均可减少 K^+-Na^+ 交换，产生留钾排钠的利尿作用。

集合管除进行 K^+-Na^+ 交换外，还继续进行 H^+-Na^+ 交换，H^+-Na^+ 交换与 K^+-Na^+ 交换有竞争性抑制作用。碳酸酐酶抑制剂可减少 H^+ 分泌，H^+-Na^+ 交换减少，K^+-Na^+ 交换增加，使 K^+ 排出增多。

第二节　常用的利尿药

一、高效能利尿药

该类药物主要作用于髓袢升支粗段，抑制 Na^+-K^+-$2Cl^-$ 共同转运体。利尿作用迅速而强大，排钠量为肾小球滤过钠量的 20% ~30%。作用持续时间较短，而且不易导致酸中毒，是目前最有效的利尿药，常用药物有呋塞米（furosemide）、依他尼酸（etacrynic acid）、布美他尼（bumetanide）、托拉塞米（torasemide）等。

呋塞米

呋塞米（furosemide，呋喃苯胺酸，速尿）是最常用的高效利尿药。

【体内过程】　口服吸收，30min 起效，1 ~2h 可达高峰，持续 6 ~8h。静脉注射可迅速出现利尿作用，30min 达最大效应，持续 2 ~3h。本药血浆蛋白结合率为 91% ~97%，可通过胎盘屏障，并见于乳汁中。在体内很少代谢，88% 以原形由肾排泄，12% 经肝代谢由胆汁从肠道排出，反复用药不易在体内蓄积。

【药理作用】

1. 利尿作用　利尿作用迅速、强大而短暂。本药作用于髓袢升支粗段，抑制管腔膜上 Na^+-K^+-$2Cl^-$ 同向转运系统，使尿中 Na^+、K^+ 和 Cl^- 增多，降低了肾的稀释功能。同时髓质间液渗透压随之降低，肾的浓缩功能也降低，故而排出大量近于等渗的尿液。呋塞米还可通过抑制髓袢对 Mg^{2+} 和 Ca^{2+} 的再吸收，而增加 Mg^{2+} 和 Ca^{2+} 的排泄。Cl^- 的排出量往往超过 Na^+，连续应用可引起低氯性碱血症。

2. 扩血管作用　有资料表明，呋塞米能抑制前列腺素分解酶的活性，使 PGE_2 活性增强，具有扩张肾血管、增加肾血流量的作用，故有利于防治急性肾衰竭。同时还可扩张肺部容量血管，降低肺毛细血管通透性，加上其利尿作用，可减少血容量和回心血量，使充血性心力衰竭的左室充盈压降低，从而减轻肺水肿。

【临床应用】

1. 严重水肿　本药利尿作用强大，易致水和电解质紊乱，对一般水肿不宜常规使用。临床主要用于其他利尿药疗效不佳的心源性、肝源性和肾源性等严重或顽固性水肿。

2. 急性肺水肿和脑水肿　静脉注射呋塞米可迅速、有效地消除左心衰竭所致的急性肺水肿。通过利尿作用,使血容量和细胞外液明显减少,故可降低颅内压,有助于消除脑水肿。若配合脱水药应用,疗效更佳。

3．急、慢性肾衰竭　利用其降低肾血管阻力,增加肾皮质血流量,有助于改善急性肾衰竭初期尤为严重的皮质缺血缺氧状态。同时通过强大的利尿作用,可以减轻细胞水肿和肾小管阻塞,故可用于预防急性肾衰竭和治疗急性肾衰竭初期的少尿患者。大剂量呋塞米可以治疗慢性肾衰,增加尿量,在其他药物无效时,仍能产生作用。

4．高钙血症　本药可以抑制 Ca^{2+} 的重吸收,降低血钙。通过联合应用袢利尿药和静脉输入生理盐水而大大增加 Ca^{2+} 的排泄,这对迅速控制高钙血症有一定的临床意义。

5．加速毒物排泄　某些药物或毒物急性中毒时,应用呋塞米同时配合输液,以强迫性利尿,可促进毒物自尿排出。

【不良反应】

1．水、电解质紊乱　多见于大剂量或长期应用本药时,主要表现为低血容量、低血钾、低血钠、低血镁、低血氯性碱中毒等,其中以低血钾最为常见,症状为恶心、呕吐、腹胀、肌乏力及心律失常。若与强心苷合用时,血钾过低易诱发或加重强心苷对心脏的毒性。低血钾对晚期肝硬化者可引起肝昏迷。故本药在应用过程中应与氯化钾或保钾利尿药配伍使用。

2．耳毒性　见于大剂量静脉注射时,与氨基糖苷类耳毒性药物合用时更易发生,常可出现眩晕、耳鸣、听力障碍,甚至暂时性耳聋,少数为不可逆性。耳毒性的产生与本药引起耳内淋巴液、电解质浓度迅速改变和耳蜗外毛细胞损伤有关。

3．高尿酸血症　长期用药后患者可能出现高尿酸血症,易引发痛风。其原因主要为低血容量致胞外液浓缩,使近曲小管对尿酸盐的再吸收增加,也与本药从近曲小管分泌、竞争性抑制尿酸排泄有关。

4．其他　如消化道症状,大剂量甚至引起胃肠道出血,还可引起粒细胞、血小板减少,溶血性贫血等过敏反应。因本药可通过胎盘屏障,经乳汁分泌,故孕妇和哺乳妇女及小儿用药应慎用。

布美他尼

布美他尼(bumetanide,丁苯氧酸)对水和电解质的排泄作用及作用部位基本与呋塞米相似,口服和静脉注射的起效时间分别为 30 ~ 60min 和数分钟,作用达峰时间为 1 ~ 2h 和 15 ~ 30min,持续时间为 4 ~ 6h 和 3.5 ~ 4h。其主要特点如下:① 作用强,其利尿作用为同剂量呋塞米的 40 ~ 60 倍。② 口服吸收较呋塞米完全,生物利用度高。③ 不良反应较少,耳毒性发生率稍低,对糖代谢影响亦较小。④ 临床适应证同呋塞米,对呋塞米无效的患者,对本药可能有效。

托拉塞米

托拉塞米(torasemide)属吡啶磺酰脲类的衍生物,利尿作用略强于呋塞米,亦可增加 Na^{+}、Cl^{-}、K^{+}、Ca^{2+} 和 Mg^{2+} 的排出。托拉塞米可抑制胞浆中醛固酮与其受体结合,故其排 K^{+} 作用相对较弱,排出量约为 Na^{+} 排出量的 12%。本药口服吸收迅速而完全,生物利用度为 80% ~ 90%,血浆蛋白结合率为 97% ~ 99%。主要经肝代谢,$t_{1/2}$ 为 2.2 ~ 5.1h,体内无明显蓄积作用。

二、中效利尿药

本类利尿药包括噻嗪类(thiazides)和吲达帕胺(indapamide)。人们在研究和发展更有效的碳酸酐酶抑制药时,发现了噻嗪类利尿药。噻嗪类药物是临床广泛应用的口服利尿药,基本化学结构相似(含有苄噻嗪核和磺酰胺基),各药的作用部位和作用机制相同,利尿效能相似,而效价强度差别较大,作用维持时间也各不相同。其中氢氯噻嗪最为常用,而环戊氯噻嗪作用最强。其他类似噻嗪类的利尿药有吲达帕胺、氯噻酮(chlorthalidone)、美托拉宗(metolazone)等,虽无噻嗪环但有磺胺结构,但利尿作用与噻嗪类相似(表22-1),故在此一并介绍。

表22-1 常用中效利尿药作用的比较

药物	剂量(mg/日)	药理特性(与氢氯噻嗪比较)
氢氯噻嗪	50 ~100	本类药的原形药物
吲达帕胺	2.5 ~10	利尿强度相等,对碳酸酐酶抑制作用强
氯噻酮	50 ~100	利尿强度相等,作用持久
美托拉宗	2.5 ~10	利尿作用强,作用持久

氢氯噻嗪

【体内过程】 氢氯噻嗪(hydrochlorothiazide,双氢克尿噻)口服易吸收,服后1 ~2h出现利尿作用,4 ~6h作用达峰值,可持续6 ~12h。部分与血浆蛋白相结合,部分进入红细胞内。主要以原形通过肾小球滤过及近曲小管分泌而排出,少量由胆汁排泄。

【药理作用与临床应用】

1. 利尿作用 噻嗪类药物作用于髓袢升支粗段皮质部远曲小管前段,抑制该部位Na^+-Cl^-共同转运系统,减少NaCl的重吸收,仅仅影响尿液的稀释功能而利尿,但不影响尿的浓缩过程。另外,本类药物对碳酸酐酶也有轻度抑制作用,影响H^+的产生,从而代偿性促进K^+-Na^+交换而使K^+的排出增加,HCO_3^-的排出也有增加。此外,与高效利尿药相反,本药能促进远曲小管由PTH调节的Ca^{2+}的重吸收过程,而减少尿钙含量,甚至可出现高血钙症。

临床用于各种类型水肿,是轻、中度心源性水肿的首选药。与强心苷合用时应注意补钾;对肾性水肿的疗效受肾功能损害程度的影响,轻者较好,重者则差。对肝性水肿也有效,但应慎用,以防低血钾诱发肝昏迷。

2. 降压作用 单独应用时降压效应较弱,其机制除与排钠利尿作用有关外,可能还有肾外作用机制参与(详见第十九章),常作为基础降压药与其他降压药合用,广泛用于高血压病的治疗。

3. 抗利尿作用 对尿崩症患者,噻嗪类可产生抗利尿效应,可使该病患者尿量明显减少,主要用于肾性尿崩症及加压素无效的垂体性尿崩症。其机制可能是本药可抑制磷酸二酯酶,增加肾小管细胞内cAMP浓度;而cAMP能提高远曲小管对水的通透性,增加水的再吸收。同时，因 NaCl 的排出增加，致患者血浆渗透压降低，减轻口渴症状和饮水量。

【不良反应】

1. 电解质紊乱　临床上最为重要和最易发生的是低血钾症，亦可引起低血镁及低钠低氯血症。

2. 高血糖症　长期应用可降低糖耐量，使血糖升高，故糖尿病患者慎用。

3. 高尿酸血症　本药能与尿酸竞争排泄途径而使尿酸潴留，故痛风患者应慎用，以免诱发痛风急性发作或加重症状。

4. 其他　偶致皮疹、血小板减少性紫癜、光敏性皮炎等过敏反应。

三、低效利尿药

本类利尿药作用较弱，包括保钾利尿药螺内酯（spironolactone）、氨苯蝶啶（triamterene）、阿米洛利（amiloride）和碳酸酐酶抑制药乙酰唑胺（acetazolamide）。

螺内酯

【体内过程】　螺内酯（spironolactone，antisterone，安体舒通）口服吸收较好，但起效较慢，24h 左右出现利尿作用，2～3 天后作用达高峰，停药后可持续 2～3 天。本药进入体内后大部分由肝脏迅速代谢为有活性的坎利酮（canrenone），从肾脏和胆道中排出，近 10% 以原形从肾脏排出。

【药理作用】　本药结构与醛固酮相似，为醛固酮的竞争性拮抗剂。醛固酮自肾上腺皮质释放后可在远曲小管远端和集合管胞浆内与受体结合，形成醛固酮-受体复合物，再转移至细胞核内，启动 DNA 基因转录，促进特异 mRNA 形成和醛固酮诱导蛋白的合成。后者可调控管腔膜对 Na^+ 和 K^+ 的通透性，促进 K^+-Na^+ 交换。螺内酯与醛固酮竞争远曲小管和集合管胞浆内的醛固酮受体，进而干扰醛固酮对 K^+-Na^+ 交换的调节作用，减少 Na^+ 的再吸收和 K^+ 的分泌，产生留钾排钠的利尿效应。

【临床应用】　螺内酯利尿作用较弱，且利尿作用依赖体内醛固酮水平，仅在体内醛固酮存在时才发挥作用。

1. 伴有醛固酮增多的顽固性水肿　对如肝硬化腹水、肾病综合征水肿等较有效。

2. 充血性心力衰竭　近年来认识到醛固酮在心力衰竭发生发展中起重要作用，因而螺内酯用于心衰的治疗已经不仅仅限于通过排 Na^+、利尿消除水肿，而是通过抑制心肌纤维化等多方面作用而改善患者状况。

【不良反应】　久用可致高血钾症，故肾功能不良或血钾偏高者禁用。少数患者可出现头痛、嗜睡、皮疹和性激素样作用，如女性面部多毛、月经周期紊乱，男性乳腺发育等，停药后均可消失。

氨苯蝶啶和阿米洛利

【体内过程】　氨苯蝶啶（triamterene）在肝脏代谢，但其活性形式及代谢物也从肾脏排泄。阿米洛利（amiloride，氨氯吡咪）主要以原形经肾脏排泄。氨苯蝶啶消除途径广泛，因此 $t_{1/2}$ 短，约为 4.2h，需频繁用药；阿米洛利 $t_{1/2}$ 为 6～9h，口服后 4～8h 作用达高峰，可持续 24 ~ 28h，为目前保钾利尿药中作用最强的药物。

【药理作用】 氨苯蝶啶和阿米洛利均作用于远曲小管远端和集合管，直接阻滞管腔 Na^+ 通道而减少 Na^+ 的重吸收；同时由于减少 Na^+ 的重吸收，使管腔的负电位降低，因此驱动 K^+ 分泌动力减少，抑制了 K^+ 分泌，从而产生排 Na^+、利尿、保 K^+ 的作用。

【临床应用】 临床上常与排钾利尿药合用治疗顽固性水肿。

【不良反应】 长期服用可致高钾血症，偶见嗜睡和消化道症状如恶心、呕吐、腹泻等。氨苯蝶啶还抑制二氢叶酸还原酶，引起叶酸缺乏，肝硬化患者服用此药可发生巨幼红细胞性贫血。

乙酰唑胺

乙酰唑胺(acetazolamide)为碳酸酐酶抑制剂。在肾小管上皮细胞、眼睫状体上皮细胞和中枢神经细胞中均有碳酸酐酶的分布。通过抑制近曲小管的碳酸酐酶的活性而抑制 H^+-Na^+ 交换及 HCO_3^- 的重吸收，使尿中 Na^+、HCO_3^-、K^+ 和水的排出增多，而产生利尿作用。但目前临床一般不作利尿药用。由于乙酰唑胺抑制眼睫状体向房水中分泌 HCO_3^-，减少房水的生成，降低眼内压，临床主要用于治疗青光眼。乙酰唑胺还可减少脑脊液的生成和降低脑组织的 pH 值，改善机体机能，用于急性高山病的预防和治疗。不良反应偶见过敏反应，长期应用可致高氯血症性酸中毒、低钾血症。

高效、中效、低效利尿药的作用、应用及不良反应的比较见表 22-2。

表 22-2 三类利尿药的比较

类别	代表药物	作用部位及机制	适应证	主要不良反应
高效	呋塞米 布美他尼	作用于髓袢升支粗段，抑制 Na^+-K^+-$2Cl^-$ 同向转运系统	严重水肿、急性肺水肿、预防急性肾衰竭、排除毒物	低血钾、低血钠、低血氯、低血镁、耳毒性
中效	氢氯噻嗪	作用于远曲小管前段，抑制 Na^+-Cl^- 同向转运，轻度抑制碳酸酐酶	各型水肿作为基础降压药、尿崩症	低血钾、低血钠、低血氯、低血镁、高血糖、高尿酸血症
低效	螺内酯	作用于远曲小管后段及集合管，竞争醛固酮受体	醛固酮增多的水肿及其他水肿	高血钾
	氨苯蝶啶	部位同上，选择性地阻滞 Na^+ 通道，而减少 Na^+ 的再吸收	治疗顽固性水肿（常与排钾利尿药合用）	高血钾

第三节 利尿药的合理应用

1. 消除水肿 这是利尿药的主要适应证。水肿常见于心、肝、肾性疾病，其病因及病理变化虽不相同，但基本表现均为细胞间液增加：Na^+ 的潴留是细胞间液增加的主要因素，利尿药通过排 Na^+、排水而治疗水肿。在应用利尿药前注意以下几点：① 对疾病进行病因治疗；② 动员组织间液、水肿液或体腔中积液进入血液，便于利尿消肿；③ 采用低盐饮食以减少体内钠含量；④ 注意观察患者的血流动力学状态，以防止治疗失败。

（1）心性水肿：治疗心性水肿主要依靠改善心功能，利尿药仅能起辅助治疗作用。对轻、中度心性水肿，常用氢氯噻嗪，对严重心性水肿可采用高效利尿药。应用中应注意以下几点：① 过度使用利尿药可减少回心血量，使心室充盈压下降，进而减少心输出量，导致重要脏器缺血，右心衰竭患者尤易发生；② 利尿药引起的代谢性碱中毒，可进一步损害心功能，一般用补钾或生理盐水纠正，严重心衰患者的碱中毒可使用乙酰唑胺来纠正；③ 利尿药引起的低血钾可加重心律失常并易发生强心苷中毒，限制患者摄入钠可减少集合管处 Na^+-K^+ 的交换，常可避免发生低血钾。

（2）肾性水肿：急性肾炎时，一般不用利尿药，必要时用氨氯噻嗪，主要采用无盐膳食和卧床休息以消退水肿。慢性肾炎和肾病综合征水肿可酌情选用噻嗪类、留钾利尿药或强效利尿药。急性肾功能不全初期因甘露醇无效或因左心衰竭忌用甘露醇患者，选用强效利尿药可获得满意疗效。对于慢性肾功能不全，虽可用大剂量呋塞米治疗，但因可使血容量减少，降低肾小球滤过率，故临床主要采用饮食和透析治疗。

（3）肝性水肿：肝硬化时因血浆胶体渗透压下降及对醛固酮、抗利尿激素灭活能力下降，所以开始治疗时不直采用高效利尿剂，否则会引起严重的电解质紊乱，加速肝衰竭和诱发肝昏迷。一般宜先用留钾利尿药，或留钾利尿药加噻嗪类利尿药，若疗效不显著，可合用留钾及高效利尿药。

（4）急性肺水肿及脑水肿：静脉注射呋塞米等高效利尿药可对此产生良好效果。该类药能使血容量及细胞外液明显减少，进而降低回心血量；减少左室充盈压及降低肺楔压；还可通过舒张血管、增加静脉容量；降低左室舒张末压而消除肺水肿。

2. 慢性心功能不全的治疗　详见第二十一章。

3. 高血压治疗　详见第十九章。

4. 加速某些毒物的排泄　当某些药物或毒物急性中毒时，若它们以原形随尿排出，可选用高效利尿药强迫利尿，同时配合输液，使尿量在一天内达 5L 以上，可加速毒物排出。

5. 尿崩症　肾性尿崩症，最常用噻嗪类利尿药，用药二天排出大量 Na^+ 后见效，而且限制钠盐摄入能加强噻嗪类药的作用。另外，锂盐治疗躁狂-抑郁症时，常导致药物诱导的尿崩症，噻嗪类对此仍有效果；对于垂体性尿崩症，常用加压素治疗，而利尿药可作为辅助治疗。

6. 特发性高尿钙血症和钙结石　治疗量的噻嗪类利尿药能增强远曲小管对 Ca^{2+} 的再吸收。可使正常人、原发性甲状旁腺功能亢进及高尿钙患者尿钙的排出显著降低，可用于防止钙结石的形成。

7. 高钙血症　强效利尿剂抑制髓袢升支粗段对钙的再吸收，增加钙排出。

第四节　渗透性利尿药

本类药又称脱水药，包括甘露醇、山梨醇、高渗葡萄糖、尿素等。静脉注射后，可以提高渗透压，产生组织脱水作用，当这类药物通过肾脏时，不易被重吸收，使水在髓袢升支和近曲小管的重吸收减少，肾排水增加，产生渗透性利尿作用。该类药一般具备如下特点:① 静脉注射后不易通过毛细血管进入组织;② 易经肾小球滤过;③ 不易被肾小球再吸收。

甘露醇

甘露醇(mannitol)属单糖类,分子量为182,临床常用20%高渗液静注。静脉注射后迅速进入细胞外液而不进入细胞内,10min即能增加尿量,2~3h达高峰。降低颅内压作用于静注后20min内出现,作用维持6h以上。

【药理作用与临床应用】

1. 脱水作用 口服甘露醇不被吸收,只能发挥渗透性腹泻作用,与活性炭合用,可迅速排除胃肠道的毒物;静脉注射或滴注时,因其不易透过毛细血管壁进入组织,故可迅速提高血浆渗透压,使组织内过多的水分向血浆转移而产生脱水作用。1g甘露醇可产生渗透压5.5mmol/L,注射100g甘露醇可使2000mL细胞内的水转移至细胞外,尿钠排泄50g,因此甘露醇作为因脑瘤、颅脑外伤或组织缺氧等引起的颅内压升高和脑水肿的首选药,亦可用于急性青光眼,或术前应用以降低眼内压。

2. 利尿作用 甘露醇产生利尿作用的因素有:① 脱水作用可增加血容量及肾小球滤过率。② 因甘露醇在肾小管内不被再吸收,以其渗透压作用,可使肾小管内保持足够的水分而维持渗透压平衡,于是间接影响髓袢升支对 Na^+ 的再吸收,同时降低髓间质高渗区渗透压,致集合管对水的再吸收减少,尿量增加。③ 由于扩张肾血管和增加肾髓质血流量,致髓质内尿素和 Na^+ 易随血液流失增多,从而破坏髓间质渗透压梯度差而有助于利尿。临床上甘露醇可用于预防急性肾衰竭,通过其脱水作用,可减轻肾间质水肿。由于肾血流量增加,可改善肾实质缺血缺氧状态,同时渗透性利尿效应可维持足够的尿流量,稀释小管内有害物质,以保护肾小管,从而防止肾小管萎缩坏死。

【不良反应】 不良反应轻微,注射过快可引起一过性头痛、眩晕、视力模糊、心悸等。心功能不全及活动性颅内出血者禁用。

山梨醇

山梨醇(sorbitol)是甘露醇的同分异构体,作用与临床应用同甘露醇。其5.48%水溶液为等渗溶液,临床用25%高渗液。本药进入体内后,有部分在肝内可转化为果糖而使其作用有所减弱,但因其易溶、价廉,临床应用亦较广泛。

葡萄糖

葡萄糖(glucose)分子量为180,静脉注射50%的高渗溶液,也可产生轻度的脱水和渗透性利尿作用。因葡萄糖在体内易被代谢,故作用较弱,且不持久。由于部分葡萄糖可从血管弥散到脑脊液中,使颅内压回升引起反跳现象,治疗脑水肿时可与甘露醇交替使用,以巩固疗效。

相关链接

噻嗪类利尿药在降压药中的地位

噻嗪类利尿药应用于高血压治疗已逾半个世纪，多国指南均将其推荐为高血压治疗的一线用药。然而，在临床实践中，利尿药的使用却远远不够。究其原因，一是对利尿药的心血管保护作用认识不够，二是对利尿药不良反应的顾虑。一项纳入42项随机临床试验、192478例高血压患者的荟萃分析表明，小剂量利尿药不仅能预防心血管事件的发生、降低心血管死亡率，且在终点事件的获益方面，也不劣于β受体阻滞药、血管紧张素转换酶抑制药(ACEI)、钙拮抗药(CCB)和α受体阻滞药。另外，《高血压》杂志最新发表的荟萃分析证明，无论是噻嗪类利尿药(氢氯噻嗪)还是噻嗪样利尿药(吲哒帕胺)，其不良事件发生率均和其他降压药相当。

分析结果还显示，与噻嗪类利尿药相比，噻嗪样利尿药可使心血管事件和心衰风险分别减少12%和21%。另一项分析结果也显示，吲达帕胺与氢氯噻嗪相比效果更优而且不增加对代谢的不良影响。因此，小剂量的噻嗪类利尿药用于高血压治疗安全有效，且现有证据倾向于选择噻嗪类利尿药。

制剂及用法

呋塞米(furosemide，速尿)

片剂：每片20mg。口服，20mg/次，每日1～3次。间歇给药：服药1～3日，停药2～4日。注射液：20mg/2mL。注射，20mg/次，每天或隔天1次，肌肉注射或稀释后缓慢静脉推注。

布美他尼(bumetanide)

片剂：1mg/片。口服，0.5～2mg/次，每日1次。注射液：0.5mg/2mL。静脉注射或肌注：1次0.5～1mg，必要时每2～3h重复，最大剂量10mg/日。

托拉塞米(torasemide)

口服，10～20mg/日；注射液：10mg/2mL，静脉注射，10～20mg/次。

氢氯噻嗪(hydrochlorothiazide)

片剂：10mg/片，25mg/片。口服，25～50mg/次，每日1～2次或隔日治疗或每周连服3～5日。

苄氟噻嗪(bendroflumethiazide)

片剂：2.5mg/片，5mg/片，10mg/片。口服，5～15mg/次，每日1次。

环戊噻嗪(cyclopenthiazide)

片剂：0.25mg/片，0.5mg/片。口服，0.25～0.5mg/次，每日2次。

氯噻酮(chorthalidone)

片剂：50mg/片。口服，100mg/次，每日1次或隔日1次。

螺内酯(spironolactone)

胶囊剂：20mg/粒。口服，20mg/次，每日3～4次。

氨苯蝶啶(triamterene)

片剂:50mg/片。口服,50～100mg/次,每日2～3次。

阿米洛利(amiloride)

片剂:50mg/片。口服,5～10mg/次,必要时可增加至20mg/次,每日2～3次。

乙酰唑胺(acetazolamide)

片剂:0.25g/片。治疗青光眼:每次0.25g,2次/日或3次/日;利尿:每次0.25g,1次/日或隔日1次。

甘露醇(mannitol)

注射液:10g/50mL;20g/100mL;50g/250mL。静脉滴注,按每次1～4.5g/kg计,一般用20%溶液250～500mL,滴速10mL/min。

山梨醇(sorbitol)

注射液:25g/支,62.5g/支。静脉滴注,1次25%溶液250～500mL,于20～30min内滴完,必要时隔6～12h重复给药。

葡萄糖(glucose)

注射液:10g/20mL。静脉注射,40～60mL/次。

复习思考题

1. 试以呋塞米、氢氯噻嗪为例,说明利尿效应强度与作用部位之间的关系。
2. 简述呋塞米、氢氯噻嗪及螺内酯的主要不良反应。
3. 试述留钾类利尿药的作用机制,并分析其常与高效或中效利尿药合用的原因。

(江苏大学医学院　李永金)

第二十三章　作用于血液及造血器官的药物

学习目标

1. 掌握肝素、香豆素类抗凝药，抗贫血药，促凝药，纤维蛋白溶解药，抗血小板药的药理作用、作用机制、临床应用和主要不良反应及防治。

2. 熟悉促白细胞增生药、血容量扩充剂的药理作用、临床应用。

生理状态下，机体内血液凝固、抗凝和纤维蛋白溶解过程维持动态平衡，一旦这种平衡被打破，就会出现血栓性或出血性疾病。此外，各类血细胞的数量或功能出现改变可导致血液系统功能障碍，如贫血、粒细胞减少、再生障碍性贫血等。

血液凝固是由多种凝血因子参与的一系列复杂的蛋白质水解活化过程（图 23-1）。已知的凝血因子均为蛋白质，多数在肝脏合成，其中，凝血因子Ⅱ、Ⅶ、Ⅸ、Ⅹ的合成需要维生素 K 的参与。按照瀑布学说，血液通过 3 条通路发生凝固：① 内源性通路，是指完全靠血浆内的凝血因子逐步使因子Ⅹ激活，从而发生凝血的通路；② 外源性激活通路，即被损伤的血管外组织释放因子所发动的凝血通路；③ 共同通路，即从受内/外通路激活的因子Ⅹ开始，到纤维蛋白形成的过程。

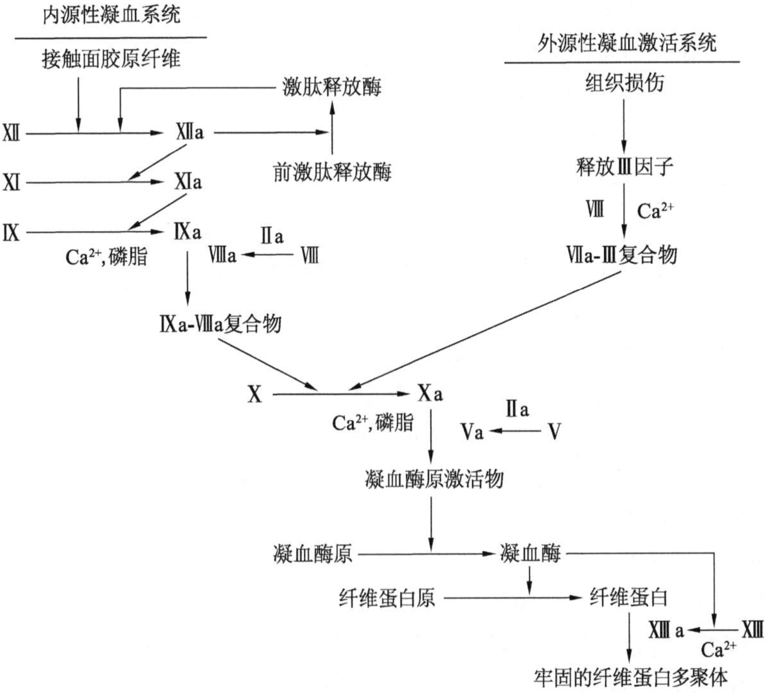

图 23-1　凝血过程

抗凝系统中最重要的是血浆中存在的抗凝血酶Ⅲ(antithrombin Ⅲ,ATⅢ)和肝素。此外,还有十余种抗凝蛋白质,如蛋白C(protein C)、肝素辅助因子(heparin cofactor Ⅱ,HCⅡ)、蛋白S、内皮表面辅助因子凝血酶调解素(thrombomodulin,TM)、组织因子通路抑制剂(TFPI)、富含组氨酸糖蛋白等。这些抗凝蛋白质缺乏,容易发生静脉血栓形成等疾病。

在生理条件下,血液凝固过程中生成的难溶性纤维蛋白多聚体(fibrin polymer),可在一系列水解酶作用下,变为可溶性的纤维蛋白单体(fibrin monomer)降解产物。这种血块重新液化过程,称为纤维蛋白溶解(fibrinolysis),简称纤溶。纤溶系统激活过程如下:①纤溶酶原(plasminogen)在纤溶酶原激活物作用下,转变为纤溶酶(plasmin);② 纤维蛋白及纤维蛋白原在纤溶酶参与下转为纤维蛋白降解产物,限制血栓增大和溶解血栓。

第一节 抗凝血药

抗凝血药(anticoagulants)是指能通过干扰机体生理性凝血的某些环节而阻止血液凝固的药物,临床主要用于血栓栓塞性疾病的预防和治疗。

一、凝血酶间接抑制药

肝 素

肝素(heparin)因最初在肝脏发现而得名,存在于肥大细胞、血浆及血管内皮中,是一种由D-葡萄糖胺、L-艾杜糖醛苷、N-乙酰葡萄糖胺和D-葡萄糖醛酸交替组成的粘多糖多硫酸酯,分子量为5~30kD,平均分子量是12kD,带有大量负电荷,呈酸性。药用肝素是从猪肠黏膜或牛肺脏中获得的。

【体内过程】 肝素是带大量阴电荷的大分子,不易通过生物膜,口服不吸收,通常静脉给药。静脉注射后,60%集中于血管内皮,不能透过胸膜、腹膜和胎盘,不进入乳汁。主要在肝脏中经单核-吞噬细胞系统的肝素酶分解代谢。其降解产物或肝素原形(高剂量时)经肾排泄。肝素的$t_{1/2}$因剂量而异,例如静脉注射100、400、800U/kg,其$t_{1/2}$分别为1、2、5h左右。肺气肿、肺栓塞患者$t_{1/2}$缩短,肝、肾功能严重障碍者则$t_{1/2}$明显延长,对肝素敏感性也提高。

【药理作用与作用机制】 肝素在体内、体外均有强大的抗凝作用。静脉注射后,抗凝作用立即发生。可使血液中活化的部分凝血酶时间(activated partial thromboplastin time,APTT)轻度延长,对凝血酶原(prothrombin,PT)影响弱,抗因子X的活性明显增强。目前认为APTT与出血倾向有关,抗因子X的活性则反映了药物的抗血栓能力。肝素的药理作用有以下几个方面:

1. 增强抗凝血酶Ⅲ活性 通过催化血浆中抗凝血酶Ⅲ(ATⅢ)对一些凝血酶的抑制作用。其明显增强ATⅢ与凝血酶的亲和力,使Ⅱa-ATⅢ反应速率加快1000倍,加速凝血酶灭活。ATⅢ可抑制内源性和共同通路活化的凝血因子,包括凝血酶、因子Ⅸa、Ⅹa、Ⅺa和Ⅻa。肝素与ATⅢ赖氨酸残基形成可逆性复合物,使ATⅢ构象改变,暴露出精氨酸活性位点,后者与凝血因子Ⅸa、Ⅹa、Ⅺa、Ⅻa丝氨酸活性中心结合,对凝血酶则形成肝素-ATⅢ-Ⅱa 三元复合物,"封闭"凝血因子活性中心,使其灭活,发挥显著的抗凝作用。

2. 激活肝素辅助因子Ⅱ 高浓度肝素与肝素辅助因子Ⅱ(HCⅡ)结合,激活 HCⅡ。活化的 HCⅡ可提高对凝血酶抑制速率,达 100 倍以上。

3. 其他 肝素可使内皮细胞释放脂蛋白酶,将血中乳糜微粒和极低密度脂蛋白的三酰甘油水解为甘油和游离脂肪酸;抑制炎症介质活性和炎症细胞活性,呈现抗炎作用;抑制血管平滑肌细胞增殖,抗血管内膜增生;抑制血小板聚集。

【临床应用】

1. 血栓栓塞性疾病 主要用于防止血栓形成和扩大,如深部静脉血栓、肺栓塞、脑梗死、心肌梗死、心血管手术及外周静脉术后血栓形成等。尤其适用于急性动、静脉血栓形成。肝素是最好的快速抗凝药物。

2. 弥散性血管内凝血(DIC) 用于各种原因如脓毒血症、胎盘早期剥离、恶性肿瘤溶解等导致的 DIC。这是肝素的主要适应证,应早期应用,防止纤维蛋白原及其他凝血因子耗竭而发生继发性出血。

3. 心血管手术、心导管检查、血液透析及体外循环等体外抗凝。

【不良反应】

1. 出血 这是肝素主要不良反应,表现为各种黏膜出血、关节腔积血和伤口出血等。严重者可引起致命性出血(4.6%)。用药期间应监测部分凝血酶时间(partial thromboplastin time, PTT)。PTT 应当维持在正常值(50~80s)的 1.5 到 2.5 倍。对轻度出血患者停药即可,严重者可静脉缓慢注射硫酸鱼精蛋白(protamine sulfate,强碱性,带有正电荷),每 1~1.5mg 鱼精蛋白可中和 100U 肝素,每次剂量不可超过 50mg。

2. 血小板减少症 发生率高达 5%~6%。若发生在用药后 1~4 天,程度多较轻,不需中断治疗即可恢复,一般认为是肝素引起一过性的血小板聚集作用所致;多数发生在给药后 7~10 天,与免疫反应有关。可能因肝素促进血小板因子 4 (PF_4)释放并与之结合,形成肝素-PF_4复合物,后者再与特异抗体形成 PF_4-肝素-IgG 复合物,引起病理反应所致。停药后约 4 天可恢复。

3. 其他 可引起皮疹、发热等过敏反应。妊娠妇女长期用肝素可引起骨质疏松,自发性骨折,于分娩 1 年后可恢复正常。

对肝素过敏、血友病、出血倾向、血小板功能不全和血小板减少症、紫癜、严重高血压、细菌性心内膜炎、肝肾功能不全、消化性溃疡、颅内出血、活动性肺结核、先兆性流产、产后、内脏肿瘤、外伤及术后等患者和孕妇禁用。

【药物相互作用】 肝素为弱酸性药物,不能与弱碱性药物合用;与肾上腺皮质激素类、依他尼酸合用,可致胃肠道出血;静脉同时给予肝素和硝酸甘油,可降低肝素活性;与阿司匹林、非甾体类抗炎药、右旋糖酐、双嘧达莫合用,可增加出血的危险;与胰岛素或磺酰脲类药物合用,能导致低血糖;与血管紧张素Ⅰ转化酶抑制药合用,可能引起高血钾。

低分子量肝素

从普通肝素中分离或由普通肝素降解后再分离而得的低分子量肝素(low molecular weight heparin, LMWH)是分子量小于 7kD 的肝素。由于其药理学和药动学的特性优于普通肝素,近年来发展很快。与普通肝素相比,LMWH 具有以下特点:① LMWH 具有选择性抗凝血因子Ⅹa 活性，而对凝血酶及其他凝血因子影响较小。低分子量肝素的抗因子Ⅹa/Ⅱa 活性比值为 1.5～4.0，而普通肝素为 1.0 左右，分子量越低，抗凝血因子Ⅹa 活性越强，这样就使抗血栓作用与出血作用分离，保持了肝素的抗血栓作用而降低了出血的危险；② 个体差异小，血管外给药生物利用度高，半衰期较长，体内不易被消除；③ LMWH 由于分子量小，较少受 PF_4 的抑制，不易引起血小板减少。LMWH 将逐渐取代普通肝素用于临床，但各制剂选用时仍应注意出血的不良反应。

依诺肝素

【体内过程】 伊诺肝素为第一个上市的 LMWH，分子量约 3.5～5.0kD，本药皮下注射后吸收迅速、完全。注射后 3h 出现血浆最高活性，而血浆中抗凝血因子Ⅹa 活性可持续 24h。不易通过胎盘屏障，部分经肾排泄。$t_{1/2}$ 为 4.4h。

【药理作用】 对抗凝血因子Ⅹa 与因子Ⅱ活性比值大于 4.0，具有强大而持久的抗血栓形成作用。

【临床应用】 主要用于深部静脉血栓，外科手术和整形外科（如膝、髋人工关节更换手术）后静脉血栓形成的防治，血液透析时防止体外循环凝血发生。本药与普通肝素相比，抗凝剂量较易掌握，毒性小，安全，作用持续时间较长。本药常规给药途径为皮下注射。

【不良反应】 较少出现出血，如意外静脉注射，或大剂量皮下注射，可引起出血加重，可用鱼精蛋白对抗；鱼精蛋白 1mg 可中和本药 1mg 的抗因子Ⅱa 及部分（最多 60%）抗因子Ⅹa 的活性。偶见血小板减少。严重出血、对本药过敏患者，严重肝、肾功能障碍患者禁用。

其他 LMWH 的药理作用、临床应用和不良反应均与依诺肝素相似，但应注意临床应用的剂量存在一定的差异，并注意出血等不良反应。

合成肝素衍生物

磺达肝癸钠（fondaparinux Na）是一种以抗凝血酶肝素结合位点结构为基础合成的戊多糖。它经抗凝血酶介导对因子Ⅹa 的抑制作用，因分子短小而不抑制凝血酶。与肝素和低分子肝素相比，该药发生肝素引起的血小板减少症的风险要小得多。

二、凝血酶直接抑制药

凝血酶是最强的血小板激活物。根据药物对凝血酶的作用位点可分为：① 双功能凝血酶抑制药，如水蛭素可与凝血酶的催化位点和阴离子外位点结合；② 阴离子外位点凝血酶抑制药，仅能通过催化位点或阴离子外位点与凝血酶结合，发挥抗凝血酶作用，如阿加曲班。

重组水蛭素

基因重组水蛭素（lepirudin），是由水蛭的有效成分水蛭素（hirudin），经由基因重组技术制成，分子量为 7kD。

【药理作用与作用机制】 水蛭素对凝血酶具有高度亲和力，是目前所知最强的凝血酶特异性抑制剂。可抑制凝血酶蛋白水解作用，抑制纤维蛋白的生成。水蛭素与凝血酶以1∶1结合成复合物，使凝血酶灭活。该药不仅阻断纤维蛋白原转化为纤维蛋白凝块，而且对激活凝血酶的因子Ⅴ、Ⅷ、Ⅻ，以及凝血酶诱导的血小板聚集均有抑制作用，具有强大而持久的抗血栓作用。

【体内过程】　本药口服不被吸收，静脉注射后进入细胞间隙，不易通过血脑屏障。主要以原形（90%～95%）经肾脏排泄。$t_{1/2}$约1h。

【临床应用】　用于防治冠状动脉形成术后再狭窄、不稳定型心绞痛、急性心肌梗死后溶栓的辅助治疗，DIC、血液透析中血栓形成，临床疗效优于肝素。大剂量可引起出血。

【注意事项】　肾衰竭患者慎用。由于患者用药期间体内通常可形成抗水蛭素的抗体而延长APTT，建议每日监测APTT。目前尚无有效的水蛭素解毒剂。

三、凝血因子合成抑制剂——维生素K拮抗药

香豆素（coumarin）类，为口服抗凝血药，是一类含有4-羟基香豆素基本结构的物质。常用华法林（warfarin，苄丙酮香豆素）、双香豆素（dicoumarol）、苯丙香豆素（phenprocoumon）、醋硝香豆素（acenocoumarol，新抗凝）等。

双香豆素口服吸收慢且不规则，吸收后几乎全部与血浆蛋白结合，因此，与其他血浆蛋白结合率高的药物同服，可增加双香豆素的游离药物浓度，使抗凝作用大大增强，甚至诱发出血。双香豆素分布于肺、肝、脾及肾，经肝药酶羟基化失活后由肾排泄。醋硝香豆素大部分以原形经肾排出。

华法林

【体内过程】　华法林口服吸收完全，生物利用度可达100%，99%与血浆蛋白结合，表观分布容积小，吸收后0.5～4h达血药浓度高峰，能通过胎盘。华法林（消旋混合物）的*R*、*S*同分异构体，均主要经肝脏代谢，可经胆汁排入肠道再吸收，最终从肾排泄。$t_{1/2}$约40h。受此药影响的凝血因子$t_{1/2}$为6～60h。华法林无体外抗凝作用，体内抗凝作用缓慢而持久。口服后一般需8～12h发挥作用，1～3天达血药浓度高峰，停药后作用可持续数天。

【药理作用与作用机制】　香豆素类是维生素K的拮抗剂，抑制维生素K在肝脏由环氧型向氢醌型转化，从而阻止维生素K的反复利用。维生素K是γ-羧化酶的辅酶。凝血因子Ⅱ、Ⅶ、Ⅸ、Ⅹ、抗凝血蛋白C和抗凝血蛋白S前体的第10个谷氨酸残基（Glu）依赖γ-羧化酶的催化作用下，生成γ-羧基谷氨酸。华法林因阻止维生素K的循环利用，抑制了凝血因子Ⅱ、Ⅶ、Ⅸ、Ⅹ等的活化，使这些因子处于无凝血活性的前体阶段，从而产生抗凝作用，对已经羧化的上述因子无作用，因此香豆素类体外无效，体内也须原有活化的上述因子耗竭后才发挥抗凝作用。故香豆素类口服后至少经12～24h才出现作用，1～3天达峰，维持3～4天。

【临床应用】

1. 心房纤颤和心脏瓣膜病所致血栓栓塞　这是华法林的常规应用；此外，接受心脏瓣膜修复术的患者，需长期服用华法林。

2. 髋关节手术患者　可降低静脉血栓形成的发病率。

3. 预防复发性血栓栓塞性疾病　如肺栓塞、深部静脉血栓形成患者，用肝素或溶栓药后，常规用华法林维持 3～6 个月。

【不良反应】　主要是出血，如血肿、关节出血、胃肠道出血等。最严重的出血是颅内出血，应密切观察。在服药期间应密切监测凝血酶原时间（PT）。一旦出血严重，应立即停药，给予 10mg 维生素 K 静注，一般在给药 24h 后，PT 可恢复正常；也可输新鲜血液。可致畸胎，孕妇禁用。罕见有“华法林诱导的皮肤坏死”，通常发生在用药后 2～7 天。也可引起胆汁瘀滞性肝损害，停药后可消失。

【药物相互作用】　阿司匹林、保泰松可升高游离香豆素类浓度，增强抗凝作用。服用广谱抗生素和患肝病时由于维生素 K 合成减少或凝血因子合成减少，香豆素类药物的药效可增强。甲硝唑、西咪替丁、水杨酸等肝药酶抑制剂及非甾体抗炎药、胺碘酮、依他尼酸、氯贝丁酯等可增强本类药物的抗凝血作用；巴比妥类、苯妥英钠等肝药酶诱导剂可减弱本类药物的抗凝作用。

第二节　抗血小板药

血小板在血栓栓塞性疾病，特别动脉血栓疾病的形成中具有重要病理生理学意义。抗血小板药是指对血小板功能有抑制作用的药物，阿司匹林和噻氯匹定在临床较常用。

一、血小板代谢酶调控药

（一）环氧酶抑制药

阿司匹林

阿司匹林（aspirin）是花生四烯酸代谢过程中的环氧酶的抑制药。本药可使血小板中环氧酶活性中心丝氨酸残基乙酰化而灭活，从而抑制 TXA_2 的生成。一次服药，对该酶抑制达 90%，呈不可逆性。但是，阿司匹林对血管内皮细胞中环氧酶的抑制作用弱而可逆，故对 PGI_2 的形成影响小。小剂量（国内推荐每天 50～100mg）阿司匹林防治血栓性疾病收效较佳，不良反应较少。

【药理作用】　阿司匹林抑制血小板聚集，抗血栓形成。血栓形成与血小板聚集有关。血小板产生的血栓素 A_2（TXA_2）是强大的血小板释放及聚集的诱导物，它可直接诱发血小板释放 ADP，进一步加速血小板的聚集过程。阿司匹林可抑制 TXA_2 的合成，影响血小板聚集，引起凝血功能障碍，延长出血时间。临床试验证明，小剂量阿司匹林即可最大限度地抑制血小板聚集，作用持续 2～3 天。因此每天给予小剂量阿司匹林可防治血栓性疾病。

【临床应用】　常用于冠状动脉硬化性疾病、心肌梗死、脑梗死、深静脉血栓形成和肺梗死等，作为溶栓疗法的辅助抗栓治疗，能减少缺血性心脏病发作和复发的危险，也可使一过性脑缺血发作患者的中风发生率和病死率降低。此外，小剂量阿司匹林可预防慢性稳定性心绞痛、心肌梗死、脑梗死、脑卒中或短暂性脑缺血发作后脑梗死、瓣膜修补术或冠脉搭桥术后的血栓形成。

（二）TXA_2合成酶抑制药

利多格雷

利多格雷（ridogrel）为强大的TXA_2合成酶抑制剂，兼具中度TXA_2受体阻断作用。对血小板血栓和冠状动脉血栓的作用较水蛭素及阿司匹林更有效。本药可直接干扰TXA_2的合成，拮抗TXA_2的作用。同时，合成酶抑制使血管内PG环氧化物堆积，使PGI_2水平提高，这可能比清除TXA_2更为重要，其总和结果产生抗血小板聚集效应。据临床试用报道，本药对急性心肌梗死、心绞痛及缺血性脑卒中，在发生率和再栓塞率方面均较阿司匹林明显降低，预防新的缺血性病变更为有效。不良反应较轻，有轻度胃肠反应。

同类药物尚有吡考他胺（picotamide），其作用比利多格雷弱，不良反应轻。

（三）腺苷酸环化酶激活剂

依前列醇

内源性PGI_2由血管内皮细胞合成，具有强大的抗血小板聚集及松弛血管平滑肌作用。PGI_2作用机制是通过兴奋血小板中腺苷酸环化酶，使细胞内cAMP水平升高，促进胞浆内Ca^{2+}再摄取进入Ca^{2+}库，使胞浆内游离Ca^{2+}浓度降低，血小板处于静止状态，对各种刺激物均不起反应。依前列醇（epoprostenol，PGI_2）为人工合成，是迄今为止活性最强的血小板聚集内源性抑制剂。本药能抑制ADP、胶原纤维、花生四烯酸等诱导的血小板聚集和释放，对体外旁路循环中形成的血小板聚集体，具有解聚作用，还能阻抑血小板在血管内皮细胞上的黏附。同类药有伊洛前列素（iloprost）、前列腺素E_2（prostaglandin E_2）等。

PGI_2性质不稳定，作用短暂，故$t_{1/2}$很短，仅3min，在体内迅速转为稳定的代谢产物6-酮-PGF_1。在肺内不被灭活是PGI_2的特点。

用于体外循环，防止血小板减少、微血栓形成和出血倾向。本药静脉滴注过程中常见血压下降、心率加速、头痛、眩晕、潮红等现象，可减少剂量或暂停给药；此外对消化道刺激症状也较常见。

（四）磷酸二酯酶抑制药

双嘧达莫

双嘧达莫（dipyridamole），又称潘生丁（persantin），为环核苷酸磷酸二酯酶抑制药，主要抑制血小板的聚集，发挥抗栓作用。

【体内过程】 本药口服吸收缓慢，个体差异大，生物利用度为27%～59%。口服后1～3h血药浓度达峰值，与蛋白结合率高（91%～99%）。主要在肝脏转化为葡萄糖醛酸偶联物。自胆汁排泄，可因肝肠循环而延缓消除，少量自尿排出。$t_{1/2}$为10～12h。

【药理作用与作用机制】

1. 能抑制血小板的黏附性，防止其黏附于血管壁的损伤部位。

2. 通过以下途径增加cAMP含量，抑制血小板聚集：① 本药可抑制磷酸二酯酶活性，减少cAMP水解；② 抑制血液中的腺苷脱氢酶，减少腺苷的分解；③ 抑制腺苷再摄取，增加血浆中腺苷含量，通过腺苷，再激活腺苷酸环化酶，增加血小板中 cAMP 浓度，而协同抗血小板聚集作用。

3. 轻度抑制血小板生成 TXA_2，降低其促进血小板聚集的作用；并可增加血管内皮 PGI_2 的合成和活性。

【临床应用】 一般与口服抗凝血药香豆素类合用，治疗血栓栓塞性疾病，可增强疗效。例如，安装人工瓣膜患者口服香豆素类后仍有血栓栓塞或同服阿司匹林不能耐受，可用此药。

【不良反应】 较常见不良反应为胃肠道刺激。由于血管扩张，血压下降，导致头痛、眩晕、潮红、晕厥等。少数心绞痛患者用药后可出现“窃血”现象，诱发心绞痛发作，应慎用。

二、血小板活化抑制药

噻氯匹定

【体内过程】 口服吸收良好，口服 250mg 后，2h 达血药浓度高峰。本药作用缓慢，连续服药 3～5 天可产生抗血小板活性，2 周后达血药稳态浓度，停药后可持续 10 天之久。经肝代谢，其代谢产物中 2-酮代谢物的抗血小板作用比原药强 5～10 倍。60% 从肾脏排出，23% 从胆汁和肠道排泄。

【药理作用与作用机制】 噻氯匹定（ticlopidine）是噻烯吡啶类药物。比阿司匹林抗血小板作用更特异。本药对 ADP 介导的血小板活化具有特异的、不可逆的和强大的抑制作用。

阻止纤维蛋白原与受体结合　ADP 激活血小板后，在其膜表面暴露出血小板糖蛋白受体（$GPⅡ_b/Ⅲ_a$ receptor）。纤维蛋白原与 $GPⅡ_b/Ⅲ_a$ 结合，是各种诱导剂引起血小板聚集的共同通路。噻氯匹定抑制 ADP 诱导血小板 $GPⅡ_b/Ⅲ_a$ 受体上纤维蛋白原结合部位的暴露，因而阻止纤维蛋白原与受体结合，产生抗血小板聚集和解聚作用。

【临床应用】 用于血栓栓塞性疾病，可使脑血管病、心肌梗死的病死率减少；也用于外周血管闭塞性疾病及糖尿病性视网膜病。国内常规剂量每天 250mg，可达到最大治疗效果，如再增加剂量可引起出血倾向。

【不良反应】 腹泻（20%）最为常见，严重者需停药。本药最严重的不良反应是中性粒细胞减少（2.4%），甚至全血细胞减少，因此在用药 3 个月内需定期检查血象。此外，尚有轻度出血、皮疹、肝脏毒性等。

氯吡格雷（clopidogrel）与噻氯匹定是同一类药物，作用、用途均相似。其主要优点在于不良反应较轻，对骨髓无明显毒性，不引起白细胞减少。

三、血小板糖蛋白 $Ⅱ_b/Ⅲ_a$ 受体阻断药

ADP、凝血酶、TXA_2 等血小板聚集诱导药引起血小板聚集最终的共同通路都是暴露血小板膜表面的糖蛋白 $Ⅱ_b/Ⅲ_a$ 受体。

阿昔单抗

阿昔单抗（abciximab，c7E3Fab，ReoPro）是血小板 $GPⅡ_b/Ⅲ_a$ 的人/鼠嵌合单克隆抗

体，可竞争性、特异性地阻断纤维蛋白原与 GPⅡ$_b$/Ⅲ$_a$受体结合，产生抗血小板聚集作用。临床试用于不稳定型心绞痛的治疗，降低心肌梗死发生率。有出血危险，应严格控制剂量。

依替巴肽

依替巴肽(eptifibatide)属于环状多肽，是 RGD 三肽在 αⅡbβ$_3$结合位点的阻断剂。静脉注射可在体内阻止血小板聚集。临床用于不稳定型心绞痛和冠状动脉成形术。

以后又相继开发出非肽类的 GPⅡ$_b$/Ⅲ$_a$受体阻断药拉米非班(lamifiban)、替罗非班(tirofiban)和可供口服的珍米洛非班(xemilofiban)、夫雷非班(fradafiban)和西拉非班(sibrafiban)等。抑制血小板聚集作用强，应用方便，不良反应较少。适用于急性心肌梗死、溶栓治疗、不稳定型心绞痛和血管成形术后再梗死。

第三节　纤维蛋白溶解药

当机体的生理性或病理因素引起小血管内形成血凝块时，将由纤维蛋白溶解(简称纤溶)系统使之溶解，以防止血栓形成，保证血流畅通。当某些病理因素导致机体形成血栓时，则需要给予外源性的纤维蛋白溶解剂(fibrinolytics)，又称溶栓药，是在内源性或外源性纤溶酶原激活剂参与下，使纤溶酶原转为纤溶酶，纤溶酶通过降解纤维蛋白和纤维蛋白原而限制血栓增大和溶解血栓。

链激酶

链激酶(streptokinase，SK)为天然的第一代溶栓药，是从 β-溶血性链球菌培养液中提取的一种非酶性单链蛋白，分子量为47kD，链激酶1U 相当于0.01g 蛋白质。现用基因工程技术制成重组链激酶(recombinant streptokinase，rSK)。

【药理作用】 链激酶激活纤溶酶原为纤溶酶的作用是间接的，即链激酶先与纤溶酶原形成 SK-纤溶酶原复合物，使其中的纤溶酶原转为纤溶酶，溶解血栓。因此，SK 的活性不需要纤维蛋白存在，SK-纤溶酶原复合物也不受血液中 α_2-抗纤溶酶(α_2-AP)的抑制。

【临床应用】 主要用于血栓栓塞性疾病，如急性心肌梗死、静脉血栓形成、肺栓塞、动脉血栓栓塞、透析通道栓塞、人工瓣膜栓塞等。在血栓形成不超过6h 内用药，其疗效最佳。

【不良反应】 易引起出血，严重者可注射氨甲苯酸(或类似药)，甚者可补充纤维蛋白原或全血。本药具有抗原性，可引起过敏反应。

尿激酶

尿激酶(urokinase，UK)，由人尿或肾细胞组织培养液提取的天然第一代溶栓药。尿激酶为体内纤溶系统的成员，可直接激活纤溶酶原为纤溶酶。纤溶酶裂解凝血块表面的纤维蛋白，也可裂解血液中游离的纤维蛋白原，故本药对纤维蛋白无选择性。进入血液中的 UK，可被循环中纤溶酶原激活剂的抑制物(plasminogen activator inhibitor，PAI)所中和，但连续用药后，PAI 很快耗竭。产生的纤溶酶可被血液中 α_2-AP 灭活，故治疗量效果不佳，需大量 UK 使 PAI 和 α_2-AP 耗竭，才能发挥溶栓作用。UK 的 $t_{1/2}$ 约为 16min，作用短暂。

主要用于心肌梗死和其他血栓栓塞性疾病。本药是目前国内应用最广泛的溶栓药。出血是其主要不良反应，但较链激酶轻；无过敏反应。

阿尼普酶

阿尼普酶（anistreplase），又称茴香酰化纤溶酶原/链激酶激活剂的复合物（anisoylated plasminogen/streptokinase activator complex，APSAC），属第二代溶栓药。本药为链激酶与赖氨酸纤溶酶原以 1∶1 的比例形成的复合物，分子量为 131kD。赖氨酸纤溶酶原的活性中心被茴香酰基所封闭。进入血液中的 APSAC，弥散到血栓含纤维蛋白表面，通过复合物的赖氨酸纤溶酶原活性中心与纤维蛋白结合，此时，被封闭的乙酰基缓慢去掉，激活血栓上纤维蛋白表面的纤溶酶原为纤溶酶，溶解血栓。本药具有以下特点：① 一次静脉注射即可，不必静脉滴注（缓慢去乙酰基）；不受 α_2-AP 抑制（已茴香酰化）；② 本药是赖氨酸纤溶酶原的复合物，较易进入血液凝块处与纤维蛋白结合；③ 本药是选择性纤维蛋白溶栓药，很少引起全身性纤溶活性增强，故出血少。具有抗原性，可致过敏反应。本药血浆 $t_{1/2}$ 为 90～105min。临床应用同尿激酶。

同属第二代溶栓药的还有阿替普酶（alteplase）又称组织型纤溶酶原激活剂（tissue type plasminogen activator，t-PA）、西替普酶（silteplase）和那替普酶（nateplase）。后两者为基因重组的 t-PA。

葡萄球菌激酶

葡萄球菌激酶（staphylokinase，SAK）简称葡激酶，是从某些金黄色葡萄球菌菌株的培养液中获得的，现为基因工程重组产品。作用与链激酶相似。本药无酶活性，而是先与纤溶酶原形成复合物，后者裂解纤溶酶原为纤溶酶。葡激酶对纤维蛋白的溶解作用和对富含血小板血栓的溶栓作用均较链激酶强。已试用于急性心肌梗死患者，疗效较链激酶佳，出血较少。

瑞替普酶

瑞替普酶（reteplase）属第三代溶栓药。第三代溶栓药是指通过基因重组技术改良天然溶栓药的结构，提高选择性溶栓效果，延长 $t_{1/2}$，减少用药剂量和不良反应。瑞替普酶具有以下优点：见效快，溶栓疗效高（血栓溶解快，防止血栓再形成，提高血流量），耐受性较好，生产成本低，给药方法简便，不需要按体重调整。本药用于急性心肌梗死患者。常见不良反应为出血。血小板减少症、有出血倾向患者慎用。

第四节　促凝血药

维生素 K

维生素 K（vitamin K，Vit K）广泛存在于自然界，基本结构为甲萘醌。维生素 K_1，存在于绿色植物中，K_2是人体肠道细菌的代谢产物，以上两者均为脂溶性，其吸收需要胆汁参与。K_3、K_4均为人工合成，具有水溶性，可以直接吸收。

【药理作用】 维生素 K 是 γ-羧化酶的辅酶，在羧化酶参与下，将凝血因子Ⅱ、Ⅶ、Ⅸ、Ⅹ前体的第 10 个谷氨酸残基羧化为 γ-羧基谷氨酸，从而使这些因子具有活性，产生凝血作用。羧化酶的活化需要还原的氢醌型 Vit K 氧化为环氧化型 Vit K，以及环氧化型 Vit K 的再还原才能完成上述羧化反应。

【临床应用】 用于维生素 K 缺乏引起的出血：① 用于新生儿出血（缺乏合成 Vit K 的细菌）和预防长期应用广谱抗生素继发的 Vit K 缺乏症（细菌合成 Vit K 减少）；② 用于阻塞性黄疸、胆瘘、慢性腹泻和广泛胃肠切除后，继发于吸收或利用障碍所致的低凝血酶原血症；③ 口服过量华法林香豆素类抗凝药、水杨酸等所致出血。

【不良反应】 维生素 K_1（甚至大剂量）不良反应最少，但注射速度过快可出现面部潮红、出汗、胸闷和血压骤降等。一般以肌内注射为宜。较大剂量维生素 K_3可引发新生儿、早产儿或缺乏葡萄糖-6-磷酸脱氢酶的特异质者发生溶血和高铁血红蛋白血症。

凝血因子制剂

凝血因子制剂是从健康人体或动物血液中提取后，经分离提纯，冻干后制备的含不同凝血因子的制剂，主要用于凝血因子缺乏时的替代或补充疗法。

凝血酶原复合物（prothrombin complex concentrate，人凝血因子Ⅸ复合物）是由健康人静脉血分离而得的含有凝血因子Ⅱ、Ⅶ、Ⅸ、Ⅹ的混合制剂。上述四种凝血因子的凝血作用均依赖维生素 K 的存在。临床主要用于治疗乙型血友病（先天性凝血因子Ⅸ缺乏）、严重肝脏疾病、香豆素类抗凝剂过量和维生素 K 依赖性凝血因子缺乏所致的出血。

抗血友病球蛋白（antihemophilic globulin，抗甲种血友病因子）含凝血因子Ⅷ及少量纤维蛋白原。临床主要用途为甲型血友病（先天性因子Ⅷ缺乏症）的治疗。还可用于治疗溶血性血友病、抗因子Ⅷc 抗体所致严重出血。静脉滴注过速能引起头痛、发热、荨麻疹等症状。

氨甲苯酸及氨甲环酸

氨甲苯酸（aminomethylbenzoic acid，PAMBA）又称为羧基苄胺。氨甲环酸（tranexamic acid）作用与用途与 PAMBA 相同但较强，两者均为抗纤维蛋白溶解药。本类药物化学结构与赖氨酸类似，低剂量时竞争性阻断纤溶酶原与纤维蛋白结合，防止纤溶酶原的激活；高剂量时还能直接抑制纤溶酶的活性，从而抑制纤维蛋白溶解，引起凝血作用。

【临床应用】 用于纤溶系统亢进引起的各种出血，如前列腺、尿道、肺、肝、胰、脑、子宫、肾上腺、甲状腺等富含纤溶酶原激活物的脏器外伤或手术后出血，对一般慢性渗血效果较好。氨甲环酸的疗效最佳，其抗纤溶活性为氨甲苯酸的 7～10 倍，成为临床最常用的制剂。

【不良反应】 本药常见有胃肠道反应。过量可引起血栓或诱发心肌梗死；合用避孕药或雌激素妇女，更易出现血栓倾向。肾功能不全者慎用。

第五节 抗贫血药

贫血是指循环血液中红细胞数量或血红蛋白含量低于正常。按照病因及发病机制的不同可分为缺铁性贫血、巨幼红细胞性贫血和再生障碍性贫血。缺铁性贫血由铁缺乏引起,可通过补充铁剂进行治疗;巨幼红细胞性贫血由叶酸或维生素 B_{12} 缺乏所致,采用补充叶酸或维生素 B_{12} 的治疗方法。

铁 剂

铁是人体必需的元素,是构成血红蛋白、肌红蛋白、组织酶系,如过氧化物酶、细胞色素 c 等所必需。机体铁的摄入量不足,或胃肠道吸收障碍,或慢性失血造成机体铁缺乏,可影响血红蛋白的合成而引起贫血,应及时补充铁剂。正常男子和绝经后的女子每日从食物中只需补充每天所丢失的 1mg 铁就够了,但在生长发育时期的婴儿、儿童、青少年和孕妇,铁的需要量都增加。

【体内过程】 食物中的铁以 Fe^{2+} 形式吸收。Fe^{3+} 很难吸收,只有经胃酸、维生素 C 或食物中还原物质(如果糖、半胱氨酸等)作用下,转为还原型 Fe^{2+},才能在十二指肠和空肠上段吸收。常见的铁剂有口服铁剂有硫酸亚铁(ferrous sulfate)、枸橼酸铁铵(ferric ammonium citrate)、富马酸亚铁(ferrous fumarate);注射铁剂有山梨醇铁(iron sorbitex)和右旋糖酐铁(iron dextran)。

吸收入肠黏膜细胞中的 Fe^{2+},部分转为 Fe^{3+},与去铁蛋白结合为铁蛋白(ferritin)后进行贮存;另一部分则进入血浆,立刻被氧化为 Fe^{3+},并与转铁蛋白(transferrin,Tf)的 β_1 球蛋白的两个铁结合位点进行结合形成复合物。该复合物与胞浆膜上的转铁蛋白受体结合,通过胞饮作用进入细胞。铁分离后,转铁蛋白被释放到细胞外循环使用。铁的主要排泄途径是通过肠道、皮肤等含铁细胞脱落而排出体外。

【药理作用】 铁是红细胞成熟阶段合成血红素的必需物质。吸收到骨髓的铁,吸附在有核红细胞膜上并进入细胞内的线粒体,与原卟啉结合后所形成的血红素再与珠蛋白结合,即形成血红蛋白。

【临床应用】 治疗缺铁性贫血,如慢性失血性贫血(月经过多、痔疮出血和子宫肌瘤等)、营养不良、妊娠、儿童生长发育期引起的缺铁性贫血,疗效甚佳。铁剂治疗 4~5 天血液中网织红细胞数即可上升,10~14 天达高峰,4~8 周血红蛋白恢复正常。为使体内铁贮存恢复正常,待血红蛋白正常后需减半继续服药 2~3 个月。

【不良反应】 口服铁剂最常见的不良反应是胃肠道刺激症状,如恶心、呕吐、上腹痛、腹泻等,Fe^{3+} 比 Fe^{2+} 多见。此外,铁与肠腔中硫化氢结合,减少后者对肠壁刺激,减弱肠蠕动可引起便秘、黑便。小儿误服 1g 以上铁剂可引起急性中毒,表现为头痛、头晕、恶心、呕吐、腹泻、惊厥,甚至死亡。急救措施为用 1%~2% 碳酸氢钠洗胃,并以特殊解毒剂去铁胺(deferoxamine)灌胃,以结合残存的铁。

叶 酸 类

叶酸(folic acid),又称蝶酰谷氨酸,在动、植物食品中广泛分布,由蝶啶核、对氨苯甲酸、谷氨酸三部分组成。动物细胞自身不能合成叶酸，因此，人体所需叶酸只能直接从食物中摄取。

【体内过程】 口服叶酸经肠黏膜主动吸收后，少部分经还原及甲基化转化为甲基四氢叶酸，大部分以原形进入血液循环，其中有80%以N^5-甲基四氢叶酸形式贮存于肝内。叶酸及其代谢产物主要经肾排泄，少部分由胆汁经粪便排泄，部分经重吸收形成肝肠循环。

【药理作用】 叶酸进入体内后，在二氢叶酸还原酶的作用下，转化为四氢叶酸，作为一碳单位转移酶的辅酶，参与机体多种物质的合成，如嘌呤、胸嘧啶核苷酸等（图23-2）。一旦叶酸缺乏，DNA合成受阻，骨髓幼红细胞内DNA合成减少，细胞分裂速度减慢；但由于对RNA和蛋白质合成影响小，故出现巨幼红细胞性贫血，消化道上皮增殖受抑制，出现舌炎和腹泻。

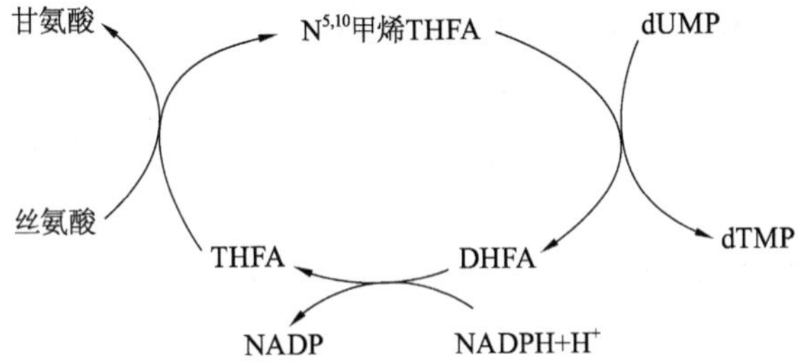

图23-2 叶酸的作用机制

【临床应用】 用于：① 各种巨幼红细胞性贫血，特别是妊娠期、婴儿期因对叶酸的需要量增加所致的营养性巨幼红细胞性贫血，以叶酸治疗为主，辅以维生素B_{12}；② 二氢叶酸还原酶抑制剂，如甲氨蝶呤、乙氨嘧啶、甲氧苄啶等所致的巨幼红细胞性贫血，因四氢叶酸生成障碍，必须用甲酰四氢叶酸钙治疗；③ 单用叶酸或与维生素B_{12}联合使用治疗高同型半胱氨酸血症。此外，对缺乏维生素B_{12}所致的恶性贫血，大剂量叶酸仅能纠正血象，不能改善神经损害症状。故治疗时以维生素B_{12}为主，叶酸为辅。

维生素B_{12}

维生素B_{12}（vitamin B_{12}，钴胺素），是一类含钴的水溶性B族维生素。由于钴原子所带基团不同，维生素B_{12}以多种形式存在，如氰钴胺、羟钴胺、甲钴胺和5'-脱氧腺苷钴胺，后两者是维生素B_{12}在体内具有辅酶活性的活化型，也是血液中存在的主要形式。药用的维生素B_{12}为性质稳定的氰钴胺和羟钴胺。

【体内过程】 口服维生素B_{12}必须与胃黏膜分泌的糖蛋白即"内因子"结合，进入空肠被吸收。胃黏膜萎缩导致的"内因子"缺乏可影响维生素B_{12}吸收，引起恶性贫血。在通过小肠黏膜时，维生素B_{12}与蛋白解离，再与转钴胺Ⅱ（transcobalamin Ⅱ，TCⅡ）结合存于血液中，转运至肝脏后，90%的维生素B_{12}与转钴胺Ⅰ（TCⅠ）结合，贮存于肝内，其余则由胆汁排泄，主要从肠道排出，可形成肠肝循环。注射时则大部分经肾排出。

【药理作用】 维生素B_{12}是细胞分裂和维持神经组织髓鞘完整所必需的。体内维生素B_{12}主要参与以下两种代谢过程（图23-3）。

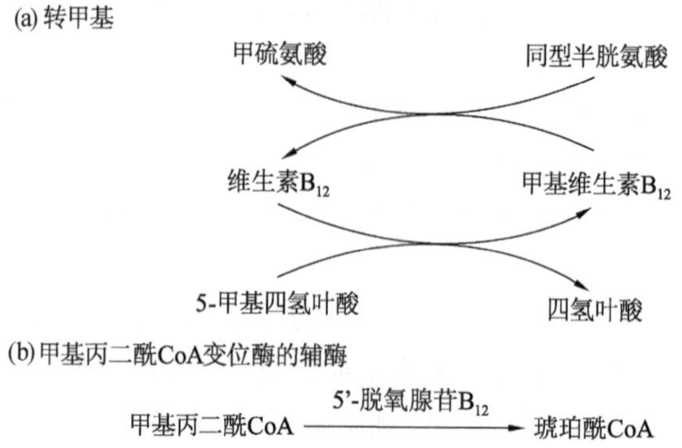

图 23-3 维生素 B_{12}的作用机制

1. 同型半胱氨酸甲基化生成甲硫氨酸反应 催化这一反应的甲硫氨酸合成酶(或称甲基转移酶)的辅基为维生素 B_{12},它参与甲基的转移。维生素 B_{12}缺乏时,N^5-甲基四氢叶酸上的甲基不能转移,导致甲硫氨酸生成受阻,一方面影响四氢叶酸的再循环,使得叶酸代谢循环受阻,导致叶酸缺乏症;另一方面导致同型半胱氨酸堆积,产生高同型半胱氨酸血症。

2. 5'-脱氧腺苷钴胺是甲基丙二酰 CoA 变位酶的辅酶,能催化甲基丙二酰 CoA 转变为琥珀酰 CoA,后者可进入三羧酸循环。当维生素 B_{12}缺乏时,甲基丙二酰 CoA 大量堆积,后者结构与脂肪酸合成的中间产物丙二酰 CoA 相似,结果合成了异常脂肪酸,并进入中枢神经系统,引起神经损害症状。

【临床应用】 主要用于恶性贫血和巨幼红细胞性贫血。也可作为神经系统疾病(如神经炎、神经萎缩等)及肝脏疾病等辅助治疗,或与叶酸联合治疗高同型半胱氨酸血症。

促红细胞生成素

红细胞生成素(erythropoietin,EPO)是由肾脏近曲小管管周间质细胞生成的糖蛋白,分子量为34kD。现临床应用的为基因重组的产物。EPO 与红系干细胞表面的 EPO 受体结合后,主要有以下几方面作用:① 促使骨髓内红系祖细胞加速分化为原红细胞;② 加速红细胞分裂增殖和血红蛋白的合成;③ 促进骨髓内网织红细胞和成熟红细胞释放入血;④ 通过位于肾脏的感受器对血液中氧含量的变化起调节作用,即在失血、贫血、肺心病所致缺氧情况下,可促进体内产生 EPO,从而加速红细胞的生成。

临床主要用于肾衰竭需施行血液透析的贫血患者,也用于慢性肾功能不全、恶性肿瘤化疗和艾滋病药物治疗引起的贫血。EPO 不良反应少,是因慢性肾功能不全患者血细胞比容增加过快,血黏滞度增高所致高血压、血凝增强等,需检测红细胞比容。此外偶可诱发脑血管意外、癫痫发作。其他可出现瘙痒、发热、恶心、头痛、关节痛、血栓等。

第六节 促白细胞增生药

非格司亭

非格司亭(filgrastim),又称重组人粒细胞集落刺激因子,是粒细胞集落刺激因子

G-CSF)基因重组而成。G-CSF是由血管内皮细胞、单核细胞、成纤维细胞合成的糖蛋白。主要作用是通过受体机制促进中性粒细胞成熟;促进骨髓释放成熟粒细胞;增强中性粒细胞趋化及吞噬功能。用于:① 肿瘤放、化疗引起的中性粒细胞缺乏症;② 自体骨髓移植时,促进中性粒细胞数增加;③ 伴有骨髓发育不良综合征、再生障碍性贫血引起的粒细胞缺乏症。但大剂量长期使用,可产生轻、中度骨痛。皮下注射可有局部反应。过敏者禁用。

莫拉司亭和沙格司亭

人粒细胞-巨噬细胞集落刺激因子(GM-CSF)由T淋巴细胞、单核细胞、成纤维细胞和内皮细胞合成。有以下作用:① 刺激造血前体细胞增殖、分化;② 刺激中性粒细胞、单核细胞和T淋巴细胞的生长,诱导形成粒细胞、巨噬细胞集落形成单位及粒细胞-巨噬细胞集落形成单位;③ 促进巨噬细胞和单核细胞对肿瘤细胞的裂解作用。

人粒细胞-巨噬细胞集落刺激因子产品有莫拉司亭(molgramostim)和沙格司亭(sargramostim),系用基因重组技术获得,与天然GM-CSF相同,对骨髓细胞有广泛作用。用于骨髓移植、肿瘤化疗、某些脊髓造血不良、再生障碍性贫血和艾滋病等引起的白细胞或者粒细胞缺乏症。常见不良反应有发热、皮疹、骨痛等。首次静滴时可出现潮红、低血压、呕吐和呼吸急促等症状。

第七节　血容量扩充药

本类药物主要用于大量失血或血浆导致的血容量降低、休克等紧急情况,以扩充血容量,维持重要器官的灌注。其共同特点是具有一定的胶体渗透压、体内消除慢、不具有抗原性等。

右旋糖酐

右旋糖酐(dextran)为高分子葡萄糖聚合物。由于聚合分子数目的不同,分为不同分子量的产品。临床常用的制剂有右旋糖酐70(中分子量,平均为70kD)、右旋糖酐40(低分子量,平均为40kD)、右旋糖酐10(小分子量,平均为10kD)等。

【药理作用】

1. 扩充血容量作用　右旋糖酐静注后可提高血浆胶体渗透压,扩充血容量,其作用强度与持续时间依中、低、小分子右旋糖酐而逐渐降低。

2. 抗血栓和改善微循环作用　右旋糖酐通过稀释血液,以及覆盖红细胞、血小板和胶原纤维周围,减少血小板的黏附和聚集,降低血液的黏度、稠度;抑制凝血因子Ⅱ激活,使因子Ⅰ和Ⅷ的活性降低,从而发挥抗血栓和改善微循环作用。小分子较低分子右旋糖酐疗效好。

3. 渗透性利尿作用　小分子右旋糖酐是从肾脏排出,产生强大渗透性利尿作用,低分子右旋糖酐次之,中分子右旋糖酐则无利尿作用。

【临床应用】　临床上主要用于低血容量性休克,中分子与低、小分子右旋糖酐相比,前者对血浆扩容作用影响小,持续时间较长(右旋糖酐70可维持12h,低、小分子右旋糖酐可维持3h左右)。也用于DIC及预防手术后血栓栓塞性疾病,小分子右旋糖酐最为合适,低分子右旋糖酐次之,中分子右旋糖酐疗效差或无效。

【不良反应】 少数患者使用右旋糖酐后可出现过敏反应,极少数发生过敏性休克。输注药量过大可因凝血因子被稀释和血小板功能受干扰而引起出血倾向。心功能不全、少尿的肾脏疾患、血小板减少者禁用。

相关链接

血液和造血系统疾病的药物治疗史

血液和造血系统疾病的药物治疗史已有数百年。早在16世纪,铁剂就开始作为抗贫血药应用于临床;1916年,Mclean首次发现具有抗凝血活性的物质,即目前广泛应用于临床的肝素。20世纪30年代以来,纤维蛋白溶解药的问世,克服了抗凝血药仅能防止血栓的形成,而不能溶解已形成的血栓的缺点。由于该类药物具有促进血栓溶解、重建血流和恢复脑功能等优点,在急性心肌梗死、脑梗死等血栓性疾病的治疗中发挥着重要作用。其后出现的抗血小板药物,进一步拓宽了血栓性疾病的治疗途径。属于此类的药物有20世纪60年代开始应用于临床的双嘧达莫、阿司匹林,1974年合成的噻氯匹定,以及近年来正成为研究热点的血小板GP $Ⅱ_b/Ⅲ_a$受体阻断药。

自20世纪70年代以来,随着各种细胞因子的发现和相关基因重组药物的出现,血液和造血系统疾病的药物治疗进入了一个新的发展时期。目前,促红细胞生成素(erythropoietin,EPO)和粒细胞-巨噬细胞集落刺激因子(granulocyte-macrophage colony-stimulating factor,GM-CSF)、粒细胞集落刺激因子(granulocyte colony-stimulating factor, G-CSF)和脊髓生长因子(myeloid growth factors)等基因重组产品,已经在治疗各种原因引起的血细胞数量减少和(或)功能的降低中发挥着重要作用。

制剂及用法

肝素钠(heparin sodium)

静脉推注或静脉滴注,500~10000U/次,稀释后用,1次/3~4h,总量25000U/日,过敏体质者先试用1000U,如无反应,可用至全量。

双香豆素(dicoumarol)

片剂:0.1g/次,第1天2~3次,第2天1~2次,以后0.05~0.1g/日。

华法林(warfarin sodium)

片剂:首次6~20mg,以后每天2~8mg。

新抗凝(acenocoumarol)

片剂:第1天16~28mg/次,第2天2~10mg/次,1次/日。

链激酶(streptokinase)

粉针剂:初次剂量,500000U溶于等渗盐水或5%葡萄糖液中静脉滴注,30min滴完。维持剂量,

600000U/h 静脉滴注，疗程一般为 24～72h。

组织型纤溶酶原激活剂（t-PA）

粉针剂：首剂 10mg，静脉推注，以后第 1 个小时 50mg，第 2、3 个小时各 20mg，静脉滴注。

维生素 K_1（vitamin K_1）

肌内或静脉注射，10mg/次，2～3 次/日。

维生素 K_3（vitamin K_3）

肌内注射，4mg/次，2～3 次/日。

维生素 K_4（vitamin K_4）

片剂：2～4mg/次，3 次/日。

硫酸亚铁（ferrous sulfate）

片剂：0.3～0.6g/次，3 次/日。

枸橼酸铁铵（ferric ammonium citrate）

糖浆：每日 1～2mL/kg，分 3 次服。

叶酸（folic Acid）

口服，5～10mg/次，3 次/日；肌内注射，15～30mg/次，1 次/日。

维生素 B_{12}（vitamin B_{12}）

肌内注射，50～500μg/次，1～2 次/日。

右旋糖酐（dextran）

6%、10%、12% 溶液，视病情选用，静脉滴注。

复习思考题

1. 试述肝素和香豆素类的抗凝作用机制、临床应用及主要不良反应。
2. 比较抗贫血药的药理作用及临床应用。

（江苏大学医学院 封 云）

第二十四章　组胺和组胺受体阻断药

学习目标

1. 掌握各 H_1 受体阻断药和 H_2 受体阻断药的药理作用特点及其应用。
2. 了解组胺受体及其亚型在体内各组织的分布和激动后所产生的效应。

第一节　组　胺

组胺(histamine,HA)广泛存在于生物体内,化学结构为 β-氨基乙基咪唑,由组氨酸经组氨酸脱羧酶催化形成。组胺合成后贮存于肥大细胞内,以心肌、皮肤、胃肠道和肺脏含量为多,也存在于中枢神经系统,作为组胺能神经元的递质。组胺主要由组胺-N-甲基转移酶和单胺氧化酶代谢为 N-甲基咪唑乙酸。组胺在生理功能调节、炎症和变态反应等病理过程中均有作用,是体内重要的自体活性物质。组胺本身无治疗用途,但其拮抗剂广泛用于临床。

组胺与靶细胞膜上的组胺受体结合,产生相应的生物学效应。组胺受体有 H_1、H_2、H_3 和 H_4 四种亚型。H_1 和 H_2 受体主要分布于突触后膜,H_3 受体主要分布于突触前膜,H_4 受体主要分布于与炎症有关的组织和造血细胞中,尤其是在嗜酸粒细胞、嗜碱粒细胞和肥大细胞中。

激活 H_1 受体,通过三磷酸肌醇(IP_3)、二酯酰甘油(DAG)的介导,兴奋支气管与胃肠道平滑肌,增加毛细血管通透性和扩张部分血管。2-甲基组胺(2-methyl histamine)是特异性的 H_1 受体激动剂。激活 H_2 受体,由环磷酸腺苷(cAMP)介导,发挥促胃酸分泌、部分扩张血管和心脏的正性频率作用。英普咪定(impromidine,甲双咪胍)是特异性的 H_2 受体激动剂。近年研究发现中枢及外周神经末梢在 H_3 受体,参与组胺合成与释放的负反馈调节,还可以抑制心脏交感神经末梢去甲肾上腺素(NA)释放,对急性心肌缺血具有保护作用。激活 H_4 受体,使嗜酸粒细胞趋化,上调黏附分子表达,促进炎症及过敏反应。

【药理作用与作用机制】

1. 心脏　由降压引起的神经反射和组胺对心脏的直接作用导致心率加快;通过 H_2 受体直接作用于腺苷酸环化酶、增加心肌 cAMP 水平,促进 Ca^{2+} 内流,增强心肌收缩力。以上作用主要与 H_2 受体有关,组胺也可以通过 H_1 受体减慢房室传导。

2. 扩张血管　组胺激动血管平滑肌细胞 H_1、H_2 受体,使小动脉、小静脉扩张,外周阻力降低,回心血量减少,引起血压下降。激动 H_1 受体可使毛细血管扩张,毛细血管通透性增加,引起局部水肿和全身血液浓缩。静脉注射大剂量组胺,可发生强而持久的血压下降，甚至休克。小剂量组胺皮内注射，可出现“三重反应(triple response of Lewis)”：毛细血管扩张出现红斑；通过轴索反射致小动脉扩张，红斑周围形成红晕；毛细血管通透性增加，在红斑上形成丘疹。麻风患者皮肤神经受损，“三重反应”常不完全，可作为麻风病的辅助诊断。

3. 血小板上存在 H_1、H_2受体　组胺作用于 H_1受体促进血小板聚集，作用于 H_2受体对抗血小板聚集，最终的影响取决于两者功能平衡变化。

4. 兴奋平滑肌　组胺激动平滑肌细胞 H_1受体，使支气管平滑肌收缩，引起呼吸困难，支气管哮喘者对此尤为敏感，健康人的支气管敏感性较低。对多种动物胃肠道平滑肌都有兴奋作用，豚鼠回肠最为敏感，可作为组胺生物检定的标本。对子宫平滑肌的作用有种属差异，人子宫不敏感。

5. 促进腺体分泌　组胺激动胃壁细胞 H_2受体，激活腺苷酸环化酶，细胞内 cAMP 增加，使壁细胞顶端囊泡膜上的 H^+-K^+-ATP 酶激活，泵出 H^+，具有刺激胃酸分泌作用。组胺还可引起人的胃蛋白酶分泌增加。另外，也能促进唾液腺、胰腺和支气管腺体的分泌，但作用较弱。

6. 神经系统　作为一种神经递质，通过 H_1受体调节食欲、饮水、体温等。在神经末梢可以产生疼痛和瘙痒等感觉。

【临床应用】　主要作为诊断药物。

1. 用于鉴别真假胃酸缺乏症　晨起空腹皮下注射磷酸组胺 0.25～0.5mg，若仍无胃酸分泌，即为真性胃酸缺乏症，见于胃癌和恶性贫血患者。由于五肽胃泌素的应用，组胺的应用日渐减少。

2. 作为哮喘和变应性皮肤病的阳性对照药物。

【不良反应与注意事项】　颜面潮红、头痛、直立性低血压。支气管哮喘患者禁用。

第二节　影响组胺受体的药物

一、组胺受体激动剂

倍他司汀

倍他司汀(betahistine，盐酸甲氨乙基吡啶，抗眩啶)是组胺 H_1受体激动剂，口服易吸收，可导致血管扩张，但不增加毛细血管通透性；可促进脑干和迷路的血液循环，纠正内耳血管痉挛，减轻膜迷路积水。倍他司汀有抗血小板聚集及抗血栓形成作用。临床上用于：① 内耳眩晕病，能减除眩晕、头痛、耳鸣及恶心等症状，近期治愈率较高；② 慢性缺血性脑血管病；③ 缓解多种原因引起的头痛。不良反应较少，偶有恶心、头晕、心悸、胃部不适等症状，溃疡病患者慎用。哮喘、嗜铬细胞瘤患者禁用。

培他唑(betazole，氨乙吡唑)、英普咪定均为选择性 H_2受体激动药，能刺激胃酸分泌，用于胃功能检查。英普咪定对 H_2受体具有高度选择性，还可增强人心室收缩功能，试用于治疗心力衰竭。

二、组胺受体阻断药

拮抗组胺的作用可通过多种途径实现，肾上腺素可发挥许多与组胺相反的作用，可用于治疗组胺及其他内源性活性物质释放引起的过敏性休克和支气管哮喘。色甘酸钠可抑制肥大细胞脱颗粒，减少组胺释放。β肾上腺素受体激动药也具有减少组胺释放的作用。组胺受体的发现始于 1937 年。根据对组胺受体选择性的不同，组胺受体阻断药分为 H_1、H_2、H_3和 H_4受体阻断药四类。Bovet 首先发现经典的 H_1受体阻断剂。1972 年，Black 研制 H_2受体阻断剂。迄今已有50 余种 H_1受体阻断剂且多种 H_2受体阻断剂供临床应用。

（一）H_1受体阻断药

H_1受体阻断药大多具有组胺分子中的乙基叔胺结构，组胺为乙基伯胺，这是与组胺竞争结合受体的必需结构。第二代 H_1受体阻断药中的哌啶类不具备中枢镇静作用，消化道不良反应较少，某些药物作用时间较持久。常用的第一代药物如苯海拉明（diphenhydramine）、异丙嗪（promethazine）、曲吡那敏（pyribenzamine）、氯苯那敏（chlorpheniramine）和多塞平（doxepin）等对中枢活性强、受体特异性差，故可引起明显的镇静和抗胆碱作用，表现出困倦、耐药、作用时间短、口鼻眼干燥的缺点。第二代药物如西替利嗪（cetirizine）、美喹他嗪（mequitazine）、阿司咪唑（astemizole）、阿伐斯汀（acrivastine）、左卡巴斯汀（levocabastine）及咪唑斯汀（mizolastine）、非索非那定（fexofenadine）及氯雷他定（loratadine）等。其中，特非那定（terfenadine）为前体药物，代谢物为非索非那定（fexofenadine）。特非那定与许多药物（大环内酯类、咪唑类、H_2受体阻断药、口服避孕药等）合用时代谢过程受阻，其原形对心脏毒性大，可致室性心动过速而死亡，已被撤出市场或减小剂量使用。

【体内过程】 H_1受体阻断药口服或注射均易吸收，大部分在肝内代谢，代谢物从肾排出，药物以原形经肾排泄的极少，但第二代抗组胺药除阿伐斯汀、西替利嗪、非索非那定外，几乎不经肝脏代谢。多数药物在口服后 15 ~ 30min 起效，1 ~ 2h 作用达高峰，一般持续 4 ~ 6h。美可洛嗪的 $t_{1/2}$长达 12 ~ 24h。咪唑斯汀的 $t_{1/2}$超过 24h。阿司咪唑的去甲基代谢产物仍具有受体阻断作用，而且存在肝肠循环，其 $t_{1/2}$长达 10 天以上。

【药理作用与作用机制】

1. 外周作用　对组胺引起的毛细血管扩张和通透性增加（局部水肿）有很强的抑制作用。对组胺引起的血管扩张和降低血压作用，仅有部分对抗作用，需同时应用 H_1和 H_2受体阻断药才能完全对抗。可完全对抗组胺引起的支气管、胃肠道平滑肌的收缩作用。小剂量的组胺即可引起豚鼠呼吸窒息而死亡，如先给 H_1受体阻滞药，可保护豚鼠耐受数倍甚至千倍以上致死量的组胺，亦可保护豚鼠耐受以支气管痉挛为主要症状的过敏性休克，但对人的过敏性休克无保护作用，因其发病机制除组胺外，还有其他介质参与。

2. 中枢抑制作用　第一代抗组胺药多数可通过血脑屏障，有不同程度的中枢抑制作用，表现为镇静、嗜睡。苯海拉明和异丙嗪抑制作用最强，氯苯那敏最弱，阿司咪唑不易透过血脑屏障，故无中枢抑制作用，苯茚胺则有中枢兴奋作用。中枢抑制作用的产生，可能是由于阻断中枢 H_1受体，拮抗脑的内源性组胺介导的觉醒反应所致。苯海拉明、异丙嗪、美可洛嗪和布可利嗪止吐和防晕作用较强，可能与中枢抗胆碱作用有关。第二代 H_1 受体拮抗药与第一代相比有显著的优越性，最重要的特点就是无明显的中枢抑制作用及抗胆碱不良反应。

3. 其他作用　苯海拉明、异丙嗪等具有阿托品样抗胆碱作用，止吐、防晕作用较强。咪唑斯汀对鼻塞尚有显著疗效。部分药物还有较弱的局麻作用和对心脏的奎尼丁样作用。

【临床应用】

1. 皮肤黏膜变态反应性疾病　多用于局部变态反应性疾病，如荨麻疹、花粉症、过敏性鼻炎等，可作为首选药物，通常选用镇静作用弱的第二代 H_1 受体阻断药；对昆虫咬伤所致的皮肤瘙痒和水肿亦有良效；对血清病、药疹和接触性皮炎也有一定疗效。H_1 受体阻断药对变态反应性支气管哮喘效果很差，对过敏性休克无效。氮卓斯汀可抑制肥大细胞和嗜碱粒细胞释放组胺和白三烯等炎性介质，可用于支气管哮喘的预防性治疗。

2. 防晕止吐　用于晕动病、放射病等引起的呕吐，主要用于轻型病例，最有效的药物是茶苯海明、苯海拉明和异丙嗪。

3. 镇静催眠　某些具有明显镇静作用的 H_1 受体阻断药如苯海拉明可短期应用，治疗失眠。

4. 其他　苯海拉明的抗胆碱作用可以治疗早期的帕金森病，也可治疗精神病药物引起的锥体外系不良反应。

【不良反应与注意事项】　H_1 受体阻断药的镇静和抗 M 胆碱受体作用经常是其不良反应；根据治疗目的，某些不良反应可作为治疗目的应用。

1. 中枢神经系统反应　第一代药物多见镇静、嗜睡、乏力等中枢抑制现象，以苯海拉明和异丙嗪较为明显，但不严重。驾驶员或高空作业者工作时间不宜使用。第二代药物多无中枢抑制作用。

2. 消化道反应　口干、厌食、恶心、便秘或腹泻等。

3. 其他反应　偶见粒细胞减少及溶血性贫血。美可洛嗪及布可利嗪可致动物畸胎，孕妇禁用。阿司咪唑禁用于妊娠及哺乳期妇女。过量阿司咪唑还可引起心律失常。偶见过敏反应，多发生于局灶性应用时。

（二）H_2 受体阻断药

目前主要有 4 种 H_2 受体阻断药应用于临床：西咪替丁（cimetidine，甲氰咪胍）、雷尼替丁（ranitidine，呋喃硝胺）、法莫替丁（famotidine）和尼扎替丁（nizatidine）。最早发现的咪唑类 H_2 受体阻断药丁咪胺（burimamide）和甲硫咪胺由于毒性较大，现已不用。H_2 受体阻断药可选择性地阻断 H_2 受体，不影响 H_1 受体。近年新的 H_2 受体阻断药罗沙替丁（roxatidine）、乙溴替丁（ebrotidine）、咪芬替丁（mifentidine）已上市用于临床，其中，罗沙替丁为长效制剂，具有强大而持久的抗胃酸分泌作用。H_2 受体阻断药的药理作用及其临床应用请参阅本书治疗消化性溃疡药相关章节。

（三）H_3 受体阻断药

与 H_1 和 H_2 受体一样，H_3 受体也是 G 蛋白耦联受体。H_3 受体最早发现于中枢神经系统组胺神经的神经末梢上，发挥反馈调节组胺合成和释放的作用。此后发现，该受体还广泛存在于许多组织中,可调节其他神经递质如乙酰胆碱(ACh)、去甲肾上腺素(NA)、多巴胺(DA)和5-羟色胺(5-HT)等递质的释放。H_3受体激动剂可能被开发为胃黏膜保护药、抗炎药、抗惊厥药和治疗心血管疾病、脓毒性休克的药物;其拮抗剂可能具有减肥和促进认知功能的作用。噻普酰胺(thioperamide)是第一个实验用特异性 H_3受体阻断药,目前尚未应用于临床。

(四) H_4受体阻断药

H_4受体激活后介导炎症和过敏反应,因此其阻断药有可能在治疗过敏和炎症性疾病方面发挥重要作用。

相关链接

自体活性物质

自体活性物质(autacoids),又称局部激素(local hormones),是具有明显和广泛生物活性的内源性物质,广泛存在于体内许多组织,作用于局部或附近的多种靶器官,产生特定的生理效应或病理反应。自体活性物质与递质不同,前者由作用本身的靶组织产生,而后者则由特定的神经组织释放;自体活性物质又不同于激素,它们不需经血液循环运送到远处的靶器官发挥作用。自体活性物质包括:① 小分子化学信号物质,包括组胺、5-羟色胺、前列腺素、白三烯等,还包括具有一定神经递质或调质功能的 NO 和腺苷;② 大分子化学信号物质,包括血管活性肽类(血管紧张素、内皮素、激肽类、利尿钠肽、P 物质、血管活性肠肽、降钙素基因相关肽和神经肽 Y 等)、细胞因子和生长因子。

制剂及用法

盐酸苯海拉明(diphenhydramine hydrochloride)

片剂:25~50mg/次,3 次/日。注射剂:20mg/次,肌内注射,1~2 次/日。

茶苯海明(dimenhydrinate)

片剂:为苯海拉明与氨茶碱复合物,行前半小时服 50mg。

盐酸异丙嗪(promethazine hydrochloride)

片剂:12.5~25mg/次,2~3 次/日;注射剂:25~50mg/次,肌内或静脉注射。

马来酸氯苯那敏(chlorpheniramine maleate)

片剂:4mg/次,3 次/日,小儿 0.35mg/(kg·日),分 3~4 次/日。注射剂:5~20mg/次,皮下或肌内注射。

阿司咪唑(astemizole)

片剂:10mg/次,1 次/日。

西咪替丁(cimetidine)

片剂:400mg/次,3 次/日,或晚饭后服 800mg。1 次/日。注射剂:200mg/次,静脉滴注,1~2 次/日。

盐酸雷尼替丁(ranitidine hydrochloride)

片剂:150mg/次,2 次/日,或晚饭后服 300mg,1 次/日,4~8 周为 1 个疗程。注射剂:50mg/次,每 6~8h 肌内或静脉注射。

法莫替丁(famotidine)

片剂:20mg/次,2次/日,或晚饭后服40mg,1次/日。注射剂:20 mg/次,2次/日,静脉滴注。

尼扎替丁(nizatidine)

胶囊:150mg/次,2次/日,或晚饭后服300mg,1次/日,4~8周为1个疗程。

复习思考题

试述 H_1受体阻断药的药理作用、临床应用及主要不良反应。

(江苏大学医学院　封　云)

第二十五章　作用于呼吸系统的药物

学习目标

1. 掌握平喘药的分类、代表药及各药的作用机制、药理作用、临床应用。
2. 熟悉镇咳药的分类及临床应用、不良反应。
3. 熟悉祛痰药的作用机制。

呼吸系统直接与外界接触，容易受到内在及环境因素影响而发生各种常见疾病，如上呼吸道感染、支气管炎、肺炎、支气管哮喘、慢性阻塞性肺病、肺源性心脏病、肺纤维化、支气管扩张、肺肿瘤、肺寄生虫病等。用于治疗呼吸系统疾病的药物种类很多，大致包括两类：其一为针对病因的抗菌药物、抗真菌药物、抗病毒药物、抗结核病药物、抗肿瘤药物和抗寄生虫药物等；其二为消除或缓解呼吸道症状的药物。呼吸系统疾病最常见的症状是咳嗽、咳痰和喘息，因此，对症治疗药主要有平喘药、镇咳药和祛痰药。

第一节　平喘药

支气管哮喘常发生于幼儿和青少年，是一种慢性变态反应性炎症性疾病。主要表现为发作性或持续性喘息，可由免疫（过敏性）或非免疫刺激所引起。其病理变化有：① 嗜酸粒细胞浸润为主的慢性支气管炎症，即使轻度的、间歇性哮喘患者也存在炎症的表现；② 可逆性支气管狭窄，主要由于发作性支气管平滑肌痉挛性收缩，并涉及支气管黏膜充血水肿与腺体分泌亢进等多个环节；③ 气管高反应性，即对支气管收缩因素（如某些化学物质、冷空气、运动等）的敏感性增高，这与支气管黏膜上皮细胞脱落，感觉神经末梢显露，从而对外界刺激敏感化有关；④ 支气管重构，慢性患者的支气管平滑肌增生、基膜增厚、腺体增生，表现为持续性支气管阻塞。

凡能够缓解喘息症状的药物统称为平喘药，其主要适应证为哮喘或喘息性支气管炎。近年来，哮喘的治疗目标由过去的控制哮喘急性发作，转变为防治慢性支气管炎症，最终消除哮喘症状。治疗策略包括应用糖皮质激素控制炎症；用抗过敏药物预防哮喘发作；用炎症介质白三烯的调节药减轻炎症病变；应用支气管扩张药（β_2肾上腺素受体激动药、茶碱类、抗胆碱药等）来缓解支气管平滑肌痉挛，控制喘息症状。

慢性喘息性支气管炎或慢性阻塞性肺疾病（chronic obstructive pulmonary disease, COPD）伴有喘息常发生于中老年，是由于感染或非感染因素（吸烟和理化刺激等）引起的支气管黏膜及其周围组织的慢性非特异性炎症。其病理特点是支气管腺体增生、黏液分泌增多。临床出现连续两年以上每年持续 3 个月以上的咳嗽、咳痰或气喘等症状，可并发阻塞性肺气肿、肺源性心脏病。糖皮质激素对于本类疾病的抗炎平喘效果不佳，常用磷酸二酯酶-4 抑制剂罗氟司特合并支气管扩张药防治本类疾病。

一、抗炎平喘药

（一）糖皮质激素类药物

糖皮质激素具有很强的抗炎作用。全身应用该类药物（如氢化可的松、泼尼松和地塞米松）作用广泛，不良反应多。近年来，此类药物主要以吸入方式在呼吸道局部应用，可发挥强大的局部抗炎作用，而全身性不良反应轻微，已成为平喘药中的一线药物。

倍氯米松

【体内过程】 吸入本药后，约 80% ~90% 药物沉积在咽部而被吞咽。吞咽后大部分药物在肝脏被代谢，生物利用度小于 20%，仅 10% ~20% 进入肺内产生治疗作用，$t_{1/2}$约为 15h。其代谢产物 70% 经胆汁排泄，10% ~25% 经尿排泄。

【药理作用】 倍氯米松（beclomethasone）为地塞米松的衍生物，其局部抗炎作用比地塞米松强数百倍。吸入给药后，能很好地控制哮喘病情，而全身作用轻微，对下丘脑-垂体-肾上腺皮质轴无明显抑制作用。糖皮质激素抑制哮喘时炎症的多个发病环节，主要有以下方面：

1. 抑制多种参与哮喘发病的炎症细胞及免疫细胞的功能 可抑制血液循环中单核细胞、中性粒细胞、T 淋巴细胞及肺巨噬细胞的功能；减少肺肥大细胞数量；减少支气管上皮中树突状细胞数量；减少嗜酸粒细胞在支气管的聚集和炎症介质释放；抑制炎症细胞与内皮细胞的相互作用，并降低毛细血管通透性；加速肺炎症细胞凋亡等。

2. 抑制细胞因子与炎症介质的产生 抑制多种细胞因子、趋化因子、黏附分子的产生；诱导生成抑制性蛋白——脂皮素-1（lipocortin-1），进而抑制磷脂酶 A_2的活性，从而抑制由花生四烯酸分解而产生的炎症介质，如白三烯类、前列腺素类、血栓烷 A_2、血小板激活因子等；通过稳定溶酶体膜，抑制溶酶体蛋白水解酶类的释放。抑制免疫功能和抗过敏作用减少组胺等过敏性介质的释放。

3. 抑制气管高反应性 由于抑制炎症反应，可降低哮喘患者吸入抗原、胆碱受体激动剂、二氧化硫、冷空气及运动后的支气管收缩反应发生率，也有利于支气管黏膜损伤上皮的修复。

4. 增强支气管及血管平滑肌对儿茶酚胺的敏感性 使体内儿茶酚胺类物质的支气管扩张及血管收缩作用加强，有利于缓解支气管痉挛和黏膜肿胀。

【作用机制】 糖皮质激素能进入靶细胞内与受体结合成复合物，然后进入细胞核内，调节炎症相关基因的转录，抑制某些炎症相关蛋白（如细胞因子类、诱导型一氧化氮合酶、磷脂酶 A_2、环氧合酶等）的表达，还可增强某些抗炎症蛋白如脂皮素-1 的表达，进而表现抗炎效应。

【临床应用】 用于治疗支气管扩张药不能很好控制病情的慢性哮喘患者，反复应用本药可减少或终止发作，减轻病情严重程度，但不能缓解急性症状。气雾吸入后，一般 10 天后支气管阻力降低作用达高峰，每日吸入本药 0.4mg 约与口服泼尼松 7.5mg 的疗效相等。需口服较大剂量糖皮质激素的患者，气雾吸入本药后，可减少口服激素用量或逐步替代口服激素。对于哮喘持续状态，因不能吸入足够的气雾量，往往不能发挥作用，故不宜应用。

【不良反应】 吸入常用剂量的糖皮质激素类药物一般不产生不良反应，但在吸入糖皮质激素类药物后，有80% ~90%的药物沉积在咽部并吞咽到胃肠道产生咽部或者全身不良反应。

1. 局部反应 少数患者可发生口腔真菌感染（鹅口疮）与声音嘶哑。每次用药后漱口，减少咽喉部药物残留，可以明显降低其发生率。

2. 全身反应 本药在治疗剂量对下丘脑-垂体-肾上腺皮质功能无明显抑制作用，但吸入大剂量（>0.8mg/日）则有抑制作用。

布地奈德（budesonide，BUD）是不含卤素的糖皮质激素类药物，与倍氯米松有相似的局部抗炎作用，全身不良反应轻；吸入后也有10% ~20%进入肺内，其余被吞咽药物的生物利用度约为11%。

除上述两种药物外，本类药物还有曲安奈德（triamcinolone acetonide，TAA）、丙酸氟替卡松（fluticasone propionate）及氟尼缩松（flunisolide，FNS）。

（二）磷酸二酯酶-4抑制剂

罗氟司特

罗氟司特（roflumilast）是第一个被欧盟（2010年）和美国（2011年）批准上市用于COPD的磷酸二酯酶-4（PDE-4）抑制剂。

【体内过程】 口服生物利用度为80%，达峰时为1h，生物利用度为99%。肝脏代谢，$t_{1/2}$约为17h，70%以上经肾脏排泄。

【药理作用】 PDE-4主要分布于炎症细胞、气道上皮细胞和平滑肌细胞内。PDE-4抑制剂特异性抑制PDE-4活性，增加细胞内cAMP水平而发挥治疗作用。

1. 抑制炎症细胞聚集和活化 罗氟司特抑制PDE-4活性，减轻气道内中性粒细胞、T细胞、巨噬细胞等炎症细胞的聚集和活化，减少前炎症因子如TNF-α、IL-1等释放。

2. 扩张气道平滑肌 罗氟司特具有轻度的扩张气道平滑肌的作用，缓解气道高反应性。

3. 缓解气道重塑 减少上皮细胞基底胶原沉着、气道平滑肌增厚、杯状细胞增生、黏蛋白分泌，促进气道上皮纤毛运动而促进排痰。

【临床应用】 由于糖皮质激素治疗COPD不能明显改善肺功能，也无法降低死亡率，罗氟司特常与长效支气管扩张药联合用于治疗反复发作并加重的成人重症COPD。对于慢性喘息性支气管炎和COPD伴有喘息患者有效，并且对于轻、中度哮喘安全有效，但不能作为缓解急性支气管痉挛的用药。

【不良反应】 罗氟司特不能用于18岁以下患者。最常见不良反应是发生在用药第一周的腹泻、恶心、食欲减退、体重减轻、头痛、头晕和背痛。少数患者出现精神症状如失眠、焦虑、抑郁等。

二、支气管扩张药

支气管扩张药是常用的平喘药，包括β肾上腺素受体激动药、茶碱类药和抗胆碱药。

（一）β肾上腺素受体激动药

人气道中β肾上腺素受体主要是β_2受体。本类药物主要的作用机制是兴奋支气管平滑肌β_2受体，激活腺苷酸环化酶，增加细胞内cAMP合成，进而激活cAMP依赖的蛋白激酶、降低细胞内游离的钙浓度、肌球蛋白轻链激酶失活和钾通道开放三个途径，引起平滑肌松弛，支气管口径扩大。本类药物还有一定程度抑制肥大细胞释放炎症介质、抑制毛细血管通透性增高、促进黏液-纤毛系统清除功能的作用，这些都可加强平喘作用。

本类药物起效较快，用于控制哮喘症状及减轻喘息性支气管炎症状。用于平喘的β肾上腺素受体激动药分为非选择性和选择性β_2受体激动药两类，前者包括肾上腺素、异丙肾上腺素，这些药物除了平喘作用外，对心血管有较强作用，应慎用；后者对呼吸道的选择性高，疗效较好而不良反应少，是控制哮喘症状的首选药。

沙丁胺醇

【体内过程】 沙丁胺醇（salbutamol）口服后65%～84%被吸收，血浆浓度的达峰时间为1～3h。本药经肝脏生物转化成无活性代谢物，最后从尿液和粪便中排泄，$t_{1/2}$为2.7～5h。气雾吸入后约10～15min作用达高峰，维持3～4h，$t_{1/2}$为1.7～7.1h，但大部分药物被吞咽，从消化道吸收。

【药理作用】 本药的主要特点是对呼吸道有高选择性，对支气管平滑肌β_2受体的作用远大于对心脏β_1受体的作用，对α受体基本无作用。其支气管扩张作用与异丙肾上腺素相近，但作用更持久，对心脏兴奋作用轻微。对慢性顽固性哮喘病例，不能有效抑制炎症基本过程，仅能控制症状而不能根治，故需要配合其他有效的抗炎药治疗。

【临床应用】

1. 气雾吸入　使用时应掌握正确吸入方法，喷药后即做深而慢的吸气，然后屏气片刻，以利气雾在呼吸道内充分沉积。吸入的药物直接作用于支气管平滑肌，小部分吸入支气管静脉到右心室，然后进入肺循环。吸入给药起效快，而心脏和其他全身作用小，可迅速缓解哮喘症状。

2. 口服　口服后约30min起效，2～3h作用达高峰，作用持续4～6h，心脏和其他不良反应较气雾吸入多见，用于频发性或慢性哮喘的症状控制和预防发作。

【不良反应】

1. 心脏反应　一般治疗量时少见，如超过治疗量数倍至数十倍，可见窦性心动过速。心律失常和甲状腺功能亢进患者应慎用。

2. 骨骼肌震颤　好发于四肢和面颈部，可随用药时间延长而逐渐减轻或消失。这是由于兴奋了骨骼肌慢收缩纤维的β_2受体，使之收缩加快，干扰快慢收缩纤维之间的融合。

3. 代谢紊乱　过量应用或与糖皮质激素合用时，激动骨骼肌细胞膜上的Na^+-K^+-ATP酶，使K^+进入胞内，可降低血钾，必要时补充钾盐。此外，增加肌糖原分解，引起血中乳酸、丙酮酸浓度升高，糖尿病患者应注意引起酮中毒或乳酸中毒。

4. 长期应用导致低敏感性　长期应用可使针对部分病例的疗效降低，停药1～2周后可恢复敏感性。可以有计划地与其他类型平喘药交替应用，但不应盲目频繁使用大剂量本药。

沙丁胺醇的同类药物，包括以下几种：

特布他林(terbutaline)的基本作用与沙丁胺醇相似,但作用强度较沙丁胺醇弱;可口服、气雾吸入给药,皮下注射给药可替代肾上腺素控制哮喘急性发作。

克仑特罗(clenbuterol)为强效制品,微量即有明显平喘作用,在治疗量时不良反应较轻。可气雾吸入、口服、直肠内给药。

长效选择性 β_2 受体激动药

福莫特罗(formoterol)为长效选择性 β_2 受体激动药,作用强而持久,一次吸入给药后,作用可持续 12h。除了支气管平滑肌扩张作用外,本药还有明显的抗炎作用。用于慢性哮喘与慢性阻塞性肺病的维持治疗与预防发作。不良反应与其他 β_2 受体激动药相似。

沙美特罗(salmeterol)是另一个长效选择性 β_2 受体激动药,起效比福莫特罗慢,但作用持续时间更长,其他特点与福莫特罗相似。

非选择性 β 受体激动药

此类药物对伴有多种心血管疾病、甲状腺功能亢进、糖尿病等的患者应慎用或禁用。

肾上腺素(adrenaline,AD)对 α、β 受体均有强大的激动作用,激动 β_2 受体可扩张支气管平滑肌,激动黏膜血管的 α_1 受体可收缩血管、减轻黏膜充血水肿,有利于改善通气功能。口服无效,皮下注射可迅速缓解症状,只适用于哮喘急性发作。本药可引起心动过速、心律失常、血压升高,还有不安、头痛、面色苍白、手指震颤等反应。

异丙肾上腺素(isoprenaline)对 β_1、β_2 受体均有明显激动作用,可气雾吸入或注射给药,口服无效,主要用于控制哮喘急性症状。但本药有明显的心脏兴奋作用,可诱发心动过速、心律失常和心绞痛,因此,已逐渐被 β_2 受体选择性激动药取代。

(二) 茶碱类药

茶碱(theophylline)是一类甲基黄嘌呤衍生物,具有平喘、强心、利尿、扩张血管和中枢兴奋作用。

【体内过程】 本类药物口服吸收快而完全,t_{max} 为 1 ~ 3h,茶碱的有效血浆浓度为 10 ~ 20μg/mL,表观分布容积为 0.45L/kg,血浆蛋白结合率约 60%。成人消除 $t_{1/2}$ 约 5 ~ 6h,儿童约 3.7h。90% 在肝内代谢,经脱甲基和氧化而失活,10% 以原形由尿排出。

【药理作用】 茶碱类药物平喘作用机制较复杂,主要包括:

1. 扩张支气管平滑肌　这是主要作用,比 β_2 受体激动药弱,其机制与下述因素有关:

(1) 抑制磷酸二酯酶,使支气管平滑肌细胞内 cAMP 水平提高,但茶碱在体内有效血浓度范围对酶活性抑制不明显,不足以产生明显作用。因此,这一环节不是唯一的作用机制。

(2) 促进内源性肾上腺素释放,间接导致支气管扩张。

(3) 阻断腺苷受体,对抗内源性腺苷诱发的支气管收缩。

2. 抗炎作用　近年发现长期应用小剂量茶碱类药物,可抑制肥大细胞、巨噬细胞、嗜酸粒细胞及 T 细胞等炎症细胞的功能,减少炎症介质释放,降低毛细血管通透性,抑制支气管炎症,降低气管反应性。

3. 增强呼吸肌(主要是膈肌)收缩力　减轻呼吸道阻塞、呼吸负荷增加造成的呼吸肌疲劳,这一作用对慢性患者尤为重要。

【临床应用】 β_2受体激动药不能控制急性哮喘,氨茶碱静脉注射可收到满意疗效。慢性哮喘患者可口服茶碱制剂防止其发作,如能掌握适宜的剂量,可获满意疗效;氨茶碱还可以直肠给药;对夜间哮喘发作者还可用茶碱的缓释制剂。本类药物还能缓解慢性阻塞性肺病 COPD 及心源性哮喘的喘息症状。茶碱具有中枢兴奋作用,对脑部疾病导致通气不足患者,有明显增强通气的功能,用于中枢性睡眠呼吸暂停综合征。

【不良反应】 茶碱类的治疗窗较窄,不良反应发生度与其血浆浓度密切相关,血浆浓度超过 20μg/mL 时,易发生不良反应,包括:

1. 胃肠反应　有些制剂口服后有较强的刺激作用,引起恶心、呕吐、食欲减退。

2. 中枢兴奋　多见不安、失眠、易激动等反应,必要时可用镇静药对抗。

3. 急性毒性　静脉注射过快或浓度过高,可引起心动过速、心律失常、血压骤降、谵妄、惊厥、昏迷等,甚至呼吸、心跳停止而死亡。静脉注射氨茶碱时应充分稀释,并且缓慢注射,防止急性毒性的发生,儿童更应谨慎。

常用茶碱类药物有以下几种:

氨茶碱(aminophylline)为茶碱与二乙胺的复盐,水溶解度较茶碱大 20 倍,可做成注射剂。本药碱性较强,口服后易引起胃肠道刺激症状。重症患者常静脉注射本药以迅速控制症状。

二羟丙茶碱(diprophylline)又称甘油茶碱,水溶性较高,作用较弱,对胃肠刺激性小,适用于因胃肠道刺激症状明显而不能耐受氨茶碱的患者。

胆茶碱(cholinophylline)为茶碱与胆碱的复盐,水溶性更大。胃肠道刺激反应较轻,患者易耐受。

多索茶碱(doxofylline)无腺苷受体阻断作用,对心血管、中枢神经系统的作用轻,还具有一定的镇咳作用。

茶碱缓释剂或控释制剂有葆乐辉、舒弗美。

(三)抗胆碱药

异丙托溴铵

异丙托溴铵(ipratropium bromide)是阿托品的异丙基衍生物,为季铵盐,口服不易吸收,采用气雾吸入给药。本药对支气管平滑肌具有较高的选择性作用,对心血管系统的作用不明显,也不影响痰液分泌和痰液黏稠度。本药对伴有迷走神经功能亢进的哮喘和喘息性支气管炎患者有较好疗效,对其他类型哮喘的疗效不如 β_2受体激动药。一般用作 β_2受体激动药疗效不满意时的替代药,或与 β_2受体激动药联合应用。不良反应少见,少数患者有口干、口苦感。

本类药物还有氧托溴铵(oxitropium bromide)和异丙东莨菪碱(isopropylscopolamine),其作用和应用与异丙托溴铵相似。

三、抗过敏平喘药

本类药物主要抑制变态反应时炎症介质的释放,并抑制非特异性刺激引起的支气管痉挛,部分药物还能拮抗组胺受体。临床用于预防或治疗哮喘,还可用于皮肤过敏症等。

（一）炎症细胞膜稳定剂

色甘酸钠

【体内过程】 色甘酸钠(disodium cromoglycate)极性很高。吸入20mg粉雾后,5%~10%由肺吸收,15min内血浆浓度可达9ng/mL,$t_{1/2}$约为80min。

【药理作用】 本药无直接扩张支气管作用,但可抑制特异性抗原及非特异性刺激引起的支气管痉挛,其作用主要有两方面:

1. 抑制抗原引起的肺肥大细胞释放炎症介质 本药可能在肥大细胞膜外侧的钙通道部位与Ca^{2+}形成复合物,加速钙通道关闭,抑制Ca^{2+}内流,从而稳定肥大细胞膜,阻止抗原诱导的脱颗粒。

2. 抑制非特异性支气管痉挛 二氧化硫、冷空气、甲苯二异氰酸盐、运动等非特异性刺激诱导感觉神经末梢释放神经多肽(P物质、神经激肽A等),诱发支气管平滑肌痉挛和黏膜充血水肿,增高气管反应性。本药抑制感觉神经肽释放,从而降低气管高反应性。

【临床应用】 本药为预防哮喘发作药物,须在接触哮喘诱因前7~10天用药。对外源性(过敏性)哮喘疗效较好,特别对抗原已明确的年轻患者,亦可预防运动性哮喘;但对内源性(感染性)哮喘疗效较差。常年发作的慢性哮喘(不论外源性或内源性),长期应用本药后,半数以上患者有不同程度好转;糖皮质激素依赖型哮喘患者,用本药可以减少激素用量。本药需粉雾吸入给药,要用特殊吸入器,一般用药1个月起效,8周无效者可放弃。

【不良反应】 少数患者吸入药物后有咽喉和气管刺激症状,出现胸部紧迫感,甚至诱发哮喘。必要时可同时吸入β受体激动药加以防止。

奈多罗米钠

奈多罗米钠(nedocromil sodium)有较强的抗炎作用,能抑制肥大细胞及支气管上皮细胞释放炎症介质,抑制呼吸道感觉神经末梢释放P物质,并能抑制嗜酸粒细胞、中性粒细胞及巨噬细胞的功能。以吸入方式给药,约10%进入肺内,每日吸入8~16mg;应用支气管扩张药疗效不显著者,合用本药可提高疗效。不良反应轻微,约10%患者有异常味觉(主要为苦味),偶见恶心、呕吐、咽部刺激、咳嗽、头痛等。

曲尼司特

曲尼司特(tranilast)是从南天竹提取,并经结构改造而得,药理作用与色甘酸钠相似。对支气管哮喘、过敏性鼻炎及过敏性皮炎疗效较好,对荨麻疹及过敏性结膜炎也有效。主要不良反应为胃肠道反应,如恶心、腹痛、胃部不适等。

（二）H_1受体阻断剂

酮替芬

酮替芬(ketotifen,噻哌酮)与色甘酸钠相同,抑制炎症介质释放;还有H_1组胺受体阻断作用。对各型哮喘有一定的预防效果，对儿童疗效好，一般需用药12周以上。对糖皮质激素依赖型哮喘病例，可减少激素用量。口服给药，部分患者可见镇静、疲倦、头晕、口干等不良反应，连续用药几天可自行减轻。驾驶员、精密机器操纵者慎用。

（三）白三烯调节药

白三烯类（leukotrienes，LTs）是花生四烯酸经5-脂氧合酶（5-LOX）代谢后的产物，其中，LTB_4与炎症细胞趋化有关；半胱氨酰白三烯类（cysteinyl-leukotrienes，CysLTs，包括LTC_4、LTD_4和LTE_4）与产生炎症效应（如平滑肌痉挛、微血管渗漏、促进黏液分泌等）有关。目前，用于临床的本类药物有半胱氨酰白三烯受体1（$CysLT_1$受体）拮抗药和5-LOX抑制药两类，统称为白三烯调节药（leukotriene modifiers）。哮喘发病中，许多炎症介质参与气管炎症变化，目前仅有白三烯类调节药物有较好的抗哮喘作用。

扎鲁司特

【体内过程】 口服扎鲁司特（zafirlukast）20mg或40mg后3h血浆浓度达到高峰，血浆蛋白结合率大于99%。每日2次，口服3日可达到稳态血浆浓度，$t_{1/2}$为8～16h。在肝脏内主要经CYP2C9代谢，代谢产物主要从粪便排泄。本药在合用红霉素、特非那定和茶碱时，其血浆浓度降低；在合用阿司匹林时，其血浆浓度可增高。

【药理作用与作用机制】 扎鲁司特是选择性$CysLT_1$受体竞争性拮抗药，可拮抗LTC_4、LTD_4和LTE_4的炎症效应。在临床试验中，本药可拮抗LTD_4、抗原、运动、冷空气、二氧化硫、血小板激活因子诱导的支气管痉挛；还能抑制气管炎症及抗原诱导的迟发性支气管收缩反应。可减少哮喘患者应用糖皮质激素及β_2受体激动药的用量。

【临床应用】

1. 轻度至中度慢性哮喘的预防和治疗　本药不适于治疗急性哮喘。对于轻、中度哮喘患者，本药可单用，或作为糖皮质激素的替换用药；对于长效β_2受体激动药与糖皮质激素合用的病例，可作为β_2受体激动药的替代用药。尤其适用于阿司匹林敏感或有阿司匹林哮喘的患者，还可用于伴有鼻息肉、过敏性鼻炎的患者。成人及12岁以上儿童每次口服20mg，每日2次，在餐前1h或餐后2h服用。

2. 严重哮喘患者的辅助治疗　对于糖皮质激素抵抗型哮喘患者，或吸入糖皮质激素和β_2受体激动药的严重病例，本药可作为辅助用药增强疗效，或减少激素用量。

【不良反应】 可有轻度头痛、咽炎、鼻炎、胃肠道反应及转氨酶增高，停药后可消失。妊娠期及哺乳期妇女慎用。少数服用本药的糖皮质激素依赖型患者，激素减量或停用后，可发生以全身血管炎为特征的Chung-Strauss综合征（变应性脉管炎和肉芽肿病），这可能是由于激素掩盖了血管炎性病变，停用激素后表现出这些症状，与拮抗$CysLT_1$受体无直接关系。

临床应用的$CysLT_1$受体拮抗药，还有孟鲁司特（montelukast）和普仑司特（pranlukast），其药理作用与临床应用与扎鲁司特相似。

齐留通

齐留通（zileuton）为5-LOX抑制药。除了抑制半胱氨酰白三烯类作用外，还能抑制LTB_4的作用。临床应用与扎鲁司特相似。成人每次口服400～600mg，每日4次，儿童酌减。不良反应少,偶见转氨酶增高,停药后可恢复。妊娠期及哺乳期妇女慎用。

第二节 镇咳药

咳嗽实质上是一种上呼吸道保护性反射,咳嗽可促进呼吸道内的痰液和异物排除,保持呼吸道畅通,因此,痰液较多、痰液黏稠的病例一般不宜应用镇咳药,以免痰液滞留造成支气管阻塞,甚至窒息;但剧烈而频繁的咳嗽严重影响生活和休息,或可能引起手术创口裂开、腹直肌撕裂、气胸、尿失禁和晕厥等并发症,故应谨慎使用镇咳药。无咳出物的刺激性干咳,一般需要应用镇咳药。

镇咳药(antitussives)按其作用机制可分为两类:抑制延髓咳嗽中枢的中枢性镇咳药(central antitussives),又分为成瘾性镇咳药(narcotic antitussives)和非成瘾性镇咳药(non-narcotic antitussives);抑制咳嗽反射感受器、传入或传出神经任一环节的外周性镇咳药(peripheral antitussives)。

一、中枢性镇咳药

(一) 成瘾性镇咳药

本类药物中,作用最强的是吗啡,但由于严重的成瘾性、呼吸抑制等不良反应,仅用于晚期支气管癌或主动脉瘤引起的剧烈咳嗽;或急性肺梗死、急性左心衰竭伴有的剧烈咳嗽。

可待因

【体内过程】 可待因(codeine)是阿片生物碱的一种,又称甲基吗啡。口服后的生物利用度为40% ~70% ,20min起效,达峰时间约为1h;约10% ~15%经脱甲基转化为吗啡,在肝脏与葡萄糖醛酸结合,代谢产物经尿液排泄;$t_{1/2}$约为3 ~4h。

【药理作用】 本药选择性抑制延脑的咳嗽中枢,镇咳作用强而迅速,疗效可靠,镇咳强度约为吗啡的1/4。还有中等程度的镇痛作用,镇痛强度约为吗啡的1/12 ~1/7,但强于解热镇痛药。

【临床应用】 适用于各种原因引起的剧烈干咳,对胸膜炎干咳伴胸痛者尤为适用。不宜反复应用,以免成瘾。不宜用于痰液黏稠、痰量多者,以免影响痰液排出。

【不良反应】 主要不良反应是成瘾性。其成瘾性、呼吸抑制、便秘、耐受性等均较吗啡弱。治疗量时不良反应少见,偶有恶心、呕吐、便秘及眩晕;大剂量可抑制呼吸中枢,并可发生烦躁不安等兴奋症状。过量可引起小儿惊厥。

可待因的同类药物有福尔可定(pholcodine,吗啉吗啡),本药与可待因有相似的中枢镇咳作用,也有镇静、镇痛作用,成瘾性较可待因弱。用于治疗剧烈干咳和中度疼痛。用于新生儿及儿童,不易引起便秘和消化功能紊乱。

(二) 非成瘾性镇咳药

由于成瘾性镇咳药存在成瘾、呼吸抑制等问题,近年已研制较多的非成瘾性中枢镇咳药,用于替代可待因等药物,但是仍需避免用于痰多、痰液黏稠的咳嗽患者。

右美沙芬

右美沙芬(dextromethorphan)为吗啡类左吗喃甲基醚的右旋异构体。镇咳作用与可待因相等或稍强,无镇痛作用,治疗量对呼吸中枢无抑制作用,亦无成瘾性和耐受性,不良反应少见。口服后 15 ~ 30min 起效,作用持续 3 ~ 6h。主要用于干咳,除了单独应用外,还常用于多种复方制剂治疗感冒咳嗽。

喷托维林

喷托维林(pentoxyverine,咳必清)为人工合成镇咳药。对咳嗽中枢有直接抑制作用,兼有轻度阿托品样作用和局部麻醉作用,反复应用无成瘾性。吸收后轻度抑制支气管内感受器及传入神经末梢,可解除支气管平滑肌痉挛,降低气管阻力,因此兼具末梢性镇咳作用。适用于上呼吸道炎症引起的干咳、阵咳,禁用于多痰患者。不良反应轻,可见头晕、口干、便秘。青光眼患者慎用。

其他非成瘾性中枢镇咳药包括:氯哌斯汀(cloperastine,氯哌啶),兼有 H_1受体阻断作用,轻度缓解支气管平滑肌痉挛、支气管黏膜充血水肿;普罗吗酯(promolate),兼有镇静和支气管平滑肌解痉作用,镇咳作用比可待因弱;福米诺苯(fominoben),兼有呼吸中枢兴奋作用,可用于慢性咳嗽及呼吸困难者;齐培丙醇(zipeprol),兼有局麻、平滑肌解痉及黏痰溶解作用。

二、外周性镇咳药

苯佐那酯

苯佐那酯(benzonatate)具有较强的局部麻醉作用,选择性抑制肺牵张感受器,阻断迷走神经反射,抑制咳嗽冲动的传导,产生镇咳作用。疗效较可待因差,主要用于呼吸系统疾患如支气管炎、胸膜炎等引起的咳嗽。常见不良反应有轻度嗜睡、头痛、鼻塞及眩晕等。

苯丙哌林

苯丙哌林(benproperine)主要阻断肺-胸膜的牵张感受器而抑制肺迷走神经反射,有支气管平滑肌解痉作用,无呼吸抑制和便秘作用。口服后 15 ~ 60min 发挥镇咳作用,维持 4 ~ 7h,镇咳作用较可待因强 2 ~ 4 倍,用于多种原因引起的咳嗽。可有疲乏、眩晕、嗜睡、食欲不振及胸闷等不良反应。

其他外周性镇咳药包括:那可丁(noscapine,narcotine),可用于阵发性咳嗽;二氧丙嗪(dioxopromethazine,双氧异丙嗪),兼有抗组胺、平滑肌解痉、抗炎和局麻作用,并有中枢抑制作用,临床用于治疗咳嗽及过敏性疾病;普诺地嗪(prenoxdiazine),有局麻及平滑肌解痉作用;依普拉酮(eprazinone),兼有中枢性镇咳作用,并有镇静、局麻、抗组胺、抗胆碱和黏痰溶解作用。

第三节 祛痰药

祛痰药(expectorants)能使痰液黏稠度降低,易于咳出;通过排除呼吸道内积痰,减少对呼吸道黏膜的刺激,间接起到镇咳、平喘作用;有利于控制继发感染。祛痰药主要分为两大类:①痰液稀释药,增加痰液中水分含量,稀释痰液,包括恶心性祛痰药和刺激性祛痰药;②降低痰液黏度药,通过降低痰液黏稠度或调节黏液成分,使痰液容易排除,包括黏痰溶解药及黏液分泌调节药。

一、痰液稀释药

(一)恶心性祛痰药

本类药物口服后,因刺激胃黏膜,通过迷走神经反射,促进支气管腺体分泌;同时,少量药物可分泌至呼吸道,提高管腔内渗透压,保留水分稀释痰液。综合的结果是使呼吸道液体分泌增加,痰液稀释,易于咳出。

氯化铵(ammonium chloride)是本类药物的代表药,治疗量祛痰作用不强,大剂量可引起恶心、呕吐,主要用作祛痰合剂的组成成分。溃疡病、肝肾功能不全者慎用。

此外,碘化钾(potassium iodide)和愈创木酚甘油醚(guaifenesin)也有恶心祛痰作用。

(二)刺激性祛痰药

本类药物可刺激支气管分泌,促进痰液稀释,易于咳出。

愈创木酚甘油醚(guaifenesin)除了有祛痰作用外,还有较弱的抗菌防腐作用,可减轻痰液的恶臭味,主要用作祛痰合剂的组成成分。不良反应有恶心、胃肠不适。

二、降低痰液黏度药

(一)黏痰溶解药

痰液难于排出的主要原因是痰液黏度过高。痰液黏性主要来自分泌物中黏蛋白和DNA。由气管、支气管腺体及杯状细胞分泌的酸性黏蛋白是白色黏痰的主要成分,由不同的化学键(二硫键、氢键等)交叉连接,构成凝胶网而增加痰液黏度。因此,破坏黏蛋白中的二硫键,即可降低痰液黏度。此外,呼吸道感染时,大量炎症细胞破坏,释放出的DNA与黏蛋白结合形成网格结构,能进一步增加痰液的黏度,形成脓性痰,很难排出。因此,降解痰液中的DNA能溶解脓性黏痰。

乙酰半胱氨酸(acetylcysteine)为巯基化合物,可使黏性痰液中的二硫键(—S—S—)裂解,从而降低痰液黏稠度,使痰液容易咳出,对黏稠的脓性及非脓性痰液均有良好效果;对脓性痰中的DNA也有裂解作用。可用雾化吸入或气管内滴入给药,也可口服,用于防治手术后咳痰困难,以及各种疾病引起的痰液黏稠和咳痰困难。本药有特殊的臭味,对呼吸道有刺激性,哮喘患者及呼吸功能不全的老年人慎用。

裂解二硫键的药物还有羧甲司坦(carbocisteine)、厄多司坦(erdosteine)、美司钠(mesna)、半胱甲酯(mecysteine)。

脱氧核糖核酸酶(deoxyribonuclease,DNAase)是从哺乳动物胰腺提取的核酸内切酶,可使脓性痰中的DNA迅速水解成平均为4个核苷酸的片段,使原来与DNA结合的黏蛋白失去保护，进而产生继发性蛋白溶解，降低痰液黏度，易于咳出。雾化吸入本药 50000 ~ 100000U，治疗有大量脓性痰的呼吸道感染。用药后可有咽部疼痛，每次雾化吸入后应立即漱口。长期应用可有变态反应（皮疹、发热等）。急性化脓性蜂窝织炎、有支气管胸腔瘘管的活动性结核病患者禁用。

（二）黏液分泌调节药

本类药物主要作用于气管、支气管的黏液产生细胞，促使其分泌黏滞性低的分泌物，使呼吸道分泌液的流变性恢复正常，痰液由黏变稀，易于咳出。

溴己新

溴己新（bromhexine）抑制呼吸道腺体和杯状细胞合成酸性黏多糖，使之分泌黏滞性较低的小分子黏蛋白，黏度降低，易于咳出。还有促进呼吸道黏膜的纤毛运动及恶心祛痰作用。本药可口服、肌内注射或雾化吸入给药，口服后 1h 起效，3 ~ 5h 达到作用高峰，可维持 6 ~ 8h。支气管炎、肺气肿、矽肺、慢性肺部炎症、支气管扩张等有白色黏痰又不易咳出者可用本药。偶有恶心、胃部不适，少数患者有转氨酶增高反应。溃疡病患者慎用。

本类药物还有溴己新的活性代谢产物氨溴索（ambroxol）和溴凡克新（brovanexine）。氨溴索的作用强于溴己新，且毒性小，口服或雾化吸入后 1h 内起效，可维持 3 ~ 6h；溴凡克新可使痰液中酸性黏多糖纤维断裂，使黏痰液化而易于咳出。

相关链接

哮喘个体化给药与药物基因组学

哮喘是由遗传和环境因素相互作用而形成的多基因遗传疾病，随着分子生物学和遗传学的不断发展，哮喘易感基因的研究取得了一些进展：某些基因影响哮喘发作的严重程度及患者对治疗药物的反应性。通过与药物相关的患者基因组学研究可以推进哮喘个体化治疗，提高治疗效果，降低入院率和死亡率，减少治疗费用。迄今为止，哮喘药物基因组学研究主要集中在影响 β_2 肾上腺素受体激动剂、白三烯拮抗剂及糖皮质激素治疗效果的相关基因上。β_2 肾上腺素受体激动剂是目前在哮喘药物基因组学方面研究较多的药物。ADRB2 基因存在于支气管平滑肌，β_2 肾上腺素受体是由该基因编码的具有 413 个氨基酸的蛋白质。迄今，已经发现人 ADRB2 基因有 9 个单核苷酸多态性（single nucleotide polymorphisms，SNP）位点，目前研究最深入的是 Arg16Gly 与 Gln27Glu、Thr164Ile 突变和药物的治疗效果密切相关，此突变导致 β_2 肾上腺素受体激动剂与受体的亲和力降低，腺苷酸环化酶活性降低，从而使患者对长效 β_2 肾上腺素受体激动剂的反应降低。糖皮质激素受体（glucocorticoid receptor，GR）是由 NR3C1 基因编码的具有 777 个氨基酸的蛋白质，NR3C1 基因位于染色体 5q31 ~ q32 内，目前发现 NR3C1 基因的某些位点如 GR 基因 N363S、Val641Asp、Bcl-1、ER22/23EK 等的多态性影响激素对哮喘的治疗效果。

白三烯调节剂的药物基因组学研究如 LTC4S 启动子、ALOX5 基因启动子多态性及 CYSLTR1 和 CYSLTR2 的表达差异研究等，为特殊表型的哮喘患者拟定最佳的个体化治疗方案提供了依据。

制剂及用法

硫酸沙丁胺醇(salbutamol sulfate)

片剂：成人 2～4mg/次，3 次/日；缓释剂：8mg/次，早、晚各一次；粉雾剂：0.2～0.4mg/次，4 次/日。

硫酸特布他林(terbutaline sulfate)

片剂：成人 2.5～5.0mg/次，2～3 次/日。气雾吸入，200～500μg/次，2～3 次/日；静脉注射，250μg/次，必要时可重复注射一次，但 4h 内不能超过 500μg。

盐酸克伦特罗(clenbuterol hydrochloride)

片剂：成人 30μg/次，3 次/日；气雾剂：10～20μg/次吸入，3 次/日。

富马酸福莫特罗(formoterol fumarate)

粉吸入剂：成人 4.5～9μg/次，2 次/日；口服，40～80μg/次，2 次/日。

氨茶碱(aminophylline)

片剂：成人 0.1～0.2g/次，3 次/日。静脉注射，0.25～0.5g，0.5g/日，每 25～100mg 用 5% 葡萄糖 20～40mL 注射液稀释后缓慢静脉推注，注射速度每分钟 <10mg；静脉滴注，0.25～0.5g，0.5g/日，每 25～100mg 用 5%～10% 葡萄糖注射液稀释后缓慢滴注。极量：0.5g/次，1g/日。

胆茶碱(choline theophylline)

片剂：成人 0.1～0.2g/次，3 次/日。极量：每次 0.5g，1g/日。

异丙托溴铵(ipratropium bromide)

定量雾化吸入，成人 40～80μg/次，3～4 次/日；溶液雾化吸入，50～125μg/次，经雾化器给药。

色甘酸钠(sodium cromoglicate)

粉末喷雾吸入，成人 20mg/次，4 次/日；气雾吸入，3.5～7mg/次，4 次/日。

丙酸倍氯米松(beclomethasone dipropionate)

定量雾化吸入，分为起始吸入剂量和维持吸入剂量，起始吸入剂量指治疗开始至治疗 3 个月左右的剂量，维持吸入剂量为长期治疗用量。成人和 12 岁以上儿童起始吸入剂量：① 轻度持续，一日总量小于 500μg，分 2 次给予；② 中度持续，一日总量 200～1000μg，分 2 次给予；③ 重度持续，一日总量大于 1000μg，分 4 次给予。维持吸入剂量应根据控制临床症状和气道炎症的最低吸入量确定。

布地奈德(budesonide)

定量雾化吸入，成人和 16 岁以上儿童起始吸入剂量：① 轻度持续，200～400μg/日，1～2 次/日；② 中度持续，400μg/日，分 1～2 次给予；③ 重度持续，800μg/日，1～2 次/日。维持吸入剂量应根据能控制临床症状和气道炎症的最低吸入量确定。

罗氟司特(roflumilast)

片剂：成人 0.5mg/次，1 次/日。

磷酸可待因(codeine phosphate)

片剂：成人 15～30mg/次，3 次/日。注射剂：15～30mg/次，皮下注射。

氢溴酸右美沙芬(dextromethorphan hydrobromide)

片剂：成人 10～20mg/次，3～4 次/日。

枸橼酸喷托维林(pentoxyverine citrate)

片剂：成人 25mg/次，3～4 次/日。

磷酸苯丙哌林(benproperine phosphate)

片剂:成人20~40mg/次,3次/日。

乙酰半胱氨酸(acetylcysteine)

喷雾:临用前以10%氯化钠溶液溶解,喷雾吸入,1~3mL/次,2~3次/日。

羧甲司坦(carbocisteine)

片剂:成人口服,0.5g/次,3次/日。2%糖浆:25~30mL/次,3次/日;儿童,30mg/(kg·日)。

脱氧核糖核酸酶(deoxyribonuclease,DNase)

吸入或肌注给药,吸入每次50000~100000U,溶于2~3mL丙二醇或生理盐水中,3~4次/日。肌注,每次1000000U,每2日1次。局部脓肿、血肿、炎性渗出(如胸膜内有黏性渗出物)等可采用腔内注射,一次用量可达50000U。

盐酸溴己新(bromhexine hydrochloride)

片剂:口服,8~16mg/次,3次/日。喷雾剂:2mg/次,3次/日。

盐酸氨溴索(ambroxol hydrochloride)

片剂:口服,30~60mg/次,3次/日。溶液剂;10mg/次,2次/日。

复习思考题

1. 试述常用的平喘药的分类和作用机制。
2. 简述镇咳药的分类、代表药及使用注意事项。
3. 简述祛痰药的作用机制。

(江苏大学医学院 封 云)

第二十六章　作用于消化系统的药物

学习目标

1. 掌握治疗消化性溃疡药的分类、作用与应用。
2. 了解消化功能调节药的适应证。

消化系统疾病是一种常见病、多发病，主要包括食管、胃、肠、肝、胆、胰等器官的器质性及功能性疾病。作用于消化系统的药物包括治疗消化性溃疡药、助消化药、止吐药、泻药、止泻药和利胆药，主要通过调节胃肠活动功能和影响消化液的分泌而发挥作用。

第一节　治疗消化性溃疡药

消化性溃疡(peptic ulcer)是指胃和十二指肠溃疡，是临床常见病。一般认为黏膜损伤因子(胃酸、胃蛋白酶和幽门螺杆菌等)与保护因子(胃黏膜血流量、黏液屏障及前列腺素)处于平衡状态。一旦损伤因子作用加强或保护因子作用减弱，均可引起消化性溃疡。目前，治疗消化性溃疡药主要是通过减少致溃疡因素和增强胃黏膜的保护因素而发挥抗溃疡作用。此类药包括抗酸药、抑制胃酸分泌药、黏膜保护药和抗幽门螺旋杆菌药等。

一、抗酸药

抗酸药(antacids)为弱碱性无机盐，口服后能中和过多胃酸，升高胃内pH，消除胃酸对胃、十二指肠黏膜的侵蚀和对溃疡面的刺激；同时pH升高又抑制胃蛋白酶活力，减轻其对胃、十二指肠黏膜的自体消化，发挥缓解疼痛和促进愈合的作用。主要用于治疗消化性溃疡和反流性食管炎。抗酸药中和胃酸的能力与胃排空有关，餐后服用可延长药物作用时间。常用的抗酸药有氢氧化镁、碳酸钙、氢氧化铝、三硅酸镁、氧化镁等，其作用差别在于抗酸强度、显效时间、维持时间等。

氢氧化镁(magnesium hydroxide)：抗酸作用较强、较快。Mg^{2+}有导泻作用，少量吸收后经肾排出，如肾功能不良可引起血镁过高。

碳酸钙(calcium carbonate)：抗酸作用较强、快而持久，可产生CO_2气体。进入小肠的Ca^{2+}可促进胃泌素分泌，引起反跳性胃酸分泌增加，不宜长期应用。

氢氧化铝(aluminum hydroxide)：抗酸作用较强、缓慢持久。作用后产生的氧化铝有收敛、止血和致便秘作用，长期服用还可影响磷酸盐的吸收。

三硅酸镁(magnesium trisilicate)：抗酸作用较弱、慢而持久，在胃内生成胶状二氧化硅对溃疡面有保护作用。

碳酸氢钠(sodium bicarbonate，小苏打)：作用强、快而短暂，可产生CO_2气体。未被中和的碳酸氢钠可被肠道吸收，能引起碱血症，现已少用于消化性溃疡。

由于抗酸药物仅仅是直接中和已经分泌的胃酸，而不能调节胃酸的分泌，有些甚至可能造成反跳性的胃酸分泌增加，所以抗酸药物并不是治疗消化性溃疡的首选药物或是单独使用的药物，大多制成复方制剂，以增强治疗效果，降低不良反应。

二、抑制胃酸分泌药

胃酸由胃壁细胞分泌，并受中枢（神经性）和外周诸多因子的复杂调控。胃壁细胞基底膜上存在几种调控物质的受体：ACh－M 受体、胃泌素－CCK_2受体、组胺－H_2受体。这些受体被激活后，则可进一步激活壁细胞黏膜侧的 H^+－K^+－ATP 酶，使胃酸分泌增加。因此，抑制胃酸分泌的药物主要有三种受体阻断药和质子泵抑制药。

（一）H_2受体阻断药

H_2受体阻断药有西咪替丁（cimetidine）、雷尼替丁（ranitidine）、法莫替丁（famotidine）、尼扎替丁（nizatidine）等，能抑制各种原因引起的胃酸分泌，是目前治疗消化性溃疡的一类重要的药物。

【体内过程】　大多口服吸收良好，部分药物有首过消除。在体内代谢后大部分以原形经肾排出。

【药理作用与临床应用】　H_2受体阻断药通过阻断 H_2受体而抑制胃酸分泌。对五肽胃泌素、迷走神经兴奋等引起的胃酸分泌也有明显的抑制作用，使胃液分泌量及胃蛋白酶分泌量也平行下降。主要用于胃及十二指肠溃疡，改善症状，加速溃疡愈合。也用于胃酸分泌过多症。用药 4 周，十二指肠溃疡愈合率为 77%～92%；用药 8 周，胃溃疡愈合率 75%～88%。晚餐时 1 次给药疗效与 1 日多次给药的疗效相仿或更佳。西咪替丁尚有免疫增强作用。

【不良反应】　不良反应少，偶致便秘、腹泻、腹胀、皮疹、头痛、头晕等症。长期应用西咪替丁的青年男性可致阳痿、性欲减退、乳房肿大，可能与其抑制二氢睾丸素与雄激素受体结合及增加血液雌二醇浓度有关；还能抑制肝药酶。小儿、肝肾功能不全者慎用西咪替丁和雷尼替丁，孕妇忌服。

西咪替丁口服易吸收，半衰期约为 2h，部分在体内代谢，原药和代谢物均经肾排出。本药有抑制肝药酶的作用，主要通过阻断 H_2受体发挥作用。低剂量可以预防消化性溃疡的复发。临床可用于消化性溃疡、胃-食管反流性疾病、胃酸分泌过多疾病（如卓-艾综合征）的控制。不良反应有轻度腹泻、眩晕、皮疹等，极少数有白细胞减少和粒细胞缺乏、血小板减少和再生障碍性贫血。

雷尼替丁选择性更高，抑制肝药酶作用较轻。可缓解溃疡症状，促进溃疡愈合，减少溃疡复发。

法莫替丁作用更强且不抑制肝药酶。

（二）胃壁细胞 H^+泵抑制药

H^+泵为一跨膜的 H^+－K^+－ATP 酶，位于壁细胞的管状囊泡和分泌管上，能将 H^+从壁细胞内转运到胃腔中，将 K^+从胃腔中转运到壁细胞内，进行 H^+－K^+交换。H^+泵抑制药通过抑制此酶而抑制胃酸的分泌，产生治疗作用。代表性药物有奥美拉唑（omeprazole）、兰索拉唑（lansoprazole）、雷贝拉唑（rabeprazole）和泮托拉唑（pantoprazole）等。

奥美拉唑

奥美拉唑(omeprazole)又名洛赛克(losec),为脂溶性、弱碱性亚砜类咪唑化合物,是典型的 H^+ 泵抑制药。

【体内过程】 奥美拉唑口服易吸收,生物利用度为35%,重复给药可使生物利用度增加为60%。1~3h 达血药浓度高峰,血浆蛋白结合率为95%,$t_{1/2}$ 为0.5~1h。主要在肝脏代谢,80%经肾排出。

【药理作用】 奥美拉唑口服后,浓集于壁细胞分泌小管周围,在酸性环境中转变为亚磺酸和亚磺酰胺。它们均能与 H^+-K^+-ATP 酶上的巯基结合,形成酶-抑制剂复合物,从而抑制此酶活性,抑制基础胃酸及各种刺激引起的胃酸分泌。该抑制作用不可逆,与剂量相关,故奥美拉唑抑制胃酸分泌作用强而持久。本药缓解疼痛迅速,服药1~3天即起效。经4~8周,溃疡愈合率达97%。奥美拉唑明显抑制胃酸分泌,可造成患者胃泌素分泌增加。体外试验证明奥美拉唑也有抗幽门螺旋杆菌的作用。

【临床应用】 主要用于治疗消化性溃疡和反流性食管炎;对其他药(包括 H_2 受体阻断药)无效的消化性溃疡患者也能收到较好效果;对卓-艾(Zollinger-Ellison)综合征可使胃酸度降低,症状改善。

【不良反应】 不良反应发生率为1.1%~2.8%,主要有头痛、头昏、口干、恶心、腹痛、腹泻等,偶有皮疹、外周神经炎及转氨酶活性增高等。长期用药因抑制作用强,可引起反应性高胃泌素血症,停药后可恢复正常。长期持续抑制胃酸分泌,可致胃内细菌过度滋长,亚硝酸类物质浓度升高,故临床限定用药时间不超过8周。

(三) M胆碱受体阻断药

M胆碱受体阻断药阿托品在大剂量时可抑制胃酸分泌,但选择性低,不良反应多,已被选择性M受体阻断药所取代。

哌仑西平(pirenzepine)为选择性 M_1 受体阻断药,对引起胃酸分泌的 M_1 受体亲和力较高,可抑制胃酸的分泌。

在 H_2 受体阻断药和质子泵抑制药出现之前,广泛用于治疗消化性溃疡。但由于其抑制胃酸分泌作用弱,不良反应也较多。目前已较少用于溃疡的治疗。

(四) 胃泌素受体阻断药

胃泌素受体阻断药丙谷胺(proglumide)与胃泌素竞争胃泌素受体,有抑制胃酸分泌的作用;同时也促进胃黏膜黏液合成,增强胃黏膜的黏液-HCO_3^- 保护屏障,从而发挥抗溃疡病作用。

三、黏膜保护药

前列腺素衍生物

胃黏膜能合成前列腺素 E_2(PGE_2)及前列环素(PGI_2),它们能防止有害因子损伤胃黏膜,并可抑制胃酸分泌。天然的前列腺素代谢快,不良反应多,临床应用的是比较稳定的、作用较强的衍生物。

米索前列醇(misoprostol)是人工合成的前列腺素衍生物,性质稳定,口服吸收良好,能抑制基础胃酸和组胺、胃泌素、食物刺激所致的胃酸和胃蛋白酶分泌,也能预防乙酰水杨酸、乙醇等引起的胃出血、溃疡或坏死,还可促进黏液和 HCO_3^- 的分泌及增加黏膜血流量,促进上皮细胞再生,对胃黏膜有强大的保护作用。临床用于防治胃、十二指肠溃疡,特别是非甾体类抗炎药引起的溃疡;也用于急性胃炎引起的消化道出血。主要不良反应为腹泻或稀便。因能引起子宫收缩,孕妇禁用。

此类药物还有恩前列素和罗沙前列醇等。

硫糖铝

硫糖铝(sucralfate,ulcerlmin,胃溃宁),在 pH <0.4 时可聚合成胶冻,牢固黏附于溃疡基底(此种亲和性明显高于正常上皮细胞)形成屏障,阻止胃酸、胃蛋白酶的侵蚀;也能减少胃酸和胆汁酸对胃黏膜的损伤;还能促进胃黏液和碳酸氢盐分泌,增加胃黏膜前列腺素形成,有细胞保护作用。临床主要用于治疗消化性溃疡、反流性食管炎、慢性糜烂性胃炎。宜饭前服用。硫糖铝在酸性环境中才发挥作用,所以服药前、后 30min 禁用抗酸药和抑制胃酸分泌药。由于药物不被胃肠道吸收,只有局部作用,故不良反应较轻,有便秘、口干、恶心、胃痛、腹泻等。

胶体次枸橼酸铋

胶体次枸橼酸铋(colloidal bismuth subcitrate,枸橼酸铋钾)在酸性环境下形成氧化铋胶体沉着于溃疡表面或基底肉芽组织,形成保护膜抵御胃酸、胃蛋白酶对溃疡的侵蚀,促进溃疡愈合;也能与胃蛋白酶结合而降低其活性;还能促进黏液分泌,增加前列腺素的合成和分泌。此外,本药还能抑制幽门螺旋杆菌。本药主要用于治疗胃、十二指肠溃疡,宜在饭前或睡前服用,并避免与牛奶或抗酸药同服,以免降低疗效。不良反应轻微,服药期间可使舌、粪染黑,偶见恶心,肾功能不良者禁用。

四、抗幽门螺旋杆菌药

幽门螺旋杆菌是引起消化性溃疡的病原性因素,又与溃疡的复发和恶变的危险性相关,它能产生有害物质,分解黏液,引起组织炎症。因此,根治幽门螺旋杆菌具有重要意义。临床常用的抗幽门螺旋杆菌的药物有两类:第一类为抗溃疡药,如 H^+-K^+-ATP 酶抑制药、铋剂等,作用弱,单用疗效差;第二类为抗菌药,如羟氨苄青霉素、甲硝唑、四环素、呋喃唑酮等。临床上常将 2 ~3 种药合用,可产生较好疗效,即以第一类为基础,加一种或两种抗菌药形成二联或三联疗法,如 H^+-K^+-ATP 酶抑制药加阿莫西林(1500 ~2000mg/日)再加甲硝唑(800mg/日)或呋喃唑酮(200mg/日),分 2 次服用,疗程 7 ~14 天。

第二节　消化功能调节药

消化功能调节药包括助消化药、止吐药、泻药、止泻药和利胆药等。

一、助消化药

助消化药多为消化液中成分或是促进消化液分泌的药物,主要用于消化道分泌功能减弱、消化不良。

稀盐酸(dilute hydrochloric acid):10%的盐酸溶液,使胃内酸度增加,胃蛋白酶活性增强,可用于慢性胃炎、胃癌、发酵性消化不良等。

胃蛋白酶(pepsin):分解蛋白质,亦能水解多肽,用于胃蛋白酶缺乏症及消化功能减退。遇碱破坏失效,常与稀盐酸合用。

胰酶(pancreatin):含胰脂肪酶、胰蛋白酶及胰淀粉酶。在酸性环境中易被破坏,一般制成肠溶片吞服。用于胰腺分泌不足引起的消化不良。

乳酶生(lactasin):干燥活乳酸杆菌制剂,能分解糖类产生乳酸,降低 pH,抑制腐败菌的繁殖,减少发酵和产气。不宜与抗酸药或吸附剂同时服用,以免降低疗效。用于消化不良、腹胀及小儿消化不良性腹泻。

二、止吐药

呕吐是一个复杂的反射过程,由延脑的呕吐中枢调控,呕吐中枢可接受来自催吐化学感受区(CTZ)、前庭器官、内脏等传入冲动而引发呕吐。CTZ 含有丰富的多巴胺、组胺、胆碱受体,前庭器官有胆碱能、组胺能神经纤维与呕吐中枢相连。5-HT_3受体通过外周、中枢部位也与呕吐有关。故止吐药大多与阻断这些受体有关。处理呕吐时应针对其原因,选用不同药物。

(一) H_1受体阻断药

如苯海拉明(diphenhydramine)、茶苯海明(dimenhydrinate)、美克洛嗪(meclozine)等有中枢镇静作用和止吐作用,可用于预防和治疗晕动病、内耳性眩晕等。

(二) M 受体阻断药

此类药物有东莨菪碱(scopolamine)、阿托品(atropine)、苯海索(trihexyphenidyl)等,通过阻断呕吐中枢和外周反射途径中的 M 受体,产生抗晕动病和预防恶心、呕吐的作用。其中以东莨菪碱的作用较为明显。

(三) 多巴胺受体阻断药

吩噻嗪类抗精神失常药可阻断 CTZ 的多巴胺受体,具有强大的镇吐作用。但这些药物有较强的镇静作用,并能引起直立性低血压。目前主要用于止吐的多巴胺受体阻断药有以下两种。

甲氧氯普胺

甲氧氯普胺(metoclopramide,胃复安)阻断 CTZ 的 D_2受体,呈现强大的中枢性镇吐作用,还能阻断胃肠多巴胺受体,从而促进食管和胃肠平滑肌的蠕动,加速胃排空,有助于改善呕吐症状。可用于防治胃肠功能失调和肿瘤化疗、放疗所引起的呕吐。本药能透过血脑屏障,故长期应用可产生锥体外系症状,也可引起高泌乳素血症。本药易通过胎盘屏障,孕妇慎用。

多潘立酮

多潘立酮(domperidone,吗丁啉)为外周多巴胺受体阻断药,有较强的止吐作用。可增强胃肠蠕动,促进胃排空,协调胃肠运动,防止食物反流,发挥胃肠促动药的作用。可治疗偏头痛、颅外伤及放射治疗引起的恶心、呕吐，也可用于胃肠功能低下的治疗。该药不易透过血脑屏障，故无锥体外系反应。

（四）5-HT_3受体阻断药

昂丹司琼（ondansetron）能选择性阻断中枢及迷走神经传入纤维5-HT_3受体，产生强大的止吐作用。对抗肿瘤药引起的呕吐作用迅速而强大。但对晕动病及多巴胺激动剂引起的呕吐无效。该类药口服吸收好，$t_{1/2}$为3～4h。临床用于化疗、放疗引起的恶心、呕吐。不良反应较轻，有头痛、疲劳或便秘、腹泻等。

三、泻药

泻药通过增加肠内水分、软化粪便或润滑肠道促进肠蠕动、加速排便。临床上主要用于功能性便秘，按作用机制可分为渗透性、刺激性和润滑性泻药。

（一）渗透性泻药（容积性泻药）

硫酸镁和硫酸钠

硫酸镁（magnesium sulfate）和硫酸钠（sodium sulfate）口服后不吸收，在肠腔内形成高渗，减少水分吸收，肠内容物增多，导致肠蠕动加快，引起泻下。硫酸镁还能引起十二指肠分泌胆囊收缩素，能刺激肠液分泌，增加肠蠕动。一般空腹服药，1～3h即发生泻下作用。本药导泻作用剧烈，临床主要用于排除肠内毒物或服驱肠虫药后的导泻。由于可引起反射性盆腔充血和失水，故孕妇、经期妇女及老年人慎用。

口服高浓度硫酸镁或用导管直接注入十二指肠，可反射性引起胆总管括约肌松弛，胆囊收缩，促进胆囊排空，发挥利胆作用，治疗阻塞性黄疸和慢性胆囊炎。

乳果糖

乳果糖（lactulose）口服后不吸收，在结肠内被分解为乳酸，刺激结肠局部渗出、肠内容增加、蠕动增强而促进排便。乳酸还可抑制结肠对氨的吸收，降血氨，可用于慢性门脉高压和肝性脑病。

纤维素类（celluloses），如植物纤维素、甲基纤维素等，口服后不被肠道吸收，增加肠腔内容积，保持粪便湿软，产生良好通便作用。

（二）刺激性泻药（接触性泻药）

本类药物与肠黏膜直接接触后，能刺激肠道，加速肠蠕动而产生导泻作用。

二苯甲烷类

二苯甲烷类（diphenylmethane compounds）有酚酞（phenolphthalein，果导）和比沙可啶（bisacodyl，双醋苯啶）。

酚酞是一种pH指示剂，不溶于水，口服后在肠道与碱性肠液形成可溶性钠盐，可刺激肠壁，促进结肠蠕动，利于排便。本药作用温和，服药后6～8h排出软便。口服酚酞约有15%被吸收，从尿排出，如尿液为碱性则呈红色，部分由胆汁排泄，有肝肠循环，一次给药作用可维持3～4天。本药适用于慢性便秘，偶有过敏性反应。

比沙可啶作用与酚酞相似,主要用于便秘、腹部X线检查或内窥镜检查及手术前后排空肠内容物。

蒽醌类

蒽醌类(anthraquinones)包括大黄、番泻叶和芦荟等含蒽醌苷的植物。口服后被大肠内细菌分解为蒽醌,刺激肠肌丛,增加结肠运动,减少水、电解质净吸收。作用温和,用药后6~8h排便,用于急、慢性便秘。蒽醌类可有少量吸收,经尿排出。在碱性尿液中呈红色,酸性尿中呈黄色。大黄中含有鞣酸,有收敛作用,可导致继发性便秘。

(三) 润滑性泻药

润滑性泻药通过局部润滑并软化粪便而发挥作用。

液状石蜡

液状石蜡(liquid paraffin)为矿物油,在肠道内不被消化吸收,并可阻止水分吸收,能润滑肠壁,软化粪便。适用于老年人、幼儿便秘,久用可阻碍脂溶性维生素的吸收,孕妇慎用。

50%甘油(glycerin)制成的栓剂商品名为开塞露,注入肛门由于局部润滑及高渗刺激肠壁,几分钟内即可引起排便。适用于老年体弱者和小儿便秘。

(四) 泻药应用注意事项

(1) 治疗习惯性便秘,应先调节饮食、养成定时排便的习惯,多吃富含纤维素的蔬菜、水果等。必要时可用润滑性泻药,刺激性泻药只用在顽固便秘病例。

(2) 应根据不同情况选用不同类型的泻药,如排除毒物应用容积性泻药;一般便秘,常用接触性泻药;老年人、儿童及肛门手术者常用润滑性泻药。

(3) 诊断不明的腹痛患者不能应用泻药。年老体弱、孕妇或经期妇女不能用强烈的泻药。

四、止泻药

腹泻是多种疾病的症状,治疗时应对因治疗。但剧烈而持久的腹泻,不仅影响营养物质的吸收,还可引起水、电解质紊乱。因此,在对因治疗的同时,应适当给予止泻药。

(一) 抑制肠蠕动的药物

阿片制剂

阿片酊和复方樟脑酊是临床常用的制剂,止泻效果好,常用于较严重的非细菌感染性腹泻。

地芬诺酯

地芬诺酯(diphenoxylate,苯乙哌啶)为人工合成的哌替啶衍生物,作用于阿片受体,能提高肠张力,减少肠蠕动,用于急、慢性功能性腹泻。不良反应少,偶见恶心、呕吐等,大剂量长期服用可产生成瘾性。

洛哌丁胺

洛哌丁胺(loperamide,易蒙停)为氟哌啶醇衍生物,除直接抑制肠蠕动外,还可减少肠壁神经末梢释放乙酰胆碱，止泻作用较地芬诺酯快、强、持久，用于治疗急、慢性腹泻。不良反应轻微。

（二）收敛和吸附药

鞣酸蛋白

鞣酸蛋白（tannalbin）在肠中分解出鞣酸，能与肠黏膜表面的蛋白质形成沉淀，附着在肠黏膜上，减轻刺激，减少炎性渗出物，发挥收敛止泻作用。

药用炭

药用炭（medicinal activated charcoal，活性炭）是不溶性粉末，颗粒很小，故总面积很大，能吸附肠道中大量气体、毒物等，有保护、止泻和阻止毒物吸收的作用。

五、利胆药

利胆药分为促进胆汁分泌药、溶胆石药及促进胆囊排空药三类。

去氢胆酸

去氢胆酸（dehydrocholic acid）可增加胆汁的分泌，使胆汁变稀，用于胆囊及胆汁功能失调、胆汁瘀滞，阻止胆道上行性感染，也可用于排除胆结石。胆道完全梗阻及严重肝、肾功能减退者禁用。

熊去氧胆酸

熊去氧胆酸（ursodeoxycholic acid）可减少普通胆酸和胆固醇吸收，抑制胆固醇合成和分泌，降低胆汁中胆固醇含量，不仅可阻止胆石形成，长期应用还可促胆石溶解。适用于胆固醇结石患者，对胆囊炎、胆道炎也有治疗作用。

硫酸镁

硫酸镁的利胆作用见容积性泻药。

相关链接

幽门螺旋杆菌的发现

1979 年，罗宾·沃伦（J. Robin Warren）在慢性胃炎患者的胃窦黏膜组织切片上观察到一种弯曲状细菌，并发现这种细菌邻近的胃黏膜总是有炎症存在，因而意识到这种细菌与慢性胃炎可能有密切关系。1981 年，巴里·马歇尔（Barry J. Marshall）与 Warren 合作，以 100 例接受胃镜检查及活检的胃病患者为对象进行研究，证明这种细菌的存在确实与胃炎相关。1982 年 4 月，经过多次失败后，Marshall 终于从胃黏膜活检样本中成功培养和分离出了这种细菌。为了进一步证实这种细菌就是导致胃炎的罪魁祸首，Marshall 和另一位医生 Morris 不惜喝下含有这种细菌的培养液，结果大病一场。基于这些结果，Marshall 和 Warren 提出幽门螺旋杆菌涉及胃炎和消化性溃疡的病因学。

1984 年 4 月 5 日，他们的成果发表于在世界权威医学期刊《柳叶刀》(*Lancet*)上。成果一经发表，立刻在国际消化病学界引起了轰动。由此，Marshall 和 Warren 获得 2005 年的诺贝尔生理学或医学奖。

幽门螺旋杆菌及其作用的发现，打破了当时人们对胃炎和消化性溃疡发病机理的错误认识，被誉为消化病学研究领域的里程碑式的革命。由于他们的发现，溃疡病从原先难以治愈反复发作的慢性病，变成了一种采用短疗程的抗生素和抑酸剂就可治愈的疾病，大幅度提高了胃溃疡等患者获得彻底治愈的机会，为改善人类生活质量做出了贡献。

制剂及用法

镁乳(milk of magnesia)

8% 氢氧化镁混悬液。口服，5mL/次，7 次/日。

三硅酸镁(magnesium trisilicate)

氧化镁及二氧化硅的复合物。片剂：口服，0.3 ~ 0.9g/次，7 次/日。

氢氧化铝凝胶(aluminum hydroxide gel)

白色混悬液，含 4% 氢氧化铝。口服，4 ~ 8mL/次，7 次/日。

碳酸钙(calcium carbonate)

片剂：口服，0.5 ~ 2.0g/次，7 次/日。

碳酸氢钠(sodium bicarbonate)

口服，0.3 ~ 1.0g/次，7 次/日。纠正酸中毒：轻者可口服，较重者可用 4% ~ 5% 碳酸氢钠静脉滴注，0.25g/kg。

哌仑西平(pirenzepine)

片剂：50mg/次，2 次/日。早、晚饭前 1.5h 服用。

奥美拉唑(omeprazole)

片剂：20mg/次，1 次/日，疗程 2 ~ 4 周。治疗反流性食道炎：20 ~ 60mg/次，每日 1 次；治疗卓 - 艾氏综合征：60mg/次，1 次/日。

丙谷胺(proglumide)

片剂：0.4g/次，3 次/日。注射剂：静脉注射，0.4g/次，6h 一次。

米索前列醇(misoprostol)

片剂：口服，200μg/次，1 次/日。

硫糖铝(sucralfate)

片剂：1g/次，4 次/日。

胶体次枸橼酸铋(colloidal bismuth subcitrate)

片剂：120mg/次，4 次/日，餐前、睡前各 1 次，4 ~ 8 周 1 个疗程。

稀盐酸(dilute hydrochloric acid)

10% 稀盐酸溶液，0.5 ~ 2mL/次，用水稀释饭前服。

胃蛋白酶(pepsin)

粉剂:0.2～0.6g/次,3次/日,饭前或饭时服。合剂:每10mL含胃蛋白酶0.2～0.3g,稀盐酸0.1mL,10mL/次,3次/日,饭前服。

胰酶(pancreatin)

片剂:0.3～0.5g/次,3次/日。

乳酶生(biofermin)

片剂:0.3～0.9g/次,3次/日。

甲氧氯普胺(metoclopramide)

片剂:5～10mg/次,3次/日,饭前0.5h服。注射剂:10～20mg/次,每日不超过0.5mg/kg,肌注。

多潘立酮(domperidone)

片剂:10mg/次,饭前服。注射剂:8～10mg/次,注射或静脉滴注,3次/日。

奥丹西隆(ondansetron)

片剂:8mg/次,每8h一次。注射剂:0.15mg/kg,于化疗前30min静脉注射,后每4h一次,共2次。

硫酸镁(magnesium sulfate)

粉剂:导泻,5～20g/次,同时应用大量温水。利胆:2～5g/次,3次/日,饭前服。十二指肠引流:33%溶液30～50mL,导入十二指肠。

硫酸钠(sodium sulfate)

粉剂:5～20g/次,多饮水。

酚酞(phenolphthalein)

片剂:0.05～0.2g/次,睡前服。

开塞露(glycerine enema)

为50%甘油。10mL/支,供小儿用;20mL/支,供成人用。每次用1支,注入直肠内。

复方地芬诺酯(compound diphenoxylate)

片剂:每片含盐酸苯乙哌啶2.5mg、硫酸阿托品0.025mg,口服,1～2片/次,3次/日。

洛哌丁胺(loperamide)

胶囊:2mg/次,3次/日,首剂加倍。

鞣酸蛋白(tannalbin)

片剂:1～2g/次,3次/日。

药用炭(medicinal activated charcoal)

片剂:1g/次,3次/日。粉剂:1～3g/次,3次/日。

去氢胆酸(dehydrocholic acid)

片剂:0.25g/次,3次/日。

熊去氧胆酸(ursodeoxycholic acid,UDCA)

片剂:150mg/次,3次/日,或300mg/次,2次/日,饭后服用,持续6个月。

复习思考题

1. 简述治疗消化性溃疡药的分类及代表药。
2. 简述抑制胃酸分泌药的种类及各类药物的主要药理作用、机制。
3. 简述止吐药的分类及代表药。
4. 简述止泻药的分类及应用注意事项。

(江苏大学医学院　李　静)

第二十七章　子宫平滑肌兴奋药

学习目标

1. 掌握缩宫素、前列腺素及麦角生物碱的药理作用、临床应用及主要不良反应。
2. 了解催产、引产及产后出血时不同临床状况的用药原则。

子宫平滑肌兴奋药(oxytocics)是一类选择性兴奋子宫平滑肌、引起子宫收缩增强的药物。其作用可因药物种类、用药剂量及子宫生理状态的不同而异,可使子宫产生近似分娩的节律性收缩,用于引产或催产;或产生强直性收缩,用于产后止血或子宫复原。

缩宫素

缩宫素(oxytocin,又称催产素,简称 OT)主要在下丘脑视上核、室旁核的细胞中合成,少量在肾上腺髓质、心脏、羊膜、黄体等外周器官中合成。合成的缩宫素储存在垂体后叶的神经末梢,当神经冲动到达时,储存的激素则释放入血。缩宫素的主要作用是促进子宫平滑肌收缩,是目前临床上引产催产、预防及治疗产后出血的首选药物。

【体内过程】 缩宫素是一种肽类物质,在消化道易被破坏,口服无效。缩宫素能经鼻腔和口腔黏膜吸附,肌内注射吸收良好,3～5min 生效,可维持 20～30min。

【药理作用】

1. 兴奋子宫平滑肌　缩宫素能直接兴奋子宫平滑肌,加强子宫的收缩力。子宫平滑肌对缩宫素的反应取决于用药剂量和子宫的生理状态。小剂量的缩宫素使子宫产生与正常分娩相似的节律性收缩,张力增加,而子宫颈平滑肌松弛,有利于胎儿顺利娩出。大剂量的缩宫素可引发子宫张力持续增高,产生强直性收缩,进而妨碍胎儿的血液循环,对分娩产生不利影响。体内雌激素和孕激素水平在一定程度上也会影响子宫平滑肌对缩宫素的反应性。雌激素能提高子宫平滑肌对缩宫素的敏感性,孕激素却能降低敏感性。妇女怀孕期间,体内雌激素和孕激素水平处于动态变化过程中。缩宫素对不同怀孕时期的子宫作用差异较大。妊娠早期,体内孕激素水平较高,子宫对缩宫素不敏感;妊娠后期,体内雌激素水平升高,子宫对缩宫素反应加强;分娩后,子宫对缩宫素反应又降低了。

2. 催乳　缩宫素能使乳腺腺泡周围的肌上皮细胞收缩,促使乳汁进入乳腺导管,促进排乳。

【作用机制】 缩宫素与子宫平滑肌细胞浆膜上的特异性受体相结合而产生作用。子宫缩宫素受体的密度在不同时期和不同部位均有显著差异。一般情况下,未孕子宫受体密度低,妊娠期间子宫受体数目逐渐增多。缩宫素受体在子宫体和蜕膜区的数目多于子宫颈部。此外,部分缩宫素受体也存在于乳腺组织中。

【临床应用】

1. 催产和引产　对胎位正常、无产道障碍、宫缩无力的难产者，可使用小剂量缩宫素增强子宫节律性收缩，促进分娩。对由于各种原因需中断妊娠的患者，可使用小剂量缩宫素引产。

2. 产后止血　皮下或肌内注射大剂量（5～10U）缩宫素可迅速引起子宫强直性收缩，压迫子宫肌层内血管而达到止血效果。但作用时间短，同时联合使用麦角制剂以维持子宫收缩状态。

【不良反应】　主要是使用剂量不当导致。大剂量缩宫素可使子宫产生持续性的强直性收缩，易引发胎儿窒息或子宫破裂。因此，应注意用于催产或引产时的临床指征及其剂量，适时调整静脉滴注速率。产道异常、胎位不正、头盆不称、前置胎盘、有剖腹产史的产妇，以及有3次以上妊娠的经产妇禁用缩宫素。非人工合成的缩宫素有升高血压和过敏反应，故高血压、冠心病患者，有过敏史者禁用提取的缩宫素。

麦角生物碱

麦角（ergot）是寄生在黑麦中的一种麦角菌的干燥菌核。麦角中含有多种生物碱，均为麦角酸的衍生物，按其化学结构可分为氨基酸麦角碱，包括麦角胺（ergotamine）和麦角毒（ergotoxine），以及以麦角新碱（ergometrine）为代表的氨基麦角碱。

【体内过程】　麦角新碱口服、皮下注射或肌内注射吸收快而完全，代谢和排泄较快，维持时间短暂。麦角胺与麦角毒口服吸收慢且不规则。

【药理作用与作用机制】

1. 兴奋子宫平滑肌　麦角碱可选择性兴奋子宫平滑肌，尤其以麦角新碱作用快而强。作用强度取决于子宫的生理状态，妊娠子宫比未孕子宫对麦角碱类更敏感，临产时和新产后的子宫最敏感，作用比缩宫素强而且持久。小剂量可增加子宫收缩频率和强度。剂量稍大则导致子宫强直性收缩。对子宫体和子宫颈的作用无显著差异。因此，不适合用于催产和引产，只用于产后止血和子宫复旧。

2. 收缩血管　麦角胺与麦角毒均能直接收缩动、静脉血管，作用强大。大剂量损伤血管内皮细胞，长期使用可导致肢端干性坏疽。此外，可使脑血管收缩，减少脑动脉搏动幅度，缓解偏头痛。

3. 阻断α受体　氨基酸麦角碱类能阻断α肾上腺素受体，翻转肾上腺素的升压作用，但此作用并无临床应用价值。麦角新碱无此作用。

【临床应用】

1. 子宫出血　产后、刮宫后，或其他原因引起的子宫出血可使用麦角新碱止血，通过使子宫平滑肌强直性收缩，机械性压迫血管而止血。

2. 子宫复原　产后10天内如果宫缩无力、复旧缓慢则容易引发出血和感染，因此需要使用麦角制剂等兴奋子宫以加速子宫复原。

3. 偏头痛　麦角胺通过收缩脑血管，减轻脑动脉搏动，治疗偏头痛，反复使用无耐受性。咖啡因同样具有收缩脑血管的作用，与麦角胺合用能促进其吸收，两药合用可增强治疗效果。

【不良反应】　注射用麦角新碱可引起恶心、呕吐、发冷汗、血压升高等临床表现。麦角新碱的极量与中毒量接近，大剂量使用可引发急性中毒。

催产、引产禁用本药。胎儿未分娩出前使用，可引发子宫破裂和胎儿窒息；胎盘未分娩出前使用，可能导致胎盘前嵌顿在子宫腔内。血管硬化和冠状动脉疾病患者禁用。

前列腺素

前列腺素(prostaglandins, PGs)是一族具有相似结构的化合物的统称。作用广泛，可影响心血管系统、消化系统和生殖系统。对子宫可产生与正常生理反应相似的收缩作用，特点是其作用不受激素水平影响，各期妊娠子宫对其均敏感，分娩前敏感性最高。其中 PGE_2 和 $PGF_{2\alpha}$ 在分娩中较重要。临床用于抗早孕、中期或足月引产。常见的药物有地诺前列醇(dinoprostone, PGE_2)、地诺前列素(dinoprost, $PGF_{2\alpha}$)、硫前列醇(sulprostone)、卡前列素(carboprost, 15-Me-$PGF_{2\alpha}$)、米索前列醇(misoprostol)。

【药理作用与作用机制】

1. 兴奋子宫平滑肌 前列腺素可兴奋妊娠各期子宫，尤其对妊娠末期的子宫兴奋更为明显。对妊娠初期和中期子宫的兴奋作用强于缩宫素。前列腺素可增强子宫节律性收缩且同时松弛子宫颈部，与生理性阵痛相似。

2. 溶解黄体 PGE_2 和 $PGF_{2\alpha}$ 具有可溶解黄体的作用，急剧降低血中黄体酮水平，使子宫内膜脱落，引发月经。

【临床应用】

1. 足月引产和流产 前列腺素作为一种引产药和流产药是比较安全有效的。它能引起大幅度和高频率的子宫收缩，尤其对中期妊娠流产安全可靠。

2. 抗早孕 对于停经 49 天内的早孕患者，前列腺素催经止孕的成功率可达 90% 以上。此外，PGE_2 能促使子宫收缩，妨碍受精卵着床而抗早孕。

【不良反应】 主要为恶心、呕吐、腹痛等胃肠兴奋症状。严重心、肝、肾疾病，青光眼和哮喘患者禁用。

相关链接

兴奋子宫平滑肌的中草药

益母草(leonurus heterophyllus sweet)为唇形科植物，又名益母蒿，药用全草，全国各地都有分布。有效成分为生物碱(如益母草碱 leonurine 等)。动物试验显示益母草能兴奋子宫平滑肌，增加子宫收缩频率，也能提高其张力，但作用较脑垂体后叶制剂为弱。临床用于产后止血和促使产后子宫复原。

当归(angelica sinensis)为伞形科植物，药用其根，为中医妇科常用药物，应用历史悠久。动物试验证明，当归对子宫的作用与其化学成分及子宫机能状态有关。当归所含挥发油成分对子宫有抑制作用；其水溶性非挥发性碱性成分则对子宫具有兴奋作用。当子宫内加压时，当归使其收缩力加强；不加压时，则有轻微抑制作用。用于治疗痛经和月经不调。

制剂及用法

缩宫素(oxytocin)

皮下或肌内注射,2～5U/次,或用5%葡萄糖500mL稀释后缓慢静脉滴注。极量:20U/次。

马来酸麦角新碱(ergometrine maleate)

口服,0.2～0.5mg/次;肌内注射,0.2～0.5mg/次,必要时半小时后重复一次;静脉滴注,0.2mg以5%葡萄糖液稀释后应用。极量:肌内或静脉注射,0.5mg/次,1mg/日。

酒石酸麦角胺(ergotamine tartrate)

口服,1mg/次;皮下或肌内注射,0.25mg/次。

麦角流浸膏(ergot liquid extract)

2mL/次,3次/日,连续口服2～3日。极量:12mL/日。

复习思考题

1. 试述缩宫素兴奋子宫平滑肌的作用机制及其临床应用。
2. 试述麦角生物碱的分类、药理作用及临床应用。
3. 试述前列腺素兴奋子宫平滑肌的特点。

(江苏大学医学院　郭　齐)

第二十八章　肾上腺皮质激素类药物

学习目标

1. 掌握糖皮质激素类药物的药理作用、临床应用和不良反应。
2. 了解糖皮质激素类药物的作用机制、使用方法和疗程。

肾上腺皮质激素(adrenocortical hormones)是肾上腺皮质合成与分泌的所有激素的总称，按其主要生理作用分为三类：① 盐皮质激素(mineral corticoids)，由球状带合成和分泌，包括醛固酮和去氧皮质酮；② 糖皮质激素(glucocorticoids)，由束状带合成和分泌，主要有氢化可的松(hydrocortisone，皮质醇，cortisol)和可的松(cortisone)等，其分泌和生成受促皮质素(ACTH)调节；③ 性激素(sex hormones)，由网状带分泌。通常所指肾上腺皮质激素不包括后者。临床常用的皮质激素是糖皮质激素。

【化学结构及构效关系】

肾上腺皮质激素的基本结构为甾核，属甾体类化合物，构效关系密切：① C_3的酮基、C_{20}的羰基及$C_{4\sim5}$的双键为保持生理功能所必需。② 糖皮质激素的C_{17}上有—OH；C_{11}上有═O或—OH。③ 盐皮质激素的C_{17}上无—OH；C_{11}上无═O或C_{11}上有O但与C_{18}相连。④ $C_{1\sim2}$为双键及C_6引入—CH_3则抗炎作用增强、水盐代谢作用减弱。⑤ C_9引入—F，C_{16}引入—CH_3或—OH则抗炎作用更强、水盐代谢作用更弱。为了提高皮质激素的疗效，减少不良反应，对它们的结构进行改造获得了许多新型药物(图28-1)。

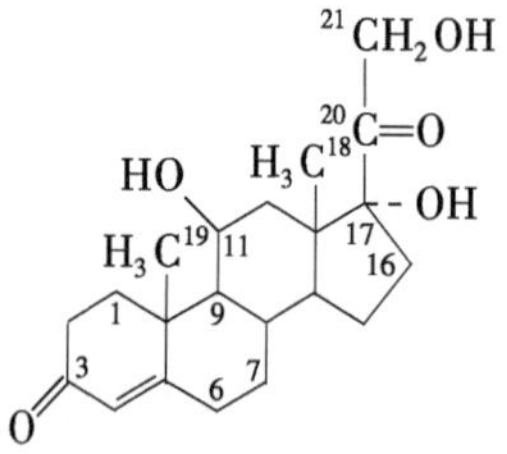

氢化可的松(hydrocortisone)

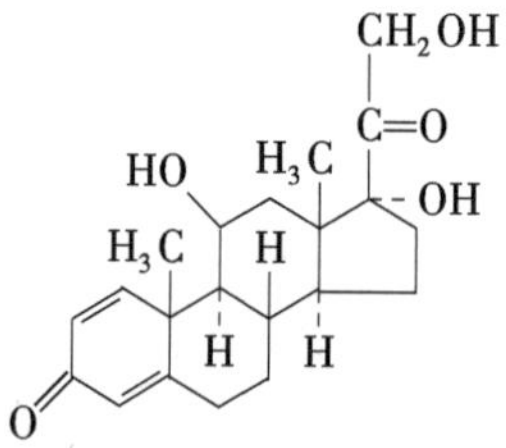

泼尼松龙(prednisolone)

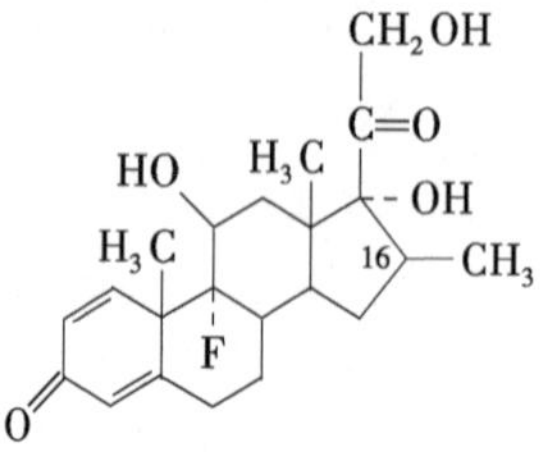

倍他米松(betamethasone)

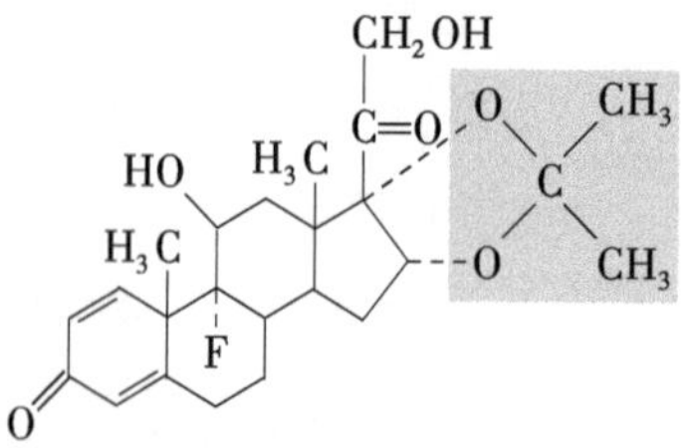

曲安西龙(triamcinolone)

图28-1　肾上腺皮质激素类药物的化学结构

第一节　糖皮质激素

糖皮质激素(glucocorticoids, GCS)的作用广泛而复杂,且剂量随患者状况不同而变化。生理情况下所分泌的糖皮质激素主要影响正常物质代谢过程,超过生理浓度(药理剂量)时,糖皮质激素还有抗炎、免疫抑制和抗休克等广泛的药理作用。

【体内过程】 糖皮质激素类药物口服或注射都可吸收。口服可的松或氢化可的松后1~2h血药浓度可达高峰,一次给药作用持续8~12h。氢化可的松入血后约90%与血浆蛋白可逆性结合,其中80%与皮质激素转运蛋白(corticosteroid binding globulin,CBG)特异性结合,10%与白蛋白结合。CBG主要在肝脏合成。肝病时CBG合成减少,肾脏疾病时则因蛋白质从尿中排出,使CBG水平降低,游离型药物则增加。故肝、肾疾病时糖皮质激素的作用可增强,较易发生不良反应。

糖皮质激素类药物主要在肝脏内代谢,代谢物大部分从尿排出。故肝、肾功能不全时,$t_{1/2}$可延长。根据生物半衰期的长短,可将糖皮质激素类药物分为短效、中效和长效三类。

可的松和泼尼松需在肝内分布转化为氢化可的松和泼尼松龙才能产生生物效应,故严重肝功能不全的患者只宜用氢化可的松或泼尼松龙。与肝药酶诱导剂合用时,需加大皮质激素的用量。常用糖皮质激素类药物的药动学和药效学比较见表28-1。

表28-1　常用糖皮质激素类药物的分类

类别	药物	水盐代谢(比值)	糖代谢(比值)	抗炎作用(比值)	等效剂量(mg)	半衰期(min)	半效期(min)
短效	氢化可的松	1.0	1.0	1.0	20	90	8~12
	可的松	0.8	0.8	0.8	25	90	8~12
中效	泼尼松	0.6	3.5	3.5	5	>200	12~36
	泼尼松龙	0.6	4.0	4.0	5	>200	12~36
	甲泼尼龙	0.5	5.0	5.0	4	>200	12~36
	曲安西龙	0	5.0	5.0	4	>200	12~36
长效	地塞米松	0	30	30	0.75	>300	36~54
	倍他米松	0	30~35	25~35	0.60	>300	36~54
外用	氟氢可的松	125		12			
	氟轻松			40			

【生理效应】

1. 糖代谢　糖皮质激素类药物可通过促进糖原异生,减慢葡萄糖分解和减少组织对葡萄糖的摄取和利用,增加肝脏和肌肉的糖原含量,升高血糖,有加重和诱发糖尿病的倾向。

2. 蛋白质代谢　糖皮质激素类药物可加速组织的蛋白质分解,抑制蛋白质的合成,引起负氮平衡。大量长期可导致生长减慢、肌肉消瘦、皮肤变薄、骨质疏松、淋巴组织萎缩和伤口愈合延迟等。

3. 脂肪代谢　促进脂肪分解,抑制脂肪合成。久用糖皮质激素类药物能升高血浆胆固醇,促进皮下脂肪分解,使脂肪重新分布在面部、上胸部、颈背部、腹部和臀部,形成向心性肥胖。

4. 水和电解质代谢　有较弱的盐皮质激素样作用,能潴钠排钾,增加细胞外液,进而导致高血压与水肿。过多还可引起低血钙,长期应用可致骨质脱钙。

【药理作用与作用机制】

1. 非特异性抗炎作用　炎症是由物理、化学、生物、免疫等多种原因造成机体损害后所引起的防御反应。糖皮质激素类药物对各种原因引起的炎症和不同阶段的炎症都有强大的抑制作用。在炎症早期可减轻渗出、水肿、毛细血管扩张、白细胞浸润及吞噬反应,从而改善红、肿、热、痛等症状;在炎症后期可抑制毛细血管和成纤维母细胞的增生,延缓肉芽组织生成,防止粘连及瘢痕形成,减轻后遗症。糖皮质激素产生这些作用的机制十分复杂,目前尚未完全阐明,可能与下列因素有关。

(1) 抑制炎症介质白三烯(LT)、花生四烯酸等代谢产物的合成:前者有较强的白细胞趋化作用和增加血管通透性的作用,后者可引起红、肿、热、痛等炎症反应。GCS 可通过增加脂皮素的合成及释放而抑制炎症介质白三烯、前列腺素(PG)及血小板活化因子(PAF)的生成,因为脂皮素可抑制脂质生成所必需的磷脂酶 A_2(PLA$_2$)。GCS 还可以诱导血管紧张素转化酶(ACE)而降解缓激肽(可引起血管舒张和致痛),产生抗炎作用。

(2) 抑制细胞因子(cytokine)的产生与功能:细胞因子在慢性炎症中起到重要作用。它们能促进血管内皮细胞黏附白细胞,使其从血液渗出到炎症部位,并能使内皮细胞、中性粒细胞及巨噬细胞活化,还能使血管通透性增加,刺激成纤维细胞增生及淋巴细胞增生与分化。GCS 能抑制一些与慢性炎症有关的细胞因子,如白介素 1(IL-1)、肿瘤坏死因子 α(TNF-α)、巨噬细胞集落刺激因子(GM-CSF)、1L-3、1L-4、1L-5、1L-6、1L-8 的转录,强烈抑制细胞因子介导的炎症。也有证据证明,GCS 也可通过抑制 IL-2 受体的合成等机制对抗细胞因子的效应。

(3) 稳定溶酶体膜:GCS 可减少细胞释放组胺、5-HT 等致炎物质,并减少多种水解酶的释放,减少组织的降解和破坏,减轻炎症反应。

(4) 减少炎症时毛细血管的通透性:许多细胞因子能诱导一氧化氮合酶(NO synthase, NOS),使 NO 生成增多而增加炎性部位的血浆渗出,形成水肿及组织损伤,加重炎症症状。GCS 能通过抑制巨噬细胞中 NOS 而发挥抗炎作用。GCS 还能促进黏多糖合成并抑制其降解,保护细胞间质。

(5) 抑制肉芽组织中 DNA 的合成,抑制成纤维细胞增生,减少胶原纤维和细胞间质增生,抑制肉芽组织及瘢痕组织的形成,减轻炎症后遗症。

但必须注意,炎症反应是机体的一种防御功能,炎症后期的反应更是组织修复的重要过程。因此,糖皮质激素在抑制炎症、减轻症状的同时,也可能降低机体的防御能力,导致感染扩散,阻碍创口愈合。

糖皮质激素的靶细胞广泛分布于肝、肺、脑、骨、胃肠平滑肌、骨骼肌、淋巴组织、成纤维细胞、胸腺等处。各类细胞中受体的密度也各不相同。糖皮质激素抗炎的机制主要在于糖皮质激素与靶细胞内糖皮质激素受体(GR)相结合,影响了参与炎症的一些蛋白质的基因转录。

人类GR由约777个氨基酸构成。其C端与GCS结合,其中531～754个氨基酸残基与激素结合的特异性有关;GR中央有两个锌指(zine finger),各结合4个半胱氨酸,是受体的DNA结合部位;其N端的421个氨基酸残基与其他蛋白质结合,调节基因的表达。

未活化的GR在胞质内与热休克蛋白(heat shock protein, HSP)90等结合成一种复合物。一旦GCS与GR结合,HSP 90被解离,则被活化的GSC-GR复合物迅速进入核内,与靶基因启动子(promoter)的糖皮质激素反应成分(glucocorticoid response element, GRE)——正性和负性GRE相结合,相应地引起转录增加或减少,继而通过mRNA影响与炎症有关的蛋白质的合成而抑制炎症过程的多个环节。如对细胞因子、炎症介质及一氧化氮合酶的影响,从而对抗炎症反应。GCS也可以影响翻译后蛋白质的加工过程或同时影响一些与跨膜信息传递有关的酶,如磷脂酶A_2,产生抗炎作用。(图28-2)

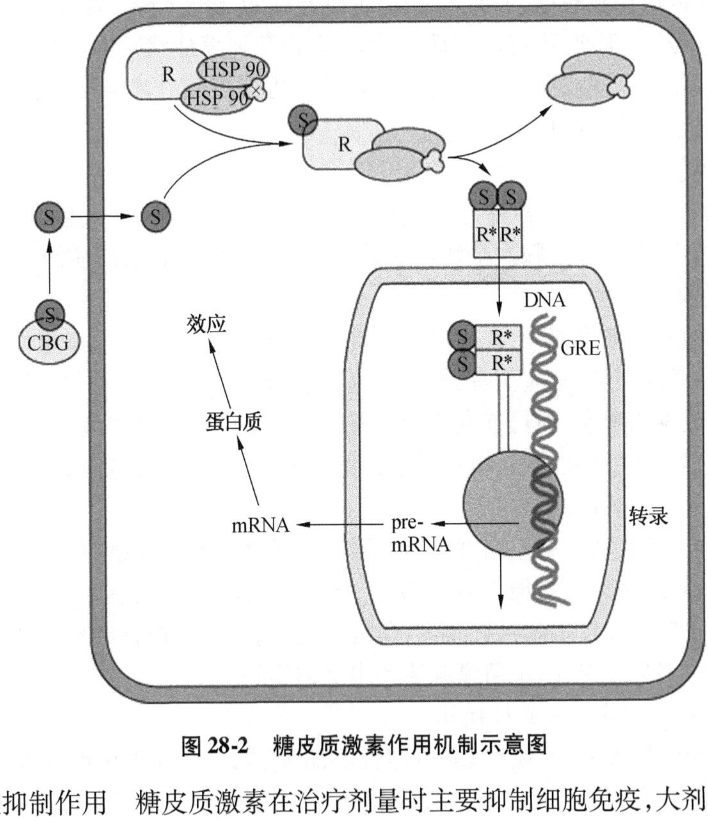

图28-2　糖皮质激素作用机制示意图

2. 免疫抑制作用　糖皮质激素在治疗剂量时主要抑制细胞免疫,大剂量则能抑制抗体生成,干扰体液免疫。原因可能与其选择性地作用于T细胞亚群,特别与增强了Ts抑制B细胞的作用有关。糖皮质激素的免疫抑制作用还没有完全阐明,可能对免疫许多环节均有抑制作用:① 通过抑制巨噬细胞对抗原的吞噬和处理,抑制免疫反应的起始过程;② 通过抑制多种细胞因子的产生,抑制免疫反应的多个环节;③ 通过抑制炎症反应,抑制免疫反应的效应阶段;④ 糖皮质激素能抑制淋巴细胞DNA和蛋白质的合成,干扰淋巴细胞在抗原刺激下的分裂和增生。

3. 抗休克　大剂量糖皮质激素可用于各种严重休克,尤其中毒性休克。糖皮质激素抗休克的机制可能与下列因素有关：① 扩张痉挛收缩的血管，加强心肌收缩；② 降低血管对某些收缩血管活性物质的敏感性，使微循环血流动力学恢复正常，改善休克状态；③ 稳定溶酶体膜，减少心肌抑制因子的形成；④ 提高机体对内毒素的耐受力，使内毒素致死量提高达数倍至数十倍。

4. 其他作用

（1）血液与造血系统：糖皮质激素能刺激骨髓造血功能，使红细胞和血红蛋白含量增多，大剂量使血小板及纤维蛋白原浓度升高；还能增加中性粒细胞数目，但却抑制其游走、消化、吞噬等功能。此外，其还能使淋巴细胞减少、淋巴组织萎缩、嗜酸性粒细胞和嗜碱性粒细胞数目减少。

（2）中枢神经系统：糖皮质激素能提高中枢神经系统的兴奋性，出现欣快、失眠、激动等，甚可诱发精神失常。大剂量有时可致儿童惊厥或癫痫样发作。

（3）退热作用：糖皮质激素类药物可抑制体温中枢对致热原的反应，同时由于能稳定溶酶体膜，使内源性致热原的释放减少，而使升高的体温下降。用于严重的中毒性感染。但在发热诊断未明前，不可滥用糖皮质激素，以免掩盖症状贻误诊断。

（4）消化系统：糖皮质激素类药物可使胃酸和胃蛋白酶分泌增多，提高食欲，促进消化，但大剂量应用可诱发或加重溃疡病。

【临床应用】

1. 替代疗法　用于治疗各种急性或慢性肾上腺皮质功能不全（包括肾上腺危象）、脑垂体前叶功能减退及肾上腺次全切除术后的补充。常需配合盐皮质激素。

2. 严重感染或炎症

（1）严重的急性细菌感染：在应用有效抗菌药的同时，可用皮质激素做辅助治疗，如中毒性菌痢、中毒性肺炎、重症伤寒、暴发性流行性脑炎、急性粟粒性肺结核及败血症等。病毒性感染一般不用激素，因目前尚无有效的抗病毒药物，用皮质激素后可降低机体的防御能力反使感染扩散而加剧。但对严重传染性肝炎、流行性腮腺炎、麻疹等，为预防病变恶化和防止并发症，可慎用之。

（2）防止炎症后遗症：可应用糖皮质激素防止某些炎症后遗症，如结核性脑膜炎、脑炎、心包炎、风湿性心瓣膜炎、损伤性关节炎、睾丸炎及烧伤后瘢痕挛缩等。早期应用糖皮质激素可防止后遗症发生。对虹膜炎、角膜炎、视网膜炎和视神经炎等非特异性炎症，应用后也可迅速消炎止痛，防止角膜混浊和瘢痕粘连的发生。

3. 自身免疫性疾病和过敏性疾病

（1）自身免疫性疾病：如风湿热、风湿性心肌炎、风湿性及类风湿性关节炎、系统红斑狼疮、皮肌炎、自身免疫性溶血性贫血及肾病综合征等应用糖皮质激素后可缓解症状。一般采用综合疗法，不单独使用。

（2）过敏性疾病：如荨麻疹、花粉症、血清病、血管神经性水肿、过敏性鼻炎、严重输血反应和过敏性休克等，一般先以肾上腺素受体激动药和抗组胺药治疗，病情严重或无效时，可应用糖皮质激素。

（3）器官移植排斥反应：异体器官移植手术后产生的排异反应也可应用糖皮质激素，与环孢素等免疫抑制剂合用。

4. 抗休克　糖皮质激素主要用于感染中毒性休克，在有效抗菌药治疗下，可及早突击使用大剂量糖皮质激素，见效后即停药；对过敏性休克，首选与肾上腺素合用；对心源性休克，需结合病因治疗；对低血容量性休克，在补液、补电解质或输血后效果不佳者，可合用超大剂量糖皮质激素。

5. 血液病　糖皮质激素可用于治疗急性淋巴细胞性白血病、再生障碍性贫血、粒细胞减少症、血小板减少症和过敏性紫癜等。但疗效不一，停药后易复发。

6. 局部应用　对接触性皮炎、湿疹、肛门瘙痒、牛皮癣等都有疗效，宜用氢化可的松、泼尼松龙或氟轻松等外用制剂。对天疱疮及剥脱性皮炎等严重病例需全身用药。

【不良反应】

1. 长期大量应用引起的不良反应

（1）医源性肾上腺皮质功能亢进：糖皮质激素可引起脂质代谢和水盐代谢紊乱，表现为满月脸、水牛背、向心性肥胖、皮肤及皮下组织变薄、痤疮、多毛、低血钾、高血压和糖尿等。一般停药后可自行消退，必要时可采取对症治疗。

（2）诱发或加重感染：由于糖皮质激素抑制机体防御功能，长期应用可诱发感染或使体内潜在感染灶扩散，特别是原有疾病已使抵抗力降低者，如肾病综合征、肺结核、再生障碍性贫血等。结核病患者必要时应并用抗结核药。

（3）消化系统并发症：糖皮质激素能使胃酸、胃蛋白酶分泌增加，抑制胃黏液分泌，降低胃黏膜抵抗力，从而诱发或加重胃、十二指肠溃疡，甚至导致消化道出血或穿孔。少数患者可诱发脂肪肝、胰腺炎。

（4）心血管系统并发症：长期用药可引起高血压和动脉粥样硬化。

（5）骨质疏松、肌肉萎缩、伤口愈合延迟：这与皮质激素促进蛋白质分解、抑制其合成及增加钙、磷排泄有关。骨质疏松多见于儿童、老人和绝经期妇女，严重者可致自发性骨折。对儿童因抑制生长激素分泌和造成负氮平衡，还可影响生长发育。

（6）其他：可致精神失常，有精神病或癫痫病史者禁用或慎用。

2. 停药反应

（1）医源性肾上腺皮质萎缩和功能不全：长期服用糖皮质激素，通过负反馈抑制下丘脑－垂体前叶分泌促皮质激素（ACTH），引起肾上腺皮质萎缩和功能不全。肾上腺皮质功能恢复的时间与剂量、用药期限和个体差异有关。停药后，垂体分泌 ACTH 的功能一般需3～5 个月才能恢复，肾上腺皮质对 ACTH 的反应恢复约需 6～9 个月或更久。此时不可突然停药或减量过快。大多数患者在停药后通常情况并无明显表现，少数患者如遇感染、创伤、手术等应激情况，可发生肾上腺危象，表现乏力、恶心、呕吐、低血压，甚至休克等症状，需及时抢救。

（2）反跳现象：其发生原因可能是患者对糖皮质激素产生了依赖性或病情尚未完全控制，突然停药或减量过快，可导致原有病症复发或加重，称为反跳现象。常需加大剂量再行治疗，待症状缓解后再逐渐减量、停药。

曾患或现患严重精神病和癫痫、活动性消化性溃疡、新近胃肠吻合术、骨折、创伤修复期、角膜溃疡、肾上腺皮质功能亢进症、严重高血压、糖尿病、抗菌药物不能控制的感染（如水痘、霉菌）等患者和孕妇禁用皮质激素。当适应证与禁忌证同时并存时，应全面分析，权衡利弊，慎重决定。一般来说，病情危急的适应证，虽有禁忌证存在，仍不得不用。待危急情况过去后，尽早停药或减量。

【用法与疗程】

1. 小剂量替代疗法　适用于治疗急、慢性肾上腺皮质功能不全症、垂体功能减退及肾上腺次全切除术后。一般给予维持量，可的松每日 12.5 ~ 25mg，或氢化可的松每日 10 ~ 20mg。

2. 一般剂量长期疗法　主要用于自身免疫性疾病和血液病，如结缔组织病、肾病综合征、顽固性支气管哮喘、各种恶性淋巴瘤、淋巴细胞性白血病等。一般开始时用泼尼松口服 10 ~ 20mg 或相应剂量的其他皮质激素制剂，一日 3 次，获得临床疗效后，逐渐减量，直到最小维持量。疗程一般为 6 ~ 12 个月。

3. 大剂量冲击疗法　主要用于严重中毒性感染及各种休克。常用氢化可的松静脉给药，首剂 200 ~ 300mg，一日量可超过 1g，以后逐渐减量，疗程不超过 3 ~ 5 日。对于休克，有人主张用超大剂量，每次静脉注射 1g，每日 4 ~ 6 次。

4. 隔日疗法　ACTH 和皮质激素的分泌具有昼夜节律性，每日上午 8 ~ 10 时是分泌高峰，随后逐渐下降，午夜 12 时是低潮。临床用药可顺应这种节律，将一日或两日的总药量在隔日的早晨一次给予，此时正值激素正常分泌高峰，对肾上腺皮质功能的抑制较小。实践证明，外源性皮质激素类药物对垂体-肾上腺皮质轴的抑制性影响，在早晨最小，午夜最大。通常在长期疗法中采用这种给药法，隔日服药以用泼尼松、泼尼松龙等中效制剂较好。

第二节　盐皮质激素

醛固酮（aldosterone）和去氧皮质酮（deoxycorticosterone）属盐皮质激素。它们对于维持机体正常的水盐代谢起着重要作用，其糖皮质激素样作用较弱。它们能促进肾远曲小管对 Na^+、Cl^- 的重吸收和 H^+、K^+ 的排出，发挥保钠排钾的作用。在增加细胞外液容积及 Na^+ 浓度的同时，还降低细胞外液 K^+ 浓度。临床主要用于慢性肾上腺皮质功能减退症，纠正患者失钠、失水和钾潴留等，恢复水和电解质的平衡。

第三节　促皮质激素和皮质激素抑制药

一、促皮质激素

促皮质素（corticotrophin，adrenocorticotropic hormone，ACTH）是维持肾上腺正常形态和功能的重要激素。它在下丘脑促皮质激素释放激素（CRH）的作用下，由垂体前叶合成和分泌，糖皮质激素也对 CRH 和 ACTH 产生负反馈调节作用。在生理情况下，下丘脑、垂体和肾上腺三者处于动态平衡中，ACTH 缺乏，将引起肾上腺皮质萎缩、分泌功能减退。ACTH 还有控制本身释放的短负反馈调节。

ACTH 口服易被胃蛋白酶破坏，只能注射给药。血浆半衰期为 15min。一般在给药后 2h，皮质才开始分泌氢化可的松。临床用于诊断垂体前叶-肾上腺皮质功能水平，以及用于长期使用皮质激素的停药前后，以防发生皮质功能不全。由于临床应用的 ACTH 制剂多来自于牛、羊、猪垂体，易引起过敏，现已少用。

二、皮质激素抑制药

皮质激素抑制药能阻断皮质激素的生物合成，可用于垂体-肾上腺皮质轴的功能检查和肾上腺皮质肿瘤的治疗。临床常用的有米托坦和美替拉酮。

米托坦

米托坦(mitotan)能相对选择性地作用于肾上腺皮质的束状带及网状带细胞，使其萎缩、坏死，用药后血、尿中氢化可的松及其代谢产物迅速减少，但不影响球状带，故醛固酮分泌不受影响。主要用于不可切除的皮质癌、切除复发癌及皮质癌术后辅助治疗。可有厌食、恶心、腹泻、皮疹、嗜睡、头痛、眩晕、乏力、中枢抑制及运动失调等不良反应。

美替拉酮

美替拉酮(metyrapone)能抑制11β-羟化反应，干扰11-去氧皮质酮转化为皮质酮及11-去氧氢化可的松转化为氢化可的松，而降低它们的血浆水平；但能反馈性地促进ACTH分泌，导致11-去氧皮质酮和11-去氧氢化可的松代偿性增加，故尿中17-羟类固醇排泄也相应增加，故不能以尿中代谢产物的多少评价疗效。临床用于治疗肾上腺皮质肿瘤和产生ACTH的肿瘤所引起的氢化可的松过多症和皮质癌。还可用于垂体释放ACTH功能试验。不良反应较少，可有眩晕、消化道反应等。

相关链接

糖皮质激素非基因组效应

过去人们认为糖皮质激素(glucocorticoid, GC)仅仅是通过改变基因的表达来发挥其生理作用，这个过程需要几个小时来完成。然而，近年来越来越多的证据表明，GC对激素分泌、神经元兴奋性、机体行为及细胞形态、糖类代谢等具备快速效应，这些过程往往在数秒钟或者数分钟内完成，这种作用机制被称为GC的非基因组作用机制。GC的非基因组作用可能主要通过两种不同的机制起作用：① 通过细胞膜上或者细胞质内结构未知的糖皮质激素受体(glucocorticoid receptor, GR)来发挥非基因组作用，即为特异性非基因组效应；② GC主要通过改变细胞膜理化作用来发挥效应，也称为非特异性非基因组效应(nonspecific nongenomic effects, NSNE)。对非基因组机制进行深入研究将有利于糖皮质激素的临床合理应用。

制剂及用法

醋酸可的松(cortisone acetate)

替代(补充)疗法：口服，12.5～37.5mg/日，分2次；药理治疗：口服，开始75～300mg/日，分3～4次，维持量25～50mg/日。肌内注射，25～125mg/次，2～3次/日，用前摇匀。

氢化可的松(hydrocortisone, cortisol)

替代(补充)疗法：口服，20～30mg/日，分2次；药理治疗：口服，开始60～120mg/日，分3～4次，维持量 20~40mg/日。静脉滴注,100~200mg/次或更多,1~2 次/日,临用时以等渗氯化钠溶液或 5% 葡萄糖溶液 500mL 稀释。0.5%~2.5% 软膏外用。

氢化可的松琥珀酸钠酯(hydrocortisone sodium succinate)

肌内或静脉注射,135mg 相当于氢化可的松 100mg。

泼尼松(prednisone)

开始一般剂量 5~15mg/次,3~4 次/日,维持量 5~10mg。

泼尼松龙(prednisolone)

口服,开始 20~40mg/日,分 3~4 次,维持量 5mg/日。静脉滴注,10~20mg/次,加入 5% 葡萄糖液 50~500mL 中。

甲泼尼龙(methylprednisolone)

口服,开始 16~40mg/日,分 4 次,维持量 4~8mg/日。注射用其琥珀酸钠酯,53mg 相当于甲泼尼龙 40mg。

氟氢可的松(fludrocortisone)

口服,0.1~0.3mg/日,用于替代疗法。

地塞米松(dexamethasone)

口服,开始 0.75~1.5mg/次,每日 3~4 次,维持量 0.5~0.75mg/日。皮下、肌内或静脉注射,5~10mg/次,2 次/日。

曲安西龙(triamcinolone)

开始 8~40mg/日,分 1~3 次,维持量 4~8mg/日。肌内注射,40~80mg/次,1 次/周。关节腔内或皮损部位注射,10~25mg/次。

倍他米松(betamethasone,celestone)

口服,开始 1.5~2mg/日,分 3~4 次,维持量 0.5~1mg/日。

氟轻松(fluocinolone acetonide)

0.01%~0.025% 软膏剂、洗剂、霜剂,外用,3~4 次/日。

促皮质素(corticotrophin)

静脉滴注,5~25U/次,溶于生理盐水内,于 8h 内滴入,1 次/日。肌内注射,25~50U/次。

美替拉酮(metyrapone)

在 2 天对照观察期后,口服,750mg/4h,共 6 次。

复习思考题

1. 糖皮质激素的药理作用、临床应用和不良反应各是什么?
2. 简述糖皮质激素的抗炎作用机制。

(江苏大学医学院　李　静)

第二十九章 甲状腺激素及抗甲状腺药

学习目标

1. 掌握抗甲状腺药的作用原理、临床应用及不良反应。
2. 了解甲状腺激素的临床应用。

甲状腺激素(thyroid hormone)是维持机体正常代谢和生长发育所必需的激素,包括甲状腺素(thyroxine,T_4,四碘甲状腺原氨酸)和三碘甲状腺原氨酸(T_3)。甲状腺激素是由甲状腺滤泡上皮细胞合成和分泌的,激素分泌过多或过少都能引起疾病。当甲状腺功能低下时,激素分泌不足,可引起呆小病或黏液性水肿,需要用甲状腺激素类药物治疗;当甲状腺功能亢进时,激素合成、分泌增多,可引起甲状腺肿大及代谢紊乱,需要用抗甲状腺药治疗。

第一节 甲状腺激素

甲状腺激素是由甲状腺合成、贮存和释放的一类碘化酪氨酸的衍生物,包括甲状腺素和三碘甲状腺原氨酸,它们是维持机体生长发育和组织代谢所必需的激素。

【甲状腺激素的合成、贮存、分泌】 T_3和T_4是在甲状腺球蛋白(TG)上合成的,过程如下:① 血液循环中的碘化物被甲状腺细胞通过碘泵主动摄取;② 在过氧化物酶的作用下,碘化物被氧化成活性碘或氧化碘中间产物(I^+),活性碘与TG上的酪氨酸残基结合,生成一碘酪氨酸(MIT)和二碘酪氨酸(DIT);③ 在过氧化物酶的作用下,一分子MIT和一分子DIT偶联成T_3,两分子DIT偶联成T_4。T_3和T_4贮存于滤泡腔内的胶质中。④ 在蛋白水解酶的作用下,T_3和T_4从TG中释放并进入血液。(图29-1)

【甲状腺激素的调节】 下丘脑分泌促甲状腺素释放激素(thyrotropin releasing hormone,TRH),TRH顺血液进入垂体前叶细胞,引起促甲状腺素(thyrotropin,TSH)的分泌。TRH和TSH最终促进甲状腺功能,使血中T_3和T_4浓度升高;血中T_3和T_4的浓度又对TSH和TRH的释放起负反馈调节作用,维持甲状腺激素的正常水平。

【体内过程】 T_3和T_4口服可吸收,生物利用度分别为90%~95%和50%~70%,与血浆蛋白结合率均可达99%。但T_3与蛋白质的亲和力低于T_4,其游离量可为T_4的10倍,且作用快、强、短,$t_{1/2}$为2天;而T_4则作用慢、弱、久,$t_{1/2}$为5天。T_3和T_4主要在肝、肾线粒体内脱碘,并与葡萄糖醛酸或硫酸结合而经肾排泄。甲状腺激素可通过胎盘和进入乳汁,妊娠和哺乳期应予注意。

【药理作用】

1. 维持正常生长发育 甲状腺激素为人体生长发育所必需,能促进蛋白质合成,对神经系统的发育影响尤其重要。在机体生长发育时期，甲状腺功能不足时，躯体和智力发育均受影响，可致呆小病(cretinism，克汀病)。成人甲状腺功能不全时，则可引起黏液性水肿(myxedema)。

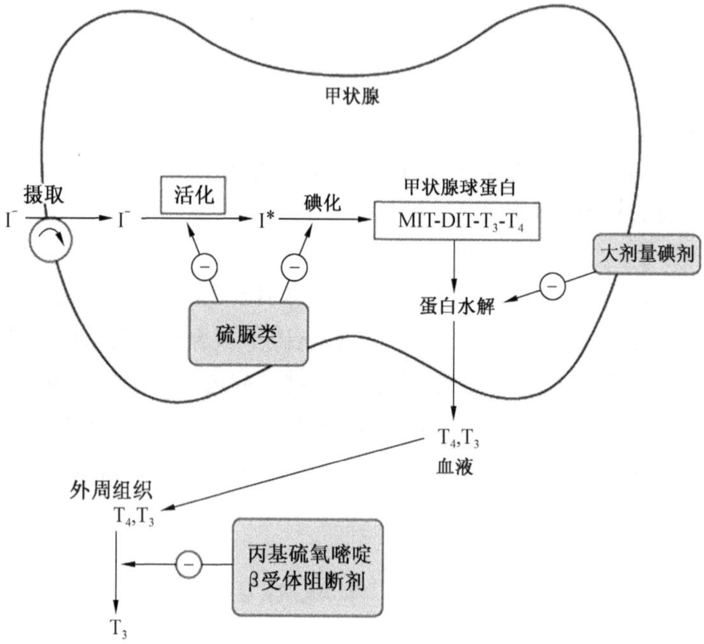

图 29-1 甲状腺激素合成分泌及抗甲状腺药作用环节示意图

2. 促进代谢 甲状腺激素能促进物质氧化，增加组织耗氧量，提高基础代谢率，使产热增加。甲状腺功能亢进时有怕热、多汗等症状。

3. 神经系统及心血管效应 甲状腺激素能提高机体对儿茶酚胺的反应性，这可能与甲状腺激素增加肾上腺素受体有关。甲状腺功能亢进时，患者出现情绪易激动、急躁、震颤、失眠和心率加快、心排血量增加、收缩压升高等现象。

【临床应用】 主要用于甲状腺功能低下的替代补充治疗。

1. 呆小病 甲状腺功能减退始于胎儿或新生儿，诊治愈早，身体发育和智力改善的可能性愈大，但仍需终身治疗。若治疗过晚，则智力仍然低下。

2. 黏液性水肿 一般用甲状腺片，从小剂量开始，渐增加至足量。应终身服药。

3. 单纯性甲状腺肿 给予适量甲状腺激素，既可补充内源性的不足，又能抑制 TSH 的过度分泌，以缓解甲状腺组织代偿性增生肥大。由于缺碘所致者应补碘。

【不良反应】 过量可引起甲状腺功能亢进的临床表现，如多汗、体重下降、急躁、失眠、神经过敏等，甚至出现震颤、发热等。老人和心脏病患者服用甲状腺素，可发生心绞痛和心肌梗死。一旦出现上述现象，应停药，并用 β 受体阻断药对抗。

第二节　抗甲状腺药

抗甲状腺药是治疗各种原因引起的甲状腺功能亢进的有效药物，目前常用的有硫脲类、碘和碘化物、放射性碘和β受体阻断药。

一、硫脲类

目前常用的硫脲类（thioureas）可分为硫氧嘧啶类和咪唑类，前者包括甲硫氧嘧啶（methylthiouracil）、丙硫氧嘧啶（propylthiouracil）；后者包括甲巯咪唑（thiamazole，他巴唑）和卡比马唑（carbimazole，甲亢平）。

【体内过程】　硫氧嘧啶类口服后吸收迅速，生物利用度约为50%～80%，血浆蛋白结合率约为75%，体内分布较广以甲状腺浓集较多，易进入乳汁和通过胎盘。主要在肝脏代谢，$t_{1/2}$为2h。

甲巯咪唑的血浆半衰期为6h，但在甲状腺组织中药物浓度可维持16～24h，其疗效与甲状腺内药物浓度有关，而后者的高低又与每日给药量呈正相关。卡比马唑为甲巯咪唑的衍生物，在体内转化为甲巯咪唑而发挥作用。

【药理作用与作用机制】

1. 基本作用是抑制甲状腺过氧化物酶所介导的酪氨酸的碘化和偶联，使氧化碘不能结合到甲状腺球蛋白上，从而抑制甲状腺激素的生物合成。硫脲类药物对已合成激素无效，须待已合成的甲状腺激素被消耗后才能完全生效。一般用药2～3周甲状腺功能亢进症状开始减轻，1～3个月基础代谢率才恢复正常。长期用药后，由于T_3和T_4水平下降，可反馈性增加TSH的分泌而引起腺体代偿性增生，腺体肥大、充血，甚至产生压迫症状。

2. 丙硫氧嘧啶还能抑制外周组织T_4转化为T_3，能迅速控制血清中生物活性较强的T_3水平，故在重症甲亢、甲亢危象时该药可作为首选药物。

3. 一般认为，甲亢的发病与自体免疫机制异常有关。硫脲类尚有免疫抑制作用，能轻度抑制免疫球蛋白的生成，使血循环中甲状腺刺激性免疫球蛋白（thyroid stimulating immunoglobulin，TSI）降低。所以本类药物除控制甲状腺功能亢进症状外，对病因也有一定的治疗作用。

【临床应用】　主要用于甲状腺功能亢进。

1. 内科药物治疗　适用于轻症不需手术治疗或不适宜手术和放射性碘治疗者，如儿童、青少年、术后复发、中重度患者而年老体弱或兼有心、肝、肾、出血性疾病等患者。开始给大剂量以对抗甲状腺激素合成，产生最大抑制。经1～3个月后，当症状明显减轻、基础代谢率接近正常时，药量即可逐渐减少，直至维持量，继续使用1～2年。

2. 手术前准备　对需做甲状腺次全切除术的患者，为减少在麻醉和手术后的并发症，防止术后发生甲状腺危象，在手术前应服用硫脲类药物，使甲状腺功能控制到正常或接近正常水平。用硫脲类药物后甲状腺增生充血，不利于手术进行，故应在术前两周加服碘剂，减少出血。

3. 甲状腺危象的治疗　感染、手术、外伤等应激诱因可使大量甲状腺激素突然释放入血，导致甲状腺危象，表现为甲亢症状急剧恶化，高热、虚脱、心力衰竭、肺水肿、水电解质紊乱等，严重时可致死亡。此时，除消除诱因、对症治疗外，主要给予大剂量碘剂以抑制甲状腺激素释放，并立即应用硫脲类（常选用丙硫氧嘧啶）阻止甲状腺激素的合成并可迅速降低血液中 T_3 水平。

【不良反应】 常见的不良反应有药疹、瘙痒等变态反应，停药后可恢复正常。严重不良反应有粒细胞缺乏症，一般发生在治疗后的 2～3 个月内，故应定期检查血象。因甲状腺功能亢进本身也可引起白细胞减少，故须加以鉴别。本类药物慎用于孕妇，禁用于哺乳期妇女，以免经胎盘和乳汁影响胎儿和婴儿。

二、碘和碘化物

碘（iodine）和碘化物（iodide）是治疗甲状腺疾病最古老的药物，不同剂量的碘化物对甲状腺功能可产生不同的作用。

【药理作用与临床应用】 碘是合成甲状腺激素的原料，小剂量的碘可预防单纯性甲状腺肿。人体若长期摄碘不足，可使甲状腺激素合成不足，反馈性 TSH 分泌增加，使甲状腺增生，产生单纯性甲状腺肿。在食盐中按 1/100000～1/10000 的比例加入碘化钾或碘化钠可有效预防发病。

大剂量碘有抗甲状腺作用，主要是抑制甲状腺激素的释放，可能是抑制了蛋白水解酶，使 T_3 和 T_4 不能与甲状腺球蛋白解离所致。大剂量碘还能拮抗 TSH 促进激素释放作用；此外大剂量碘还能抑制甲状腺激素的合成。大剂量碘作用快而强，用药后 1～2 日起效，10～15 日达最大效应。此时甲亢症状和体征明显改善，甲状腺腺体减小变硬，血管减少，有利于手术切除。但当腺泡细胞内碘离子浓度高到一定程度后，细胞摄碘能力自动降低。因而失去上述效应，病情又可复发。因此碘化物不能单独用于甲亢内科治疗。

大剂量碘应用限于以下情况：① 甲状腺功能亢进的手术前准备，一般术前 2 周使用复方碘溶液（卢戈液，Lugol's solution）使腺体缩小变韧，血管减少，利于手术进行；② 甲状腺危象的治疗，可将碘化物加到 10% 葡萄糖溶液中静脉滴注，也可服用复方碘溶液，并在 2 周内逐渐停服，需同时配合服用硫脲类药物。

【不良反应】

1. 急性反应　少数对碘过敏的人可于用药后立即或几小时后发生，主要表现为血管神经性水肿、上呼吸道水肿及严重喉头水肿。
2. 慢性碘中毒　表现为口腔及咽部烧灼感、唾液分泌增多、眼刺激症状等。
3. 诱发甲状腺功能紊乱　非缺碘人群长期服用碘化物可诱发甲亢。碘剂还可进入乳汁，通过胎盘，引起新生儿甲状腺肿，故孕妇及哺乳期妇女应慎用。

三、放射性碘

放射性碘（radioiodine）即 ^{131}I，有效 $t_{1/2}$ 为 8 天。

【药理作用】 利用甲状腺高度选择性摄碘能力，^{131}I 可被甲状腺摄取。^{131}I 产生的 β 射线（占 99%），在组织内的射程仅约 2mm，因此其辐射作用只限于甲状腺内，破坏甲状腺实质，而很少波及周围组织。^{131}I 还产生 γ 射线（1%），可在体外测得，故可用于甲状腺功能检查。

【临床应用】

1. 甲状腺功能亢进的治疗 ^{131}I 适用于不宜手术或手术后复发及硫脲类无效或过敏者。^{131}I 能破坏甲状腺实质，减少分泌。

2. 甲状腺功能检查 小量 ^{131}I 可用于甲状腺功能检查。甲状腺功能亢进时，摄碘率高，摄碘高峰时间前移；反之，摄碘率低，摄碘高峰时间后延。

【不良反应】 易致甲状腺功能低下，故应严格掌握剂量和密切观察有无不良反应，一旦发生后一般可补充甲状腺激素对抗。年龄小于20岁、严重肝肾功能不全者及孕妇和哺乳妇女禁用。

四、β受体阻断药

β受体阻断药如普萘洛尔等也是甲亢及甲状腺危象时有价值的辅助治疗药物，主要通过阻断β受体的作用，迅速控制甲状腺功能亢进者的心动过速、心律失常、颤抖、激动等交感神经系统兴奋症状。此外还能抑制外周 T_4 脱碘转变为 T_3。

适用于不宜手术、不宜应用抗甲状腺药及 ^{131}I 治疗的甲状腺功能亢进患者。但单用β受体阻断药控制症状的作用有限，若与硫脲类药物合用则疗效迅速而显著。

相关链接

促甲状腺激素（TSH）与促甲状腺释放激素（TRH）的临床应用

TSH 和 TRH 主要用于临床诊断。① TSH 试验用于鉴别甲状腺功能减退患者的病变部位。肌内注射 TSH 10U，每天 2 次。连用 3 天后，如甲状腺摄碘率或血浆蛋白结合碘增高，说明病变部位在腺垂体；如不增高说明病变在甲状腺。TSH 还可提高甲状腺及其癌转移病灶的摄碘率。② TRH 兴奋试验用于测定甲状腺功能和鉴别甲状腺疾病的病变部位。先测对照 TSH 值后，静注 TRH 200～500μg，分别观察给药后 15、30 和 60 min 后 TSH 的变化。甲亢患者血中 T_3 和 T_4 水平增高，反馈抑制 TRH，TRH 反应减弱，可鉴别隐匿型甲亢。对甲状腺功能低下患者，如 TRH 呈高反应，说明病变在甲状腺本身；呈弱反应或无反应，说明病变在腺垂体；呈延迟性反应，说明病变在下丘脑。

制剂及用法

甲状腺粉（thyreoidin）

家畜甲状腺的干燥微黄色粉末，不溶于水，片剂含碘量为 0.17%～0.23%，治疗黏液性水肿，开始不超过 15～30mg/日，渐增至 90～180mg/日，分 3 次服。基础代谢恢复到正常（成人在 -5% 左右，儿童应在 +5% 左右）后，改用维持量（成人一般为 60～120mg/日）。单纯性甲状腺肿，开始 60mg/日，渐增至 120～180mg/日，疗程一般为 3～6 个月。

三碘甲状腺原氨酸钠（sodium triiodothyronine，甲碘安）

成人开始 10～20μg/日，以后渐增至 80～100μg/日，2～3 次服。儿童体重在 7 公斤以下者开始 2.5μg/日，7 公斤以上者 5μg/日，以后每隔 1 周增加 5μg/日，维持量 15～20μg/日，分 2～3 次服。

甲状腺素钠(thyroxine sodium)

本药0.1mg相当于甲状腺片60mg,口服0.1~0.2mg/日,静脉注射0.3~0.5mg/日。

丙硫氧嘧啶(propylthiouracil)

开始剂量300~600mg/日,分3~4次,维持量25~100mg/日,分1~2次服。

甲硫氧嘧啶(methylthiouracil)

剂量基本同丙硫氧嘧啶。

甲巯咪唑(thiamazole,他巴唑,tapazole)

开始剂量20~60mg/日,分3次服,维持量5~10mg/日,服药最短不能少于1年。

卡比马唑(carbimazole)

15~30mg/日,分3次服。服用4~6周后如症状改善,改用维持量,2.5~5mg/日,分次服。

碘化钾(potassium iodide)

治疗单纯性甲状腺肿开始剂量宜小,10mg/日,20日为一疗程,连用2疗程,疗程间隔30~40日,约1~2月后,剂量可渐增大至20~25mg/日,总疗程约3~6个月。

复方碘溶液(卢戈液,Lugol's solution)

每1000mL含碘50g、碘化钾100g,治疗单纯性甲状腺肿:0.1~0.5mL/次,1次/日,2周为1个疗程,疗程间隔30~40日。用于甲亢术前准备:3~10滴/次,3次/日,用水稀释后服用,约服2周。用于甲状腺危象:首次服2~4mL,以后1~2mL/4h;或静脉滴注,3~5mL加于10%葡萄糖液500mL中。

复习思考题

1. 试述甲状腺激素的药理作用和临床应用。
2. 试述抗甲状腺药的分类、代表药物,并简述其作用机制、临床应用和不良反应。

(江苏大学医学院 李 静)

第三十章 胰岛素及口服降血糖药

学习目标

1. 掌握胰岛素临床应用和主要不良反应。
2. 掌握磺酰脲、双胍类口服降血糖药的作用机理和临床应用。
3. 了解非磺酰脲类促胰岛素分泌药、胰岛素增敏剂等其他降血糖药。

胰岛素及口服降血糖药是临床常用的治疗糖尿病的药物。糖尿病是因胰岛素绝对或相对不足引起糖代谢紊乱的一种慢性内分泌疾病。其特征是血糖过高、糖尿、糖耐量降低。临床上表现为多尿、多饮、多食和体重减轻,严重者导致酮症酸中毒,是继心脑血管意外、肿瘤之后,严重危害人类健康的第三大疾病。病程长者易出现心、脑、肾、神经、眼、皮肤、关节等多种并发症,已成为致死、致残的主要原因,预后极为严重。

糖尿病主要分Ⅰ型(胰岛素依赖型糖尿病,insulin-dependent diabetes mellitus,IDDM)、Ⅱ型(胰岛素非依赖型糖尿病,noninsulin-dependent diabetes mellitus,NIDDM)及其他(如营养不良性糖尿病、继发性糖尿病等)3 种类型。目前已发现,糖尿病有遗传倾向,与病毒、免疫、受体障碍有关。

糖尿病难以彻底治愈,但可以控制。不能将糖尿病治疗理解为单纯降血糖治疗。世界卫生组织(WHO)糖尿病专业委员会提出,糖尿病防治至少应达到 3 个目的:① 降低血糖并使其稳定在正常范围;② 积极防治糖尿病并发症,尤其慢性并发症;③ 消除糖尿病症状,改善患者主观感觉。为了达到上述 3 个目的,必须采取综合疗法治疗糖尿病。一般采用"五架马车"综合措施,缺一不可:① 饮食疗法,要做到三定(定量、定成分、定时间);② 运动治疗,坚持适当的运动;③ 药物治疗,胰岛素及口服降糖药等药物疗法;④ 糖尿病教育;⑤ 血糖监测。

第一节 胰岛素

胰岛素(insulin)是由胰腺 β 细胞合成和分泌的酸性蛋白质,由 51 个氨基酸残基排列成 A、B 两肽链,中间由二硫键连接组成。正常人每天分泌胰岛素约 2mg。药用胰岛素一般从猪、牛胰腺提得,目前已可通过重组 DNA 技术利用大肠杆菌合成胰岛素,还可将猪胰岛素 β 链第 30 位的丙氨酸用苏氨酸代替而获得人胰岛素。

【体内过程】 胰岛素因易在胃肠道被消化酶破坏,故口服无效,通常需注射给药。皮下注射吸收快,代谢快,$t_{1/2}$ 为 9 ~ 10min;但作用可维持数小时。因其分布于组织后,与组织结合而在其中发挥作用。主要在肝、肾灭活,经谷胱甘肽转氨酶还原二硫键,再由蛋白水解酶水解成短肽或氨基酸,也可被肾胰岛素酶直接水解。严重肝肾功能不良会影响其灭活。为延长胰岛素的作用时间,可制成中效及长效制剂。用碱性蛋白质与之结合,使等电点提高到7.3,接近体液 pH 值,再加入微量锌使之稳定,这类制剂经皮下注射后,在注射部位发生沉淀,再缓慢释放、吸收。中、长效制剂为混悬剂,不可静注(表 30-1)。有时临床上需要一个适当的起效和维持时间,可将短效的普通胰岛素与长效胰岛素按一定比例混合后使用。

表 30-1 胰岛素制剂及其作用时间

分类	药物	注射途径	作用时间(h)			给药时间
			开始	高峰	维持	
短效	普通胰岛素(regular insulin)	静脉	立即	0.5	2	急救
		皮下	0.5~1	2~3	6~8	餐前0.5h,3~4 次/日
中效	低精蛋白锌胰岛素(isophane insulin)	皮下	2~4	8~12	18~24	早餐或晚餐前 1h,1~2 次/日
	珠蛋白锌胰岛素(globin zinc insulin)	皮下	2~4	6~10	12~18	早餐或晚餐前 1h,1~2 次/日
长效	精蛋白锌胰岛素(protamine zinc insulin)	皮下	3~6	16~18	24~36	早餐或晚餐前 1h,1 次/日

【药理作用】 胰岛素对糖、脂肪及蛋白质代谢过程具有广泛的影响。

1. 糖代谢 胰岛素可促进葡萄糖进入细胞,加速葡萄糖的氧化和酵解,促进糖原的合成和贮存,抑制糖原分解和异生;使血糖来源减少,去路增加,产生降血糖作用。

2. 脂肪代谢 胰岛素能增加脂肪酸转运,促进脂肪合成并抑制其分解,减少游离脂肪酸和酮体的生成。

3. 蛋白质代谢 胰岛素可促进组织细胞对氨基酸的主动转运和蛋白质的合成,抑制蛋白质的分解。

【作用机制】 胰岛素与特异性受体结合而产生作用。胰岛素受体是一跨膜糖蛋白,是由两个 α 亚单位及两个 β 亚单位经二硫键连接而成的大分子蛋白复合物。α 亚单位在胞外,含胰岛素结合部位,β 亚单位为跨膜蛋白,其胞内部分含酪氨酸蛋白激酶。胰岛素与靶细胞膜受体结合后可产生一系列的生物效应。产生效应的机制较为公认的有以下假说:① 胰岛素与 α 亚单位结合,移入胞内后可激活酪氨酸蛋白激酶,通过催化自身受体蛋白及其他蛋白的酪氨酸残基磷酸化而激活受体。② 通过 G 蛋白激活特定的磷脂酶 C,后者水解细胞膜上的糖基化磷脂酰肌醇产生磷脂酰肌醇聚糖及二酯酰甘油,此后以双信号系统调节。在细胞内,磷脂酰醇聚糖(PI-glycan)与丝氨酸蛋白激酶和磷酸酶相互作用,调控细胞内多种酶、底物及蛋白质的磷酸化和去磷酸化;如激活糖原合成酶、丙酮酸脱氢酶等调节糖代谢等。在胞膜上,二酯酰甘油激活蛋白激酶 C,促进葡萄糖及氨基酸等转运进入细胞,激活 Na^+-K^+-ATP 酶活性及 Na^+/H^+ 交换,促进 K^+ 进入细胞。

【临床应用】

1. 治疗糖尿病 胰岛素可用于治疗各型糖尿病,特别对 IDDM 是唯一有效药物。主要用于下列情况:① 重症糖尿病(IDDM,I 型);② 经饮食控制或用口服降血糖药未能控制 NIDDM;③ 糖尿病发生各种急性或严重并发症(如酮症酸中毒及非酮症高血糖高渗性昏迷)的糖尿病;④ 合并重度感染、消耗性疾病、高热、妊娠、创伤及手术的各型糖尿病。

2. 治疗细胞内缺钾和高钾血症　临床用胰岛素、葡萄糖和氯化钾制成极化液(GIK),以纠正细胞内缺钾,可防治心肌梗死等心脏病发作时的心律失常。与葡萄糖合用治疗高钾血症。

【不良反应】

1. 过敏反应　一般反应轻微而短暂,如荨麻疹、血管神经性水肿等,偶可引起过敏休克。轻者用抗组胺药,重者用糖皮质激素或更换制剂。

2. 低血糖症　一般为胰岛素注射过量、未按时进食或剧烈运动引起血糖过低所致。早期主要症状为饥饿感、出汗、心跳加快、乏力等症状。后期出现中枢神经症状:焦虑、震颤、定向失常、语无伦次,严重时出现昏迷、惊厥及休克,甚至脑损伤及死亡。长效胰岛素降血糖作用较慢,不出现上述症状,而以头痛和精神情绪、运动障碍为主要表现。为防止低血糖症的严重后果,应教会患者熟知反应,以便及早发现和摄食,或饮用糖水等。严重者应立即静脉注射50%葡萄糖。必须在糖尿病患者中鉴别低血糖昏迷和酮症酸中毒性昏迷及非酮症性糖尿病昏迷。

3. 胰岛素耐受性　急性耐受多是由于并发感染、创伤、手术、情绪激动等应激状态引起。此时血中抗胰岛素物质增多,或因酮症酸中毒时,血中大量游离脂肪酸和酮体妨碍了葡萄糖的摄取和利用。出现急性耐受时,应采取对因治疗,消除诱发病因,同时在短时间内增加胰岛素剂量。慢性耐受是指在无并发症者等明显诱因的情况下,每日需用200U以上的胰岛素,历时48h以上。原因可能是:① 体内产生了抗胰岛素受体抗体;② 靶细胞膜上胰岛素受体数目减少;③ 靶细胞膜上葡萄糖转运系统失常;④ 其他拮抗胰岛素的激素如胰高血糖素、生长激素、糖皮质激素、儿茶酚胺等分泌过量时,引起组织对胰岛素不敏感等。此时换用其他动物胰岛素或改用高纯度胰岛素,并适当调整剂量可能有效。

4. 局部反应　皮下注射局部可出现红肿、硬结和皮下脂肪萎缩等。经常更换注射部位可避免发生。

第二节　口服降血糖药

常用的口服降血糖药包括磺酰脲类(sulfonylureas,SU)及双胍类(biguanides)。本类药物作用慢而弱,适用于轻、中型糖尿病,不能完全取代胰岛素。

一、磺酰脲类

本类药物具有磺酰脲结构。它们作用及毒性相似,但作用强度、作用时间不同。常用的第一代有甲苯磺丁脲(tolbutamide,D-860,甲磺丁脲,甲糖宁)、氯磺丙脲(chlorpropamide,P-607),第二代有格列本脲(glibenclamide,glyburide,优降糖)、格列吡嗪(glipizide,吡磺环己脲,美吡达)、格列齐特(gliclazide,甲磺吡脲,达美康)、格列喹酮(gliquidone)等。

【体内过程】　磺酰脲类药物在胃肠道吸收迅速而完全,与血浆蛋白结合率很高。多数药物在肝内氧化成羟基化合物,并迅速从尿中排出。第二代磺酰脲类药物的作用强度约为第一代的100倍,其$t_{1/2}$短,在12~24h内作用显著,磺酰脲类药物的药代动力学见表30-2。

表 30-2 磺酰脲类药物的药代动力学参数

药物	效强	半衰期(h)	作用持续时间(h)	血浆蛋白结合(%)	消除	每日剂量
甲苯磺丁脲	+	3~5	4~6	88%	肝脏代谢	0.5~3.5g,2~3次/日
氯磺丙脲	+++	24~48	60	>90%	肾脏排泄	0.1~0.5g,1次/日
格列本脲	++++	10~16	24	90%~95%	肝脏代谢	0.25~20mg,1~2次/日
格列吡嗪	++++	3~7	24	>90%	肝脏代谢	5~15mg,1~2次/日
格列齐特	++++	10~12	~24	95%	肝脏代谢	40~320mg,1~2次/日

甲苯磺丁脲作用弱、维持时间最短。而氯磺丙脲 $t_{1/2}$ 最长,且排泄慢,每日只需给药一次,老人和肾功能不良者不宜使用。新型磺酰脲类作用较强,可维持24h,每日只需给药1~2次。

【药理作用与作用机制】

1. 降血糖作用　主要通过刺激胰岛β细胞释放胰岛素所致。胰岛β细胞膜含有磺酰脲受体及与之相偶联的ATP敏感的钾通道[$I_{K(ATP)}$],以及电压依赖性的钙通道。当磺酰脲类药物与其受体相结合后,可阻滞 $I_{K(ATP)}$,阻钾外流,致使细胞膜去极化,增强电压依赖性钙通道开放、胞外钙内流。胞内游离钙浓度增加后,触发胞吐作用及胰岛素的释放。本类药对严重糖尿病和切除胰腺的动物无效。长期用药后胰岛素已恢复至给药前水平,但降血糖作用仍然存在,本类药降糖的机制可能还有:① 增加靶细胞膜上胰岛素受体的数目和亲和力,提高靶细胞对胰岛素的敏感性;② 促进糖原的合成和贮存,抑制糖原分解和异生,使肝糖原输出减少而降低血糖;③ 促进肌肉对葡萄糖的摄取与利用;④ 促进脂肪合成并抑制其分解,减少游离脂肪酸。

2. 防治微血管病变　格列齐特还能减弱血小板黏附力,刺激纤溶酶原的合成,降低微血管对血管活性胺类的敏感性。这对预防或减轻糖尿病患者微血管并发症有一定的作用。

3. 抗利尿作用　氯磺丙脲能促进抗利尿素的分泌,可用于尿崩症。

【临床应用】

1. 糖尿病　用于胰岛功能尚存的非胰岛素依赖型糖尿病且单用饮食控制无效者,对胰岛素产生耐受的患者用后可刺激内源性胰岛素的分泌而减少胰岛素的用量。

2. 治疗尿崩症　氯磺丙脲能促进抗利尿素的分泌。

【不良反应】 常见不良反应为胃肠不适、恶心、腹痛、腹泻,大剂量氯磺丙脲还可引起中枢神经系统症状,如精神错乱、嗜睡、眩晕、共济失调。也可引起粒细胞减少和胆汁淤积性黄疸及肝损害;一般在服药后1~2个月内发生。因此需定期检查肝功能和血象。较严重的不良反应为持久性的低血糖症,常因药物过量所致,尤以氯磺丙脲为甚,老人及肝肾功能不良者较易发生,故老年糖尿病患者不宜用氯磺丙脲。新型磺酰脲类较少引起低血糖。

【药物相互作用】 由于磺酰脲类药物有较高的血浆蛋白结合率,因此在蛋白结合上能与其他药物(如保泰松、水杨酸钠、吲哚美辛;双香豆素等)发生竞争,使游离药物浓度上升而引起低血糖反应。此外,氯丙嗪、糖皮质激素、噻嗪类利尿药、口服避孕药均可降低磺酰脲类药物的降血糖作用。

二、双胍类

双胍类常用药物有甲福明(metformin,二甲双胍)、苯乙福明(phenformin,苯乙双胍,降糖灵)。

【药理作用与作用机制】 本类药物的降糖作用不依赖胰岛功能的完整性,对胰岛β细胞无刺激作用。对胰岛功能完全丧失的糖尿病仍然有效,但对正常人无降血糖作用。其作用机制可能是降低食物吸收及糖原异生,促进组织摄取葡萄糖,抑制胰高血糖素的释放,增强胰岛素的作用等。

【临床应用】 二甲双胍目前为各国指南推荐的一线首选药物:① 主要用于单纯饮食控制及体育锻炼治疗无效的Ⅱ型糖尿病,特别是肥胖的Ⅱ型糖尿病。② 与胰岛素合用,可减少胰岛素用量,防止低血糖发生。③ 可与磺酰脲类降血糖药合用,具协同作用。

【不良反应】 常见的不良反应为食欲下降、恶心、腹部不适、腹泻等;危及生命的不良反应是无氧酵解过度导致的乳酸血症,尤以苯乙福明的发生率高,很多国家目前已停止应用。二甲双胍一般不引起乳酸血症,应用较广。肝肾功能不良者、酮症酸中毒、重度感染、急性传染病、手术后、充血性心衰等患者禁用。

三、α葡萄糖苷酶抑制药

α葡萄糖苷酶抑制药是一类新型口服降血糖药,被称为第三代口服降血糖药,其中阿卡波糖(acarbose)已用于临床,其降血糖的机制是在小肠上皮刷状缘与糖类竞争水解糖类的糖苷水解酶,从而减慢水解及产生葡萄糖的速度,延缓葡萄糖的吸收,降低血糖峰值。主要不良反应为胃肠道反应。服药期间应增加碳水化合物的比例,并限制单糖的摄入量,以提高药物的疗效。

四、非磺酰脲类促胰岛素分泌药

瑞格列奈

瑞格列奈(repaglinide)与胰岛β细胞膜上的特异性受体结合,促进与受体偶联的ATP敏感性钾通道关闭,抑制K^+从β细胞外流,细胞膜去极化,钙通道开放,Ca^{2+}内流,促进胰岛素分泌。其作用快于磺酰脲类药物,故餐后降血糖作用较快。该药为第一个在进餐时服用的葡萄糖调节药物。最大的优点是可以模仿胰岛素的生理性分泌,由此有效地控制餐后高血糖。因其对改善餐后高血糖非常有效,又被称为"餐时血糖调节剂"。临床用于饮食控制及运动锻炼不能有效控制血糖的Ⅱ型糖尿病(非胰岛素依赖性)患者,老年糖尿病患者也可服用,且适用于糖尿病肾病患者。与二甲双胍合用对控制血糖有协同作用。

五、胰岛素增敏剂

胰岛素抵抗和胰岛β细胞功能缺陷是引起NIDDM的主要病理生理机制,因而胰岛素增敏剂(insulin action enhancers)作为一类新型糖尿病治疗药,对糖尿病的治疗具有重要意义。噻唑烷二酮类化合物(thiazolidinediones,TZD)是目前临床常用的胰岛素增敏剂,包括罗格列酮(rosiglitazone)、吡格列酮(pioglitazone)、曲格列酮(troglitazone)、环格列酮(ciglitazone)、恩格列酮(englitazone)等。

该类药物改善胰岛素抵抗及降糖的机制与激活过氧化物酶增殖体受体 γ(peroxisome proliferator activated receptor γ,PPARγ),调节胰岛素反应性基因的转录有关。增强内源性胰岛素作用而不刺激胰岛素分泌,降低血糖、血脂,抑制血小板聚集,改善胰岛 B 细胞功能。主要用于治疗其他降血糖药疗效不佳的Ⅱ型糖尿病患者,尤其是有胰岛素抵抗的糖尿病患者。不良反应主要有嗜睡、肌肉和骨骼痛、头痛和消化道症状等。值得注意的是,该类药物中的曲格列酮对极少数高敏人群具有明显的肝毒性,可引起肝功能衰竭甚至死亡,目前已被 FDA 限制使用。

相关链接

20 世纪重大发明——胰岛素

11 月 14 日是联合国糖尿病日,届时世界各地都将举办隆重的活动,以唤起人们对糖尿病的关注。之所以定在这一天,是因为这天是一个叫班廷的加拿大外科医生的生日,他和他的团队在 1921 年的夏天成功提取了胰岛素,从而让糖尿病从极难控制的顽疾一夜之间转变成一个可以控制的疾病,也从而拯救了成千上万糖尿病患者的生命。他不但改变了糖尿病患者的命运,同时也改变了糖尿病学史。

1889 年,梅宁和明考斯基在法国的斯特拉斯堡,人为地从狗的身上摘除了胰腺,于是这只狗得了糖尿病。这就证明,糖尿病是由胰腺功能失调、胰腺的分泌物缺乏所引起的。1901 年,美国病理学家尤金·奥佩研究了胰腺分泌的神秘物质。

1909 年,这种物质最终被命名为"胰岛素"。正是它帮助人体细胞吸收糖分。为肌体提供必需的能量。直到 20 世纪 20 年代,时任加拿大多伦多大学医学院教师的班廷和他的学生贝斯特,在糖类代谢专家麦克劳德的协助下,第一次从狗的胰腺中提取了胰岛素,并注射到另一只因摘除胰腺而得了糖尿病的狗体内,狗的血糖很快恢复到正常水平。1922 年 1 月 11 日,班廷为 14 岁的患者汤普森提供了第一针胰岛素,其血糖下降了 25%,十天后经过再次注射,血糖下降了 75%,由于胰岛素剂量的增加,汤普森成为依靠胰岛素活下来的世界第一人。仅过了一年,即 1923 年,胰岛素开始大批量生产。实验室提取法以惊人的速度转为商业化生产工艺,并迅速扩展到全球,使以往致命的病魔不再可怕。因此,班廷和麦克劳德于同年荣获诺贝尔奖。

制剂及用法

胰岛素(insulin,regular insulin,正规胰岛素)

剂量和给药次数按病情而定,通常 24h 内所排尿糖每 2~4g 者,给胰岛素 1U,中型糖尿病患者每日需给 5~10U,重型者每日用量在 40U 以上。一般饭前半小时皮下注射,3~4 次/日,必要时可做静脉注射或肌肉注射。

低精蛋白锌胰岛素(isophanum insulinum)

早饭前(或加晚饭前)30～60min给药,仅做皮下注射。

精蛋白锌胰岛素(globin zinc insulin)

剂量视病情而定,早饭前30～60min给药,1次/日,皮下注射。

甲苯磺丁脲(tolbutamide,D_{860},甲糖宁)

口服,1g/次,3次/日;第2天起0.5g/次,3次/日,饭前服;待血糖正常或尿糖少于5g/日时,改为维持量,0.5g/次,2次/日。

氯磺丙脲(chlorpropamide,P-607)

口服,治疗糖尿病,0.1～0.3g/次,1次/日;待血糖降到正常改为维持量,0.1～0.2g/次,早饭前1次。治疗尿崩症,0.125～0.25g/日。

格列本脲(glibenclamide,HB-419,优降糖)

口服,开始每日早饭后服2.5mg,以后逐渐增量,但每日不得超过15mg,待增至10mg/日时,应分早、晚2次服,至出现疗效后,逐渐减量2.5～5mg/日。

格列齐特(gliclazide,达美康)

口服,开始时40～50mg/日,1次/日;随后按情况递增至160～320mg/日。日剂量超过160mg时,需分2次服。

格列吡嗪(glipizide,美吡达)

口服,2.5～20mg/日,分2～3次服。首剂2.5～5mg,以后根据血糖情况逐渐加量至达到疗效为止。

甲福明(metformin,diabex,DMBG,二甲双胍,降糖片)

0.25～0.5g/次,3次/日,饭后服,以后根据尿糖(或血糖)情况增减。

阿卡波糖(acarbose)

口服,开始饭前50mg,3次/日,根据血糖反应应在6～8周增加到100mg,3次/日,最大剂量不得超过200mg,3次/日。

罗格列酮(rosiglitazone,文迪雅)

每次2～4mg,2次/日。

复习思考题

1. 胰岛素的临床用途及主要不良反应有哪些?如何防治?
2. 口服降糖药有哪些类型?它们的作用机制有什么不同?
3. 简述磺酰脲类药物的作用机制和应用,以及双胍类药物的作用特点和不良反应。

(江苏大学医学院　李永金)

第三十一章　抗菌药物概论

学习目标

1. 掌握抗菌药的基本概念、抗菌药物作用机制及细菌耐药性产生机制。
2. 了解药物、机体与病原体三者间的相互关系。

对所有病原体，包括病原微生物、寄生虫及肿瘤细胞所致疾病的药物治疗统称化学治疗（chemotherapy）。用于化学治疗的药物称为化疗药物，包括抗病原微生物药、抗寄生虫药、抗恶性肿瘤药。理想的化疗药物对病原体应有较高的选择性，即对病原体的抑制或杀灭作用强，对宿主不良反应小。在化疗药物中占有重要地位的是抗微生物药，主要包括抗菌药（antibacterial drugs）、抗真菌药（antifungal drugs）和抗病毒药（antiviral drugs），其对病原微生物具有抑制或杀灭作用，临床用于感染性疾病的治疗。

应用各类抗菌药物治疗细菌所致疾病过程中，应注意机体、细菌和药物三者之间在防治疾病中的相互关系（图 31-1）。细菌进入机体导致疾病，对疾病的发生无疑起着重要的作用，但其并不能决定疾病的全过程。机体的反应性、免疫状态对疾病的发生、发展、转归也具有重要作用。在抗菌药物治疗中，只有重视机体、细菌和抗菌药物三者相互关系，一方面合理使用药物，充分发挥药物的抗菌作用，同时也应调动机体抗病能力以迅速战胜细菌；另一方面应尽力避免和减少药物对机体的不良反应及细菌耐药性的产生，达到合理的治疗效果。

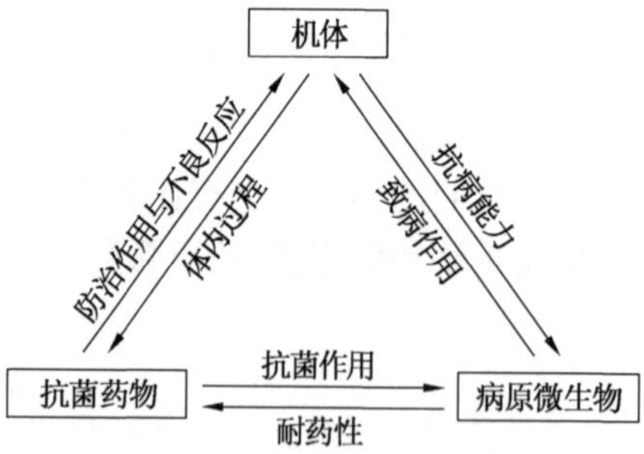

图 31-1　机体、抗菌药物及病原微生物的相互作用关系

第一节　常用术语

1. 抗菌药　对细菌具有抑制或杀灭作用的药物，包括抗生素和人工合成抗菌药（喹诺酮类、磺胺类等）。

2. 抗生素　某些微生物（细菌、真菌、放线菌等）产生的具有抗病原微生物作用和其他活性的一类物质。

3. 抗菌谱　药物抑制或杀灭病原菌的范围，即对哪些细菌有杀灭或抑制作用。仅作用于单个菌种或某些菌属的称为窄谱抗菌药，如异烟肼仅对结核杆菌有效；另一些抗菌药物的抗菌范围广泛，称为广谱抗菌药，如第三代及第四代氟喹诺酮类、广谱青霉素类和头孢菌素类等对多种病原微生物有效。

4. 抗菌活性　指抗菌药物抑制或杀灭病原菌的能力。可采用体外和体内两种方法测定，常用最低抑菌或杀菌浓度表示。

5. 抑菌药　指仅有抑制病原菌生长繁殖而无杀灭作用的药物，如磺胺类药、四环素、氯霉素、红霉素、林可霉素等。

6. 杀菌药　指不仅能抑制病原菌生长繁殖而且能杀灭的药物，如青霉素、头孢菌素、氨基糖苷类抗生素等。

7. 最低抑菌与杀菌浓度　能抑制培养基内细菌生长的最低浓度称为最低抑菌浓度(MIC)，能够杀灭培养基内细菌(即杀死99.9%供试微生物)的最低浓度称为最低杀菌浓度(MBC)。

8. 化疗指数　评价化疗药物的安全性，通常用药物的半数致死量(LD_{50})与该药的半数有效量(ED_{50})的比值来表示，此比值称为化疗指数。化疗指数越大，表示该药的疗效越好，毒性越小。但化疗指数高并不是绝对安全，如几乎无毒性的青霉素仍有可能引起过敏性休克。

9. 抗菌后效应　抗菌后效应(PAE)指抗菌药物与细菌短暂接触后，药物浓度逐渐下降，低于MIC后，仍然对细菌的生长繁殖继续有抑制作用，此种现象称为抗菌后效应。一般而言，PAE时间越长，其抗菌活性越强，故PAE是评价抗菌药物活性的重要指标之一。PAE与药动学研究相结合，在保证疗效的前提下，延长给药间隔，减少给药次数，减少不良反应，以达到节约药品、方便患者的目的。

第二节　抗菌药物的作用机制

抗菌药物主要是通过干扰细菌的生化代谢过程，影响其结构与功能而产生抗菌作用。

一、抑制细胞壁合成

与哺乳动物不同，细菌的外层有坚韧而厚的细胞壁，维持细菌的正常形态和功能，抵抗菌体内强大的渗透压。革兰氏阳性细菌的细胞壁厚而坚韧，主要成分为肽聚糖(peptidoglycan，粘肽)，而革兰氏阴性细菌细胞壁较薄，肽聚糖仅占1% ~10%。敏感细菌细胞壁肽聚糖合成受抑制后，细胞壁缺损，菌体内部高渗，水分不断进入，引起菌体膨胀、破裂而死亡。青霉素类、头孢菌素类、磷霉素、环丝氨酸、万古霉素、杆菌肽等，通过抑制细胞壁合成的不同环节而发挥抗菌作用。

二、影响细胞膜的通透性

细菌细胞膜位于细菌细胞壁的内侧，为一类脂质和蛋白质分子构成的半透膜，具有物质交换、渗透屏障及合成黏肽的功能。通过抑制细胞膜功能发挥抗菌作用的抗生素，主要包括两性霉素 B、多黏菌素和制霉菌素等。多黏菌素阳离子极性基团能与细菌细胞膜的磷脂结合；制霉菌素和两性霉素 B 等能与真菌胞浆膜上的麦角固醇类物质结合。这些药物均可以使细胞膜通透性增加，导致菌体的氨基酸、蛋白质及离子等物质外漏而发挥抑制或杀灭作用。

三、抑制蛋白质合成

核糖体是蛋白质合成的主要场所，细菌核糖体为 70S，由 30S 和 50S 两个亚基组成，而人体细胞的核糖体为 80S，由 40S 和 60S 两个亚基组成。人体细胞的核糖体和细菌核糖体的生理、生化功能不同，抗菌药物对细菌核糖体有高度选择性，而不影响人体细胞的功能。氨基糖苷类、四环素类、氯霉素、红霉素等抗菌药，可选择性地影响细菌的核糖体，抑制细菌蛋白质的合成，发挥抗菌作用。

四、干扰核酸代谢

抑制核酸合成的药物主要有喹诺酮类和利福平等。喹诺酮类药物可抑制敏感细菌的 DNA 复制，从而导致细菌死亡；利福平可抑制以 DNA 为模板的 RNA 多聚酶，阻碍细菌 mRNA 的合成。

五、抗叶酸代谢

磺胺类药物可抑制二氢叶酸合成酶，阻碍二氢叶酸的合成；甲氧苄胺嘧啶（TMP）可抑制细菌的二氢叶酸还原酶，妨碍叶酸代谢，影响细菌核酸合成，抑制细菌的生长与繁殖。

第三节　细菌的耐药性

细菌的耐药性是指细菌与药物多次接触后，产生对药物不敏感的现象，致使药物对细菌的作用减弱，甚至无效。抗药菌株以金黄色葡萄球菌、淋球菌、痢疾杆菌、绿脓杆菌及结核杆菌最为严重。耐药性可分为两类：固有耐药性或称天然（突变）耐药性和获得性耐药性。前者是染色体基因决定的代代相传的天然耐药性，如肠道阴性杆菌对青霉素及铜绿假单胞菌对氨苄西林天然耐药；后者多由质粒介导，也可由染色体介导，当微生物接触抗微生物药物后，通过改变自身的代谢途径，避免被药物抑制或杀灭。

一、耐药性产生的机制

1. 产生灭活酶　耐药菌可产生多种多样灭活酶，灭活酶主要有两类。一是水解酶，如金黄色葡萄球菌对青霉素及头孢菌素耐药后，可产生 β-内酰胺酶，使药物结构中的β-内酰胺环裂解而失活。二是钝化酶，如乙酰转移酶、核苷转移酶和磷酸转移酶等，使抗生素分子中某些活性必需基团被修饰，抗菌活性降低。

2. 改变细菌外膜的通透性　耐药菌株通过各种途径使药物不易透过细菌细胞外膜进入菌体，而对抗菌药物有天然屏障作用。一些革兰氏阴性杆菌，如铜绿假单胞菌，胞壁外膜小孔很少，药物不易进入，此类细菌对大部分青霉素和头孢菌素耐药。其他革兰氏阴性杆菌细胞壁小孔或外膜非特异性通道功能可发生改变，对一些广谱青霉素类和头孢菌素类耐药。亚胺培南进入铜绿假单胞菌体内，需要通过一种特异的膜通道，若发生特异性的膜通道突变，或这一孔蛋白通道消失，则铜绿假单胞菌对亚胺培南就会产生耐药。

3. 细菌体内药物靶部位结构改变　抗菌药物对细菌的原始作用靶点，称为靶部位。若此部位发生结构或位置改变，药物不能与靶部位结合，细菌即可产生耐药性。某些革兰氏阳性菌出现耐药多为药物与青霉素结合蛋白（PBPs）改变，使青霉素或头孢菌素不易与之结合。基因突变菌株的核糖体靶位蛋白改变，影响药物与核糖体的结合，从而对氨基糖苷类抗生素耐药。

4. 改变代谢途径　金黄色葡萄球菌与磺胺药接触后，可使对氨基苯甲酸（PABA）的产量增加 20～100 倍，产生抗药性。

5. 药物主动外排系统活性加强　药物的排出速度大于内流速度，降低了药物在菌体内浓度。经外排引起耐药的抗菌药物有四环素、氟喹诺酮类、大环内酯类、氯霉素和 β-内酰胺类等。

二、避免细菌耐药性产生的措施

细菌对任何抗生素都可能产生耐药，耐药性可迅速出现，也可经长期或反复用药后出现。细菌耐药性的产生，已成为临床治疗中常见的问题，也对临床合理应用抗菌药提出了更高要求。为了避免耐药性的产生，临床使用抗生素要严格掌握适应证，限制或禁止抗生素对缺乏用药指征者的应用，防止滥用。合理用药，轮换用药，足量足疗程用药，严格控制局部用药，防止和杜绝耐药性传播和发展。

第四节　抗菌药物合理应用的原则

一、明确病因，针对性选药

确定感染部位、致病菌种类及其对抗菌药的敏感度为抗菌药合理应用的前提。对患者罹患细菌性感染，可在临床诊断的基础上预测最有可能的致病菌，并根据其对各种抗菌药物敏感度与耐药的变迁，可选择适当的药物进行经验治疗。最好进行体外药敏试验，从而有针对性地选用抗菌药物。

二、依据 PK/PD 原理指导临床用药

药动学/药效学结合模型（pharmacokinetic and pharmacodynamic model，PK/PD model）是综合研究药物的药量与药物效应之间的转换过程，将体内药物动力学过程和药效量化指标进行了有机统一。大量研究表明，抗生素的抗菌作用与血药浓度或作用时间之间存在着相关性。药敏测试是药物体外抗菌活性或药效学（PD）的反映，药物在体内的过程是影响药物作用的重要因素，用药动学（PK）参数如峰浓度（C_{max}）、24h 药时曲线下面积等表示。将 PK/PD 整合，衍生一些新的参数（C_{max}/MIC、AUC_{0-24}/MIC）成为指导临床用药的重要依据。

1. 时间依赖性(或非浓度依赖性)抗菌药物 多数β-内酰胺类、林可霉素类、部分大环内酯类抗生素属于时间依赖性药物,即药物的杀菌活性与药物浓度维持在MIC以上时间的长短有关,而药物浓度继续增高时,其杀菌活性和速率并无明显改变。血液或组织内药物浓度低于MIC值时,细菌可重新生长繁殖,一般此类抗菌药物抗菌后效应较弱。

2. 浓度依赖性抗菌药物 氨基糖苷类、喹诺酮类、部分大环内酯类及两性霉素等对致病菌的杀菌作用取决于峰浓度,而与作用时间关系不密切,即药物浓度越高,杀菌作用越强。此类药物一般具有首剂效应,常用C_{max}/MIC、AUC/MIC评价浓度依赖性抗生素的杀菌作用,也是预测耐药性的PK/PD指标。此类药物一般在最小中毒剂量范围内通过提高药物的给药剂量以提高临床疗效。

三、根据患者的生理病理情况合理用药

患者的生理病理状况可影响药物的作用,生理与病理状况不同,抗菌药在其体内的吸收、分布、代谢与排泄过程也不同,使用抗菌药品种、剂量、疗程也应有所不同。

新生儿因肝药酶发育不全,肾脏排泄能力差,一些毒性大的抗菌药物,如主要经肝代谢的氯霉素、磺胺类,以及主要经肾排泄的氨基糖苷类、万古霉素、多黏菌素类、四环素类,均应尽量避免使用,宜选用β-内酰胺类,并避免肌内注射。对儿童生长发育有影响的药物如四环素、氟喹诺酮类等也应避免使用。

妊娠期选择抗菌药物应考虑药物对胎儿的影响。应避免使用对母婴有一定毒性的药物,主要包括氨基糖苷类、万古霉素、喹诺酮类、异烟肼、氟胞嘧啶等;应禁用的抗菌药物包括四环素类、磺胺类、TMP、乙胺嘧啶、氯霉素、甲硝唑和利福平等。妊娠期可选用β-内酰胺类和大环内酯类(除酯化物)。

老年人因肝、肾等器官功能减退,用药后血药浓度偏高,$t_{1/2}$延长,用药剂量及间隔时间均需根据个体情况调整。老年人组织器官退化及免疫功能降低,应尽量使用不良反应小的杀菌药物,重视整体情况,注意纠正电解质紊乱,应避免应用毒性大的氨基糖苷类,常减量应用β-内酰胺类抗菌药物。

肾功能减退患者选择抗菌药物时,除抗感染治疗的一般原则外,还应考虑肾功能损害程度,药物对肾脏毒性的大小,肾功能损害对药物体内过程的影响等。肾功能不全时,经肾排泄的抗菌药物排泄量减少,可导致蓄积中毒。应根据血清尿素氮、血清肌酐及其清除率等,调整药物剂量和给药次数。一般而言,肾功能减退按轻、中和重度划分,依次调整剂量为正常剂量的1/2～2/3、1/5～1/2和1/10～1/5。肾功能减退时不宜或尽量避免使用的药物有四环素类、磺胺类、头孢噻吩等;肾功能减退必须酌情减量的药物有氨基糖苷类、羧苄西林、多黏菌素类、万古霉素等,此类药物均有明显肾毒性,并主要经肾排泄;肾功能减退时也需适当调整药物剂量的主要包括青霉素类和头孢菌素类。肾功能不全者宜选用主要经肝、胆排泄,或虽然以肾排泄为主,却无明显肾毒性或在体内代谢率高的品种,如大环内酯类、利福平、β-内酰胺类等。

肝脏是大部分药物代谢器官,肝功能减退时,对药物的代谢灭活能力下降,导致血药浓度增高,毒性增加。因此,肝功能不全患者选用抗菌药物时,应考虑使用此类抗菌药物发生毒性反应的可能性。有些抗菌药物在肝功能减退时,虽药物主要由肝脏代谢并且肝脏清除明显减少,但无明显毒性反应发生,仍可应用或减量给药,这主要包括大环内酯类

（除酯化红霉素）、林可霉素、克林霉素等；主要经肝或有相当量经肝代谢的药物，肝功能减退时代谢减少，导致毒性反应发生，应避免使用红霉素酯化物、利福平、四环素类、氯霉素、氨苄西林酯化物、异烟肼、两性霉素B、磺胺类、酮康唑、咪康唑等；肝功能减退时，药物经肝肾两途径清除，此时血药浓度升高，若同时肾功能也减退，则血药浓度升高更为明显。因此，严重肝功能减退，需要减量的药物有酰脲基类青霉素中的美洛西林、哌拉西林、阿洛西林；肝肾功能均减退时，需减量使用的主要有头孢哌酮、头孢曲松、头孢噻肟、头孢噻吩等；肝功能减退时，药物主要由肾脏清除，不需调整剂量的药物主要有氨基糖苷类、青霉素、头孢唑啉、头孢他啶、万古霉素类、多黏菌素类等。

四、严格控制抗菌药物的预防应用

预防性应用抗菌药物应有一定的适应证，随意应用并不能减少感染的发生，有时反而有促进耐药菌株生长和导致二重感染的危险，甚至掩盖症状和延误诊断及治疗的时机。预防性应用抗菌药物的主要适应证如下：① 严重创伤、开放性骨折、火器伤、腹内空腔脏器破裂、有严重污染和软组织破坏的创伤等；② 大面积烧伤；③ 结肠手术前肠道准备；④ 急症手术患者的身体其他部位有化脓性感染；⑤ 营养不良、全身情况差或接受激素、抗癌药物等的患者需做手术治疗时；⑥ 进行人造物留置手术；⑦ 有心脏瓣膜病或已植有人工心脏瓣膜者，因病需做手术时。

五、抗菌药的联合应用

联合用药的指征有：① 病原菌未明的严重感染；② 单一抗菌药物不能控制的严重混合感染，如肠穿孔后腹膜炎的致病菌常有多种需氧菌和厌氧菌等；③ 单一抗菌药物不能有效控制的感染性心内膜炎或败血症；④ 长期用药细菌有可能产生耐药者，如结核、慢性尿路感染、慢性骨髓炎等；⑤ 用以减少药物毒性反应，如两性霉素B和氟胞嘧啶合用治疗深部真菌，前者用量可减少，从而减少毒性反应。

联合用药可能产生如下结果：两种抗菌药联合应用在体外或动物试验中可获得无关、相加、协同（增强）和拮抗四种效果。抗菌药物依其作用性质可分为四大类：第一类（Ⅰ）为繁殖期杀菌，如青霉素类、头孢菌素类等；第二类（Ⅱ）为静止期杀菌，如氨基糖苷类、多黏菌素等，它们对静止期、繁殖期细菌均有杀灭作用；第三类（Ⅲ）为速效抑菌，如四环素类、氯霉素类与大环内酯类抗生素等、第四类（Ⅳ）为慢效抑菌剂，如磺胺类等。Ⅰ＋Ⅱ常可获得协同（增强）作用；Ⅰ＋Ⅲ可能出现拮抗作用；Ⅲ＋Ⅳ可获得相加作用；Ⅰ＋Ⅳ可获得无关或相加作用。

应该指出上述资料多来自体外与动物试验在特定条件下的观察，与临床实际不尽相同，仅供参考。联合用药产生的作用也可因不同菌种和菌株而异，药物剂量和给药顺序也会影响效果。

六、防止和杜绝抗菌药物滥用

随着抗菌药物广泛、大量在临床应用，从而也导致了抗生素的滥用。因此，限制和禁止抗菌药物在缺乏用药指征者的应用，是防止和杜绝抗菌药物滥用的重要措施之一。

1. 病毒感染　上呼吸道感染主要为病毒性感染，常见的如感冒、流感等，应用抗菌药物治疗无效，除非伴有细菌感染，一般不需用抗菌药物治疗。

2. 发热原因不明者 热型是诊断疾病的依据之一，对于发热原因不明者，除病情严重并怀疑为细菌感染者外，一般不宜用抗菌药物，以免临床症状不典型和病原菌不易被检出，延误正确诊断和治疗。

3. 一些腹泻、肠炎者 痢疾和部分由大肠埃希菌感染引起的肠炎确诊后的细菌感染，应当应用抗菌药物治疗；然而，腹泻未必都是细菌感染所致，腹部受凉引起肠蠕动加快，对乳制品、鱼虾等食物过敏引起的变态反应；胰腺外分泌功能不足，甚至胰腺癌等都会引起腹泻，此类腹泻没有细菌感染，不应选用抗菌药物治疗。

4. 皮肤和黏膜 应尽量不在皮肤和黏膜局部应用抗菌药物，尤其青霉素等应禁用，头孢菌素应慎用，因为局部用药易使细菌产生耐药性和过敏反应。

相关链接

肽聚糖的化学组成与生物学功能

肽聚糖属于大分子网格状聚合物，其结构可分为肽和聚糖骨架两部分，肽部分可再分为四肽尾和肽桥，聚糖骨架则是由N－乙酰葡萄糖胺（G）和N－乙酰胞壁酸（M）两种单糖连接而成。肽聚糖由若干肽聚糖单体所组成，每一个单体由三部分组成：① 双糖单位，由1个G通过β－1,4糖苷键与一个M相连。② 四肽尾，由4个氨基酸分子缩合而成，以酰胺键与M中的乳酰基团相连。不同细菌的四肽尾氨基酸的组成和顺序有所不同。③ 肽桥，连接前后两个四肽尾分子的部分。肽桥的种类很多，革兰氏阳性菌的肽桥多为短肽链，而革兰氏阴性菌无特殊肽桥，通过四肽尾间的氨基酸缩合形成肽键而相连，比革兰氏阳性菌的肽聚糖更为结构稀疏，机械强度差。

肽聚糖具有多种生物学功能，包括：① 免疫调节，可刺激单核细胞和血管内皮细胞释放免疫活性物质，如肿瘤坏死因子、白介素。少量肽聚糖对机体维持免疫系统功能具有重要意义，但在严重细菌感染过程中，大量肽聚糖进入血液可过度刺激免疫系统造成病理反应，表现为发烧、血压过低、多器官衰竭和败血症休克等症状。② 黏附作用，对细菌在动物胃肠道的定植过程具有重要的意义。不同种动物的细胞表面存在肽聚糖识别蛋白，能够识别并结合肽聚糖，发挥调节免疫功能的作用。

复习思考题

1. 抗菌药物的作用机制有哪些？
2. 何谓耐药性？试述细菌耐药性产生的机制。

（江苏大学医学院 黄晓佳）

第三十二章　β-内酰胺类抗生素

学习目标

1. 掌握青霉素的抗菌作用和机制、不良反应、临床应用，以及其他青霉素类药物的作用特点。

2. 熟悉头孢菌素类药物的抗菌作用及机制、不良反应、临床应用及作用特点。

3. 了解其他β-内酰胺类药物的作用特点。

β-内酰胺类抗生素(β-lactam antibiotics)是指化学结构中含有β-内酰胺环的一类抗生素，包括青霉素类、头孢菌素类、非典型β-内酰胺类和β-内酰胺酶抑制剂等。该类抗生素抗菌谱广，抗菌活性强，疗效好，不良反应少，适应证广，品种多。

第一节　青霉素类抗生素

本类抗生素包括天然青霉素和人工半合成的青霉素，其基本结构由母核6-氨基青霉烷酸(6-APA)和侧链组成(图32-1)，其中，β-内酰胺环对抗菌活性起重要作用。

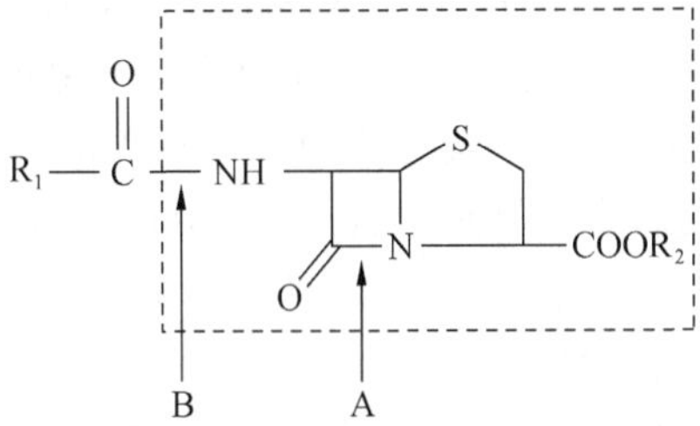

A:青霉素酶作用点，B:酰胺酶作用点

图32-1　青霉素类抗生素的基本结构

一、天然青霉素

青霉素

青霉素(penicillin G，苄青霉素，benzylpenicillin)是一种有机弱酸，常用钠盐或钾盐，易溶于水。干粉在室温下稳定，溶于水后极不稳定，易被酸、碱、金属离子及青霉素酶等分解而失效，且不耐热，在室温下抗菌活性迅速下降，甚至生成有抗原性的降解产物，应现配现用。本药剂量用国际单位U表示，理论效价为青霉素G钠1670U≈1mg，青霉素G钾1598U≈1mg。

【体内过程】　青霉素不耐酸，口服吸收差，一般采用肌注或静脉给药。青霉素肌注吸收完全，15～30min可达到峰浓度，$t_{1/2}$为0.5h。吸收后体内分布广，能分布到全身。

肝、肾、肠、皮肤等组织内浓度较高，也可进入胆汁、浆膜腔、胎儿血液循环。骨骼、唾液、脓肿中的含量较低，房水和脑脊液含量也较低。但脑膜炎症时，血脑屏障的通透性增加，青霉素透入脑脊液的量可略提高，能达有效浓度。青霉素几乎全部以原形迅速经尿排泄，丙磺舒、磺胺药、阿司匹林等可抑制青霉素自身小管分泌，提高其血药浓度，延长 $t_{1/2}$。

为延长青霉素 G 的作用时间，可采用难溶的混悬剂普鲁卡因青霉素和油剂苄星青霉素，肌内注射后再注射部位缓慢溶解吸收。前者一次注射 800000U，可维持 24h，后者一次注射 1200000U，可维持 15 天。这两种制剂注入机体后血药浓度很低，仅用于轻症患者或感染预防。

【抗菌作用】

1．抗菌谱　青霉素对革兰氏阳性球菌和杆菌、革兰氏阴性球菌、嗜血杆菌属和各类致病螺旋体及放线菌有强大的杀菌作用。青霉素对病毒、支原体、立克次氏体、真菌无效，对大多数革兰氏阴性杆菌作用弱。

青霉素对革兰氏阳性球菌作用强，对革兰氏阴性菌作用差；对繁殖期细菌有作用，对静止期细菌无作用；对敏感革兰氏阳性菌有杀灭作用，对人类细胞作用弱。

2．抗菌机制　β-内酰胺类抗生素可作用于细菌菌体内的青霉素结合蛋白（penicillin-binding proteins，PBPs），抑制细菌细胞壁合成，导致菌体失去渗透屏障而膨胀、裂解，同时借助自溶酶溶解细菌。哺乳动物细胞没有细胞壁，不受 β-内酰胺类抗生素的作用，本类药物对宿主毒性小，具有选择性杀菌作用。β-内酰胺类抗生素对已合成的细胞壁无影响，对繁殖期的细菌作用强，为繁殖期杀菌药。

PBPs 是存在于细菌胞质膜上的蛋白，占膜蛋白的 1%，几乎存在于所有细菌中，其数目、种类、分子大小与 β-内酰胺类抗生素的亲和力均因细菌种类不同而有很大差异。根据 PBPs 分子量大小不同分为两类：一类是大分子量（60000 ~ 140000），具有转肽酶和转糖基酶活性，参与细胞壁合成；另一类是小分子量（4000 ~ 5000），具有羧肽酶活性，与细菌细胞分裂和形态维持有关。细菌种类不同，所含 PBPs 种类不等，流感杆菌含 8 种，肺炎球菌含 6 种，金黄色葡萄球菌含 5 种。

3．细菌耐药机制　① 细菌产生 β-内酰胺酶。② 非水解屏障。细菌产生的大量 β-内酰胺酶可与 β-内酰胺类抗生素迅速结合，使药物停留在胞质膜外间隙中，不能达到作用靶位发挥抗菌作用。③ PBPs 发生改变。④ 细菌外膜通透性降低时药物很难进入菌体达到作用靶位。⑤ 细菌缺乏自溶酶。

【临床应用】　青霉素肌内注射或静脉滴注为治疗敏感的革兰氏阳性球菌和杆菌、革兰氏阴性球菌及螺旋体所致感染的首选药。主要包括：溶血性链球菌引起的咽炎、扁桃体炎、猩红热、蜂窝组织炎、化脓性关节炎、败血症等；肺炎链球菌引起的大叶肺炎、中耳炎等；草绿色链球菌引起的呼吸道感染、脑膜炎、心内膜炎、败血症等；脑膜炎奈瑟菌和其他敏感菌引起的脑膜炎；也可用于钩端螺旋体病、梅毒回归热、放线菌病等。用青霉素治疗破伤风、白喉及炭疽时，因其对杆菌产生的外毒素无效，应同时加用相应的抗毒素。

【不良反应】　青霉素毒性很低，主要不良反应如下：

1．过敏反应　这是青霉素最常见的不良反应，发生率为 5% ~ 10%，常见的变态反应表现为药物热、皮疹、荨麻疹、血管神经性水肿、哮喘等，停药后可自行消失。严重的过敏性休克发生率约万分之一，其症状表现为喉头水肿、肺水肿、呼吸困难、循环衰竭、抽搐和昏迷等，如不及时抢救，可危及生命。偶尔可发生血清病样反应。发生过敏反应的原因是青霉素溶液中的降解产物青霉噻唑酸和青霉烯酸等所致，前者可聚合成青霉噻唑酸聚合物，与多肽或蛋白质结合成青霉噻唑酸蛋白，是产生过敏反应的最主要原因；后者还可与体内半胱氨酸形成迟发性致敏原——青霉烯酸蛋白，与血清病样反应有关。为了防止各种过敏反应的发生，医师应详细询问病史，包括用药史、药物过敏史，并进行青霉素皮肤过敏试验。应用青霉素及皮试时应做好急救准备，如备好肾上腺素、氢化可的松等药物，一旦发生过敏性休克时能及时治疗。

2. 赫氏反应（herxheimer reaction）　在青霉素治疗梅毒或钩端螺旋体病时，可有症状加重现象，一般发生于青霉素治疗后6～8h，于12～24h内消失，表现为全身不适、寒战、发热、咽痛、肌痛、心跳加快等，同时可有病变加重现象，对晚期患者可能危及生命，称为赫氏反应。该反应可能是大量螺旋体被杀死后释放的物质所引起，应用肾上腺皮质激素可减轻此反应。

3. 其他反应　局部刺激肌注常引起局部疼痛、红肿、硬结。青霉素鞘内注射和全身大剂量应用可引起减反射增强、肌肉痉挛、抽搐、昏迷等神经系统反应，易出现于老年人群和肾功能减退者。臀部肌内注射青霉素可能导致坐骨神经损伤；青霉素钾盐含钾量较高，不宜做静脉推注或快速滴注。

二、半合成青霉素

青霉素具有杀菌作用强、毒性低的特点，但抗菌谱窄、不耐酸，可引起金黄色葡萄球菌耐药和过敏性休克。为了克服这些缺点，青霉素的母核上引入了不同的侧链，得到了一系列半合成的青霉素。

（一）耐酸青霉素

耐酸青霉素为苯氧青霉素类，包括青霉素V、非奈西林（phenethicillin），抗菌谱与青霉素相同，抗菌活性不及青霉素，耐酸，口服吸收好，但不耐酶，不宜用于严重感染。

（二）耐酶青霉素

本类药物通过侧链的空间位置障碍作用保护了β-内酰胺环，使其不易被青霉素酶所水解。抗菌谱同青霉素，但抗菌活性低，耐酸（甲氧西林除外）。临床用于耐青霉素的金黄色葡萄球菌感染的治疗。供注射和口服的药物有苯唑西林（oxacillin）、萘夫西林（nafcillin）、氯唑西林（cloxacillin）和双氯西林（dicloxacillin）等。主要以原形从肾脏排泄，但排泄速度较青霉素慢，有效血药浓度维持时间长，不良反应较少。

（三）广谱青霉素

本类药物的共同特点是耐酸，可口服，对革兰氏阳性和革兰氏阴性细菌都有杀菌作用，疗效与青霉素相当，但因不耐酶对耐药金黄色葡萄球菌无效。

氨苄西林

氨苄西林（ampicillin，氨苄青霉素）可口服，但吸收不完全，体内分布广，尤以肝肾浓度最高。临床主要用于治疗敏感菌导致的呼吸道感染、伤寒、副伤寒、尿路感染、胃肠道感染、软组织感染等。本药可与青霉素有交叉过敏反应，少数患者可发生血清转氨酶升高和二重感染。

阿莫西林

阿莫西林(amoxicillin,羟氨苄青霉素)口服后血药浓度为口服同等量氨苄西林的2.5倍,抗菌谱和抗菌活性与氨苄西林相似,但对肠球菌和沙门菌属的作用比氨苄西林强2倍。主要用于呼吸道、尿道、胆道感染及伤寒,也可用于慢性活动性胃炎和消化性溃疡的治疗。不良反应以恶性、呕吐等消化道反应和皮疹为主。

(四) 抗铜绿单胞菌广谱青霉素

这类抗生素特点是对铜绿假单胞菌、变形杆菌抗菌活性强,对厌氧菌有一定作用。

羧苄西林

羧苄西林(carbenicillin)不耐酸,不能口服,需注射给药。抗菌谱与氨苄西林相似,对铜绿假单胞菌及变形杆菌感染有效,临床主要用于治疗全身绿脓杆菌感染。单独使用易产生耐药性,还可引起神经系统毒性、出血等,现为哌拉西林和替卡西林取代。

替卡西林

替卡西林(ticarcillin)口服不吸收,肌内注射0.5~2h达血药峰浓度,体内分布广,胆汁浓度高。抗菌谱与羧苄西林相似,但抗铜绿假单胞菌活性要强2~4倍,对其他革兰氏阳性杆菌作用更强(2~10倍)。临床主要用于治疗铜绿假单胞菌感染,对呼吸道、泌尿道感染疗效也佳。

哌拉西林

哌拉西林(piperacillin)肌内注射吸收完全,血浆蛋白结合率低,$t_{1/2}$约1h,毒性小,抗菌谱广,抗菌作用强。本药对各种革兰氏阳性球菌、厌氧菌、包括铜绿假单胞菌的大多数革兰氏阴性菌均有作用,主要用于治疗铜绿假单胞菌、大肠埃希菌、变形杆菌、流感杆菌、伤寒杆菌所致的呼吸道、泌尿道、胆道等感染及败血症,烧伤后感染、耐青霉素和氨苄西林的耐药菌等引起的感染,与氨基糖苷类抗生素联合应用对铜绿假单胞菌有协同作用。但对β-内酰胺酶不稳定,可与β-内酰胺酶抑制剂他唑巴坦(tazobactam)合用,可使产酶的耐药菌转为敏感。不良反应少。

呋苄西林

呋苄西林(furbenicillin)口服不易吸收,局部刺激性强,一般采用静脉滴注。呋苄西林抗铜绿假单胞菌作用较羧苄西林强10倍以上,临床主要用于治疗铜绿假单胞菌感染。

阿洛西林

阿洛西林(azlocillin)抗菌谱与羧苄西林相似,但抗菌活性更强,对抗粪肠杆菌属较替卡西林强,对耐羧苄西林和庆大霉素的铜绿假单胞菌有较好的抗菌作用。临床主要用于治疗铜绿假单胞菌为主的革兰氏阴性杆菌所致的各种感染。

(五) 主要作用于革兰氏阴性菌的青霉素

本类药物为窄谱抗生素,对革兰氏阴性菌抗菌谱广、作用强。

美西林

美西林(mecillinam)口服吸收差,需要注射给药。组织及体液中分布广,在肾脏、肝脏、胆汁、肺脏中浓度高,$t_{1/2}$约1.2h。主要用于革兰氏阴性菌,而对革兰氏阳性菌作用差,对大肠埃希菌、奇异变形杆菌、沙门菌、痢疾杆菌、肺炎杆菌等均有良好的作用,甚至超过氨苄西林;对流感杆菌作用一般,而沙门菌和铜绿假单胞菌对其耐药。临床上主要用于大肠埃希菌和某些敏感菌所致的尿路感染和伤寒的治疗,单独使用治疗革兰氏阴性杆菌所致败血症时效果不佳,常与其他抗生素联合使用。不良反应少,偶见过敏等。

匹美西林

匹美西林(pivmecillinam)为美西林的双酯化合物,在体内水解成美西林,口服吸收完全,食物可促进其吸收。

替莫西林

替莫西林(temocillin)对大多数β-内酰胺酶稳定,对产酶或耐庆大霉素的某些肠杆菌有较强的抗菌活性,而对革兰氏阳性菌、铜绿假单胞菌、厌氧菌缺乏抗菌活性。口服吸收差,肌内注射吸收好,静脉给药血浓度高,组织分布广,血浆$t_{1/2}$约为5h。临床主要用于敏感肠杆菌属、流感杆菌和卡他莫拉菌所致的尿路、软组织和呼吸道感染。不良反应少,偶见荨麻疹或丘疹。

第二节　头孢菌素类抗生素

头孢菌素(cephalosporins)是一类半合成的β-内酰胺类抗生素,在母核7-氨基头孢烯酸(7-ACA)的侧链上引入不同功能基团后得到。头孢菌素具有抗菌谱广、杀菌力强、过敏反应少、对β-内酰胺酶稳定等优点,但与青霉素有部分交叉过敏性和交叉耐药现象。根据抗菌谱、对β-内酰胺酶稳定性和对革兰氏阴性杆菌活性的不同,可将其分为四代。

一、第一代头孢菌素

本类药物包括头孢唑啉(cefazolin)、头孢羟氨苄(cefadroxil)、头孢氨苄(cephalexin)、头孢噻吩(cefalotin)、头孢拉定(cefradine)、头孢硫脒(cefathiamidine)等。

【抗菌作用】 对革兰氏阳性球菌,如肺炎球菌、链球菌、葡萄球菌等作用强,但对耐甲氧西林的金黄色葡萄球菌(MRSA)作用弱;第一代头孢菌素对革兰氏阳性菌作用比第二、三代强,但对革兰氏阴性杆菌作用弱;第一代头孢菌素虽对青霉素酶稳定,但对革兰氏阴性菌产生的β-内酰胺酶的稳定性比第二、三代差;一些品种对肾脏有一定毒性,对铜绿假单胞菌、厌氧菌、耐药肠杆菌等无效。

【临床应用】 临床用于肺炎链球菌、化脓性链球菌、产青霉素酶金黄色葡萄球菌(MRSA除外)及敏感的革兰氏阳性菌、革兰氏阴性菌引起的轻度、中度感染及尿路感染的治疗，对肠球菌感染和脑膜炎不宜选用。

【不良反应】 与青霉素有交叉过敏反应；大剂量使用，或与强利尿药、氨基糖苷类抗生素联合用药，可造成肾功能损害，尤以头孢唑啉、头孢噻吩严重。

二、第二代头孢菌素

本类药物包括头孢克洛（cefaclor）、头孢呋辛（cefuroxime）、头孢丙烯（cefprozil）、头孢孟多（cefamandole）、头孢尼西（cefonicid）等。

【抗菌作用】 对革兰氏阳性菌的抗菌活性较第一代略差或者相仿，对革兰氏阴性菌如大肠埃希菌、克雷伯氏菌、痢疾菌属、阴沟杆菌等的抗菌活性较第一代强。对某些肠杆菌科细菌和铜绿假单胞菌作用较差；对多种 β-内酰胺酶较稳定；肾脏毒性较第一代小。

【临床应用】 临床主要用于革兰氏阳性球菌、流感嗜血杆菌、大肠埃希菌、奇异变形杆菌等所致的呼吸道、尿路、皮肤软组织、骨关节感染和腹腔、盆腔感染。第二代头孢菌素可用于与第一代相同的轻、中度感染，但肠球菌感染不宜选用。

【不良反应】 消化道反应，凝血酶原减少或血小板减少，与氨基糖苷类、多肽糖类抗生素合用可增加肾毒性；可发生变态反应。

三、第三代头孢菌素

本类药物包括头孢他啶（ceftazidime）、头孢噻肟（cefotaxime）、头孢哌酮（cefoperazone）、头孢曲松（ceftriaxone）、头孢克肟（cefixime）。

【抗菌作用】 对革兰氏阳性菌虽有一定的抗菌活性，但较第一、二代弱；对革兰氏阴性杆菌包括肠杆菌、铜绿假单胞菌及厌氧菌如脆弱拟杆菌，均有较强的抗菌作用；对流感杆菌、淋球菌具有良好的抗菌活性；对 β-内酰胺酶高度稳定；血浆半衰期长，体内分布广，组织穿透力强，有一定的量渗入炎症脑脊液中；对肾脏基本无毒性。

【临床应用】 主要用于治疗重症耐药菌引起的感染，或用于敏感肠杆菌等革兰氏阴性杆菌，兼有厌氧菌和阳性菌的混合感染。用于呼吸道、泌尿道、胃肠道、胆道、胸腔、盆腔、皮肤软组织等重症感染的治疗。

【不良反应】 出现不耐乙醇（双硫仑样反应）现象；二重感染：耐药菌株如白念珠菌和肠球菌感染。

四、第四代头孢菌素

本类药物包括头孢匹罗（cefpirome）、头孢吡肟（cefepime）。

【抗菌作用】 对耐药金黄色葡萄球菌等革兰氏阳性球菌的活性强；与第三代相比，抗革兰氏阳性菌的活性更强，特别对链球菌、肺炎球菌也有很强的活性，对多数厌氧菌有抗菌活性。对耐第三代头孢菌素的革兰氏阴性杆菌仍有效，对 β-内酰胺酶高度稳定，部分品种对铜绿假单胞菌作用较头孢他啶强，对肠杆菌属的作用优于头孢他啶等第三代头孢菌素。

【临床应用】 用于第三代头孢菌素耐药的革兰氏阴性杆菌引起的重症感染，可作为第三代头孢菌素的替代药。并可用于中性粒细胞缺乏伴发热者的经验治疗。

【不良反应】 常见消化道反应、皮疹和药物热。

第三节 其他β-内酰胺类抗生素

一、单环β-内酰胺类

氨曲南

氨曲南(aztreonam)是第一个成功用于临床的单环β-内酰胺类,其抗菌活力不同于其他β-内酰胺类,只对需氧革兰氏阴性菌有较强的抗菌作用,对革兰氏阳性细菌和厌氧菌作用差。抗菌谱类似氨基糖苷类,在革兰氏阴性需氧菌中,对肠杆菌科细菌、流感杆菌及淋病奈瑟菌作用佳,不良反应少,对β-内酰胺酶稳定。与青霉素和头孢菌素无交叉过敏,口服不易吸收,肌内注射吸收较好,分布广泛,可透过炎性血脑屏障,主要经肾排泄。常作为氨基糖苷类和第三代头孢菌素的替代品,与氨基糖苷类合用可加强对铜绿假单胞菌和肠杆菌属的作用。临床用于革兰氏阴性杆菌所致的下呼吸道、尿路、腹腔、盆腔、软组织感染及败血症的治疗,对青霉素、头孢菌素过敏患者宜选用。不良反应少,主要有胃肠道反应、皮疹、注射局部疼痛及静脉炎等。

二、头霉素类(cephamycins)

本类药物包括头孢西丁(cefoxitin)、头孢替坦(cefotetan)、头孢美唑(cefmetazole)及头孢米诺(cefminox)等。对革兰氏阴性菌作用强,对部分厌氧菌也有作用,对β-内酰胺酶稳定。目前广泛使用的是头孢西丁,其抗菌谱、抗菌活性与第二代头孢菌素相同,对厌氧菌包括脆弱杆菌有良好的作用,此作用比所有第三代头孢菌素都强。临床可用于盆腔、腹腔和妇科的需氧和厌氧菌的混合感染。不良反应常见皮疹、注射部位疼痛、静脉炎。头孢西丁使用后少数患者出现蛋白尿。

三、碳头孢烯类

本类药物包括亚胺培南(imipenem)、美洛培南(meropenem)等,具有广谱、强效、耐酶、抑酶等特点,对革兰氏阳性、阴性菌和需氧、厌氧菌都具有良好的抗菌作用,临床用于治疗需氧菌和厌氧菌导致的严重感染。亚胺培南在体内易被肾脏去氢肽酶水解失活,可与去氢肽酶抑制剂西司他丁(cilastatin)按1∶1的比例合用,而美洛培南则不受该酶影响。

四、β-内酰胺酶抑制剂

本类药物本身抗菌活性很弱,但能抑制β-内酰胺酶,与其他β-内酰胺类抗生素合用,可发挥抑酶增效作用。

克拉维酸

克拉维酸(clavulanic acid)为广谱β-内酰胺酶不可逆的竞争型抑制剂,与β-内酰胺酶牢固结合并使其失活,常与其他β-内酰胺类抗生素合用,可明显降低头孢菌素最低抑菌浓度,增效几倍至几十倍。常用制剂包括奥格门汀(augmentin),为克拉维酸钾与阿莫西林的配伍制剂(比例为1∶2,125mg∶250mg);替门汀(timentin),为替卡西林钠及克拉维酸钾配伍制剂。临床用于呼吸道、乳腺、皮下软组织感染,尿路、盆腔感染等全身感染或需氧、厌氧菌混合感染。

舒巴坦

舒巴坦(sulbactam)为不可逆的竞争性β-内酰胺酶抑制剂,对革兰氏阳性及阴性菌(除铜绿假单胞菌外)所产生的β-内酰胺酶均有抑制作用。在消化道吸收很少,注射后很快分布到各组织中,在血液、肾、心、肺、脾、肝中的浓度均较高,主要经肾排泄。临床上可与氨苄西林或头孢哌酮配伍成复方制剂,对革兰氏阳性球菌(包括耐酶金黄色葡萄球菌)和革兰氏阴性杆菌(除铜绿假单胞菌外)均有良好作用。

相关链接

青霉素的发现

1928年,出生于苏格兰的英国细菌学家亚历山大·弗莱明(Alexander Fleming)在实验室中无意发现,培养皿中培养的葡萄球菌被霉菌污染,霉菌团周围的葡萄球菌均被杀死,而离霉菌团较远的细菌却存活。他把霉菌集中到无菌的培养基上,霉菌快速生长繁殖,形成一个绿色的霉菌团。经过鉴定,这种霉菌是青霉菌的一种,可分泌物质抑制葡萄球菌、链球菌和白喉杆菌等细菌的生长,弗莱明将其命名为"青霉素"。1929年,他在《英国实验病理学》杂志上发表了论文,报告了他的发现,但未引起学术界重视。直至1941年,英国生物化学家钱恩(Ernst Boris Chain)和澳大利亚药理学家弗洛里(Howard Florey)通过对青霉菌的培养、青霉素的分离和提纯,并在小白鼠体内进行试验,证实了青霉素的作用。之后,青霉素实现了大规模工业化生产,拯救了无数肺炎、脑膜炎、败血症患者的生命,并在第二次世界大战中发挥了巨大的作用,挽救了许多伤病员的生命。为了表彰这一巨大贡献,弗莱明、钱恩、弗洛里共同获得了1945年诺贝尔生理学或医学奖。

制剂及用法

青霉素钾盐或钠盐(penicillin G potassium,penicillin G sodium,苄青霉素钾或苄青霉素钠)

临用前配成溶液,一般400000~800000U/次,肌内注射,普通感染2次/日,严重感染4次/日,必要时每日总量可再增大。严重感染时可用作静脉滴注,但钾盐忌静脉推注,滴注时亦要计算含钾量(每600000U青霉素钾盐含钾离子39mg),并注意滴注速度,以防血钾过高。用量较大或患者肾功能不全时,则应改用钠盐滴注。

普鲁卡因青霉素(procaine benzylpenicillin)

400000U/次,1次/日,肌内注射,可产生速效及长效作用。

苄星青霉素(benzathine benzylpenicillin)

成人1~2次/月,儿童1次/月,600000~1200000U/次,肌内注射。

苯唑西林钠(oxacillin sodium,新青霉素Ⅱ)

成人0.5~1.0g/次,4~6次/日,儿童每日50~100mg/kg,分4~6次用。宜在饭前1h或饭后2h服用,以免食物干扰吸收。肌内注射剂量同口服,静脉滴注,成人4~6g/日,儿童每日50~100mg/kg。

氯唑西林钠(cloxacillin sodium)

成人250~500mg/次,2~4次/日;儿童每日30~60mg/kg,分2~4次口服。肌内注射剂量同口服。

双氯西林(dicloxacillin)

成人1~3g/日,儿童每日30~50mg/kg,分4次服用。

氟氯西林(flucloxacillin)

成人0.125~0.25g/次,4次/日;或0.5~1.0 g,3次/日,口服。

氨苄西林(ampicillin)

成人0.25~1g/次,4次/日;儿童每日20~80mg/kg,分4次服。肌内注射剂量同口服。静脉注射或静脉滴注,成人2~6g/日,儿童每日50~150mg/kg。

阿莫西林(amoxycillin)

成人0.3~0.6g/次,3~4次/日,口服;儿童10岁以下,病情轻者0.15g/次,3次/日,口服。

匹氨西林(pivampicillin)

轻、中度感染,成人1.5~2.0g/日;严重感染,3~4g/日,儿童每日40~80mg/kg,3~4次分服。

羧苄西林(carbenicillin)

肌内注射,成人4g/日,儿童每日100mg/kg,分4次。静脉注射或静脉滴注用于绿脓杆菌感染,成人10~20g/日,儿童每日100~400mg/kg。

呋苄西林(furbenicillin)

成人4~8g/日,儿童每日50~150mg/kg,分4次静脉注射或静脉滴注。

磺苄西林(sulbenicillin)

成人2~4g/日,严重者可用8~13g/日,分次肌内注射、静脉注射或静脉滴注,儿童每日40~160mg/kg。

替卡西林(ticarcillin)

肌内注射或静脉注射,剂量同羧苄青霉素或磺苄青霉素。

哌拉西林(piperacillin)

成人4~8g/日,儿童每日100~150mg/kg;静脉注射,成人8~16g/日,儿童每日100~300mg/kg,皆分4次注射。

美西林(mecillinam)

成人1.6~2.4g/日,儿童每日30~50mg/kg,分4次静脉或肌内注射。

头孢噻吩钠(cephalothin sodium,头孢菌素Ⅰ钠)

成人0.5g/次,4次/日,肌内注射;严重感染时每日2~4g,静脉推注或静脉滴注。

头孢噻啶(cephaloridine)

成人0.5~1.0g/次,2~3次/日,肌内注射,每日量不超过4g。

头孢氨苄(cephalexin)

成人1~4g/日,分3~4次服。

头孢唑啉(cefazolin)

成人500mg/次,2~4次/日,肌内注射或静脉注射,病情严重或耐药菌株,剂量可增大为3~5g/日。儿童剂量为20~100mg/日。

头孢拉定(cefradine)

成人1~4g/日,分4次服,对重症者可静脉注射,每日不超8g,儿童每日50~100mg/kg,分4次服。

头孢羟氨苄(cefadroxil)

成人2g/日,分2次服;儿童每日30~60mg/kg,分2~3次服。

头孢孟多(cefamandole)

成人2~4g/日,儿童每日50~100mg/kg,分3~4次肌内注射。静脉注射成人8~12g/日,儿童每日100~200mg/kg,分2~4次。

头孢呋辛(cefuroxime)

肌内注射,成人2~2.5g/日,儿童每日30~60mg/kg,分3~4次。静脉注射,成人4.5~6g/日,儿童50~100mg/kg,分2~4次。

头孢克洛(cefaclor)

成人2~4g/日,分4次口服。

头孢噻肟(cefotaxime)

肌内注射,成人2~6g/日,儿童每日50~100mg/kg,分3~4次;静脉注射,成人2~8g/日,儿童每日50~150mg/kg,分2~4次。

头孢曲松(ceftriaxone)

肌内注射,1g/日,溶于利多卡因注射液3.5mL中,深部注入。静脉滴注,成人0.5~2g/日,一次溶于生理盐水或5%葡萄糖液中,30min滴完。

头孢他啶(ceftazidime)

成人1.5~6g/日,儿童每日50~100mg/kg,分3次静脉注射,快速静脉滴注或肌内注射,后者一般溶于1%利多卡因0.5mL,深部注入。

头孢哌酮(cefoperazone)

成人2~4g/日,儿童每日50~150mg/kg,分2~3次静脉滴注、推注或肌内注射。

头孢西丁(cefoxitin)

成人3~8g/日,分3~4次,儿童每日45~120mg/kg,分4~6次静脉滴注,也可肌内注射。

拉氧头孢(latamoxef)

成人1~2g/日,分2次静脉注射,静脉滴注或肌内注射,重症者4g/日或更高剂量。儿童每日40~80mg/kg,严重者可增至每日150mg/kg,分2~4次注射。

亚胺培南(imipenem)

成人1~2g/日,分4次静脉注射,应与去氢肽酶抑制剂合用,如泰宁。

氨曲南(aztreonam)

成人1.5~6g/日,分3次,肌内注射,静脉注射或静脉滴注(药物加入100mL生理盐水中,于30min内滴完)。

复习思考题

1. 青霉素的临床应用和不良反应是什么?各类半合成青霉素药物的特点有哪些?
2. 头孢菌素类药物的作用机制是什么?第四代头孢菌素具有哪些特点?
3. 其他β-内酰胺类抗生素有哪些?各有何特点?

(江苏大学医学院 黄晓佳)

第三十三章　大环内酯类、林可霉素类及多肽类抗生素

学习目标

1. 掌握大环内酯类抗生素的抗菌机制、临床应用及不良反应。
2. 掌握万古霉素的抗菌作用与应用。
3. 了解林可霉素的抗菌机制及临床应用。

第一节　大环内酯类抗生素

大环内酯类(macrolides)是一类含有14、15和16元大环内酯环的具有抗菌作用的抗生素。1952年发现的红霉素是首个应用广泛的大环内酯类药物,可用于呼吸道、皮肤、软组织等感染,成为β-内酰胺类抗生素过敏患者的替代药。然而其抗菌谱相对较窄,易产生耐药性,生物利用度低,不良反应较多,限制了临床应用。20世纪70年代,又发展了16元环大环内酯类的吉他霉素、麦迪霉素、交沙霉素及乙酰螺旋霉素,虽对红霉素耐药菌有抗菌作用,但肝毒性依旧明显。20世纪90年代第二代克拉霉素、罗红霉素、阿奇霉素等相继上市,不仅具有红霉素的作用特点,还增强了抗菌活性,扩大了抗菌谱,口服易吸收,对酸稳定、半衰期延长、不良反应减少,具有良好的PAE,成为治疗呼吸系统感染的主要药物。

一、大环内酯类抗生素的一般特性

【体内过程】　红霉素易被胃酸破坏,口服吸收少,故临床一般服用其肠衣片或酯化产物。第二代大环内酯类药物由于克服了酸不稳定性,口服吸收好,生物利用度高,血药浓度和组织细胞内药物浓度均增加。

大环内酯类抗生素能广泛分布到除脑组织和脑脊液以外的各种组织和体液,且在肝、肾、肺、脾、胆汁及支气管分泌物中的浓度均可高出同期血药浓度,并可被多核白细胞和巨噬细胞摄取。红霉素是少数能扩散进入前列腺、胎儿血循环和母乳中的药物之一,炎症可促进红霉素的组织渗透。

红霉素可在肝脏代谢,并且为细胞色素P450酶的抑制剂,可影响多种药物的代谢。克拉霉素被氧化成仍然具有抗菌活性的14-羟基克拉霉素。阿奇霉素几乎不在肝内代谢。红霉素和阿奇霉素可以活性代谢物形式聚积和分泌在胆汁中,部分药物经肝肠循环被重吸收。克拉霉素及其代谢产物主要经肾脏排泄,肾功能不良患者应注意调整用药剂量。

【药理作用】　第一代大环内酯类抗生素主要对大多数革兰氏阳性菌、部分革兰氏阴性菌和厌氧菌有强大的抗菌活性。对葡萄球菌属(包括产生β-内酰胺酶的葡萄球菌和

耐甲氧西林的金黄色葡萄球菌）、肺炎链球菌、破伤风杆菌、炭疽杆菌、白喉杆菌、淋病奈瑟菌、脑膜炎奈瑟菌、百日咳杆菌、流感杆菌、军团菌属等有强大抗菌活性；对梅毒螺旋体、钩端螺旋体、肺炎支原体、衣原体、立克次氏体、弓形虫、非典型病原体也有良好作用。第二代大环内酯类药物抗菌谱扩大，增加和提高了对革兰氏阴性菌的抗菌活性。第三代大环内酯类药物对大环内酯敏感菌、耐药呼吸道病原体均有良好的抗菌活性。大环内酯类药物为抑菌剂，高浓度时为杀菌剂，在碱性环境中抗菌活性增强。

大环内酯类抗生素通过抑制细菌蛋白质合成发挥抗菌作用。由于与克林霉素和氯霉素作用靶位相同，当与这些药物合用时，可发生相互拮抗作用。

细菌对大环内酯类的耐药性成为一个严重的问题。大环内酯类抗生素间存在交叉耐药性，耐红霉素菌株亦对甲红霉素、阿奇霉素耐药；且耐药性正在由单一耐药向多药耐药发展。

【临床应用】

1. 链球菌感染　可用于治疗化脓性链球菌、溶血性链球菌、肺炎链球菌等引起的急性扁桃体炎、急性咽炎、鼻窦炎、猩红热、蜂窝织炎。防止化脓性并发症的发生，也可抑制抗链球菌抗体的形成。

2. 军团菌病　可用于治疗嗜肺军团菌引起的肺炎及社区获得性肺炎。

3. 衣原体、支原体感染　可用于治疗沙眼衣原体所致的眼部感染；肺炎支原体、肺炎衣原体所致肺炎、急性支气管炎、慢性支气管炎急性发作等呼吸系统感染；衣原体属和支原体属所致尿道炎、宫颈炎、盆腔炎等泌尿生殖系统感染。

4. 棒状杆菌属感染　红霉素能根除白喉杆菌，有效改善急、慢性白喉带菌者状况，在成年人有效率可达 90%，但不能改变白喉杆菌急性感染进程。

5. 其他　本类药物替代青霉素用于对青霉素过敏的葡萄球菌、链球菌或肺炎球菌感染患者。可用于治疗隐孢子虫病及弓形体病，也用于治疗敏感菌所致皮肤软组织感染。

【不良反应】　大环内酯类相对低毒性，较少引起严重不良反应。

1. 消化道反应　口服红霉素偶尔可出现厌食、恶心、呕吐和腹泻。第二代大环内酯类的发生率较红霉素明显降低。较少引起胃肠道反应。

2. 肝损害　红霉素及其衍生物可引起胆汁郁积性肝炎，酯化物的发生率可高达 40%。肝损害可发生在各年龄段，以成人较多。肝功能不良者禁用红霉素。

3. 变态反应　偶见药物热、皮疹、荨麻疹、嗜酸性粒细胞增多等。

4. 二重感染　长期、大量用大环内酯类药物可致菌群失调，出现舌炎、口角炎、伪膜性肠炎等。

5. 其他　剂量过高（>4g/日）、用药过长（>2 周）、老年肾功能不良者会引起耳毒性，以耳聋多见；静脉滴注速度过快，易致心脏毒性。

二、常用大环内酯类抗生素

红霉素

红霉素（erythromycin）是从链霉菌培养液中提取获得，在中性水溶液中稳定，酸性不稳定。口服经肠道吸收，但易被胃酸破坏，临床一般采用其肠溶或酯化物制剂，包括琥乙红霉素、依托红霉素和乳糖酸红霉素等。广泛分布于各组织及体液中，不易透过血脑屏障，主要在肝脏代谢，血浆 $t_{1/2}$ 约为 1.6h。

红霉素是治疗军团菌病、百日咳、空肠弯曲菌肠炎和支原体肺炎的首选药。也常用于治疗厌氧菌引起的口腔感染和肺炎衣原体、溶脲脲原体等非典型病原体所致的呼吸及泌尿生殖系统感染。红霉素可在妊娠期间作为一线药物治疗泌尿生殖系统衣原体感染，也被用于四环素类禁忌证如婴儿期衣原体肺炎和新生儿眼炎。主要的不良反应是胃肠道反应，少数患者可出现肝损害，个别患者可有过敏反应、耳鸣等。

罗红霉素

罗红霉素(roxithromycin)口服吸收好，血药浓度高，分布广，在扁桃体、鼻窦、中耳、肺、痰、前列腺及其他泌尿生殖道组织中的药物浓度均可达有效治疗浓度。抗菌谱与抗菌作用与红霉素相仿，对革兰氏阳性菌的作用较红霉素略差，对嗜肺军团菌的作用较红霉素强。对肺炎衣原体、肺炎支原体、溶脲脲原体的抗微生物作用与红霉素相仿或略强。主要不良反应为胃肠道反应，但发生率明显低于红霉素。偶见皮疹、皮肤瘙痒、头昏、头痛、肝功能异常、外周血细胞下降等。

克拉霉素

克拉霉素(clarithromycin)对酸稳定。口服经胃肠道迅速吸收，但首过消除明显，生物利用度仅 55%。两药在体内分布广泛，鼻黏膜、扁桃体及肺组织中的药物浓度比血浓度高，$t_{1/2}$ 长，达约 6h。克拉霉素抗菌活性为大环内酯类抗生素中最强者，对金黄色葡萄球菌和化脓性链球菌的 PAE 比红霉素长 3 倍，而且其代谢产物 14-羟克拉霉素与克拉霉素具有协同抗菌活性。常见不良反应有胃肠道反应、头痛、血清氨基转移酶短暂升高。也可发生变态反应，偶见肝毒性、艰难梭菌引起的伪膜性肠炎。

阿奇霉素

阿奇霉素(azithromycin)对酸稳定、胃肠道刺激少；体内分布广泛，血浆蛋白结合率低，组织内浓度可达同期血浓度的 10~100 倍，$t_{1/2}$ 长达 68h，每日给药 1 次，并经常采用服 3 天停 4 天、1 周为 1 个疗程的序贯用法，防治过度蓄积。阿奇霉素抗嗜肺军团菌、流感嗜血杆菌、支原体、衣原体活性高于红霉素；对革兰氏阴性菌具有更高的抗菌活性，对包柔螺旋体作用较红霉素强，对肺炎支原体的作用为大环内酯类中最强者。不良反应轻，发生率明显较红霉素低，轻、中度肝肾功能不良者可以应用。

第二节　林可霉素类抗生素

林可霉素类抗生素包括林可霉素(lincomycin)和克林霉素(clindamycin)。两者抗菌谱相同，但克林霉素抗菌作用更强，口服吸收好且毒性小，临床常用克林霉素。

【体内过程】 林可霉素口服吸收差；克林霉素口服吸收迅速而完全，且不受食物的影响。两药血浆蛋白结合率高，克林霉素的血浆蛋白结合率较林可霉素(77%~82%)高。两药在体内分布广泛，骨组织可达更高浓度，是治疗金黄色葡萄球菌所致骨髓炎的首选药物。可透过胎盘屏障进入胎儿血内,乳汁的浓度与血浆浓度相当。两药均不能透过血脑屏障,但用于治疗弓形体脑炎时,可在脑组织达到有效治疗浓度。两药主要在肝脏代谢,部分代谢产物有抗菌活性。该类药经尿排泄。

【药理作用】 林可霉素类的抗菌谱与大环内酯类相似,一般为抑菌剂,高浓度对敏感细菌也有杀菌作用。克林霉素的抗菌活性比林可霉素强4~8倍。其主要特点是对革兰氏阳性菌或革兰氏阴性厌氧菌均有强大杀菌作用,尤其对产黑素类杆菌、消化球菌、消化链球菌、产气荚膜杆菌及梭杆菌的作用更为突出;对金黄色葡萄球菌、表皮葡萄球菌、溶血性链球菌、草绿色链球菌和肺炎链球菌等革兰氏阳性需氧球菌和脑膜炎奈瑟菌、淋病奈瑟菌等革兰氏阴性需氧球菌有显著抗菌活性;对肺炎支原体、真菌和病毒无效。作用机制与大环内酯类相同,由于它们在细菌核糖体50S亚基上的结合点与红霉素和氯霉素相同或相近,不宜同时使用。

林可霉素和克林霉素与大环内酯类的耐药机制相同;林可霉素和克林霉素与大环内酯类存在交叉耐药性;大多数细菌对林可霉素和克林霉素存在完全交叉耐药性。对红霉素敏感的肠球菌属和革兰氏阴性需氧杆菌由于外膜通透性降低而对林可霉素类抗生素存在先天性耐药。

【临床应用】

1. 需氧革兰氏阳性球菌感染　林可霉素类抗生素尤其是克林霉素对治疗金黄色葡萄球菌、肺炎链球菌、溶血性链球菌等革兰氏阳性需氧菌引起的呼吸道感染疗效较好,作用优于其他药物。

2. 厌氧菌感染　对治疗敏感厌氧菌引起的口腔感染、盆腔炎和细菌性阴道炎等严重感染特别有效,尤其对脆弱类杆菌所致的感染;但对消化球菌和除产气荚膜杆菌以外梭状芽孢杆菌属的厌氧菌感染无效,林可霉素类对吸入性肺炎、阻塞性肺炎和肺脓肿的治疗优于青霉素。

3. 其他　静脉注射林可霉素类抗生素与口服乙胺嘧啶合用可有效治疗鼠弓形体在艾滋病患者体内引起的脑炎;也可与伯氨喹共同静注治疗艾滋病患者中、轻度卡氏肺囊虫性肺炎。局部应用或口服可有效治疗普通粉刺和细菌性阴道炎。

【不良反应】

1. 消化道反应　常见恶心、呕吐、腹痛和腹泻等,口服多见,林可霉素发生率高于克林霉素。严重者有腹绞痛、水样或血样便;偶见伪膜性肠炎,口服甲硝唑或万古霉素通常可有效地控制此反应。

2. 变态反应　偶见皮疹、瘙痒、荨麻疹、多形性红斑、剥脱性皮炎或药物热。也可出现一过性中性粒细胞减少和血小板减少。

3. 肝毒性　少数患者用药后可出现肝功能异常,如转氨酶升高、黄疸等。

第三节　多肽类抗生素

一、万古霉素类

万古霉素类属糖肽类抗生素,主要代表药有万古霉素(vancomycin)、去甲万古霉素

(norvancomycin)和替考拉宁(teicoplanin)等。

【体内过程】 万古霉素口服难吸收，肌内注射可引起局部疼痛和组织坏死，多采用静脉滴注。广泛分布到组织、体腔和体液及脑膜炎时的脑脊液中，能达有效浓度。口服绝大部分经粪便排泄，可用于难辨梭状芽孢杆菌的消化道感染。血浆蛋白结合率约为55%，在体内很少代谢，90%以上经肾小球滤过由肾脏排泄，其 $t_{1/2}$ 约为6h，肾脏功能受损时延长至7.5天。替考拉宁可肌内注射，血浆蛋白结合率高达90%～95%，肾功能正常时 $t_{1/2}$ 可长达47～100h。以原形经肾排泄。

【药理作用】 万古霉素对耐甲氧西林葡萄球菌、肠球菌、草绿色链球菌等革兰氏阳性球菌有强大的杀菌作用。去甲万古霉素和替考拉宁对大多数金黄色葡萄球菌的作用强于万古霉素，对表皮葡萄球菌的作用与万古霉素相似；去甲万古霉素抗脆弱拟杆菌作用最强。对肺炎链球菌、草绿色链球菌和化脓性链球菌高度敏感，对棒状杆菌和梭形杆菌也有一定抗菌活性，但对放线菌的敏感性较差。对所有革兰氏阴性杆菌、真菌和分枝杆菌耐药。万古霉素类与氨基糖苷类合用可产生协同作用，杀灭肠球菌。

万古霉素可牢固地结合到敏感菌细胞壁前体——肽聚糖五肽末端的D-丙氨酰-D-丙氨酸，抑制葡萄糖基转移酶，防止肽聚糖的进一步延长和交叉连接，造成细菌细胞壁缺陷而破裂死亡。万古霉素类的杀菌速度较青霉素慢，仅对正在分裂增殖的细菌呈杀菌作用。

万古霉素对细菌不易产生耐药性。目前多见对肠球菌耐药，其原因是D-乳酸替代了肽聚糖末端的D-丙氨酸，改变了细胞壁新生肽聚糖末端的丙氨酰丙氨酸结合点，使与万古霉素类有高亲和力的氢键丢失而产生耐药性。

【临床应用】 适用于耐青霉素和头孢菌素的革兰氏阳性菌所致严重感染，尤其对MRSA和MRSE感染、耐青霉素肺炎球菌感染效果好，是治疗MRSA感染的首选药；用于治疗对青霉素类和头孢菌素类过敏患者的严重葡萄球菌感染，但万古霉素类的杀菌速度慢于β-内酰胺类抗生素；也可用于青霉素联合氨基糖苷类抗生素耐药或治疗失败的肠球菌、链球菌心内膜炎的治疗，若与庆大霉素合用可增强疗效；口服给药用于治疗难辨梭杆菌性伪膜性结肠炎和消化道感染，替考拉宁的疗效更好。

【不良反应】 万古霉素可引起斑块皮疹和过敏性休克，也可出现寒战、皮疹及高热。快速静脉输注万古霉素时，后颈部、上肢及上身出现极度皮肤潮红、红斑、荨麻疹、心动过速和低血压等特征性症状，称为“红人综合征”或“红颈综合征”。这可能与静脉注射万古霉素速度过快引起的组胺释放有关，可用抗组胺药和肾上腺皮质激素治疗。

服用常规剂量很少发生耳毒性，但肾功能不全患者或服药剂量过大可致听力减退，甚至耳聋，及早停药可恢复正常。通常是在血药浓度超过60μg/mL时发生，应避免与氨基糖苷类抗生素、呋塞米或依他尼酸等具有耳毒性的药物同服。

万古霉素致肾毒性发生率为14.3%，主要表现为肾小管损伤，轻者为蛋白尿和管型尿，重者则出现少尿、血尿，甚至肾功能衰竭。应避免与氨基糖苷类等其他有肾毒性的药物合用。

口服可引起恶心、呕吐和眩晕，静脉注射时偶发注射部位血栓性静脉炎和疼痛。

二、多黏菌素类

多黏菌素类(polymyxins)常用的有多黏菌素B(polymyxin B)和多黏菌素E(polymyxin E)，

两者具有相似的药理作用。由于静脉给药可致严重肾毒性,现临床已少用,多被新型β-内酰胺类、氨基糖苷类或氟喹诺酮类药物取代。

相关链接

万古霉素与"超级细菌"

超级细菌其实并不是一个细菌的名称,而是一类细菌的名称,这一类细菌的共性是对几乎所有的抗生素都有强劲的耐药性。随着时间的推移,超级细菌的名单越来越长,包括产超广谱酶大肠埃希菌、多重耐药铜绿假单细胞菌、多重耐药结核杆菌、泛耐药肺炎杆菌、泛耐药绿脓杆菌等。

超级细菌中最著名的是一种耐甲氧西林金黄色葡萄球菌(简称 MRSA)。金黄色葡萄球菌极其常见,可引起皮肤、肺部、血液和关节的感染,当年弗莱明偶然发现青霉素时,用来对付的正是这种细菌。但随着抗生素的普及,某些金黄色葡萄球菌开始出现抵抗力,产生青霉素酶破坏青霉素的药力。金黄色葡萄球菌的耐药性发展非常迅速,在 1959 年西方科学家用一种半合成青霉素(即甲氧西林)杀死耐药的金黄色葡萄球菌之后仅隔两年在英国就出现了耐甲氧西林金黄色葡萄球菌,而到了 20 世纪 80 年代后期,MRSA 已经成为全球发生率最高的医院内感染病原菌之一(也被列为世界三大最难解决的感染性疾病首位),在全球范围内目前被证实对 MRSA 还有效的药物种类极少,万古霉素是其中的主力。

制剂及用法

红霉素(erythromycin)

口服,0.2~0.5g/次,4 次/日。注射用其乳糖酸盐 0.3~0.6g/次,3~4 次/日,一般用 5% 葡萄糖液稀释后静脉滴注。

吉他霉素(kitasamycin,leucomycin)

口服,0.8~1.2g/日,分 3~4 次用。

麦迪霉素(medecamycin,麦白霉素,meleumycin)

口服,0.8~1.2g/日,分 3~4 次口服。

交沙霉素(josamycin)

片剂:0.1g/片,成人 0.8~1.2g,分 3~4 次口服。

阿奇霉素(azithromycin)

口服,成人 500mg/日,一次连续 3 日,或第 1 日 500mg,第 2~5 日,每日 250mg;儿童每日 10mg/kg,1 次/日,连用 3 日。

罗红霉素(roxithromycin)

成人口服 300~600mg/日,分 2 次服。

盐酸林可霉素(lincomycin,洁霉素)

口服,成人 1.5~2.0g/日,分 3~4 次服。儿童 30~60mg/(kg·日),分 3~4 次服。肌内注射或静脉注射,成人 300~600mg/日,3 次/日,儿童 15~40mg/(kg·日)。

盐酸克林霉素(clindamycin,氯洁霉素)

口服,成人0.6~1.2g/日,分3~4次服;儿童8~16mg/(kg·日),分3~4次服。肌内注射或静脉注射0.6~1.8g/日,2~4次/日。

盐酸万古霉素(vancomycin)

口服,2.0g/日,分4次服,疗程5~7天;静脉滴注,成人0.5~1g/次,每克药物至少加入200mL液体稀释,1h以上缓慢滴入,疗程2周。

盐酸去甲万古霉素(demethylvancomycin)

口服,1.6g/日,分4次服,疗程5~7天;静脉滴注,成人0.4~0.5g/次,每克药物至少加入200mL液体稀释,1h以上缓慢滴入,疗程2周。

复习思考题

1. 新一代大环内酯类药物相对红霉素等老一代药物有哪些优点?
2. 阿奇霉素有哪些适应证?一般如何使用?
3. 万古霉素的不良反应有哪些?

(江苏大学医学院　许　潇)

第三十四章　氨基糖苷类抗生素

学习目标

1. 掌握氨基糖苷类抗生素的共同特点。
2. 熟悉链霉素、庆大霉素、阿米卡星等常用药物的抗菌特点和临床应用。

氨基糖苷类(aminoglycosides)抗生素因其化学结构中含有氨基醇环和氨基糖分子，并由配糖键连接成苷而得名。其包括两大类：一类来源于天然，由链霉菌和小单孢菌产生，包括链霉素、卡那霉素、妥布霉素、巴龙霉素、大观霉素、核糖霉素、新霉素、庆大霉素、小诺霉素、西索米星、阿司米星等；另一类为人工半合成品，包括奈替米星、依替米星、异帕米星、卡那霉素B、阿米卡星、地贝卡星、阿贝卡星等。氨基糖苷类抗生素主要抑制细菌蛋白质的合成，用于敏感需氧革兰氏阴性杆菌所致的全身感染。

第一节　氨基糖苷类抗生素的共性

氨基糖苷类抗生素具有抗菌谱广、杀菌力强、与β-内酰胺类抗生素有很好的协同作用(但不能与β-内酰胺类混合于同一容器，否则容易使氨基糖苷类失活)、对许多致病菌有抗生素后效应(PAE)等特点。虽然因耐药菌株的出现，耳、肾毒性及β-内酰胺类抗生素的广泛使用而限制了氨基糖苷类抗生素的大量使用，但仍然是治疗危及生命的革兰氏阴性菌严重感染的一类重要药物，也是治疗结核病不可缺少的药物。

【体内过程】　氨基糖苷类极性大，脂溶性小，口服难吸收，仅用于胃肠道感染。肠道外给药才能达到适当血药浓度。一般多采用肌内注射，吸收迅速而完全。

氨基糖苷类的血浆蛋白结合率均较低，除链霉素为35%以外，其他多在10%以下。主要分布在组织外液，可透过胎盘屏障并聚积在胎儿血浆和羊水，在肾皮层和内耳内、外淋巴液有高浓度聚积，且在内耳外淋巴液中浓度下降很慢，因而其肾毒性、耳毒性明显。不能透过血脑屏障，甚至脑膜炎时，在脑脊液也难达有效浓度。

在体内不代谢，主要以原形经肾小球滤过，除奈替米星外，均不在肾小管重吸收，可迅速排泄到尿中，$t_{1/2}$约为2~3h，肾脏衰竭患者可延长20~30倍而致药物蓄积，应减小剂量或增加服药间隔。

【抗菌作用与作用机制】　氨基糖苷类抗生素为快速杀菌剂，对静止期细菌也有较强的作用。其特点是：① 抗菌谱广，对各种需氧革兰氏阴性菌(大肠埃希菌、假单胞菌、变形杆菌属、克雷伯菌属、肠杆菌属、志贺菌属和枸橼酸杆菌属等)具有强大抗菌活性；对甲氧西林敏感的葡萄球菌(包括金黄色葡萄球菌和表皮葡萄球菌)也有较好的抗菌活性，对沙雷菌属、沙门菌属、产碱杆菌属、不动杆菌属和嗜血杆菌属也有一定抗菌作用；但对淋病奈瑟菌、脑膜炎奈瑟菌等革兰氏阴性球菌作用较差；对链球菌作用微弱，对肠球菌和厌氧菌则无效。氨基糖苷类与β-内酰胺类抗生素合用，对肠球菌属、李斯特菌属、草绿色链球菌和铜绿假单胞菌可获协同作用。本类药物的抗菌谱相似，链霉素和卡那霉素还对结核杆菌有作用。② 杀菌速率和杀菌持续时间与浓度呈正相关。③ 具有较长的 PAE，且 PAE 持续时间与浓度呈正相关。该特性可说明氨基糖苷类一天一次给药与每天分次给药同样有效。④ 具有初次接触效应（first exposure effect，FEE），即指细菌首次接触氨基糖苷类抗生素时，能被迅速杀死，当未被杀死的细菌再次或多次接触同种抗生素时，其杀菌作用明显降低。⑤ 在碱性环境中抗菌活性增强。

氨基糖苷类抗生素可作用于细菌的核糖体，抑制细菌蛋白质合成的多个环节。① 始动阶段：与 30S 亚基结合，抑制 70S 始动复合物。② 肽链延伸阶段：选择性地与细菌体内核糖体 30S 亚基上的靶蛋白（P_{10}）结合，造成 A 位空间结构扭曲，使 aa-tRNA 错误阅读（翻译）mRNA 上的“三联密码（遗传密码）”，将错误的氨基酸带入肽链，导致异常的或无功能的蛋白质合成。③ 终止阶段：阻止肽链释放因子“R”进入 A 位，使已经合成好的肽链不能释放，并阻止 70S 核糖体的解离，使菌体内核糖体循环利用受阻，最终导致菌体内核糖体耗竭。④ 氨基糖苷类药物还通过吸附作用插入并结合到菌体胞膜内，使菌体胞膜发生断裂，导致胞膜通透性增加，胞体内大量重要物质如 K^+、核苷酸等外漏。通过上述综合机制最终使细菌迅速死亡。氨基糖苷类抗生素在敏感菌体内的积蓄是通过一系列复杂的步骤来完成的，包括需氧条件下的主动转运系统，故此类药物对厌氧菌无作用。

氨基糖苷类药物对细菌核糖体（70S）作用强，而对人及哺乳动物细胞的核糖体（80S）作用弱。但在高浓度时，药物对人及哺乳动物细胞核糖体，尤其是线粒体的核糖体也能产生影响，因而可造成毒性反应。

【耐药性】 细菌对该类抗生素可呈天然的和获得性耐药，细菌对该类抗生素相互间存在部分或完全的交叉耐药。耐药性主要通过质粒介导产生钝化酶，使它们结构中的游离羟基磷酸化或核苷化，使游离氨基乙酰化，从而失去抗菌活性，该类多种抗生素可被同一种酶钝化，而同一种该类抗生素又可被多种酶钝化。细菌细胞膜通透性的改变和胞内转运功能的异常，亦是产生耐药的原因之一。另外，肠球菌属细菌和结核杆菌的突变株对链霉素耐药，是由于细菌对链霉素靶位蛋白的修饰作用，使链霉素不能与之结合而发生耐药。

【临床应用】 氨基糖苷类目前仍作为治疗需氧革兰氏阴性杆菌所致的严重感染的一类重要抗生素，如呼吸道感染、泌尿道感染、皮肤软组织感染、胃肠道感染、烧伤或创伤感染及骨关节感染等。不同氨基糖苷类药物之间的疗效并无显著差别。对败血症、肺炎、脑膜炎等革兰氏阴性杆菌引起的严重感染，需联合应用其他抗革兰氏阴性杆菌的抗菌药，如广谱半合成青霉素、第三代头孢菌素及氟喹诺酮类等，单用可能失败。

联合用药治疗革兰氏阳性菌的感染，主要用于肠球菌属或草绿色链球菌所致心内膜炎，金黄色葡萄球菌与表皮葡萄球菌所致败血病、心内膜炎等。常与耐酶青霉素、利福平或万古霉素合用。

用于结核杆菌和非结核分枝杆菌感染，结核病可选用链霉素，非结核分枝杆菌感染主要选用阿米卡星。

【不良反应】 氨基糖苷类抗生素毒性与服药剂量和疗程有关，也随药物不同而异，甚至在停药以后,也可出现不可逆的毒性反应。儿童和老人更易引起毒性反应。

1. 耳毒性　所有氨基糖苷类抗生素均有耳毒性。由于药物在内耳蓄积,可使感觉毛细胞发生退行性和永久性改变。耳毒性包括前庭神经和耳蜗神经的损害。前庭神经的损害,主要表现为眩晕、恶心、呕吐、眼球震颤和共济失调等,各药的发生率依次为新霉素(已少用)>卡那霉素>链霉素>西索米星>阿米卡星≥庆大霉素≥妥布霉素>奈替米星>依替米星。耳蜗神经的损害,表现为听力减退或耳聋,各药的发生率依次为新霉素>卡那霉素>阿米卡星>西索米星>庆大霉素>妥布霉素>奈替米星>链霉素>依替米星。氨基糖苷类抗生素的耳毒性与药物在内耳淋巴液中药物浓度较高有关,药物可引起细胞膜上 Na^{+}-K^{+}-ATP 酶功能障碍,损害内耳柯蒂器内、外毛细胞能量的产生及利用,造成毛细胞损伤。临床上应避免与呋塞米、依他尼酸、布美他尼或顺铂等其他耳毒性药物同服。

2. 肾毒性　氨基糖苷类是诱发药源性肾衰竭的常见因素。氨基糖苷类在尿中浓度高,可通过细胞膜吞饮作用使药物大量聚积在肾皮质和髓质肾小管上皮细胞溶酶体内,溶酶体肿胀破裂,大量溶酶体酶和聚积药物释放,造成线粒体损害而减少能量产生,或与 Ca^{2+} 络合干扰钙调节转运过程。轻则引起肾小管肿胀,重则产生急性坏死,但一般不损伤肾小球。临床表现为蛋白尿、管型尿、血尿等,严重时可产生氮质血症和导致肾功能降低。各种氨基糖苷类对肾损伤的严重程度取决于其在肾皮质的聚积量,各药的发生率依次为新霉素>卡那霉素>庆大霉素>妥布霉素>阿米卡星>奈替米星>链霉素>依替米星。为防止和减少肾毒性的发生,临床用药时应定期检查肾功能,避免合用能增加肾毒性的药物(头孢菌素类、右旋糖酐、环丝氨酸、万古霉素、多黏菌素、杆菌肽、两性霉素 B 等),并注意给药剂量,监测血药浓度。

3. 神经肌肉阻断　与给药剂量和给药途径有关,常见于大剂量腹膜内或胸膜内应用后,出现心肌抑制、血压下降、肢体瘫痪和呼吸衰竭,也偶见于肌内或静脉注射后。其原因可能是药物与 Ca^{2+} 络合或竞争,抑制节前神经末梢乙酰胆碱的释放并降低突触后膜对乙酰胆碱的敏感性,造成神经肌肉接头处传递阻断,引起呼吸衰竭,进而循环衰竭导致死亡。各药引起神经肌肉麻痹的严重程度为新霉素>链霉素>卡那霉素>奈替米星>阿米卡星>庆大霉素>妥布霉素>依替米星。肾功能减退、血钙过低及重症肌无力患者易发生,抢救时应立即静脉注射葡萄糖酸钙和新斯的明。临床用药时避免合用肌肉松弛药、全麻药等。

4. 变态反应　可表现为皮疹、发热、血管神经性水肿、口周发麻等。接触性皮炎是局部应用新霉素常见的反应。也可引起过敏性休克,尤其是链霉素,发生率仅次于青霉素,但死亡率高。一旦发生,应静脉注射肾上腺素及钙剂进行抢救。

第二节　常用的氨基糖苷类抗生素

链霉素

链霉素(streptomycin)是第一个氨基糖苷类抗生素,也是第一个用于治疗结核病的药物。链霉素口服吸收极少,肌内注射吸收快。容易渗入胸腔、腹腔、结核性脓腔和干酪化脓腔,并达有效浓度。

链霉素对铜绿假单孢菌和其他革兰氏阴性杆菌的抗菌活性最低,对土拉菌病和鼠疫有特效,常为首选,特别是与四环素联合用药已成为目前治疗鼠疫的最有效手段。也用于治疗多重耐药的结核病。与青霉素合用可治疗溶血性链球菌、草绿色链球菌及肠球菌等引起的心内膜炎。

链霉素治疗时常可出现前庭功能损害,少数患者可出现迟发性或进行性听神经损害,听力下降甚至永久性耳聋。还可发生过敏性休克,通常于注射后 10min 内突然出现,发生率虽较青霉素低,但死亡率却很高。因此,注射前应做皮试,阴性者才能用药。

庆大霉素

庆大霉素(gentamicin)口服吸收很少,肌内注射吸收迅速而完全。在肾皮质中积聚的药物可比血浆浓度高出数倍,停药 20 天后仍能在尿中检测到本药。本药是治疗各种革兰氏阴性杆菌感染的主要抗菌药,尤其对沙雷菌属作用更强,为氨基糖苷类中的首选药。可与青霉素或其他抗生素合用,协同治疗严重的肺炎球菌、铜绿假单胞菌、肠球菌、葡萄球菌或草绿色链球菌感染。亦可用于术前预防和术后感染。还可局部用于皮肤、黏膜表面感染和眼、耳、鼻部感染,但因可致光敏感反应,大面积应用易致吸收毒性,故少作局部应用。口服可用于肠道感染或肠道术前准备。不良反应主要有耳毒性、肾毒性和神经肌肉阻滞,偶可发生过敏反应。由于庆大霉素耐药和不良反应较大,现选用阿米卡星或依替米星代替。

妥布霉素

妥布霉素(tobramycin)口服难吸收,肌内注射吸收迅速。可渗入胸腔、腹腔、滑膜腔并达有效治疗浓度。可在肾脏中大量积聚。对肺炎杆菌、肠杆菌属、变形杆菌属、铜绿假单孢菌的抑菌或杀菌作用较庆大霉素强,且对耐庆大霉素菌株仍有效,适合治疗铜绿假单孢菌所致的各种感染,通常应与青霉素类或头孢菌素类药物合用。

阿米卡星

阿米卡星(amikacin,丁胺卡那霉素)是卡那霉素的半合成衍生物。肌内注射,主要分布于细胞外液,不易透过血脑屏障。本药是抗菌谱最广的氨基糖苷类抗生素。其突出优点是对肠道革兰氏阴性杆菌和铜绿假单孢菌所产生的多种氨基糖苷类灭活酶稳定,故对耐药菌感染仍能有效控制,常作为首选药。本药的另一个优点是与 β-内酰胺类联合可获协同作用,当粒细胞缺乏或其他免疫缺陷患者合并严重革兰氏阴性杆菌感染时,联合用药比阿米卡星单独使用效果更好。

奈替米星

奈替米星(netilmicin)抗菌谱与庆大霉素相似,对肠杆菌科大多数细菌均具强大抗菌活性,对葡萄球菌和其他革兰氏阳性球菌的作用也强于其他氨基糖苷类抗生素。其显著特点是对多种氨基糖苷类钝化酶稳定,因而对 MRSA 及耐庆大霉素、西索米星和妥布霉素菌株有较好抗菌活性。与 β-内酰胺类联合用药对金黄色葡萄球菌、铜绿假单胞菌、肺炎杆菌和肠球菌属均有协同作用。

奈替米星的耳、肾毒性发生率在常用氨基糖苷类中较低，损伤程度也较轻。肾毒性仅表现为管型尿、血尿素氮或肌酐值升高等，症状大都轻微而可逆，常发生于原有肾功能损害者或剂量超过常用剂量的感染患者。每日剂量大于6mg/kg、疗程长于15日的感染患者，可出现耳毒性，表现为前庭及听力受损的症状，如出现头晕、眩晕、听觉异常等。

依替米星

依替米星(etimicin)为一种新的半合成水溶性氨基糖苷类抗生素。本药抗菌谱广、抗菌活性强、毒性低。对大部分革兰氏阳性菌及革兰氏阴性菌，尤其对大肠杆菌、克雷伯肺炎杆菌、沙雷菌属、奇异变形杆菌、沙门菌属、嗜血流感杆菌及葡萄球菌属等有较高的抗菌活性，对部分庆大霉素、小诺霉素和头孢唑啉耐药的金黄色葡萄球菌、大肠埃希菌和克雷伯肺炎杆菌有良好抗菌作用，其体外MIC值仍在本药治疗剂量的血药浓度范围内。对产生青霉素酶的部分葡萄球菌和部分低水平甲氧西林耐药的葡萄球菌(MRSA)亦有一定抗菌活性。本药发生耳毒性、肾毒性和神经肌肉麻痹的程度均较奈替米星、阿米卡星轻，是目前本类药物中发生率最低者。

相关链接

氨基糖苷类抗生素耳毒性的防治

半个多世纪以来氨基糖苷类抗生素(aminoglycoside antibiotics)已成为抗革兰氏阴性细菌的有效抗生素。尽管它有耳毒性和肾毒性，尤其是会导致不可逆的感音神经性耳聋，但由于它们具有性质稳定、抗菌谱广、杀菌力强、使用简便、价格便宜等优点，氨基糖苷类抗生素仍为目前临床治疗严重感染的主要抗菌药物之一，特别是肺囊性纤维性变及进行腹膜透析的患者需要经常使用氨基糖苷类抗生素。随着结核病发病率的回升及结核杆菌耐药性的不断增强，世界卫生组织推荐氨基糖苷类抗生素为抗结核病联合用药之一。

基于庆大霉素与铁结合刺激自由基产生而导致细胞和组织损伤的理论基础，近年来抗氧化剂被用于预防氨基糖苷类抗生素耳毒性的实验研究。迄今抗氧化剂治疗已经成功地在不同种系和不同动物模型上应用，对多种氨基糖苷类抗生素耳毒性的防护作用进行过研究。许多抗氧化剂和自由基清除剂本身是日常饮食的一部分，对大多数组织都有益处，副作用轻微。而且对氨基糖苷类的其他毒性如肾毒性和前庭毒性也有保护作用。目前已被实验证实具有保护作用的抗氧化剂和铁螯合剂有去铁胺、2,3-二羟基苯甲酸、水杨酸、甘露醇、组氨酸、D-蛋氨酸、硫辛酸、维生素E和一些中草药如丹参、银杏提取物等。因此，在众多的抗氧化剂中，有可能寻找一种安全有效的方法应用于临床。

制剂及用法

硫酸链霉素(streptomycin sulphate)

肌内注射,1g/次,1 次/日。

硫酸庆大霉素(gentamycin sulfate)

口服,80~160mg/次,3~4 次/日。肌内注射或静脉滴注,80mg/次,2~3 次/日。外用,0.5% 软膏;0.5% 滴眼液。

硫酸卡那霉素(kanamycin sulfate)

口服,1g/h,连服 4 次。肌内注射:0.5g/次,1~2 次/日。

硫酸妥布霉素(tobramycin sulfate)

肌内注射或静脉滴注,80mg/次,2~3 次/日,疗程不超过 10 日。

硫酸阿米卡星(amikacin sulfate)

肌内注射或静脉滴注,0.5g/次,2~3 次/日,疗程不超过 10 日。

硫酸西索米星(sisomicin sulfate)

肌内注射或静脉滴注,0.15g/日,分 2~3 次给药,疗程均不超过 7~10 日。

盐酸大观霉素(spectinomycin hydrochloride)

肌内注射 2g/次,1~2 次/日,临用前,每 2g 加入 0.9% 苯甲醇注射液 3.2mL,振摇,使成混悬液后给药。

硫酸巴龙霉素(paromomycin sulfate)

口服,0.5~0.75g/次,3 次/日。

硫酸核糖霉素(ribostamycin sulfate)

肌内注射,1~2g/日,分 2 次给药。

硫酸小诺霉素(micronomicin sulfate)

口服,80mg/次,3 次/日;肌内注射,60~80mg/次,必要时可用至 120mg,2~3 次/日;静脉滴注,每次 60mg,加入氯化钠注射液 100mL 中恒速滴注,于 1h 滴完。

硫酸依替米星(etimicin sulfate)

静脉滴注,0.1~0.15g/次,2 次/日,稀释于 100mL 的氯化钠注射液或 5% 葡萄糖注射液中,1h 滴完。疗程为 5~10 日。

硫酸奈替米星(netilmicin sulfate)

肌内注射或静脉滴注,每次 4~6mg/kg,1 次/日。

硫酸异帕米星(isepamicin sulfate)

肌内注射或静脉滴注,400mg/日,分 1~2 次给药。

硫酸新霉素(neomycin sulfate)

口服,1g/次,4 次/日。外用,0.5% 软膏;0.5% 滴眼液。

复习思考题

1. 从抗菌谱、抗菌作用机制、体内过程、临床应用及不良反应等方面总结氨基糖苷类抗生素有哪些共同的特点。

2. 简述链霉素、庆大霉素、阿米卡星的抗菌特点和临床应用。

(江苏大学医学院 张 芸)

第三十五章　四环素类抗生素和氯霉素

学习目标

1. 掌握四环素类药物的抗菌作用、临床应用、不良反应及防治。

2. 熟悉氯霉素类抗生素的抗菌作用特点、抗菌作用机制、主要临床应用、主要不良反应。

3. 了解氯霉素导致骨髓造血功能抑制的原因。

第一节　四环素类抗生素

四环素类(tetracyclines)抗生素是一组带有共轭双键四元稠合环结构的抗生素。1948年,第一个四环素类抗生素金霉素(chlortetracycline)被发现。随后几年,土霉素(oxytetracycline)和四环素(tetracycline)相继上市。由于它们对立克次氏体、多种革兰氏阳性菌和阴性菌、衣原体、支原体、螺旋体及某些原虫均有高度抑制作用,故称为“广谱”抗生素,目前几乎已退出了药品市场。20世纪70年代,对四环素类天然产物进行了各种化学修饰,制备出第二代四环素如多西环素(doxycycline)、美他环素(methacycline)、米诺环素(minocycline),这些药物的抗菌谱与四环素相似,抗菌活性强于四环素,但与四环素存在交叉耐药性,因而临床应用依然受到限制。20世纪90年代,研制出了高效甘氨酰四环素类(glycylcylines)衍生物的第三代四环素,其具有更广的抗菌谱和更高的抗菌活性。早期的有甘氨米诺环素和甘氨去甲氧四环素。2005年替加环素(tigecycline)研制成功,其能够克服与四环素类绝大部分相关的耐药机制,临床用于治疗包括四环素在内的其他抗生素耐药菌感染的治疗。

一、四环素类抗生素的共性

【体内过程】 不同四环素类抗生素在临床治疗效果上的差异,主要是由不同的取代基造成的药动学差异所致。

1. 吸收　四环素类口服吸收不完全,并受食物的影响(多西环素和米诺环素除外),四环素类抗生素吸收率差别较大,金霉素最低(30%),四环素、土霉素和地美环素居中(60%～70%),多西环素和米诺环素最高(95%～100%)。四环素类应避免与铁制剂,含钙、镁和铝的食品或抗酸药同服,因其与二价和三价阳离子可形成不吸收的络合物。

2. 分布　四环素类的血浆蛋白结合率差异较大,四环素为20%～65%,米诺环素和多西环素为80%～95%,组织分布广泛,主要集中在肝、肾、脾、皮肤、牙齿和骨骼等钙化组织及含钙量高的肿瘤(胃癌);也能渗透到大多数组织和体液中,易进入细胞内,脑脊液中浓度低(米诺环素除外)。米诺环素在无炎症情况下也能进入大脑,还可在泪水和唾液中达到很高浓度，可用于脑膜炎奈瑟菌的清除。四环素类能透过胎盘屏障并集中在胎儿骨骼和牙齿。

3. 代谢和排泄　四环素类部分在肝脏代谢，绝大多数药物在小肠被重吸收形成肝肠循环，在胆汁中的浓度可为血药浓度的 10～20 倍。主要以原形从肾脏排泄，尿中排出量可达 10%～50%。多西环素 90% 以代谢产物或螯合物形式，经胆汁排入粪便，故对肠道菌影响很小，可治疗肾功能受损患者的感染。四环素类的 $t_{1/2}$ 差别较大，可根据 $t_{1/2}$ 分为 3 类：短效类 $t_{1/2}$ 为 6～8h（金霉素、四环素、土霉素），中效类 $t_{1/2}$ 为 12h（地美环素、美他环素），长效类 $t_{1/2}$ 为 16～18h（多西环素、米诺环素）。

【药理作用】　四环素类抗生素为快速抑菌剂，高浓度时对某些细菌呈杀菌作用，曾属广谱抗生素。对常见的革兰氏阳性、阴性需氧菌和厌氧菌、立克次氏体、螺旋体、支原体、衣原体及某些原虫等有效，对革兰氏阳性菌的抗菌活性较革兰氏阴性菌强。在革兰氏阳性菌中，葡萄球菌敏感性最高，化脓性链球菌与肺炎链球菌次之，李斯特菌、放线菌、奴卡菌、梭状芽孢杆菌、炭疽杆菌等也均敏感，但对肠球菌属不敏感。四环素类对革兰氏阴性菌（大肠埃希菌、大多数弧菌属、弯曲杆菌、布鲁菌属和某些嗜血杆菌属等）有良好抗菌活性，对淋病奈瑟菌和脑膜炎奈瑟菌有一定抗菌活性，但对变形杆菌和铜绿假单胞菌无作用。四环素类对 70% 以上的厌氧菌（如脆弱杆菌、放线菌等）有抗菌活性，以半合成四环素类较好，但其作用不如克林霉素、氯霉素及甲硝唑。大多数常用四环素类抗生素的抗菌活性近似，但米诺环素和多西环素对耐四环素菌株仍有强大抗菌活性。

【作用机制】

1. 四环素类药物的作用机制主要为抑制细菌蛋白质的合成。对于革兰氏阴性菌，药物首先以被动扩散方式经细胞壁外膜的亲水性通道转运，再经细胞内膜上的能量依赖性转运泵，将大量药物主动泵入细菌细胞内。对于革兰氏阳性菌，药物进入的转运机制不十分清楚。在胞浆中，与细菌核糖体 30S 亚基在“A”位上特异性结合，抑制氨酰基 tRNA 与“A”位结合时所需的酶，阻断了氨酰基 tRNA 在“A”位的结合而进入 mRNA-核糖体复合物，从而抑制肽链延长和细菌蛋白质的合成（图 35-1）。

2. 四环素类还可造成细菌细胞膜通透性增加，使胞内的核苷酸和其他重要成分外漏，从而抑制细菌 DNA 复制。

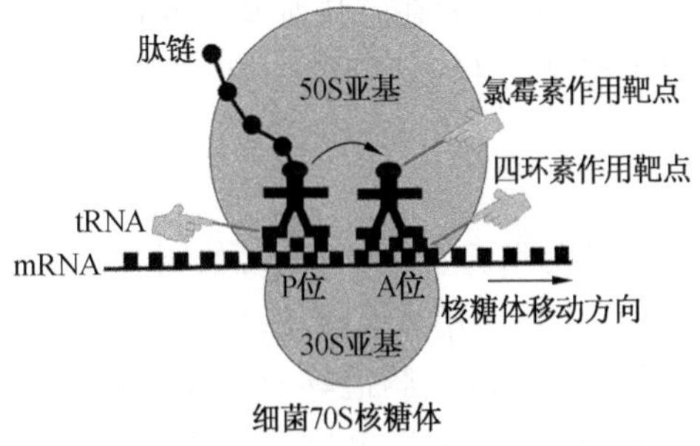

图 35-1　四环素及氯霉素抑制细菌蛋白质合成的作用部位示意图

【耐药性及耐药机制】　细菌对四环素类药物耐药性产生较慢，但一旦产生则常持久不变。天然四环素之间有交叉耐药性，但与半合成品之间交叉耐药性则不明显。其耐药机制主要有三种：① 主动外排系统增强：在革兰氏阳性菌和革兰氏阴性菌中都有外输泵基因，且大部分具有四环素抗性。由其编码的膜相关蛋白可将四环素泵出胞外，降低了菌体内的药物浓度，另外在细菌体内还存在一种抑制因子，对外排蛋白表达进行负调控，而四环素类能与该抑制因子结合并使之失去活性，从而导致外排蛋白大量表达，促使药物被排出细胞外。② 药物作用靶点被保护：由质粒或转座子编码核糖体保护蛋白（Tet M 和 Tet O）在细菌细胞内表达，使四环素不能与核糖体结合，保护核糖体免受四环素类药物的作用。③ 产生灭活酶：已发现两株厌氧拟杆菌转座子上携带有唯一通过产生灭活四环素的酶而耐药的 Tet X 基因，可产生一种小分子胞浆蛋白，可化学修饰四环素类药物使其失活。

【临床应用】 四环素类可用于治疗多种感染性疾病，尤其适用于由立克次氏体、支原体和衣原体引起的感染性疾病。对立克次氏体感染和斑疹伤寒、恙虫病及支原体引起的肺炎有良效，为首选药。对革兰氏阳性菌、阴性菌，百日咳，痢疾，肺炎杆菌所致的尿道、呼吸道与胆道感染可用半合成四环素类作次选药。

1. 立克次氏体感染　对包括斑疹伤寒、鼠型斑疹伤寒、再燃性斑疹伤寒、洛矶山斑疹热和恙虫病等均可作为首选药物。对柯克斯立克次氏体引起的非典型肺炎也具有极好的疗效。四环素治疗 Q 热虽然反应较慢，疗程较长，但退热后再用药 1 周可防止复发。

2. 衣原体感染　四环素类治疗鹦鹉热衣原体引起的鹦鹉热，肺炎衣原体引起的肺炎，沙眼衣原体引起的非特异性尿道炎、子宫颈炎、性病淋巴肉芽肿、包涵体结膜炎和沙眼等，口服或局部应用均有突出的疗效，多西环素为首选药物。

3. 支原体感染　对肺炎支原体引起的非典型肺炎和溶脲脲原体引起的非特异性尿道炎具有良好的疗效。

4. 螺旋体感染　是治疗博氏疏螺旋体引起的慢性游走性红斑和回归热螺旋体引起的回归热最有效的药物，多西环素为首选药物。

5. 细菌性感染　为治疗肉芽肿鞘杆菌引起的腹股沟肉芽肿、霍乱弧菌引起的霍乱和布鲁菌引起的布鲁菌病的首选药物。也可作为次选药物治疗革兰氏阴性球菌和杆菌感染、革兰氏阳性杆菌感染，以及放线菌引起的颈面部、腹腔、胸腔感染等。

6. 其他　四环素类对骨质疏松症和风湿病有一定疗效。多西环素和米诺环素对脑缺血引起的神经损伤具有良好的保护作用。如米诺环素在脑缺血发生前 3h 给药，可使神经元存活率从 10.5% 提高到 77%，而在脑缺血发生 30min 给药仍可使神经元存活率提高到 71%。多西环素可分别提高到 47% 和 57%。它们的神经保护作用机制主要是抑制了小神经胶质细胞的活性。

【不良反应】

1. 消化道反应　口服给药可引起上腹部不适，如厌食、恶心、呕吐、腹胀、腹痛、腹泻等。严重可引起消化道溃疡。饭后服用减轻症状，但影响药物吸收。

2. 二重感染　正常人的口腔、鼻咽、肠道等处有微生物寄生，菌群间维持平衡的共生状态，广谱抗生素的长期使用，使敏感菌株生长受到抑制，而不敏感菌在体内大量繁殖，造成新的感染，此称为二重感染或菌群交替症。以肠道感染最为常见，特别是耐四环素类的难辨梭状杆菌引起的伪膜性肠炎，严重时可危及生命。多发生在用药后 20 日内，易发生在儿童、老人或体弱多病者。此外还有真菌感染，致病菌以白假丝酵母菌最多见。表现为口腔鹅口疮、肠炎，停药用抗真菌药治疗。如果出现二重感染症状，必须停药并口服万古霉素或甲硝唑治疗。

3. 影响牙齿和骨骼发育 主要发生在胎儿和婴幼儿。四环素类能与新形成的骨、牙中的钙结合，引起牙釉质发育障碍和变黄，使牙呈黄棕色或深灰色，年龄愈小愈易受累。8岁以下儿童、孕妇、哺乳期妇女禁用。四环素类亦可引起骨骼畸形、骨质生成抑制和婴幼儿骨骼生长抑制，造成暂时性的生长障碍。

4. 肝毒性 大剂量口服或静脉注射可因药物沉积于肝细胞线粒体，干扰脂蛋白的合成和甘油三酯的输出，造成急性肝细胞脂肪性坏死，易发生于孕妇，特别是伴有肾盂肾炎的妊娠妇女，易出现致死性肝中毒。

5. 光敏反应 当服用四环素类的患者受到阳光和紫外线照射时易出现光敏反应。其原因是四环素类在皮肤聚积而引起紫外线吸收，激活药物发出低频率能量而损伤皮肤组织，导致红斑、加重晒伤或引起类似晒伤的反应。地美环素最常发生光敏反应，多西环素也较四环素和米诺环素多见。

6. 肾毒性 可引起氮质潴留，导致肾小管酸中毒和其他肾脏损伤。除多西环素外，其他四环素类可在肾功能障碍患者体内聚积达中毒浓度，进而通过干扰蛋白合成加重氮质血症，故肾脏损伤患者仅能服用多西环素。

7. 前庭反应 可出现头昏、眼花、恶心、呕吐等，其原因是四环素类聚积在内耳淋巴液并影响其功能。米诺环素相对易发生，常发生于最初几次用药，而停药24～48h后可恢复。

8. 脑假瘤 出现头痛、颅内压升高、视神经乳头水肿，严重可发展为不可逆性视眼缺损，甚至失明。

二、常用四环素类抗生素

四环素

四环素（tetracycline，阿克罗霉素）口服吸收不完全，食物、抗酸药及含有铁、铝、钙等阳离子的药物均影响四环素的吸收，血药浓度较空腹时降低50%。血浆蛋白结合率较低，体内分布广泛，可渗入胸腔和腹腔，易在骨髓、骨骼和牙齿沉积，也可进入乳汁及胎儿循环。可在肝内积聚，其胆汁浓度约为血药浓度的5～20倍，且部分在肠道重吸收，形成肝肠循环。$t_{1/2}$为6～9h，碱化尿液可增加其尿中排出量，肾功能状况也明显影响四环素的清除。

四环素为广谱快效抑菌剂，曾经广泛应用于临床，目前主要用作立克次氏体病、衣原体病、支原体病及螺旋体病的临床治疗。在无多西环素时可作为首选药物。

四环素每日口服剂量超过1g时可出现恶心、呕吐及上腹部不适等胃肠道刺激症状。长期服药易发生二重感染。妊娠期妇女、哺乳期妇女及8岁以下的儿童服用四环素可引起胎儿及婴幼儿牙齿变色和骨骼生长抑制。大剂量口服或静脉注射也可造成肝毒性或加重原有肾损伤。

多西环素

多西环素（doxycycline，脱氧土霉素，强力霉素）口服吸收完全而迅速，不受同服食物影响，有较高的脂溶性，对组织穿透力较强，在胸导管淋巴液、腹水、肠组织、眼和前列腺组织中均有较高浓度，约为血药浓度的60% ~75%，在胆汁中浓度可达同期血药浓度的10 ~20 倍，肝肠循环显著，$t_{1/2}$为12 ~22h，肾功能减退者$t_{1/2}$延长不明显。部分在肝内代谢灭活，口服给药90%由粪便排泄，主要为无活性的结合物或螯合物，故对肠道菌丛影响极小，很少引起腹泻或二重感染。当常规剂量给药甚至在肾功能衰竭患者，不引起体内积蓄，可安全治疗肾外感染。

多西环素抗菌谱和临床应用与四环素相似，对革兰氏阳性菌作用优于革兰氏阴性菌，但对肠球菌属耐药。抗菌活性比四环素强2 ~10 倍，对耐四环素的金黄色葡萄球菌仍有效。抗菌作用具有速效、强效和长效的特点，现已取代天然四环素类作为各种适应证的首选药物或次选药物。此外，也是治疗肾功能不全患者肾外感染的最安全的一种四环素类抗生素。

多西环素常见不良反应有胃肠道反应。易致光敏反应。偶有食管炎和食管溃疡，多发生于服药后立即卧床的患者，口服药物时，大量水送服并保持直立体位30min 以上可避免。其他不良反应较四环素少见。

米诺环素

米诺环素（minocycline，二甲胺四环素）脂溶性高于多西环素，分布广泛，易渗入许多组织（如甲状腺、肺、脑和前列腺等）和体液中；在胆汁和尿中的浓度比血药浓度高10 ~30倍；在唾液和泪液中的浓度比其他四环素类抗生素高；能进入乳汁、羊水和脊髓；在脑脊液中浓度高于其他四环素类。在体内代谢较多。在尿中排泄的原形药物远低于其他四环素类。$t_{1/2}$为16 ~18h。

米诺环素的抗菌谱与四环素相似，抗菌活性比四环素强2 ~4 倍，对耐四环素菌株也有良好抗菌作用，对革兰氏阳性菌的作用强于革兰氏阴性菌，尤其对葡萄球菌的作用更强。对肺炎支原体、沙眼衣原体和立克次氏体等也有较好抑制作用。临床主要用于治疗上述各种敏感病原体所致的感染，以及沙眼衣原体所致的性病、淋病、奴卡菌病和酒糟鼻等。因为米诺环素极易穿透皮肤，特别适合于治疗痤疮。

米诺环素主要不良反应为前庭功能改变，表现为眩晕、耳鸣、恶心、呕吐和共济失调等症状，给药后可很快出现，女性多于男性，老年人多于年轻人，12% ~52%的患者可因反应严重而被迫停药，停药后24 ~48h 后可以恢复。一般不作为首选药。长期服药者还可出现皮肤色素沉着，需停药后几个月才能消退。

美他环素

美他环素（metacycline，甲烯土霉素）口服可吸收，血浆蛋白结合率为80%，在体内分布较广。主要以原形自尿排泄，约占给药量的50%，72h 内经粪便排泄者仅占5%，$t_{1/2}$为16h。对许多立克次氏氏体属、支原体属、衣原体属、某些非结核分枝杆菌属、螺旋体敏感，但肠球菌属对其耐药。对某些四环素或土霉素耐药的菌株仍可敏感。对淋病奈瑟菌具有一定抗菌活性，但耐青霉素的淋病奈瑟菌对美他环素也耐药。与四环素类不同品种之间存在交叉耐药。不良反应有胃肠道症状，也可发生肝脂肪变性（妊娠期妇女、原有肾功能损害的患者易发生，亦可发生于无上述情况的患者）；某些患者日晒时可能有光敏现象。

第二节 氯霉素

氯霉素(chloramphenicol)是1947年由委内瑞拉链霉菌中分离提取的一种广谱抗生素,次年开始用化学方法合成,当时被作为一种疗效较好的抗生素用于治疗伤寒、立克次氏体病及其他感染性疾病,但很快又因致死性再生障碍性贫血和灰婴综合征等严重毒性而极大地限制了其临床使用。但自20世纪70年代以来,对氨苄青霉素耐药的流感嗜血杆菌和脆弱拟杆菌引起的感染逐渐增多,临床治疗较困难,而氯霉素对这类感染有较好疗效,所以氯霉素在临床治疗中的地位又有了新的评价。20世纪80年代后,由于耐氯霉素菌株及氟喹诺酮类和头孢菌素类众多新品种的出现,氯霉素仅限用于治疗那些危及生命而又无其他药物可用的疾病。氯霉素有多种剂型,口服制剂有氯霉素和氯霉素棕榈酸酯(chloramphenicol palmitate),注射剂为琥珀氯霉素(chloramphenicol succinate)。后两者为前体药物,须经水解才能释放出有抗菌活性的氯霉素。

【体内过程】

1. 吸收　口服后吸收迅速而完全,可吸收给药量的80%~90%,0.5h可达有效治疗浓度,2~3h达血药峰浓度;氯霉素棕榈酸酯口服后需在十二指肠水解成氯霉素才能吸收,峰浓度出现较晚。琥珀氯霉素在肝、肺、肾水解为氯霉素发挥作用。

2. 分布　血浆蛋白结合率为50%~60%,吸收后广泛分布于全身组织和体液,在肝、肾组织中浓度较高,其余依次为肺、脾、心肌、肠和脑。可透过血脑屏障进入脑脊液中,脑膜无炎症时,脑脊液药物浓度为血药浓度的21%~50%;脑膜有炎症时,可达血药浓度的45%~89%,新生儿及婴儿患者可达50%~99%。也可透过胎盘屏障进入胎儿循环,胎儿血药浓度可达母体血药浓度的30%~80%。还可透过血眼屏障进入房水、玻璃体液,并可达治疗浓度。尚可分泌至乳汁、唾液、腹水、胸水及滑膜液中。无论全身或局部用药均可达到有效治疗浓度。氯霉素可进入细胞内发挥作用,抑制胞内菌,故对伤寒杆菌等细胞内感染有效。

3. 代谢与排泄　在肝内游离药物的90%与葡萄糖醛酸结合为无活性的氯霉素单葡萄糖醛酸酯。在24h内5%~10%以原形由肾小球滤过排泄,80%以无活性的代谢产物由肾小管分泌排泄,口服后约有3%由胆汁分泌排出,1%由粪便排出。正常成人$t_{1/2}$为1.5~4h,新生儿服药时,可因葡萄糖醛酸转移酶活性减低,使氯霉素在体内的消除过程明显减慢,新生儿$t_{1/2}$在出生后2周内为24h,2~4周为12h,2个月内为9h,2个月以上为4h,接近成年人。肾功能损害者,$t_{1/2}$可延长至3~4h,肝硬化、腹水及黄疸患者的$t_{1/2}$可延长至12h。上述患者应避免使用氯霉素,必须应用时,应该减少药量并监测血药浓度,以防毒性反应。氯霉素为肝药酶抑制剂,若与某些经肝药酶代谢的药物合用,可使后者的血药浓度异常增高;若与肝药酶诱导剂合用,则可加速氯霉素在肝内代谢而降低其血药浓度。

【药理作用】　氯霉素为广谱抗生素,针对病原体不同,氯霉素有时为杀菌剂,如在低浓度时即对流感嗜血杆菌、脑膜炎奈瑟菌和淋病奈瑟菌具有强大杀菌作用,更多情况下为抑菌剂。对革兰氏阴性菌的作用较革兰氏阳性菌强,对革兰氏阳性菌作用弱于青霉素和四环素类;能有效地抑制立克次氏体、螺旋体、支原体等其他病原微生物;对分枝杆菌、真菌、衣原体、病毒和原虫无效。

氯霉素的作用机制是作用于细菌 70S 核糖体的 50S 亚基，通过与 rRNA 分子可逆性结合，抑制由 rRNA 直接介导的转肽酶反应而阻断肽链延长，从而抑制细菌蛋白质合成（图 35-1）。但由于哺乳动物线粒体的 70S 核糖体与细菌 70S 核糖体相似，高剂量的氯霉素也能抑制这些细胞器的蛋白质合成，产生骨髓抑制毒性。而且氯霉素在 rRNA 上的结合区域，在功能上与红霉素和林可霉素的结合区域相连，故可因竞争性结合而相互产生拮抗作用或交叉耐药性。

氯霉素耐药机制主要有：① 产生合成酶：敏感细菌主要通过由 R 因子编码的特异性的乙酰转移酶，使氯霉素转化成无抗菌活性的乙酰基代谢物；② 外膜通透性降低：通过对药物不能通透的细菌突变体选择而改变细胞膜通透性，使氯霉素不能进入菌体而产生耐药性，这种通透性改变可能是对多种药物产生耐药性的基础。

【临床应用】 氯霉素目前几乎很少用于全身治疗。但由于其脂溶性高，有较强的组织、血脑屏障和血眼屏障穿透力及对细胞内病菌有效等特性，仍可用于治疗某些严重感染。

1. 伤寒和其他沙门菌属感染　氯霉素是敏感菌株所致伤寒、副伤寒的选用药物，由沙门菌属感染的胃肠炎一般不宜应用，如病情严重，有合并败血症可能时仍可选用；在成人伤寒、副伤寒沙门菌感染中，以氟喹诺酮类药物为首选（孕妇及小儿不宜用该类药）。

2. 细菌性脑膜炎　对于耐氨苄西林的 B 型流感嗜血杆菌脑膜炎或对青霉素过敏患者的脑膜炎奈瑟菌脑膜炎、敏感的革兰氏阴性杆菌脑膜炎，氯霉素可作为选用药物之一。

3. 脑脓肿　尤其耳源性，常为需氧菌和厌氧菌混合感染，氯霉素与青霉素合用是治疗脑脓肿的首选方案。

4. 严重厌氧菌感染　如脆弱拟杆菌所致感染，尤其适用于病变累及中枢神经系统者，可与氨基糖苷类抗生素联合应用治疗腹腔感染和盆腔感染，以控制同时存在的需氧菌和厌氧菌感染。

5. 无其他低毒性抗菌药可替代时治疗敏感细菌所致的各种严重感染　如由流感嗜血杆菌、沙门菌属及其他革兰氏阴性杆菌所致败血症及肺部感染等，常与氨基糖苷类合用。

6. 立克次氏体感染　可用于 Q 热、洛矶山斑疹热、地方性斑疹伤寒等的治疗。

7. 细菌性眼部感染　氯霉素易透过血眼屏障，全身或局部用药均能在角膜、虹膜、巩膜、结合膜、晶体、房水及视神经等部位达到有效治疗浓度，是治疗敏感菌引起的各种眼部感染的有效药物，但对衣原体感染无效。

【不良反应】

1. 造血系统的毒性反应　这是氯霉素最严重的不良反应，有两种表现形式。① 与剂量有关的可逆性骨髓抑制：临床表现为贫血，并可伴白细胞和血小板减少。其原因是血红蛋白合成时，有两个步骤在骨髓细胞的线粒体内进行，而哺乳动物线粒体核糖体与细菌核糖体相似，氯霉素在抑制细菌蛋白合成的同时也抑制宿主骨髓细胞线粒体的血红蛋白合成，使早幼及中幼红细胞内出现空泡，呈现明显贫血。也可伴有白细胞和血小板减少，有时为外周全血细胞减少，少数可发展为粒细胞性白血病。一旦发现及时停药，2～3 周后可恢复正常。② 与剂量无关的骨髓毒性反应：常表现为严重的、不可逆性再生障碍性贫血。再生障碍性贫血为特异反应性，与服药剂量和疗程长短无关，通常有数日或数周的潜伏期，停药后仍可发生，且末次用药与症状出现相隔时间越长，预后越严重，一般是不可逆性的，死亡率可达到50%。这可能是由于患者骨髓造血细胞存在某种遗传性代谢缺陷，因而对氯霉素结构中的硝基苯基团非常敏感。

2. 灰婴综合征 主要发生在早产儿和新生儿，因为其缺乏有效使氯霉素脱毒和降解的葡萄糖醛酸结合能力，且肾脏排泄功能尚未发育完善，二者均易导致氯霉素蓄积而干扰线粒体核糖体的功能，出现呕吐、低体温、呼吸抑制、心血管性虚脱、发绀（灰婴由此得名）和休克，40%的患者在症状出现后2～3天内死亡。较大的儿童和成人在用药剂量过大或肝功能不全时也可发生。

3. 胃肠道反应 成人偶尔可见恶心、呕吐和腹泻，儿童则罕见，也可因导致正常菌群改变而出现口腔或阴道假丝酵母菌感染。

4. 其他 对于6-磷酸葡萄糖脱氢酶缺乏的患者则容易诱发溶血性贫血。可引起末梢神经炎、球后视神经炎、视力障碍、视神经萎缩及失明，也可引起失眠、幻视、幻听和中毒性精神病。偶见各种皮疹、药热、血管神经性水肿、接触性皮炎、结膜炎等。长期口服氯霉素可因肠道菌群被抑制而使维生素K合成受阻，诱发出血倾向。

氯霉素能够抑制肝药酶，可以阻断华法林、苯妥英钠、甲苯磺丁脲和氯磺丙脲的代谢，升高它们在体内的浓度并增强它们对机体的作用而引起毒性反应；利福平、苯妥英钠、苯巴比妥等可促进氯霉素的代谢，使其血药浓度降低而影响疗效；氯霉素与青霉素合用治疗细菌性脑膜炎时，二者不能同时滴注，应先用青霉素，后用氯霉素。因为前者为繁殖期杀菌药，后者为快速抑菌剂，二者同时给药时氯霉素可干扰青霉素的杀菌作用；氯霉素与林可霉素、红霉素等药物合用可因相互竞争与细菌核糖体50S亚基结合而产生拮抗作用；与雌激素类避孕药合用，会降低避孕药的避孕效果。

相关链接

四环素牙

四环素自1948年问世以来，陆续被应用于临床，并成为应用最多、最广泛的广谱抗菌素。刚开始应用于儿童和孕妇被认为是安全的，直到1961年国外医生开始报道这种药物对儿童骨骼和牙齿的影响，随后越来越多的医生报道这方面的问题，而在我国直至20世纪70年代中期才引起重视。我国1982年卫生部发出《关于淘汰127种药品的补充通知》中规定，儿童换牙期前禁用四环素、土霉素制剂。但换牙后不在此限，妊娠期和授乳期的妇女，也不宜使用。因此，我国20世纪六七十年代出生的人，很多人都留下了终生的遗憾——四环素牙。

四环素牙是由于服用四环素类药物而导致的牙体组织疾病，主要表现为牙齿着色（黄色、棕褐色或深灰色）和牙釉质发育不全（牙体不同程度的缺损）。现在已有大量资料证实，长期反复使用四环素，有可能影响牙齿的发育和形成，不但使牙齿变黄，还会引起牙釉质发育不良（牙齿表面不光滑，出现小凹陷）或牙齿畸形。四环素着色的牙齿常有牙齿的钙化不良，因此更容易发生磨损，更容易患龋齿。四环素类药物不仅会使乳牙受影响，还会累及恒牙。而且往往是恒牙着色更深，受损害程度更严重。此外，四环素类药物不仅可以影响婴幼儿时期发育的恒牙牙色，而且孕妇若服用此类药物，还可以通过胎盘影响胎儿期发育的乳牙牙色。

制剂及用法

盐酸四环素(tetracycline hydrochloride)

口服，0.25～0.5g/次，3～4次/日。

盐酸土霉素(oxytetracycline hydrochloride)

口服，0.5g/次，3～4次/日。8岁以下小儿30～40mg/(kg·日)，分3～4次服用。

多西环素(doxycycline)

成人首剂0.2g，以后0.1～0.2g/次，1次/日。儿童首剂4mg/kg，以后2～4mg/(kg·日)，1次/日。

米诺环素(minocycline)

首剂0.2g，以后0.1g，1次/12h。

氯霉素(chloramphenicol)

口服，1.5g/次，4次/日。肌注、静注或静滴0.5或1g，1次/12h。

琥珀氯霉素钠(chloramphenicol sodium succinate)

注射剂：0.69g(相当于氯霉素0.5g)，成人1～2g/日，分2～4次肌注或静滴；儿童25～50mg/(kg·日)，分2次静滴。

甲砜霉素(thiamphenicol)

肠溶片：口服，0.25～0.5g/次，3～4次/日。胶囊剂：口服，1.0g/日，分4次。

复习思考题

1. 试述四环素的抗菌作用及抗菌机制。
2. 为什么孕妇不宜使用四环素？
3. 应用氯霉素的注意事项有哪些？

(江苏大学药学院　李　静)

第三十六章　人工合成抗菌药

学习目标

1. 掌握喹诺酮类药物的抗菌作用、作用机制、临床应用；常用喹诺酮类药物的主要特点；磺胺类药物和甲氧苄啶的作用机制和应用。

2. 熟悉喹诺酮类药物的药理学共同特点、耐药性、主要不良反应。

3. 了解磺胺类药物、硝基呋喃类药物、硝基咪唑类药物的抗菌特点及应用。

第一节　喹诺酮类抗菌药

喹诺酮类(quinolones)药物是指人工合成的含有4-喹酮母核的一类抗菌药物，具有抗菌谱广、抗菌作用强、口服吸收好、组织浓度高、与其他抗菌药物无交叉耐药性、不良反应少等优点，已成为治疗各种感染的常用药物。喹诺酮类抗生素的发展经历了4个阶段。1962年美国Sterling-Winthrop研究所开发的萘啶酸为第一代喹诺酮类，现已不再使用。1973年合成的第二代药物吡哌酸(pipemidic acid)，对大多数革兰氏阴性菌有效，口服易吸收；因其血药浓度低而尿中浓度高，仅限于治疗泌尿道和肠道感染，现较少使用。20世纪70年代末至20世纪90年代中期研制的氟喹诺酮类(fluoroquinolones)为第三代喹诺酮类。常用氟喹诺酮类包括诺氟沙星(norfloxacin，氟哌酸)、环丙沙星(ciprofloxacin)、氧氟沙星(ofloxacin)、左氧氟沙星(levofloxacin)、洛美沙星(lomefloxacin)、氟罗沙星(fleroxacin)、司帕沙星(sparfloxacin)等。20世纪90年代后期至今新研制的氟喹诺酮类为第四代，已用于临床的有莫西沙星(moxifloxacin)、加替沙星(gatifloxacin)、吉米沙星(gemifloxacin)和加雷沙星(garenoxacin)等。其保持了第三代抗菌谱广、抗菌活性强、组织渗透性好等优点外，抗菌谱进一步扩大到衣原体、支原体等，且对革兰氏阳性菌和厌氧菌的活性作用显著强于第三代，但对铜绿假单胞菌的作用较差。第四代喹诺酮类还有个特殊的名称为“呼吸道喹诺酮类药物”，是由于其对目前耐药性最严重的肺炎链球菌有非常好的疗效而得名。

一、喹诺酮类药物的共性

【体内过程】

1. 吸收　大部分氟喹诺酮类药物口服吸收迅速而完全，服药后1～2h内达到血药峰浓度，除诺氟沙星和环丙沙星外，其余药物的生物利用度均达80%～95%。氟喹诺酮类也可螯合二价和三价阳离子，如钙、镁、锌等，因而不能与含有这些离子的食品和药物同服。

2. 分布　本类药物血浆蛋白结合率低(14%～30%)，广泛分布于各组织和体液，在肺、肝、肾、膀胱、前列腺、卵巢、输卵管和子宫内膜的浓度高于血药浓度。培氟沙星、氧氟沙星和环丙沙星可通过正常或炎症脑膜进入脑脊液并达到有效治疗浓度。左氧氟沙星具有较强组织穿透性,可在细胞内达到有效治疗浓度。

3. 代谢与排泄 少数药物在肝脏代谢或经粪便排出,大多数主要是以原形经肾小管分泌或肾小球滤过由肾脏排出。培氟沙星、诺氟沙星和环丙沙星尿中排出量较少,约为11% ~44%,在尿中可长时间维持杀菌作用,其余药物则约为50% ~90%。氧氟沙星和环丙沙星在胆汁中的浓度可远远超过血药浓度。诺氟沙星和环丙沙星 $t_{1/2}$ 较短,仅3 ~5h;而左氧氟沙星、莫西沙星、加替沙星和曲伐沙星则为6 ~11h;司帕沙星最长,可达18h。

【药理作用】 喹诺酮类药物为杀菌剂,杀菌浓度与抑菌浓度相同或为抑菌浓度的2 ~4倍。第一代喹诺酮类药物抗菌谱窄,现已淘汰;第二代喹诺酮类药物对产气杆菌、阴沟杆菌、肺炎克雷伯菌、流感嗜血杆菌、沙雷菌属等肠杆菌均有强大的抗菌作用,但对不动杆菌属和铜绿假单胞菌的作用弱,但强于第一代;第三代喹诺酮类药物具有强大抗革兰氏阴性菌活性,如环丙沙星抗革兰氏阴性菌特别是抗铜绿假单胞菌的活性最强,对金黄色葡萄球菌、肺炎链球菌、溶血性链球菌、肠球菌等革兰氏阳性球菌、衣原体、支原体、军团菌及结核杆菌也有效,但抗菌活性较对肠杆菌科为弱;第四代喹诺酮类对铜绿假单胞菌和革兰氏阳性菌,特别是对肺炎链球菌和葡萄球菌的抗菌活性明显增强,也能有效对抗引起非典型肺炎的衣原体和支原体及军团杆菌属和某些支原体等细胞内病原体。

【作用机制】 喹诺酮类药物的抗菌机制主要是抑制细菌DNA拓扑异构酶。细菌DNA拓扑异构酶分为两大类:① 拓扑异构酶Ⅰ和Ⅲ,主要参与DNA的松解,对喹诺酮类药物不敏感;② 拓扑异构酶Ⅱ(DNA回旋酶)和Ⅳ,是喹诺酮类药物的主要作用靶位,在革兰氏阳性菌中主要为拓扑异构酶Ⅳ,在革兰氏阴性菌中主要为DNA回旋酶。DNA回旋酶和拓扑异构酶Ⅳ参与DNA超螺旋的形成,拓扑异构酶Ⅳ则参与细菌子代染色质分配到子代细菌中。喹诺酮类抗菌药对于2个靶位的作用强度,在革兰氏阳性球菌与革兰氏阴性杆菌之间有所不同,在老品种与新品种之间亦不同。对于大肠埃希菌等革兰氏阴性杆菌,环丙沙星等的主要作用靶位为DNA回旋酶,次要靶位为拓扑异构酶Ⅳ;对于链球菌属、葡萄球菌属等革兰氏阳性球菌,环丙沙星等主要作用靶位为拓扑异构酶Ⅳ,次要靶位为DNA回旋酶。莫昔沙星、加替沙星等则可均衡作用于DNA回旋酶和拓扑异构酶Ⅳ。

细菌DNA分子的长度一般超过1000μm,需要形成负超螺旋结构才能装配到尺度更小(1 ~2μm)的细菌细胞中去。但负超螺旋结构在细菌DNA复制和转录时必须先行解旋,导致过多的正超螺旋DNA形成,DNA回旋酶的功能在于使其恢复负超螺旋结构。DNA回旋酶为2个A亚基和2个B亚基组成的四聚体。其中由gyrA编码的A亚基负责将DNA正超螺旋后链切开缺口,由gyrB编码的B亚基负责结合ATP并催化其水解,使DNA的前链经缺口后移,然后A亚基再将此切口封闭,形成DNA负超螺旋(图36-1)。喹诺酮类药物则作用在DNA回旋酶A亚基(图36-2),通过嵌入断裂DNA链中间。形成DNA-回旋酶-喹诺酮类复合物,抑制其切口和封口功能而阻碍细菌DNA复制、转录,最终导致细胞死亡。第一至三代喹诺酮类药物主要作用于细菌DNA回旋酶A亚基。第四代喹诺酮类药物,不仅能作用于DNA回旋酶A亚基、B亚基,而且对拓扑异构酶Ⅳ也有抑制作用。拓扑异构酶Ⅳ为2个C亚基和2个E亚基组成的四聚体,C亚基由parC编码,负责DNA断裂和重接;E亚基由parE编码,催化ATP水解和DNA前链的后移。拓扑异构酶Ⅳ在DNA复制后期染色体的分离过程中起重要作用。此外,在一些特殊情况下,DNA回旋酶基因发生突变,细菌也未对喹诺酮类产生耐药性,提示除抑制DNA回旋酶外,喹诺酮类还存在其他抗菌机制。一种可能是其诱导DNA的紧急修复系统(简称SOS,SOS反应是细胞DNA受到损伤或复制系统受到抑制的紧急情况下,为求生存而出现的应急效应),引起DNA错误复制,从而造成基因突变,导致细菌死亡;另一种可能是喹诺酮类使细菌产生新的肽聚糖水解酶或自溶酶,使糖肽降解而改变了细胞壁肽聚糖成分,最终导致细菌产生溶菌。

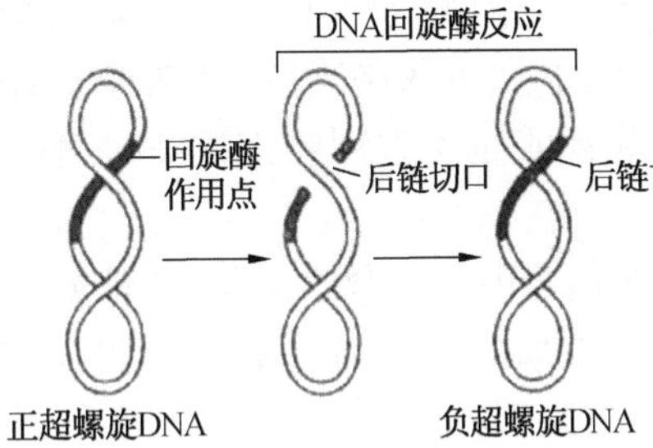

图36-1 DNA回旋酶对DNA超螺旋结构的作用

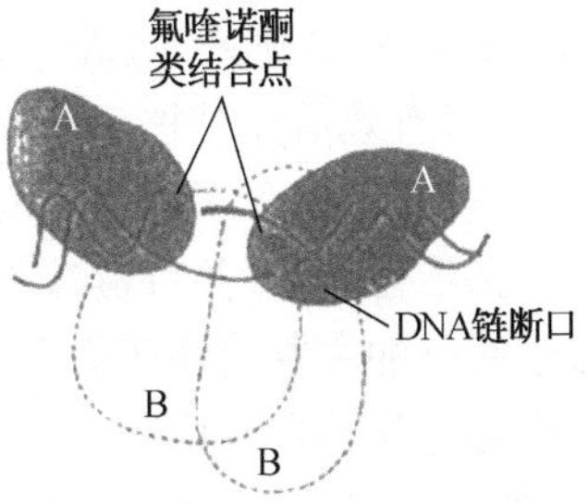

图36-2 氟喹诺酮类对DNA回旋酶的作用

【耐药机制】 细菌对氟喹诺酮类天然耐药率极低,随着喹诺酮类药物的广泛应用,病原菌对该类药物的耐药性也迅速增长。临床常见的耐药菌包括假单胞菌、沙雷菌、肠球菌和金黄色葡萄球菌等。产生机制主要是由于染色体突变,不存在质粒介导的耐药性,常见的有以下几种:

1. 细菌DNA回旋酶亚基A或拓扑异构酶变异　gyrA基因突变引起的细菌DNA回旋酶A亚基变异,降低了DNA回旋酶对喹诺酮类的亲和力而产生耐药。这种基因突变造成的靶位的改变通常产生低度耐药性;高度的耐药由DNA回旋酶和拓扑异构酶Ⅳ同时发生变异造成。

2. 细菌的细胞膜通透性下降　cfXB和nfXB基因突变,引起菌体细胞膜孔蛋白的表达减少,降低细菌体内喹诺酮类药物的蓄积,从而导致细胞通透性下降,产生低度耐药。此外,某些细菌细胞壁结构致密(如分枝杆菌)或膜孔蛋白构成的蛋白通道较特殊(如铜绿假单胞菌),通透性极低,对喹诺酮类可形成天然耐药屏障,致使氟喹诺酮类在菌体内积蓄量减少。

3. 药物主动外排 norA 基因高表达,其介导的主动泵蛋白表达增多,将药物排出菌体外,使喹诺酮类在菌体内积蓄减少,导致细胞内药物浓度下降。

【临床应用】

目前临床主要应用抗菌活性强、毒性低的第三、四代喹诺酮类产品。他们具有下列共同特点:① 抗菌谱广,对需氧革兰氏阳性球菌和革兰氏阴性杆菌均具有良好的抗菌作用,尤其对革兰氏阴性杆菌具有强大的抗菌活性;② 体内分布广,在多数组织体液中药物浓度高于血药浓度,可达有效抑菌或杀菌水平;③ $t_{1/2}$较长;④ 多数品种有口服及注射剂型,口服剂型生物利用度高,对于重症或不能口服用药的患者可先予静脉给药,病情好转后改为口服进行序贯治疗;⑤ 不良反应大多较轻,患者易耐受。

1. 泌尿生殖道感染 喹诺酮类抗菌药可用于治疗肠杆菌科(敏感大肠埃希菌)、变形杆菌属、铜绿假单胞菌等所致的上、下尿路感染(复杂性尿路感染、细菌性前列腺炎)。淋病奈瑟球菌所致尿道炎、子宫颈炎也可选用喹诺酮类抗菌药,但该菌的耐药性较以前提高。

2. 肠道感染 喹诺酮类抗菌药可用于弯曲菌属、产毒型大肠埃希菌、志贺菌属和沙门菌属导致腹泻、胃肠炎和细菌性痢疾;也可有效地治疗耐药伤寒和其他沙门菌属感染、肠毒性大肠埃希菌引起的旅行性腹泻;还可与其他药合用治疗发热性中性白细胞减少症和腹腔内感染。

3. 呼吸道感染 常用于肺炎球菌、流感嗜血杆菌或他莫拉菌引起的支气管炎和鼻窦炎,革兰氏阴性杆菌(大肠埃希菌、铜绿假单胞菌等)和金黄色葡萄球菌所致的肺炎和支气管感染。环丙沙星和左氧氟沙星可有效治疗结核病和非结核分枝杆菌感染;左氧氟沙星、加替沙星和莫西沙星对由衣原体、支原体和军团菌引起的上、下呼吸道感染有效。加替沙星、莫西沙星对链球菌属的抗菌活性增强,并可覆盖支原体属、衣原体属等非典型病原体,已成为社区获得性下呼吸道感染的主要治疗药物之一。

4. 其他 除诺氟沙星外的其他喹诺酮类均可用于骨骼系统感染(包括革兰氏阴性杆菌骨髓炎和骨关节感染)、皮肤软组织感染(包括革兰氏阴性杆菌所致五官科感染和伤口感染)、化脓性脑膜炎和由克雷伯菌属、肠杆菌属、沙雷菌属所致的败血症。

【不良反应】

1. 胃肠道反应 这是最常见的不良反应,以培氟沙星和环丙沙星为多见,多数表现为食欲减退、消化不良、恶心等,少数患者也可表现为呕吐、腹泻、味觉异常,发生率为 2% ~ 20%,大多程度较轻,只有少数患者需因此停药。氧氟沙星可致伪膜性肠炎。

2. 神经系统反应 发生率仅次于胃肠道,表现为失眠、头晕、头痛,停药后可缓解,较为严重的表现有幻觉、烦躁、焦虑、抽搐、癫痫样发作、神志改变、短暂性视力损害,可出现复视、色觉分辨力改变。诺氟沙星、氧氟沙星、环丙沙星、依诺沙星和培氟沙星等药物可抑制脑内抑制性神经递质 γ-氨基丁酸与受体结合而使中枢神经兴奋增高,可导致痉挛和癫痫的发作。特别是当氟喹诺酮与茶碱或非甾体抗炎药联合用药时常见。

3. 变态反应 可出现血管神经性水肿、皮肤瘙痒和皮疹等过敏症状。

4. 皮肤反应 主要是光过敏反应和光毒性反应,以后者较为多见。临床表现为皮肤轻度红斑直至广泛严重的疱疹,直接或间接暴露于阳光或紫外线下均可引起。一般在治疗开始数日内发生,给予大剂量药物和暴露于大剂量紫外线下的患者,首次用药后即可出现，部分患者可在停药3周时发生。喹诺酮类抗菌药发生光毒性反应从大到小依次为洛美沙星 > 氟罗沙星 > 司氟沙星 > 依诺沙星 > 培氟沙星 > 环丙沙星 > 诺氟沙星 > 氧氟沙星 > 左氧氟沙星。

5. 心脏毒性　莫西沙星、加替沙星、左氧氟沙星和司帕沙星等可引起心脏病患者的Q-T间期延长，应避免与能使Q-T间期延长的药物合用。

6. 对肌肉、骨骼系统的影响　喹诺酮类抗菌药可发生肌肉、骨骼系统不良反应，患者可有关节病变、肌腱炎或肌腱断裂等。动物试验中发现，应用喹诺酮抗菌药可引起幼龄动物关节软骨的损伤，故本类药物不推荐用于儿童及骨骼生长期的患儿。

7. 肝、肾损害　应用喹诺酮类抗菌药治疗最常见的肝损害是转氨酶和碱性磷酸酶升高，程度大多轻微，停药后可缓解。喹诺酮类药物引起肾毒性少见，偶有血尿、间质性肾炎、急性肾功能不全的报道。

二、常用喹诺酮类抗菌药

诺氟沙星

诺氟沙星（norfloxacin，氟哌酸）是第三代中第一个使用的氟喹诺酮类药物，也是依诺沙星、培氟沙星和环丙沙星的原形。口服吸收迅速但不完全，口服生物利用度仅35% ~ 45%；广泛分布于各组织、体液中，如肝、肾、肺、前列腺、睾丸、子宫及胆汁、痰液、水疱液、血、尿液等，在肾脏和前列腺中的药物浓度可分别高达血药浓度的6.6倍和7.7倍，在胆汁中的浓度也明显高于血药浓度。血浆蛋白结合率为10% ~ 15%，血浆消除 $t_{1/2}$ 为3 ~ 4h，肾功能减退时可延长至6 ~ 9h。

诺氟沙星对大多数革兰氏阴性杆菌的抗菌活性与氧氟沙星相似，对金黄色葡萄球菌、肺炎链球菌、溶血性链球菌、肠球菌属等革兰氏阳性菌及厌氧菌不如氧氟沙星和环丙沙星。适用于敏感菌所致的尿路感染、淋病、前列腺炎、肠道感染和伤寒及其他沙门菌感染。

常见的不良反应为胃肠道反应，可表现为腹部不适或疼痛、腹泻、恶心或呕吐；可有头昏、头痛、嗜睡或失眠等中枢神经系统反应；可发生过敏反应如皮疹、皮肤瘙痒，偶可发生渗出性多性红斑及血管神经性水肿；少数患者有光敏反应。

环丙沙星

环丙沙星（ciprofloxacin，环丙氟哌酸）口服吸收不完全，口服后0.5 ~ 2h可达血药峰浓度，生物利用度为38% ~ 60%，在氟喹诺酮类中仅高于诺氟沙星。广泛分布至各组织、体液（包括脑脊液），组织中的浓度常超过血药浓度，蛋白结合率约为20% ~ 40%。可在肝脏部分代谢，代谢物仍具较弱的活性。$t_{1/2}$ 为3.3 ~ 4.9h，原形药物从尿中的排出量与给药途经有关，口服时为29% ~ 44%，静脉滴注时为45% ~ 60%。

环丙沙星对革兰氏阴性杆菌的体外抗菌活性是目前临床应用的氟喹诺酮类中最高者，对铜绿假单胞菌、肠球菌、肺炎球菌、金黄色葡萄球菌、链球菌、军团菌、淋病奈瑟菌及流感嗜血杆菌的抗菌活性亦优于其他同类药物，甚至对某些耐氨基糖苷类及第三代头孢菌素类的耐药菌株仍有抗菌活性。临床主要用环丙沙星治疗敏感菌引起的泌尿道、胃肠道、呼吸道、骨关节、腹腔及皮肤软组织等感染，可用于治疗流行性脑脊髓膜炎、化脓性脑膜炎、前列腺炎。

不良反应常见消化道反应，也出现神经系统症状，偶见变态反应、关节痛或一过性转氨酶升高，静滴时血管局部有刺激反应。

氧氟沙星

氧氟沙星（ofloxacin，氟嗪酸，泰利必妥）口服吸收迅速而完全，生物利用度为 89%。体内分布广泛，在前列腺、肺、骨、耳鼻喉及痰液中均能达到有效治疗浓度，在胆汁中药物浓度为血药浓度的 7 倍。其突出特点是在脑脊液中浓度高，脑膜无炎症时可达血药浓度的 30% ~50%，有炎症时能增至 50% ~75%。尿中排出量居各种氟喹诺酮类之首，可高达 70% ~90%，而且尿中药物浓度在服药 48h 后仍维持在杀菌水平。

氧氟沙星具有广谱抗菌作用，体内抗菌活性约为诺氟沙星的 3 ~5 倍。除保留了环丙沙星的抗菌特点和良好的抗耐药菌特性外，对结核杆菌、非结核分枝杆菌、沙眼衣原体也有抗菌活性，对厌氧菌的抗菌活性差。在临床主要用于治疗敏感菌所致的泌尿道感染、呼吸道感染、胆道感染、皮肤软组织感染、耳鼻喉感染及眼睛感染。由于对结核杆菌有较好的抗菌活性，对已耐链霉素、异烟肼、对氨水杨酸的结核杆菌仍有效，可作为治疗结核病的二线药物，尤其当氧氟沙星与其他抗菌药合用时，能对结核杆菌呈相加作用。

不良反应少见且较轻，主要是消化道反应，偶见神经系统症状和转氨酶升高，长期高剂量应用可出现轻微精神功能障碍。

左氧氟沙星

左氧氟沙星（levofloxacin，可乐必妥）为氧氟沙星的左旋光学异构体，左氧氟沙星的抗菌活性为氧氟沙星的 2 倍，临床用量为氧氟沙星的 1/2。左氧氟沙星的水溶性是氧氟沙星的 8 倍，更易制成注射剂。在体内组织中分布广泛，主要以原形药由尿中排出。肾功能减退的患者左氧氟沙星清除率下降，$t_{1/2}$延长，为避免药物蓄积，应进行剂量调整。

左氧氟沙星具有抗菌谱广、抗菌作用强的特点，其抗菌活性是氧氟沙星的 2 倍，对葡萄球菌和链球菌的抗菌活性是环丙沙星的 2 ~4 倍，对厌氧菌的抗菌活性为环丙沙星的 4 倍，对肠杆菌科的抗菌活性与环丙沙星相当。

左氧氟沙星的不良反应远少于氧氟沙星，是目前已上市氟喹诺酮类中的最小者。主要不良反应是胃肠道反应，偶见血中尿素氮升高、倦怠、发热、心悸、味觉异常等。

洛美沙星

洛美沙星（lomefloxacin，罗氟哌酸）口服吸收完全，生物利用度为 90% ~98%，体内分布广，组织穿透性好，在皮肤、痰液、扁桃体、前列腺、胆囊、泪液、唾液和齿龈等组织中药物浓度均达到或高于血药浓度，$t_{1/2}$为 6 ~7h。主要通过肾脏以原形随尿液排泄，尿中药物浓度可达 70% ~86%，在 48h 内约 70% ~80% 排出。

洛美沙星对繁殖期和抑制期细菌均有迅速杀菌作用，并具有明显的 PAE。体内抗菌活性较诺氟沙星、氧氟沙星和左氧氟沙星为高，但不如氟罗沙星。对革兰氏阴性菌的作用与诺氟沙星和氧氟沙星相近；对多数厌氧菌的作用弱于氧氟沙星，而对耐甲氧西林的金黄色葡萄球菌、耐氨苄青霉素的流感杆菌及耐吡哌酸的大肠埃希菌及对其他药物耐药的细菌抗菌效力优良。临床主要用于治疗敏感菌引起的呼吸道、泌尿道、消化道、皮肤、软组织和骨组织感染。

不良反应发生率约为3.5%，主要表现为胃肠道反应、神经系统症状、变态反应等。特别需要注意的是光敏反应，在所有氟喹诺酮类中洛美沙星最易发生，而且其发生率随用药时间延长而增高，如3日疗程者为4%，7日疗程者为10%。

氟罗沙星

氟罗沙星（fleroxacin，多氟沙星）口服吸收完全，绝对生物利用度为100%。血和尿中原形药物浓度高而持久，$t_{1/2}$为13h，曲线下面积在同类药物中为最高。在多数组织中的浓度接近或高于同时期血浓度，在中枢神经系统中浓度很低。60%～70%药物以原形及代谢物经肾脏排泄，少部分由胆汁排泄，随粪便排出量仅占3%。

氟罗沙星对革兰氏阴性菌和革兰氏阳性菌、分枝杆菌、厌氧菌、支原体、衣原体均具有强大抗菌活性。在体外抗菌活性与诺氟沙星或氧氟沙星相当，弱于环丙沙星，但在体内的抗菌活性却均远远超过它们。如氟罗沙星对感染肺炎杆菌的小鼠保护作用比环丙沙星强3倍，比诺氟沙星强11倍。临床主要用于治疗敏感菌所致的呼吸系统、泌尿生殖系统、胃肠道及皮肤软组织感染，有效率和细菌清除率均可达到75%～100%。

不良反应发生率可高达20%，其中胃肠道反应为11%，神经系统反应为9%，但均不严重，患者可耐受。个别患者出现光敏反应。

司氟沙星

司氟沙星（sparfloxacin，司帕沙星）口服吸收好，肝肠循环明显。$t_{1/2}$约为16h。血浆蛋白结合率为42%～44%。体内分布广泛，具有强大的组织穿透力，可迅速进入多种组织和体液，所达药物浓度相当于血药浓度0.9～2.1倍，主要分布于胆囊（约为血药浓度的7倍）；其次为皮肤、前列腺、子宫、卵巢、耳、鼻、喉组织、痰液、前列腺液、尿液及乳汁（约为血药浓度的1.5倍）；再次为唾液、泪液（约为血药浓度的0.7～0.8倍）；最低为眼房水及脊髓液，也可在脑脊液中达到血药浓度的24%。以原形经胆汁排泄。

司氟沙星对肺炎球菌（青霉素敏感及耐药株、头孢菌素及红霉素耐药株）、环丙沙星敏感的葡萄球菌和链球菌等革兰氏阳性球菌的作用明显增强，为环丙沙星2～4倍；但MRSA通常耐药；对肠杆菌科和铜绿假单胞菌的体外活性不如环丙沙星，但体内保护作用却优于环丙沙星，且对这两种细菌的抗菌活性均强于氧氟沙星。对厌氧菌的作用为氧氟沙星和环丙沙星的2～8倍，对支原体和衣原体的抗菌活性是氧氟沙星和环丙沙星的8～32倍。临床适用于敏感菌引起的外科、妇科、五官科、胃肠道、呼吸道、泌尿生殖道、皮肤软组织等感染，也可治疗对异烟肼、利福平耐药的结核病患者。

主要不良反应为神经系统反应、变态反应、消化道反应，偶见转氨酶升高。光敏反应发生率较高，用药期间及停药后3～5天需严格避光（紫外线、日光及自然光）。

莫西沙星

莫西沙星（moxifloxacin）口服吸收率约为82%，0.5～4h达峰值，不受进食影响，$t_{1/2}$为

12h。不经细胞色素 P450 酶代谢,减少了药物间相互作用的可能性。药物在肾脏代谢 45%,肝脏代谢 52%,肾功能损害和轻度肝功能不全的患者无须调整剂量。

莫西沙星对粪肠球菌、幽门螺杆菌、结肠弯曲菌、肺炎支原体和衣原体、分枝杆菌属及嗜麦芽窄食单胞菌等均有良好作用,对肠杆菌科细菌、铜绿假单孢菌的作用分别为环丙沙星的 1/2 和 1/3。对 MRSA、肺炎球菌(青霉素敏感和耐药)和各组链球菌等革兰氏阳性菌的作用强于其他氟喹诺酮类,且较少引起耐药;对厌氧菌的作用也明显增强。临床用于上呼吸道和下呼吸道感染、急性窦炎、慢性支气管炎急性发作、社区获得性肺炎,以及皮肤和软组织感染。

不良反应发生率低,未见严重不良反应,几乎无光敏反应。

加替沙星

加替沙星(gatifloxacin)口服易吸收,$t_{1/2}$约为 8 ~ 12h,生物利用度高,组织浓度是血浆浓度的 1.5 倍以上,尤其在肺实质及肺泡巨噬细胞中可达到很高浓度。血清蛋白结合率为 20%,80% ~ 90% 以原形经肾脏从尿排出。

加替沙星对肠杆菌科细菌的作用与环丙沙星相似或略差,对铜绿假单胞菌的作用为后者的 1/4,对各种呼吸道病原菌、革兰氏阳性菌中 MRSA 及粪肠球菌、厌氧菌均有良好作用。临床用于院内外呼吸道感染及泌尿生殖系统、皮肤软组织、耳鼻喉等感染。

最常见的不良反应是恶心、腹泻、呕吐、头痛和神志不清。

第二节 磺胺类抗菌药

磺胺类药(sulfonamides)是 1932 年发现的人工合成的能有效防治全身性细菌性感染的第一类化疗药物。1935—1944 年是磺胺药物的兴盛时期,大批磺胺类药物问世,如磺胺噻唑、磺胺嘧啶、磺胺二甲基嘧啶等,有效地治疗了各种细菌感染患者。但是由于青霉素等抗生素的异军突起,1945—1954 年磺胺药物的发展处于低潮期,仅有磺胺异噁唑、磺胺二甲基异嘧啶等个别药物在临床上应用。随后二三十年,许多毒性小、不良反应少、容易吸收、效果好及作用时间长的新型磺胺药物如磺胺甲基异噁唑、碘胺苯吡唑相继问世。20 世纪 70 年代中期,磺胺类与甲氧苄啶的协同作用被发现,以及磺胺甲噁唑(SMZ)与甲氧苄啶(TMP)复方制剂的面世,磺胺类药物又在临床重新受到重视。目前磺胺类药物在临床上现已大部分被抗生素及喹诺酮类药取代,但由于磺胺类药物有对某些感染性疾病(如流脑、鼠疫)具有疗效良好、使用方便、性质稳定、价格低廉等优点,故在抗感染的药物中仍占一定地位。

一、磺胺类药物的共性

【体内过程】

1. 吸收 大多数全身应用的磺胺类药物口服易吸收,吸收部位主要在胃和小肠,吸收率通常在 90% 以上,各药吸收速度不同,血药浓度达峰时间快者为 2 ~ 3h,慢者则需4 ~ 6h。用于肠道感染的磺胺类药物,口服难以吸收,在肠道内保持较高浓度而发挥抑菌作用。

2. 分布　磺胺类药物血浆蛋白结合率不同，除磺胺嘧啶为20%～25%外，其余大多为80%～90%。可广泛渗入全身组织及胸膜液、腹膜液、滑膜液、房水、唾液、汗液、尿液、胆汁等各种细胞外液，但不能进入细胞内液。该类药物能透过血脑屏障进入中枢神经系统和脑脊液，在脑脊液可达血药浓度的30%～80%，脑膜有炎症时可达血药浓度的80%～90%；也能进入乳汁和通过胎盘屏障，胎儿血药浓度可达母体血药浓度的50%～100%。

3. 代谢　主要在肝脏经乙酰化代谢，代谢产物无抗菌活性，柳氮磺吡啶在肠道分解得到磺胺吡啶和5-氨基水杨酸盐，前者有抗菌活性，后者有抗炎作用。

4. 排泄　主要以原形或乙酰化代谢产物经肾小球滤过而从尿中排泄，部分药物可经肾小管重吸收，少量从乳汁、胆汁及粪便排出。

【药理作用】　磺胺类药物属于广谱抑菌药。抗菌范围包括脑膜炎奈瑟菌、溶血性链球菌、肺炎链球菌、金黄色葡萄球菌、大肠埃希菌、变形杆菌、流感嗜血杆菌、沙眼衣原体、放线菌、奴卡菌、疟原虫等。但磺胺类对立克次氏体不仅不能抑制，反而会刺激其生长。

四氢叶酸（FH_4）作为一碳基团载体的辅酶，参与细胞DNA前体物质——嘌呤和嘧啶的合成，因而FH_4是细胞分裂增殖所必需的辅酶。哺乳动物细胞可将食物中现成的叶酸还原成所需的FH_4，但许多细菌则不能利用现成叶酸，必须依赖自身二氢蝶酸合成酶催化蝶啶、对氨基苯甲酸（PABA）和谷氨酸生成二氢叶酸（FH_2），并在二氢叶酸还原酶作用下转变成FH_4。磺胺类药物与PABA的结构相似，可与PABA竞争二氢蝶酸合成酶，阻止细菌FH_2的合成，从而抑制细菌的生长繁殖（图36-3）。

细菌对磺胺类的耐药性可通过质粒转移或随机突变产生。耐药性通常是不可逆的，其原因可能在于：① 作用靶位改变，细菌二氢蝶酸合成酶经突变或质粒转移导致对磺胺类亲和力降低，因而不能有效地与PABA竞争；② 细菌代谢途径改变，磺胺类对二氢蝶酸合成酶的抑制作用，被微生物通过选择或突变而增加的天然底物PABA所抵消；③ 某些抗药菌株对磺胺类通透性降低。

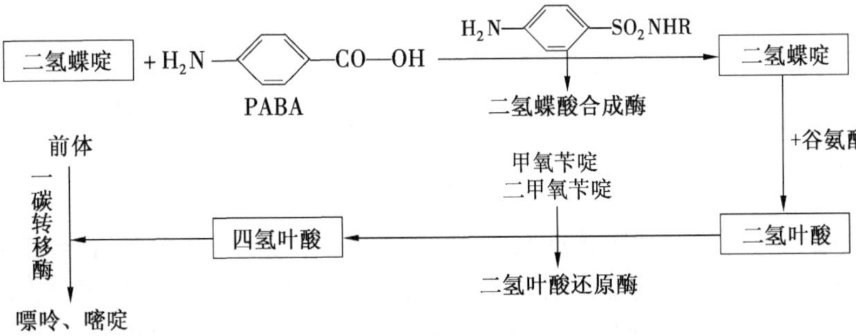

图36-3　磺胺类药物及甲氧苄啶的抗菌作用机制示意图

【临床应用】

1. 全身性感染　可选用口服易吸收的磺胺类药物，用于脑膜炎奈瑟菌所致的脑膜炎、流感杆菌所致的中耳炎、葡萄球菌和大肠埃希菌所致的单纯性泌尿道感染，也用于包涵体结膜炎、沙眼、奴卡菌病、弓形体病等的治疗，也可代替青霉素用于青霉素过敏患者的链球菌感染和风湿热复发。与TMP合用可治疗复杂性泌尿道感染、呼吸道感染、肠道感染和伤寒等。

2. 肠道感染　可选用口服不吸收的柳氮磺吡啶，对结缔组织有特殊的亲和力。适用于治疗慢性炎症性肠道疾病,如节段性回肠炎或溃疡性结肠炎。

3. 局部应用　磺胺醋酰钠眼药水或眼药膏可有效治疗细菌性结膜炎和沙眼。磺胺灭脓或磺胺嘧啶银乳膏可局部应用以预防细菌异地发育和烧创伤感染,能有效地减轻烧伤脓毒症,但可引起耐药菌和真菌的二次感染。醋酸甲磺灭脓可从烧创伤部位吸收进入血循环,其原形药物和代谢产物也可抑制碳酸酐酶并可引起代谢性酸中毒。磺胺嘧啶银在预防烧伤感染时的毒性比甲磺灭脓低得多。

【不良反应】

1. 肾脏损害　有些磺胺类及其乙酰化代谢产物可在尿中,特别是在中性或酸性 pH 下沉淀而引起结晶尿、血尿或尿路阻塞,导致肾脏损害。适当增加饮水量和碱化尿液,通过降低药物浓度和促进药物的离子化,可预防结晶尿。该类药也可引起多种肾病及变应性肾炎。

2. 过敏反应　常见发热、皮疹、剥脱性皮炎、荨麻疹、血管神经性水肿和史蒂文斯-约翰综合征(SJS)等。所有磺胺类及其衍生物之间存在交叉过敏反应。

3. 血液系统反应　磺胺类可引起溶血性贫血或再生障碍性贫血、粒细胞减少、血小板减少或白血病样反应。缺乏葡萄糖-6-磷酸脱氢酶的患者易引起溶血性贫血。

4. 核黄疸　主要发生在新生儿,其原因是磺胺类药物在血浆蛋白结合点上取代胆红素,使游离的胆红素进入中枢神经系统而导致核黄疸。妊娠末期服药有增加新生儿核黄疸的危险。故磺胺类不宜作为新生儿、2 岁以下的婴幼儿及临产前的孕妇用药。

5. 肝损害　可出现黄疸、肝功能减退,严重者可发生急性重型肝炎。肝功能损害者应避免使用。

二、常用磺胺类药物

1. 全身应用磺胺类

这类磺胺药的抗菌谱和抗菌活性基本相同,主要差别在于它们的药动学性质不同,根据 $t_{1/2}$ 可分为三个类型:① 短效磺胺类,如磺胺异噁唑和磺胺二甲嘧啶;② 中效磺胺类,如磺胺嘧啶和磺胺甲噁唑;③ 长效磺胺类,如磺胺间甲氧嘧啶和磺胺多辛。

磺胺嘧啶

磺胺嘧啶(sulfadiazine,SD,磺胺哒嗪)口服易吸收,但吸收较缓慢,血药浓度达峰值时间为 3 ~6h,$t_{1/2}$ 为 17h,是磺胺类中血浆蛋白结合率最低(38% ~48%)和血脑屏障透过率最高的药物。脑膜无炎症时,脑脊液中药物浓度约为血药浓度的 50%;脑膜有炎症时,脑脊液中药物浓度约可达血药浓度的 50% ~80%,药物在尿中溶解度低,易发生结晶尿。本药为防治流行性脑膜炎的首选药,也可用于奴卡菌病的治疗或与乙胺嘧啶合用于急性弓形体病的治疗。可在尿中形成结晶析出,故应同服等量碳酸氢钠碱化尿液,并多饮水,以减少结晶尿对肾脏的损伤。

磺胺甲噁唑

磺胺甲噁唑(sulfamethoxazole,SMZ,新诺明)口服吸收与排泄均较慢,血药浓度达峰值时间为 2 ~4h,广泛分布于痰液、中耳液、阴道分泌物等全身组织和体液,并可进入血脑屏障、胎盘屏障、乳汁中。$t_{1/2}$为 10～12h，一次给药后有效浓度可维持 10～24h，其脑脊液浓度低于 SD。主要自肾小球滤过和肾小管分泌，尿药浓度明显高于血药浓度。肾功能减退者，$t_{1/2}$延长，需调整剂量。用于治疗流行性脑膜炎，其尿中浓度虽不及磺胺异噁唑(SIZ)，但与 SD 相似，故也适用于泌尿道感染，尤其是大肠埃希菌所致的单纯性尿道炎。也用于治疗中耳炎、呼吸道感染、支原体感染和伤寒等，主要与甲氧苄啶合用，产生协同抗菌作用。

过敏反应较为常见，可表现为药疹，严重者可发生渗出性多形红斑、剥脱性皮炎和大疱表皮松解萎缩性皮炎等；也有表现为光敏反应、药物热、关节及肌肉疼痛、发热等血清病样反应；较少引起肾损伤；偶见过敏性休克。

2. 局部应用磺胺类

柳氮磺吡啶

柳氮磺吡啶(sulfasalazine，水杨酸偶氮磺胺吡啶)口服后少部分在胃肠道吸收，通过胆汁可重新进入肠道(肠-肝循环)。未被吸收的部分被回肠末段和结肠的细菌分解为 5-氨基水杨酸与磺胺吡啶。柳氮磺吡啶本身无抗菌活性，在肠道分解释放出有活性的磺胺吡啶和 5-氨基水杨酸，具有抗菌、抗炎和抑制免疫作用。适用于治疗节段性回肠炎、溃疡性结肠炎和肠道手术前预防感染。不良反应以过敏反应较为常见，可表现为药疹，严重者可发生渗出性多形红斑、剥脱性皮炎和大疱表皮松解萎缩性皮炎等；也有表现为光敏反应、药物热、关节及肌肉疼痛、发热等血清病样反应。

3. 复方磺胺类

复方新诺明

复方新诺明(co-trimoxazole)是甲氧苄啶(TMP)和磺胺甲噁唑的复方制剂，两者联用是因为其药代动力学特性相似，血浆药物浓度高峰一致，其抗菌作用比两药单独等量应用时强数十倍。甲氧苄啶的脂溶性比磺胺甲噁唑高，且有更大的分布容积，甲氧苄啶和磺胺甲噁唑 1∶5 的比例给药，可以产生两者 1∶20 的血浆浓度比，即最佳抗菌效应比。复方新诺明通常口服给药，只有不能口服药物或卡氏肺囊虫肺炎患者才静脉给药。两药均能全身分布，甲氧苄啶主要集中在前列腺液和阴道液等相对酸性环境，因而复方新诺明对这些部位的感染有较好疗效。

复方新诺明的协同抗菌作用是由于它双重阻断四氢叶酸合成。二者配伍后，可使细菌的叶酸代谢受到双重阻断，从而产生显著的协同抗菌效应，并使抑菌作用转为杀菌作用，扩大抗菌谱，减少耐药菌株产生。

复方新诺明除对单纯性泌尿道感染效果良好外，也用于治疗慢性、反复发作性泌尿道感染，但治疗细菌性前列腺炎的疗效较差；适于治疗伤寒杆菌、鼠伤寒杆菌及其他沙门菌属引起的感染，疗效突出，甚至优于氯霉素；常用于敏感志贺菌属所致的肠道感染，静脉注射用于治疗霍乱、副霍乱和旅游者腹泻；对敏感菌所致呼吸道感染的疗效与多西环素和新的半合成青霉素类相仿，尤其对嗜血流感杆菌、肺炎链球菌引起的慢性支气管炎急性发作，效果更佳；对卡氏肺囊虫感染和奴卡菌感染，复方新诺明为目前主要选用药物。本药也用于治疗肺炎球菌和流感杆菌所致的小儿急性中耳炎。

本药不良反应以变态反应常见，老年人较严重；也可出现胃肠道反应；还可见巨幼红细胞贫血、白细胞减少和血小板减少；对缺乏葡萄糖-6-磷酸脱氢酶的患者可能引起溶血性贫血；患有肺囊虫肺炎的免疫缺陷患者常出现药物热、皮疹、腹泻和（或）各类血细胞减少。

第三节 其他合成抗菌药

一、甲氧苄啶

甲氧苄啶（trimethoprim，TMP）的药动学特性与磺胺甲噁唑相似，但口服吸收较磺胺甲噁唑迅速而完全，血药浓度达峰值时间约为2h。可迅速分布于全身组织和体液，在脑脊液、胆汁、痰液、前列腺和阴道液中浓度高。甲氧苄啶脱甲基化为其主要代谢途经。24h内可从尿中排出给药量的60%，其中80%～90%以原形药物排出，$t_{1/2}$为8～10h，尿毒症患者的尿药浓度和尿中排出率则明显下降。

甲氧苄啶是强大的细菌二氢叶酸还原酶抑制剂，抗菌谱与磺胺甲噁唑相似，抗菌作用比磺胺甲噁唑强20～100倍。大多数革兰氏阳性和革兰氏阴性菌对其敏感，但单用易产生耐药性。可单独用于急性泌尿道感染和细菌性前列腺炎，但很少单用，常与磺胺甲噁唑或磺胺嘧啶合用或制成复方制剂，用于呼吸道、泌尿生殖道、胃肠道感染，也用于卡氏肺囊虫感染、奴卡菌感染、伤寒杆菌和其他沙门菌属感染。

甲氧苄啶毒性较小，可引起恶心、过敏性皮疹，也可引起叶酸缺乏症，即巨幼红细胞贫血、白细胞减少及粒细胞减少。同服叶酸可预防上述反应。

二、硝基呋喃类

硝基呋喃类（nitrofurans）为人工合成的一类抗菌药，共同特点为抗菌谱广、细菌产生耐药性小、口服血药浓度低，不适用于全身性感染，主要用于泌尿道感染。

呋喃妥因

呋喃妥因（nitrofurantoin，呋喃坦啶）口服易吸收，与食物同服可增加其吸收并能减少胃肠道刺激。在大多数组织中难以达到有效治疗浓度，仅骨髓中的浓度与尿药浓度接近。可迅速经肾小球滤过排入尿中，尿中原形药物排出率可达40%。肾功能正常者的$t_{1/2}$为0.3～1h，肾功能不全者、新生儿和婴儿的肾排出量减少。在酸性尿中，本药杀菌作用增强。

呋喃妥因可有效地杀灭能引起下尿路感染的革兰氏阳性和革兰氏阴性菌，包括大肠埃希菌、肠球菌、肺炎克雷伯杆菌和葡萄球菌等。但对变形杆菌属、沙雷菌属或铜绿假单胞菌无效。其抗菌机制在于活性产物能抑制乙酰辅酶A等多种酶而干扰细菌糖代谢并损伤DNA。临床主要用于敏感菌引起的急性下尿路感染、慢性菌尿症及反复发作的慢性尿路感染，但对上尿路感染效果较差。

可见消化道不良反应，与食物或牛奶同服可缓解这些症状；急性肺炎是呋喃妥因引起的严重并发症，长期治疗的患者也可出现肺间质纤维化；可引起头痛、眼球震颤和伴有脱髓鞘的多神经病，后者有时导致足下垂；缺乏葡萄糖-6-磷酸脱氢酶的患者、新生儿和孕妇可出现溶血性贫血。

三、硝基咪唑类

硝基咪唑类药物的发现经历了四代，从第一代的甲硝唑，经过第二代的替硝唑、第三代的奥硝唑，到现在第四代的塞克硝唑。

甲硝唑

甲硝唑（metronidazole，灭滴灵）口服吸收良好，生物利用度可达 90% ~100%，血浆蛋白结合率约为 10% ~20%，作用可维持 12h，血浆 $t_{1/2}$ 为 8 ~ 14h，体内分布广，在胎盘、乳汁及胆汁中的浓度均可达到与血药浓度相仿水平。脑膜无炎症时，脑脊液药物浓度为同期血药浓度的 43%；有炎症时，可达血药浓度的 90% 以上。甲硝唑具有强大的杀灭滴虫作用，但不影响阴道正常菌群的生长，为治疗阴道滴虫病的首选药物；对组织内及肠腔内阿米巴滋养体有杀灭作用；对革兰氏阴性和阳性厌氧菌均有抑制作用，对需氧菌无效。抗菌机制是甲硝唑的硝基可被厌氧菌还原产生细胞毒物质，抑制了敏感菌的 DNA 合成，使细菌死亡。临床上主要用于治疗厌氧菌感染包括由厌氧菌引起的产后盆腔感染、肺脓肿、胸膜感染、败血症、骨髓炎、脓毒性关节炎、气性坏疽等，还可用于防治阑尾、结肠、妇产科手术感染。15% ~30% 出现不良反应，以消化道反应最为常见，神经系统症状有头痛、眩晕，偶有感觉异常、肢体麻木、共济失调、多发性神经炎等，大剂量可致抽搐。少数病例发生荨麻疹、潮红、瘙痒、膀胱炎、排尿困难、口中金属味及白细胞减少等，均属可逆性反应，停药后自行恢复。

替硝唑

替硝唑（tinidazole）是继甲硝唑后研制成的疗效高、疗程短、$t_{1/2}$ 长、耐受性好的抗滴虫及抗厌氧菌药物，抗菌作用与甲硝唑相似，不良反应少，与其他抗生素联合应用于各个领域。近年来，为避免药物的全身不良反应，出现了许多配伍外用制剂，如与咪康唑霜剂、泼尼松、氧氟沙星制成膜剂，用于治疗冠周炎、牙周炎、口腔溃疡等口腔疾病；与环丙沙星制成复方替硝唑栓，用于治疗慢性盆腔炎等。

奥硝唑

奥硝唑（ornidazole）口服易吸收，也可经由阴道吸收。奥硝唑的血浆消除 $t_{1/2}$ 为 14h，血浆蛋白结合率低（15%）。广泛分布于人体组织和体液，包括脑脊液。奥硝唑在肝中代谢，在尿中主要以螯合物和代谢物排泄，少量在粪便中排泄。

奥硝唑在体内主要以具有细胞毒作用的原药和具有细胞毒作用的中间代谢活性产物，作用于厌氧菌、阿米巴虫、贾第虫和毛滴虫细胞的 DNA，使其螺旋结构断裂或阻断其转录复制而致其死亡从而达到抗菌、抗原生质的目的。用于治疗由厌氧菌感染引起的多种疾病；男女泌尿生殖道毛滴虫、贾第鞭毛虫感染引起的疾病；肠、肝阿米巴虫病。还用于预防和治疗各科手术后厌氧菌感染。

服药期间有轻度头晕、头痛、嗜睡、胃肠道反应及肌肉乏力。

相关链接

第一个人工合成的化疗药物——磺胺类药物的发现

到20世纪初，人类对细菌性疾病尚束手无策。人们试图研制出新药以征服严重威胁人类健康的病原菌。这一难关终于在1932年被32岁的德国药物学家、病理学家、细菌学家格哈德·多马克所攻破。他认为既然制药的目标是杀灭受感染人体内的病原菌，以保护人体健康，那么只在试管里试验药物作用是不够的，必须在受感染的动物身上观察。这个崭新的观点为寻找新药指明了正确的方向。在试验中，多马克把少量链球菌注入小白鼠腹腔，链球菌以20min一代的速度繁殖，数小时后便在腹腔和血液中充满了链球菌，小白鼠在48h内全部死于败血症。多马克及其合作者经过千百次试验，1932年12月20日，他们终于发现了一种在试管内并无抑菌作用的、对感染链球菌的小白鼠疗效却极佳的药物，名为"百浪多息"的橘红色化合物——4-氨磺酰-2,4-二胺偶氮苯的盐酸盐。接着，多马克又研究了"百浪多息"的毒性，发现小白鼠和兔子的耐受量为500mg/kg体重，更大的剂量也只能引起呕吐，说明其毒性很小。正在这时，多马克唯一的女儿因为手指被刺破，感染上了链球菌，生命垂危，无药可救。紧急关头，多马克以自己的女儿为人体试验对象，给女儿服用了"百浪多息"，挽救了爱女的生命。

第一种磺胺类药物"百浪多息"的发现和临床应用成功，使得现代医学进入化学医疗的新时代。不久，巴斯德研究所的特雷富埃夫妇及其同事揭开了"百浪多息"在活体中发生作用之谜，即"百浪多息"在体内能分解出磺胺基因——对氨基苯磺酰胺(简称磺胺)。磺胺与细菌生长所需要的对氨基苯甲酸在化学结构上十分相似，被细菌吸收而又不起养料作用，细菌就不得不死去。药物的机理搞清后，"百浪多息"逐渐被更廉价的磺胺类药物所取代，并沿用至今。1939年，多马克获得了诺贝尔生理学或医学奖。

制剂及用法

吡哌酸(pipemidic acid)

成人每次1.5～2.0g/日，分2～4次服；儿童30～40mg/(kg·日)，分3次服。

诺氟沙星(norfloxacin)

成人每次0.4g，2次/日。静滴，每次200mg，2～3次/日。

氧氟沙星(ofloxacin)

成人每次0.3g，2次/日。静滴，每次200mg，2～3次/日。

左氧氟沙星(levofloxacin)

成人每次0.1g，3次/日。

环丙沙星(ciprofloxacin)

成人每次0.5g，1～2次/日。静滴，每次100～200mg，2次/日。

洛美沙星(lomefloxacin)

成人每次0.2g,2～3次/日。

氟罗沙星(fleroxacin)

成人每次0.4g,1次/日。

司帕沙星(sparfloxacin)

成人每次0.3g,1次/日。

莫西沙星(moxifloxacin)

成人每次0.2～0.4g,1次/日。

加雷沙星(garenoxacin)

成人每次0.4g,1次/日。

磺胺嘧啶(sulfadiazine)

成人每次1g,首剂加倍,2次/日,同服等量碳酸氢钠。治疗流脑时:小儿0.2～0.3g/(kg·日);成人每次2g,4次/日。钠盐可深部肌内注射,或用生理盐水释使浓度低于5%,缓慢静脉注射或静脉滴注。

甲氧苄啶(trimethoprim)

成人每次0.1～0.2g,2次/日;小儿5～10mg/(kg·日),分2次服用。

磺胺甲噁唑(sulfamethoxazole,SMZ,新诺明)

成人每次1g,首剂加倍,2次/日;儿童每次25mg/kg,2次/日。

复方磺胺甲噁唑片(compound sulfamethoxazole tablet)

每片含TMP 0.08g,SMZ 0.4g;成人每次2片,2次/日。

联磺甲氧苄啶片(sulfamethoxazole)

每片含TMP 0.08g,SMZ 0.2g,SD 0.2g;成人每次2片,2次/日,首剂加倍。

柳氮磺吡啶(sulfasalazine)

每次1.0～1.5g,3～4次/日,症状好转后减为每次0.5g。

磺胺醋酰钠(sulfacetamide sodium)

用10%～30%水溶液,滴眼用。

磺胺嘧啶银(sulfadiazine silver)

用1%～2%软膏或乳膏涂敷创面,也可用乳膏油纱布包扎创面。

呋喃妥因(nitrofurantoin)

成人每次0.05～0.1g,4次/日;儿童5～10mg/(kg·日),分4次服,连续服用不宜超过2周。

呋喃唑酮(furazolidone)

成人每次0.1g,3～4次/日;儿童5～10mg/(kg·日),分4次服,5～7天为1个疗程。

甲硝唑(metronidazole)

治疗厌氧菌感染:成人每次0.2～0.4g,3～4次/日。

复习思考题

1. 喹诺酮类药物的抗菌机制及耐药机制是什么?

2. 试述磺胺类药物与甲氧苄啶合用的意义与机制,并解释磺胺甲噁唑通常与甲氧苄啶合用的原因。

3. 简述磺胺类药物的不良反应。

(江苏大学药学院　李　静)

第三十七章　抗真菌药与抗病毒药

学习目标

1. 掌握两性霉素 B、灰黄霉素、制霉菌素的作用机制、临床应用及主要不良反应。

2. 熟悉抗真菌药的分类及其所包含的药物；唑类抗真菌药的药理作用及临床使用特点；常用抗病毒药的作用机制和临床用途。

3. 了解抗真菌药和抗病毒药的体内过程和不良反应。

第一节　抗真菌药

真菌感染一般分为两类：浅部真菌感染和深部真菌感染。浅部真菌感染常由各种癣菌引起，主要侵犯皮肤、毛发、指(趾)甲、口腔或阴道黏膜等。后者多由白色念珠菌和新型隐球菌引起，主要侵犯内脏器官和深部组织。近年来，深部真菌感染的发病率增高，其主要与不合理应用广谱抗菌药物、免疫抑制剂、肾上腺皮质激素等药物有关。

抗真菌药物(antifungal agents)是指具有抑制真菌生长繁殖或杀灭真菌的药物，可分为抗浅部真菌感染药和抗深部真菌感染药。前者包括灰黄霉素、制霉菌素、酮康唑、咪康唑、克霉唑、特比奈芬等；后者包括两性霉素 B、氟胞嘧啶、氟康唑、伊曲康唑等。根据化学结构可分为抗生素类，如灰黄霉素；唑类，如酮康唑；丙烯胺类，如特比奈芬；嘧啶类，如氟胞嘧啶。

一、抗生素类

抗生素类抗真菌药包括多烯类(polyenes)抗生素(如两性霉素 B、制霉菌素等)和非多烯类抗生素(如灰黄霉素)，其中两性霉素 B 抗真菌活性最强，是唯一可用于治疗深部和皮下真菌感染的多烯类药物，其他多烯类只限于局部用于治疗浅表真菌感染。

两性霉素 B

两性霉素 B 是从链丝菌培养液中分离获得，属多烯类抗生素。

【药理作用】　两性霉素 B 抗菌谱广，对几乎所有的真菌均有抗菌作用，包括白色念珠菌、新型隐球菌、皮炎芽生菌、组织胞浆菌、球孢子菌属、孢子丝菌属等。两性霉素 B 能与真菌细胞膜上的重要成分麦角固醇相结合，使细胞膜的屏障作用被破坏，细胞内的重要物质(如钾离子、核苷酸和氨基酸等)外漏，使真菌的生命力下降甚至死亡。人体内的肾小管细胞膜和红细胞膜上有类固醇，故本药易引起肾损伤和红细胞膜损伤。

【体内过程】　口服和肌注均难吸收，且局部刺激性大，故临床采用缓慢静脉滴注给药。血浆蛋白结合率大于90%，药物浓度在肝脏、脾脏中较高，在肺脏、肾脏次之，脑脊液内较低，约为血药浓度的2%～3%。本药主要在肝脏中代谢，代谢产物及约5%的原形药物经肾排出，体内消除速度缓慢。本药不易被透析所清除。

【临床应用】 本药是目前治疗深部真菌感染的首选药，静脉滴注给药用于真菌性肺炎、心内膜炎、尿路感染等；小剂量鞘内注射用于真菌性脑膜炎；口服可用于肠道真菌感染。局部可用于治疗指甲、皮肤黏膜等浅部真菌感染。由于静脉用药毒性较大，在临床上本药也常用于导入疗法。

【不良反应】 本药不良反应较多，可分为急性和慢性反应两类。急性不良反应有：注射可出现寒战、呕吐、体温升高及静脉炎等；静脉注射过快可致惊厥、心律失常；鞘内注射可引起惊厥和化学性蛛网膜炎。缓慢出现的不良反应有：① 肾脏损伤，表现为氮质血症，可伴有肾小管酸中毒及钾离子和镁离子排出增多。氮质血症的发生与肾脏血液灌注减少和肾小管损伤有关。肾小管损伤常发生在用药时间长，累积剂量超过4g。② 贫血，可能与肾小管损伤使红细胞生成素减少及红细胞膜损伤有关。应定期进行血尿常规、肝肾功能和心电图等检查，以便及时调整剂量。

灰黄霉素

【药理作用】 灰黄霉素可杀灭或抑制各种皮肤癣菌，对生长旺盛的真菌可杀灭，对静止状态的真菌只能发挥抑制作用，对深部真菌和细菌无效。灰黄霉素可沉积在皮肤、毛发及指(趾)甲等角蛋白前体细胞中，干扰侵入这些部位的真菌的微管蛋白聚合，抑制其有丝分裂。此外，作为鸟嘌呤的类似物，竞争性抑制鸟嘌呤进入DNA，感染真菌细胞DNA合成。

【体内过程】 本药口服吸收较少，吸收后可广泛分布于深部组织，在皮肤、毛发、指(趾)甲、肝脏等组织中含量较高。主要在肝脏代谢，以无活性去甲基化代谢产物从尿中排泄，$t_{1/2}$约为24h。

【临床应用】 本药主要用于各种皮肤癣菌的治疗，对头癣、体癣、股癣疗效较好，对指(趾)甲癣疗效较差。静止状态的真菌仅被抑制，病变痊愈有赖于角质的新生和受感染角质层的脱落，故治疗需数周至数月。本药不易透过皮肤角质层，外用无效。

【不良反应】 常见有头痛、头晕反应，少数患者出现恶心、呕吐和过敏反应。动物试验中有致畸胎和致癌作用。

制霉菌素

制霉菌素(nystatin)为多烯类抗真菌药，对念珠菌的活性较高，作用机制与两性霉素B相似，不易产生耐药性。口服吸收很少，仅用于肠道白色念珠菌感染，注射给药时毒性大。临床上主要局部外用治疗皮肤、黏膜浅表真菌感染。局部应用不良反应少，口服后可出现恶心、呕吐、腹泻等。

二、唑类

唑类抗真菌药可分为咪唑类和三唑类。咪唑类包括酮康唑、咪康唑、益康唑和硫康唑等，酮康唑可作为治疗表浅部真菌感染的首选药；三唑类包括氟康唑、伊曲康唑和伏立康唑等，可作为治疗深部真菌感染首选药。

本类药物抗真菌谱广，对浅部真菌和深部真菌均有效，可干扰真菌细胞中麦角固醇的生物合成，使真菌细胞膜缺损，增加通透性，抑制真菌生长或使真菌死亡。具体作用机制为唑类抗真菌药可选择性抑制真菌麦角固醇合成过程中的14-转甲基酶，导致麦角固醇合成受阻和麦角固醇合成前体羊毛固醇累积，导致真菌细胞膜破损。与咪唑类相比，三唑类对人类细胞色素 P_{450} 亲和力低，而对真菌细胞色素 P_{450} 亲和力高，毒性较小。

酮康唑

酮康唑(ketoconazole)为咪唑类广谱抗真菌药，对多种浅部和深部真菌均有抗菌作用。临床用于多种浅部和深部真菌感染，如皮肤真菌感染、指甲癣、阴道白色念珠菌病、胃肠道霉菌感染等，以及白色念珠菌、粪孢子菌、组织胞浆菌等引起的全身感染。口服后，酸性环境有利于药物吸收，吸收后分布广泛，84%药物与血浆蛋白结合，脑脊液中药物浓度低。主要在肝脏代谢，大部分由胆汁排泄，血浆 $t_{1/2}$ 约为6.5 ~ 9h。口服酮康唑不良反应较多，常见反应有厌食、恶心、呕吐等胃肠道反应，以及皮疹、头晕、嗜睡等，偶见肝毒性。极少数人发生内分泌异常，表现为月经紊乱、男性乳房增大、性欲减退，可能与本药抑制睾丸素和肾上腺皮质激素合成有关。

克霉唑

克霉唑(clotrimazole)为广谱抗真菌药，对浅表真菌及某些深部真菌均有抗菌作用。因口服吸收差，静脉给药不良反应重且多，故仅局部用于治疗浅部真菌病和皮肤黏膜念珠菌感染。

氟康唑

氟康唑是广谱抗真菌药，体内抗真菌活性比酮康唑强5 ~ 20倍，是治疗艾滋病患者隐球菌性脑膜炎的首选药，与氟胞嘧啶合用可增强疗效。口服吸收好，生物利用度为95%，血浆蛋白结合率为11%。可分布到各组织和体液中，对正常和炎症脑膜均有强大穿透力，脑脊液中药物浓度可达血药浓度的50% ~ 60%。在肝脏中代谢极少，尿中原形排泄可达给药量的80%以上，$t_{1/2}$ 为35h。不良反应发生率低，常见恶心、腹痛、腹泻、肝功能异常等。

伊曲康唑

伊曲康唑(itraconazole)抗真菌谱较酮康唑广，体内外抗真菌活性比酮康唑强5 ~ 100倍，可有效治疗深部、皮下和浅表真菌感染，是治疗罕见真菌如组织胞浆菌感染和芽生菌感染的首选药物。口服吸收良好，生物利用度为55%。不良反应率低，主要为胃肠道反应、头痛、头晕、低血钾、高血压等。肝毒性明显低于酮康唑；不抑制雄激素合成，可避免酮康唑所导致的内分泌异常。

三、丙烯胺类

特比萘芬

【药理作用】 特比萘芬（terbinafine）对浅部真菌如皮肤真菌、曲霉菌、皮炎芽生菌、荚膜组织胞浆菌有杀菌作用，但对酵母菌和白色念珠菌无效。体外抗皮肤真菌活性比酮康唑强 20～30 倍，比伊曲康唑强 10 倍。抗菌机制是抑制真菌合成麦角固醇的关键酶——角鲨烯环氧酶。由于角鲨烯环氧酶被抑制，使麦角固醇合成受阻，从而破坏了真菌细胞膜的屏障功能；由于角鲨烯环氧酶受抑，使甾醇角鲨烯在真菌细胞内浓集，也对真菌产生一定的毒性作用。

【体内过程】 本药口服吸收良好，血浆蛋白结合率高达 99%，广泛分布于全身各组织，在皮肤和毛囊等组织，可长时间维持较高浓度，连续用药可使皮肤中药物浓度比血药浓度高 75%。在肝脏代谢，代谢物经肾脏排出。$t_{1/2}$约为 16h。

【临床应用】 本药可外用也可口服，对甲癣、体癣、手癣、足癣疗效较好。用本药治疗指甲真菌病 12 周，治愈率可达 90%。

【不良反应】 不良反应发生率低，约 5%～10%，且较轻微。主要有胃肠道反应，可出现皮肤瘙痒、皮疹等，很少引起肝损伤。

四、嘧啶类

氟胞嘧啶

【药理作用】 氟胞嘧啶（flucytosine）是人工合成的广谱抗真菌药，通过真菌的嘧啶通透性酶进入真菌细胞内，在胞嘧啶脱氨酶作用下脱去氨基形成抗代谢物 5-氟尿嘧啶。5-氟尿嘧啶可抑制胸腺嘧啶核苷合成酶，影响 DNA 的合成。哺乳动物细胞内缺乏胞嘧啶脱氨酶，5-氟胞嘧啶不能转变为 5-氟尿嘧啶，故人体组织细胞代谢不受影响。

【体内过程】 口服吸收迅速完全，血浆蛋白结合率低，在体内分布广泛，易穿透血脑屏障。约 80%～90% 以原形从尿中排出，$t_{1/2}$为 3～6h。

【临床应用】 本药抗菌谱较两性霉素 B 窄，主要用于念珠菌、隐球菌和其他敏感真菌所引起的肺部感染、尿路感染、败血症、心内膜炎等的治疗。疗效不如两性霉素 B，临床上常将两药合用治疗深部真菌感染。

【不良反应】 不良反应为：① 可引起皮疹及胃肠道反应；② 可引起骨髓抑制，表现为白细胞减少、血小板减少、贫血等；③ 可引起肝损伤，使血清转氨酶升高，也可引起肾脏损伤等；④ 动物试验表明本药有致畸作用，孕妇及哺乳期妇女不宜使用。

第二节　抗病毒药

抗病毒药物的研制起步较晚，直到 20 世纪 60 年代，碘苷作为第一个抗病毒药物才用于治疗疱疹病毒角膜炎；20 世纪 70 年代，阿昔洛韦问世，由此开始了抗疱疹病毒药物研制；20 世纪 80 年代，艾滋病的出现，对抗病毒药物的研制产生了重大的影响；20 世纪 90

年代初，抗人类免疫缺陷病毒药齐多夫定上市，从而极大地推动了抗病毒药物的发展，但就目前而言，多数病毒无特殊治疗药物，又无有效的疫苗，病毒依然对人类健康危害极大。

病毒是微生物中最小的生命实体，为非细胞生物。大部分病毒仅有核心，即一种核酸（DNA 或 RNA）和外面的蛋白外壳组成有些病毒具有脂蛋白包膜。病毒没有独立代谢系统，必须在活细胞中才能增殖。病毒通过注射式侵入、细胞内吞、膜融合等方式进入宿主细胞；病毒脱壳后感染核酸，并利用宿主细胞的代谢系统，按照病毒的遗传信息进行病毒核酸和蛋白质的生物合成，在细胞核内或细胞质内，病毒颗粒装配成熟；最后从宿主细胞释放出，再感染新的细胞。抗病毒药物可通过阻止上述任何一个环节而达到抑制病毒增殖的目的。病毒基因组小，复制周期短，因而病毒在复制过程中的变异率高，生存力强。病毒发病率高（80%的传染病为病毒引起）、流行广、传播快、致病性强。

抗病毒药物在临床上主要用于病毒感染的治疗，根据其抗病毒谱的不同可分为抗疱疹病毒药、抗人免疫缺陷病毒药、抗流感病毒药、抗肝炎病毒药等。

一、抗疱疹病毒药

阿昔洛韦

阿昔洛韦（aciclovir）又名无环鸟苷，为人工合成的嘌呤核苷类衍生物。

【药理作用】 本药在疱疹病毒感染的细胞内转化为三磷酸无环鸟苷，对病毒 DNA 聚合酶产生抑制作用，阻止病毒 DNA 的复制过程。本药对疱疹病毒的选择性高，具有广谱的抗疱疹病毒活性，对单纯疱疹、带状疱疹病毒有很强的作用。

【体内过程】 本药口服吸收不全，生物利用度仅为15%～30%。血浆蛋白结合率为15%，可分布于全身各组织，在脑脊液中药物浓度可达血药浓度的35%～50%。主要以原形从肾脏排出，$t_{1/2}$约为3h。局部用药可在用药部位达到较高浓度。

【临床应用】 本药是单纯疹病毒感染的临床首选药物，主要用于单纯疱疹性角膜炎，皮肤、黏膜疱疹，生殖器疱疹和带状疱疹；也用于治疗 EB 病毒感染、艾滋病患者并发水痘、带状疱疹等。

【不良反应】 本药不良反应少，耐受性良好。局部用药有轻度刺激症状，静滴药液外渗时可引起局部炎症和静脉炎，还可有厌食、恶心、头痛、皮疹等。肝肾功能不全、脑水肿或哺乳期妇女慎用，孕妇禁用。

伐昔洛韦和更昔洛韦

伐昔洛韦（valaciclovir）为阿昔洛韦的前体药，口服后在体内水解为阿昔洛韦，其吸收较阿昔洛韦好，提高了生物利用度（约5倍），减少给药次数。抗病毒活性、作用机制、耐药性与阿昔洛韦相同。

更昔洛韦（ganciclovir）为阿昔洛韦的同系药，作用相似，但对巨细胞病毒抑制作用好，约强百倍。临床只用于巨细胞病毒性感染性肺炎、肠炎及视网膜炎。

碘 苷

碘苷（idoxuridine）又名疱疹净，为人工合成的脱氧尿嘧啶核苷类抗病毒药。本药在体内磷酸化后，竞争性抑制胸腺嘧啶核苷酸合成酶，阻碍病毒的DNA合成，还以假性底物取代胸腺嘧啶核苷酸进入病毒DNA，导致翻译错误，干扰病毒的复制，降低感染力。对于单纯疱疹病毒及牛痘病毒等DNA病毒均有效，但对流感病毒、副流感病毒、埃可（ECHO）病毒等RNA型病毒无效。临床仅限局部用于治疗眼部或皮肤疱疹病毒和牛痘病毒感染，对急性上皮型疱疹性角膜炎疗效显著，对疱疹性角膜、虹膜炎无效。不良反应主要有刺激、疼痛、眼睑过敏、角膜损伤等。局部应用不宜超过3～4日，以免引起接触性皮炎。此外还可抑制骨髓，有致畸和致突变作用等，孕妇忌用。

阿糖腺苷

阿糖腺苷（vidarabine）为嘌呤核苷类似物，可广泛分布于组织，在肝、肾、脾中的药物浓度较高，脑及脑脊液中的药物浓度也较高，约为血药浓度的1/3，主要以代谢物的形式经肾脏排泄。本药在体内被代谢为阿糖次黄嘌呤核苷，两者在胸苷激酶的作用下转化为三磷酸活性体，抑制病毒DNA的复制，在抑制病毒DNA聚合酶方面起协同作用。本药可以抑制疱疹病毒（HSV），但对巨细胞病毒（CMV）无效。本药主要用于HSV脑炎、角膜炎；新生儿单纯疱疹、艾滋病患者合并带状疱疹等。不良反应常见胃肠道反应，有骨髓抑制作用，可见白细胞和血小板减少，偶见震颤、眩晕、共济失调等神经方面的反应。

二、抗人免疫缺陷病毒（human immunodeficiency virus，HIV）药

HIV是一种逆转录病毒，主要有1型和2型两种。一旦HIV进入$CD4^+$细胞，病毒RNA即成为模板，在逆转录酶催化下产生互补DNA，进入宿主细胞核，在HIV整合酶催化下掺入宿主基因组。最后，病毒DNA被转录和翻译成多聚蛋白，再经HIV蛋白酶裂解成小分子功能蛋白。

当前抗HIV药主要通过抑制逆转录酶或HIV蛋白酶发挥作用，包括核苷类逆转录酶抑制药、非核苷类逆转录酶抑制药和蛋白酶抑制剂三类。

（一）*核苷类逆转录酶抑制药*（nucleotide reverse transcriptase inhibitors，NRTIs）

核苷逆转录酶抑制药临床用于HIV阳性患者的治疗，主要有嘧啶衍生物和嘌呤衍生物，均为天然核苷酸人工合成药。

齐多夫定

齐多夫定（zidovudine）为脱氧胸苷衍生物，是美国FDA第一个被批准用于治疗HIV病毒感染的药物。

【药理作用】 本药在HIV病毒感染的细胞内在胸苷激酶和胸苷酸激酶的作用下转化为活性三磷酸体，以假底物形式竞争HIV逆转录酶，并掺入正在合成的单链DNA中，抑制DNA链的增长，阻碍病毒的复制和繁殖。本药对HIV-1和HIV-2均有抑制作用，在活化细胞内的抗HIV作用强于静止细胞。对人体细胞DNA聚合酶的影响小，因而不抑制人体细胞增殖。

【体内过程】 口服迅速吸收，口服后1h血浆中药物浓度即可达峰，生物利用度为52%～75%，可迅速分布于全身各组织，包括脑和脑脊液，给药后4h脑脊液中的药物浓

度可以达到血浆药物浓度的50% ~60%，血浆蛋白结合率为34% ~38%，$t_{1/2}$为1h，主要在肝脏内形成葡萄糖醛酸结合物，以原药和代谢物的方式经肾脏排出。

【临床应用】 本药是治疗HIV感染的首选药，可降低HIV感染患者的发病率，延缓疾病的进程，延长患者的存活期。可单用也可与拉米夫定等其他抗HIV药物合用。

【不良反应】 常见不良反应包括头痛、恶心、呕吐、肌痛，还可诱发骨髓抑制，主要表现为巨细胞性贫血和粒细胞减少，多发生于用药后4周内。用药期间应定期检查血常规，肝功能不全者易引起毒性反应。剂量过大可引起焦虑、精神错乱和震颤。

拉米夫定

拉米夫定(lamivudine)为胞嘧啶衍生物，具有抗HIV和HBV感染的作用，临床上常与齐多夫定合用治疗HIV感染；对HBV感染也有较好疗效，是目前治疗慢性乙型肝炎最有效的药物之一。本药可被动扩散进入细胞内，在细胞内转化为有活性的拉米夫定三磷酸盐，竞争性抑制HIV逆转录酶，或掺入病毒DNA中使DNA链延长终止。口服吸收好，其活性代谢物在HIV-1感染的细胞内，$t_{1/2}$可达10 ~ 19h。本药原形经肾排泄，不良反应为头痛、失眠、疲劳及胃肠不适。

去羟肌苷

去羟肌苷(didanosine)为脱氧腺苷衍生物，为严重HIV感染的常选药物，尤其适用于齐多夫定不能耐受或治疗无效的患者，与齐多夫定合用效果更好。在宿主细胞中可转化成具有活性的代谢物——双去氧三磷酸腺苷，与dATP竞争掺入病毒DNA，抑制病毒的复制。生物利用度为30% ~40%，在酸性环境中不稳定，食物可干扰其吸收，主要经肾排泄，血浆$t_{1/2}$为0.6 ~1.5h，在细胞内$t_{1/2}$可达12 ~14h。不良反应有外周神经炎、胰腺炎、心肌炎、肝炎及消化道、中枢神经反应。

（二）非核苷类逆转录酶抑制药(non-nucleotide reverse transcriptase inhibitors，NNRTIs)

非核苷类逆转录酶抑制药有地那韦定(delavirdine)、奈韦拉平(nevirapine)、依法韦伦(efavirenz)等，是一类用化学方法合成的化合物，其共同作用机制是在宿主细胞中可直接结合到逆转录酶活性中心区域，改变酶的空间构象从而抑制酶活性，干扰病毒复制。这类药物仅对HIV-1有效，对HIV-2无效。单用易产生耐药性，一般与NRTIs或蛋白酶抑制药合用，能有效预防HIV的母婴传播。本类药物经细胞色素P_{450}酶代谢，对肝药酶有抑制作用，易引起药物相互作用。常见不良反应为皮疹，轻者可继续服药，重者应立即停药。其他还有药物热、恶心、腹泻、头痛、疲劳和嗜睡，注意监视肝功能。

（三）蛋白酶抑制剂(protease inhibitors，PIs)

蛋白酶抑制剂包括沙奎那韦(saquinavir)、利托那韦(ritonavir)、奈非那韦(nelfinavir)、莫地那韦(modinavir)和安普那韦(amprenavir)等。这类药物主要作用于HIV复制的晚期及HIV前体蛋白裂解阶段。HIV的P55前体蛋白有Gag基因编码，经HIV蛋白酶裂解成为成熟的结构蛋白，使蛋白具有感染性。PIs是人工合成的P55结构类似物，可抑制HIV蛋白酶活性，使未成熟的非感染性病毒颗粒堆积，产生抗HIV的作用。对HIV-1病毒复制有很强的抑制作用，但对人类细胞蛋白酶的亲和力很弱；与核苷类逆转录酶抑制药合用有协同作用;虽易产生耐药,但较 NRTIs 慢。本类药物不良反应有恶心、呕吐、腹泻、感觉异常,可致脂肪重新分布、胰岛素抵抗等。

三、抗流感病毒药

利巴韦林

利巴韦林(ribavirin,病毒唑)是人工合成的鸟嘌呤核苷类似物,抗病毒谱广,对甲型和乙型流感病毒、呼吸道合胞病毒、甲型肝炎病毒、丙型肝炎病毒、麻疹病毒、乙型脑炎病毒、腺病毒等多种病毒均有抑制作用。可通过多环节抑制病毒核酸的合成:药物在机体经磷酸转移酶磷酸化后,单磷酸产物可抑制肌苷单磷酸脱氢酶,感染三磷酸鸟苷的合成;三磷酸型产物竞争性抑制病毒 RNA 聚合酶,阻碍 mRNA 的转录。本药可采用多种途径给药:口服用于甲肝、麻疹、单纯疱疹病毒感染;气雾吸入可用于儿童严重呼吸道合胞病毒感染性肺炎和支气管炎;静脉滴注可用于大多数病毒性疾病治疗;也可制成滴剂和膏剂局部使用。主要不良反应有腹泻、头痛、乏力、白细胞减少、可逆性贫血等。孕妇禁用。

金刚烷胺和金刚乙胺

金刚烷胺和金刚乙胺是饱和三环癸烷的氨基衍生物,属窄谱抗病毒药物,主要用于亚洲甲型流感病毒的预防和治疗,金刚乙胺的作用比金刚烷胺强 8 倍。两者可作用于病毒复制的早期——感染病毒的脱壳和传入,也可通过影响血凝素而干扰病毒组装。金刚烷胺和金刚乙胺口服易吸收,体内分布广泛,大部分以原形从尿中排除,血浆 $t_{1/2}$ 为 16～36h。不良反应包括轻微胃肠症状和中枢神经毒性症状(失眠、注意力不集中、头昏等)。孕妇禁用。

奥司他韦

磷酸奥司他韦是奥司他韦(oseltamivir)活性代谢产物的药物前体,奥司他韦活性代谢产物是选择性流感病毒神经氨酸酶抑制剂。对 A 型和 B 型流感病毒的神经氨酸酶具有明显的抑制作用,体外在很低浓度即有抑制作用,体内也能观察到其抑制流感病毒的复制和致病性。通过抑制病毒从被感染的细胞中释放,减少乙型流感病毒的传播。可用于治疗流行性感冒,并可减少并发症的发生和抗生素的使用,是目前治疗流感的最常用药物之一,也是公认的治疗禽流感、甲型 H1N1 流感病毒最有效的药物之一。最常见的不良反应是恶心和呕吐,呈一过性,常在首次服药时发生,其他不良反应包括腹泻、头晕、疲劳、鼻塞、咽痛和咳嗽,大多可耐受。

四、抗肝炎病毒药

病毒性肝炎是一种世界性常见病,西方国家以丙型肝炎最多见,我国主要流行乙型肝炎。目前对病毒性肝炎的治疗还未有特效药。急性肝炎一般无须使用抗病毒药物,尤其是甲型和戊型肝炎,二者都不会转为慢性,只需对症治疗即可。抗病毒治疗的主要对象为慢性病毒性肝炎和急性丙型肝炎。目前抗病毒药物只能抑制病毒,绝大多数无根治作用,临床上多以干扰素和利巴韦林合用治疗慢性病毒性肝炎和急性丙型肝炎。

干扰素

干扰素(interferon,IFN)是机体细胞在病毒感染,受其刺激后在体内产生的一种糖蛋白,可分为三类,α-(白细胞)型、β-(成纤维细胞)型,γ-(淋巴细胞)型。临床上常用的是通过基因重组技术生产的 IFN-α。IFN-α 抗病毒谱广,可用于多种急、慢性病毒感染疾病,如病毒性心肌炎、慢性乙型和丙型肝炎、疱疹性角膜炎、CMV 感染等。其作用机制是通过激活宿主细胞的某些酶降解病毒的 mRNA,抑制蛋白质合成,在病毒感染的各个阶段发挥作用,防止再感染。不良反应有流感样综合征,如一过性发热、寒战、头痛、乏力、恶心、呕吐等,可发生骨髓暂时抑制、皮疹及肝功能障碍,停药后消退。

阿德福韦

阿德福韦(adefovir)是一种五环腺嘌呤核苷同系物,口服后被体内酯酶水解,释放出阿德福韦而发挥作用。本药在细胞内被磷酸激酶转化为具有抗病毒活性的二磷酸盐,通过对 2′-脱氧腺苷-5′-三磷酸的竞争作用,抑制 HBV DNA 多聚酶,并吸收及深入病毒 DNA 中,终止 DNA 链的延伸,从而抑制 HBV 的复制,可促进 ALT 恢复正常、改善肝组织炎症、坏死和纤维化。HBV 对本药不易产生耐药性,与拉米夫定无交叉耐药。本药联合拉米夫定使用,对拉米夫定耐药的慢性乙肝患者可有效抑制 HBV,促进 ALT 恢复,且耐药率更低。可用于 HBeAg 和 HBV DNA 阳性、ALT 增高的慢性乙肝患者,特别是对拉米夫定耐药的患者。

相关链接

丙型肝炎治疗药物

丙型病毒性肝炎系丙型肝炎病毒(HCV)感染所引起的疾病,易引起肝脏慢性病变,进一步会引起肝硬化、肝癌和肝功能衰竭。目前尚无疫苗可用于预防 HCV 感染,只能通过药物进行治疗。HCV 为 RNA 病毒,其基因组可编码 3 个结构蛋白(核心蛋白、E1、E2)和 7 个非结构蛋白(NS1、NS2、NS3、NS4A、NS4B、NS5A 和 NS5B),其中 NS3 可与 NS4A 形成异源二聚体蛋白酶,启动病毒复制。现今,一系列作用于 HCV 特征靶点的药物已经进入临床,包括:① NS3/NS4A 蛋白酶抑制剂,如特拉泼维和博赛泼维,适用于 HCV 基因 1 型的患者。单用或与利巴韦林/干扰素合用后可产生明显的病毒清除效果,主要不良反应为皮疹和贫血。② NS5A 抑制剂,如达卡他韦,是第一种特异性作用于 NS5A 蛋白酶的药物,适用于 HCV 基因 1、2、3 和 4 型感染的患者。③ NS5B 抑制剂,如索非布韦,可抑制 HCV 结构中 NS5B 的功能,阻止病毒合成与其基因组互补的负链 RNA。索非布韦无需干扰素的辅助治疗,对所有 HCV 基因型患者均有很好的疗效,可单用或与利巴韦林合用,病毒清除率高,不良反应少。

制剂及用法

两性霉素 B(amphotericin B)

静脉滴注,溶于5%葡萄糖液中,稀释为0.1mg/mL。成人与儿童剂量均按体重计算,每日或隔日给药1次,从每日0.1mg/kg开始,逐渐增至每日1mg/kg为止,药液宜避光缓慢滴入。鞘内注射首次0.1～0.2mg,渐增至0.5～1.0mg/次,浓度不超过0.3mg/mL,应与地塞米松合用。

灰黄霉素(griseofulvin)

成人500～600mg/日,儿童每日10～15mg/kg,分2～4次口服。

制霉菌素(nystatin)

成人500000～1000000U/次,4次/日,儿童酌减。此外,尚有软膏、阴道栓剂、混悬剂供局部用。

酮康唑(ketoconazole)

成人200mg/次,1次/日,必要时剂量可加大至每日600mg/次。疗程视病情而定,可达5～6月甚至1年。儿童3.3～6.6mg/次。

克霉唑(clotrimazole)

成人0.5～1.0g/次,3次/日;儿童按体重折算,20～60mg/kg,分3次服。软膏、栓剂、霜剂可供外用。

咪康唑(miconazole)

成人静脉滴注200～400mg,每8h一次,最大剂量不宜超过每日30mg/kg或2g。药物稀释于生理盐水或5%葡萄糖液200mL中,于30～60min内静脉滴注。鞘内注射成人最大量每次为20mg。

氟康唑(fluconazole)

胶囊剂(或片剂):成人每日1次,每次50～100mg,必要时150或300mg/日。注射剂100mg/50mL,100～200mg/日。

氟胞嘧啶(flurocytosine)

片剂:每日100～150mg/kg,分3～4次服,疗程自数周至数月。

碘苷(idoxuridine)

治疗疱疹性角膜炎:白天每小时滴眼1次,夜间2h一次,症状显著改善后,改为白天每2h一次,夜间4h一次。

阿昔洛韦(aciclovir)

口服,成人每次200mg,5～6次/日;静滴,每次5mg/kg,每8h一次,疗程7日。另有眼膏、霜剂供外用。

利巴韦林(ribavirin)

片剂:20mg/次,4～6次/日。注射剂:100mg/mL,每日10～15mg/kg,分2次给予,缓慢静滴。

盐酸金刚烷胺(amantadine)

成人早、晚各服1次,0.1g/次。儿童酌减,可连用3～5日,至多不超过10日。

齐多夫定(zidovudine)

胶囊剂:成人200mg/次,3～6次/日。注射剂:50～200mg/次,3次/日。

复习思考题

1. 常用抗真菌药物有哪些？其作用机制和临床用途如何？
2. 举例说明抗病毒药物的机制和主要用途。

(江苏大学医学院　黄晓佳)

第三十八章　抗结核病药

学习目标

1. 掌握第一线抗结核病药异烟肼、利福平、乙胺丁醇、链霉素及吡嗪酰胺的抗结核作用机制、作用特点、严重不良反应及耐药性的防治。

2. 掌握抗结核病药的基本应用原则。

3. 了解抗结核病药物研发的最新进展。

结核病(tuberculosis)是由结核杆菌感染所引发的慢性传染性疾病,结核杆菌可侵害人体多种组织器官,如肺、喉、肾、肠、脑膜、胸膜等,其中以肺结核最为常见。2014 年世界卫生组织(WHO)相关研究数据显示,结核病位列单一病原体感染性疾病致死原因第二位,仅次于艾滋病。导致结核病的结核杆菌属于分枝杆菌属,其生长特点包括:① 生长缓慢,甚至可处于对药物不敏感的休眠状态;② 其细胞壁富含脂质,药物很难穿透;③ 常常生存在体内药物不易到达的环境中,如巨噬细胞内及结核纤维化或干酪样肥厚空洞病灶中。因此,分枝杆菌对药物治疗的反应较为缓慢,需要长期全程治疗。

1944 年 Schatz 等发现链霉素对结核分枝杆菌有效,开创了结核病药物治疗的先河。20 世纪 50 年代至 70 年代,伴随异烟肼等抗结核病药物相继问世,临床上逐步建立了抗结核病短期化疗法。目前根据疗效、毒副作用和患者耐受等情况将抗结核病药物分为两大类:① 第一线抗结核病药,如异烟肼、利福平、乙胺丁醇、链霉素和吡嗪酰胺;② 第二线抗结核病药,如对氨基水杨酸、乙硫异烟胺、阿米卡星、卡那霉素等,相较于第一线用药,该类药物疗效较差或毒副作用较多,因此为抗结核病的次选药。当一线用药耐药或患者存在其他基础疾病时,可根据实际病情变化改用二线药物进行抗结核治疗。需要注意的是,不论采取哪类药物进行抗结核治疗,都应遵循早期、联合与全程用药的基本原则,以期取得较好疗效与有效预防复发。

近年来,新型抗结核病药物的研发取得了较大的进展,如新型长效利福霉素类抗结核病药(利福平、利福喷汀)、氟喹诺酮类抗结核病药(环丙沙星、氧氟沙星、司帕沙星、莫西沙星和加替沙星)等,均显现出较强的抗结核病作用。另外还有一批新型抗结核病药物已进入Ⅱ期临床试验,如噁唑烷酮类(如 torezolid)、硝基咪唑类(如 OPC-67683)、二芳基喹啉类(如 bedaquiline)、吡咯类(如 LL-3858)等,这些药物的出现增强了人类彻底战胜结核病的信心。

第一节　抗结核病药

异烟肼

异烟肼(isoniazid,INH,雷米封,rimifon)为异烟酸衍生物,其化学结构中的吡啶环和肼基为其抗结核菌的活性基团。本药是目前治疗各种结核病的首选药,与其他抗结核药物相比,具有疗效高、毒性小、口服方便、价格低廉等多方面优点。

【体内过程】 异烟肼穿透能力(跨膜转运能力)强,表现在:① 口服易吸收,吸收率为90%,常规剂量用药后1~2h血药浓度达峰值(3~5μg/mL);② 体内分布广泛,吸收后迅速分布于全身各组织器官,表观分布容积值为0.61L/kg,其中肾组织、胸腹腔积液、关节腔、脑脊液中均有较高含量,脑膜炎时脑脊液中异烟肼浓度与血浆中接近;③ 易穿透细胞膜而作用于细胞内的结核杆菌;④ 能渗入结核的纤维化或干酪样病灶内,作用于该部位的结核杆菌。异烟肼在肝脏经乙酰化代谢失活,约75%~95%药物(其中绝大部分为代谢物)在用药后24h内经肾脏排出体外。异烟肼肝乙酰化速度存在种族和遗传差异,可分为快、慢两种代谢型。快者$t_{1/2}$为70min左右,慢代谢型者$t_{1/2}$为2~5h。种族差异方面,黄种人以快代谢型为主,慢代谢型者仅占10%~20%;黑种人和白种人中慢代谢型者较多,约占50%。由于异烟肼存在以上代谢差异,临床上应注意调整给药方案。

【药理作用】 异烟肼选择性作用于结核杆菌,具有强大的抗结核杆菌的作用,对细胞内、外的结核杆菌均有效。体外试验证明,本药对结核杆菌的最小抑菌浓度为0.025~0.05μg/mL,10μg/mL具有杀菌作用,但大于500μg/mL才可抑制其他细菌的生长。异烟肼在体内的抗结核杆菌强度与结核杆菌所接触的药物浓度呈正相关,增值期结核杆菌对异烟肼更加敏感。单用易产生耐药性,临床应用时应与其他抗结核病药联合使用,以防止或延缓耐药性的产生,增强抗结核病疗效,缩短疗程。

【作用机制】 异烟肼抗菌机制复杂且尚未研究明了,大量研究认为异烟肼可使结核杆菌细胞壁脂质减少,使其细胞壁屏障作用降低,从而发挥杀灭结核杆菌的作用。而其破坏结核杆菌细胞壁形成的主要机制与抑制分枝菌酸(mycolic acid)的合成有关。由于分枝菌酸为分枝杆菌的专有成分,因此异烟肼对结核杆菌具有高度选择性,而对其他微生物几乎无作用。

【临床应用】 异烟肼为目前临床上治疗各类型结核病的首选药。适用于初治、复治及各种肺外结核和浆膜结核。临床上常与其他抗结核病药合用,单用适用于结核病的预防。

【不良反应】 治疗剂量下使用异烟肼不良反应较少,其发生率约为5.4%,其中皮疹2%,发热1.2%,黄疸0.6%,外周神经炎0.2%。大剂量时或慢代谢型患者较易出现不良反应,应用时应及时调整剂量。

1. 神经毒性　可引发:① 周围神经炎,表现为手、脚麻木和震颤等;② 中枢神经系统症状,眩晕、失眠等。异烟肼化学结构与维生素B_6相似,其神经毒性可能与其增加维生素B_6排泄,竞争性抑制维生素B_6参与的有关神经活动物质代谢有关。儿童、营养不良者及嗜酒者更易出现神经毒性,且癫痫、精神病患者、嗜酒者及孕妇应慎用异烟肼。异烟肼大剂量中毒可用等剂量的维生素 B_6对抗。

2. 肝损伤　以35岁以上及快代谢型患者较多见，用药期间可出现转氨酶升高、黄疸、多发性肝小叶坏死，因此，用药期间应定期检查肝功能，且肝功能不良者慎用。

3. 其他　可见皮疹、发热、嗜酸性粒细胞增加、血小板减少、粒细胞减少及口干、上消化道不适等不良反应。

【药物相互作用】 异烟肼具有肝药酶抑制作用，可减慢香豆素类抗凝血药、苯妥英钠、卡马西平、丙戊酸钠、茶碱等药的代谢；利福平和乙醇加重异烟肼的肝毒性；含铝抗酸药干扰异烟肼的吸收。

利 福 平

利福平(rifampin)为利福霉素(rifamycin)的人工半合成衍生物，又名甲哌利福霉素，为常用一线抗结核病药，临床上常与异烟肼、乙胺丁醇合用。

【体内过程】 口服吸收良好，吸收率可达90%以上，2～4h血药浓度达峰值，但个体差异较大，食物可减少其吸收。血浆蛋白结合率为80%～90%，体内大部分组织和体液(包括脑脊液、唾液等)均能达到有效的抗菌浓度。利福平穿透力强，可穿透胎盘屏障，进入胎儿血液循环，亦可进入细胞、结核空洞和痰液中，杀灭细胞内、外的结核杆菌和敏感细菌。利福平主要在肝脏代谢，其代谢物去乙酰基利福平有一定的抗菌活力。利福平及其代谢物经胆汁排泄，可形成肝肠循环，胆汁中药物浓度较高。约60%的药物从粪便排出，约30%随尿排出体外。利福平的 $t_{1/2}$约为1.5～5h。利福平有肝药酶诱导作用，可加快自身代谢，服药2周时其 $t_{1/2}$可缩短40%左右。

【药理作用】 利福平抗菌谱广，对结核杆菌、麻风杆菌、革兰氏阳性菌尤其是耐药性金黄色葡萄球菌有强大的抗菌作用；对革兰氏阴性菌、某些病毒和沙眼衣原体也有抑制作用。利福平抗菌作用强，对结核杆菌的抗菌强度与异烟肼相当，且对繁殖期和静止期的细菌均有效；可渗入吞噬细胞而杀灭细胞内的结核杆菌。

【作用机制】 特异性抑制敏感微生物依赖的DNA、RNA多聚酶，阻碍其mRNA的合成，其结合位点为该酶的β亚单位，利福平对人体细胞的DNA依赖性RNA多聚酶无影响。单用利福平可迅速出现耐药性，这与其作用靶点基因突变有关，但利福平与其他抗结核病药无交叉耐药反应。

【临床应用】

1. 各种类型的结核病　本药是目前治疗结核病的主要药物之一，常与其他抗结核病药合用以增强疗效，防止或延缓耐药性的产生。

2. 麻风病　本药是目前治疗麻风病最重要的药物之一。

3. 耐药金黄色葡萄球菌及其他敏感菌的感染。

4. 严重的胆道感染。

5. 局部用药可用于沙眼、急性结膜炎的治疗。

【不良反应】

1. 一般不良反应　发生率<4%，约1.5%患者出现恶心、呕吐等胃肠道反应，少数人可出现皮疹(0.8%)、药热等变态反应(0.5%)。

2. 肝毒性　可引起肝损伤，出现黄疸等。慢性肝病、酒精中毒或合用异烟肼时较易出现肝损伤，用药期间应定期检查肝功能，禁用于严重肝功能不全、胆道阻塞者。

3. 生殖毒性 利福平可穿透胎盘屏障，动物试验显示具有致畸作用，故妊娠早期禁用。

4. 其他 药物及其代谢物为红色，用药者的排泄物、分泌物如粪、尿、泪、汗、痰、唾液、乳汁等可被染成橘红色，似血液，应预先告知患者，防止出现不必要的紧张。

【药物相互作用】 利福平有肝药酶诱导作用，可缩短口服避孕药、口服降糖药、口服抗凝血药、糖皮质激素、地高辛、奎尼丁、酮康唑、普萘洛尔、氯贝丁酯、人免疫缺陷病毒蛋白酶抑制剂、非核苷类逆转录酶抑制药的 $t_{1/2}$。

利福喷汀和利福定

利福喷汀（rifapentine）和利福定（rifandin）均为利福霉素衍生物。其抗菌机制和抗菌谱与利福平相同，对结核杆菌的抗菌效力分别比利福平强 8 倍和 3 倍，与异烟肼、乙胺丁醇等抗结核病药物有协同作用。这两个药物的 $t_{1/2}$ 较利福平长，利福喷汀的消除 $t_{1/2}$ 为 13h。此两种药物与利福平有交叉耐药现象。

吡嗪酰胺

吡嗪酰胺（pyrazinamide）口服易吸收，体内分布广泛，主要经肾排泄，血浆 $t_{1/2}$ 为 9～10h。抗结核杆菌作用弱于异烟肼、利福平和链霉素，与异烟肼和利福平合用有显著的协同作用。其在酸性环境中抗菌作用较强，与其他抗结核病药无交叉耐药现象。其作用机制与吡嗪酸有关，吡嗪酰胺进入吞噬细胞后，菌体内的酰胺酶使其脱去酰胺基，转化为吡嗪酸而发挥抗菌作用。此外，因吡嗪酰胺在化学结构上与烟酰胺相似，故可通过取代烟酰胺妨碍结核杆菌对氧的利用，造成细菌死亡。该药治疗剂量下使用较安全，大剂量使用时易发生肝损伤，禁用于肝功能异常者。此外，本药可抑制尿酸的排泄，可诱发痛风，故有痛风病史者慎用。

乙胺丁醇

乙胺丁醇（ethambutol）口服吸收率约 80%，2～4h 血药浓度达峰值。约 75% 的药物以原形经尿排出，$t_{1/2}$约为 3h。抗结核杆菌作用比异烟肼、利福平和链霉素弱，对其他微生物几乎无作用。单用可产生耐药性，但较缓慢，且与其他抗结核药无交叉耐药现象，对异烟肼和链霉素耐药的菌株仍有效。其抗菌机制可能是其与 Mg^{2+} 结合，干扰细菌的 RNA 合成。临床常与其他抗结核病药联合应用治疗各型结核病，特别适用于对异烟肼和链霉素治疗效果不好的结核病患者。较严重的毒性反应为球后视神经炎，表现为弱视、视野缩小、红绿色盲等，其发生率与剂量相关，停药可恢复。少数患者可出现皮疹、药物热等变态反应。本药可引起 50% 患者血尿酸盐水平增高。

链 霉 素

链霉素（streptomycin）是最早的抗结核病药，0.4μg/mL 即可抑制结核杆菌，高浓度可杀菌。本药不易透过细胞膜、纤维化及干酪化空洞病灶，故仅对细胞外结核病有效。加之严重的耳毒性和肾毒性，该药在抗结核病中的地位日趋下降，目前主要用于急性期重症结核病及结核性脑膜炎的治疗。

西他沙星

西他沙星(sitafloxacin)是由日本第一制药株式会社开发生产的第四代喹诺酮类药物,临床研究结果显示,西他沙星具有较好的抗结核分枝杆菌的作用,对多药耐药肺结核病治疗效果显著,并有望代替乙胺丁醇和吡嗪酰胺成为一线治疗药物。口服吸收完全,$t_{1/2}$为4.40~5.02h,主要经肾脏排泄,不良反应较少。

第二节 抗结核病药的应用原则

一、早期用药

在感染结核杆菌后的早期阶段应用抗结核病药疗效较好。原因有以下几方面:① 结核病早期多为浸润性病灶,病灶局部血流量较丰富,药物容易进入病灶内发挥作用,而晚期结核病常有纤维化、干酪样化及厚壁空洞等结核病灶形成,使药物不易接近结核杆菌而发挥抗菌作用;② 在疾病早期,结核杆菌大多处于繁殖期,对抗结核病药物敏感性较高;③ 患者自身的抵抗力在疾病早期也较好,有助于抗结核病药发挥疗效。

二、联合用药

大部分结核杆菌在首次接触异烟肼、利福平、乙胺丁醇及链霉素等一线抗结核病药治疗时均很敏感,但由于抗结核病药的疗效缓慢,且结核杆菌对单用某种抗结核病药易产生耐药性;此外,长期大剂量用药过程中,各类抗结核病药容易产生毒性反应,因此,为增强疗效、降低药物毒性反应、缩短疗程、防止或延缓细菌耐药性的产生,在结核病治疗中特别强调采用2种以上的抗结核病药进行二联、三联甚至四联等联合用药的原则。临床常以异烟肼为基础,联合使用1~2种其他抗结核病药。对于重症结核病如结核空洞、结核性脑膜炎、肾结核等,应在治疗一开始就采用抗结核病药联合治疗才能达到较好的疗效。

三、长期全程规律用药

结核杆菌在繁殖期对药物反应性好,但当其处于静止状态时则对药物不敏感。结核的纤维化、干酪样化及厚壁空洞等病灶也使药物不易接近结核杆菌,因此,为彻底治愈结核病,必须要长期、全疗程、规范用药。

在结核病治疗的开始阶段大多采用强化治疗,选用作用较强的药物做充分的、无间断的联合治疗,当病情得到控制后可采用维持治疗,以达到巩固疗效、防止复发的目的。临床推荐的药物治疗方案有:① 如无耐药现象,首先用异烟肼、利福平和吡嗪酰胺治疗2个月,接着用异烟肼和利福平治疗4个月;② 异烟肼和利福平联合治疗9个月。对异烟肼产生耐药性的患者可在上述三联与二联用药的基础上分别增加链霉素与乙胺丁醇。对于出现多药耐药的患者可使用西他沙星等新型抗结核病药。

相关链接

异烟肼的历史故事

1952年的纽约，一种能治愈肺结核的神奇新药的消息迅速地占领了各大报纸的头版，并且配以纽约斯坦特岛上的海景医院的患者们兴高采烈跳舞的照片。时代周刊甚至欢呼："在人类和肺结核病斗争的漫长历史中还从来没有对一种药物如此兴奋过！"虽然当时某些谨慎的观察家们提醒人们："现在还为时太早预言关闭结核病医院。"但是时代周刊的结论被证明还是很靠谱的。异烟肼问世之后没有多久，从19世纪后期到20世纪前半段曾经遍布欧洲和美国的结核病疗养院就纷纷关门了。这种神奇的药物就是异烟肼，又称雷米封。

结核病俗称"痨病"，它和人类的历史几乎一样长。它曾在全世界广泛流行，夺去了数亿人的生命，人们称之为白色瘟疫。结核病是由结核杆菌引起的慢性传染病，可累及全身多个器官，但以肺结核最为常见。结核病临床上多呈慢性过程，少数可引起发病。常有低热、乏力等全身症状和咳嗽、咯血等呼吸系统表现。

在异烟肼等特效药发明之前，人类对付结核病几乎没有什么有效手段。在西方国家，大半个世纪里医生们通常让患者们待在疗养院里通过休息和呼吸新鲜空气来治疗。如果这种疗法没有效果，医生们就只有采用萎陷疗法(用人工气胸、人工气腹等方法，使肺有病变的部分萎缩，减少活动而逐渐愈合，也称压缩疗法)。中国著名作家冰心在美国留学的时候就因为被诊断为肺结核而不得不在疗养院住了很久。

1944年，美国生物化学家瓦克斯曼(Selman A. Waksman)发现了第一种有效治疗结核病的药物链霉素。但是几个月之后具有抗药性的结核杆菌就被发现了。最有效的武器还是在1952年发现的异烟肼，一种非常简单而且便宜的药物。正是这种药物导致了结核病疗养院的关闭。

异烟肼最初是由布拉格的查尔斯大学化学系研究生梅耶尔(Hans Meyer)和莫里(Josef Mally)于1912年写博士论文时合成的。他们完全没有意识到他们的产品的巨大药用价值。在被遗忘了约40年之后，美国的罗斯公司和施贵宝公司和西德的拜耳公司的研究人员分别独立地发现了异烟肼有极强的抗结核杆菌的活性。

这个发现最早是始于两个美国医生的研究，他们分别是斯坦福大学的欣肖(H. Corwin Hinshaw)和康奈尔医学院的麦克德莫特(Walsh McDermott)。他们到西德研究了7000份用一种新合成的磺胺类药物治疗结核病的病历。这些都是著名德国病理学、细菌学家、诺贝尔奖得主，磺胺类药物之父多马克(Gerhard Johannes Paul Domagk,1895—1964年)做的研究。欣肖和麦克德莫特带了一些氨硫脲(conteben，又名结核安)回到美国进行更深入的分析。他们发现该类化合物具有较强的抗结核杆菌活性，在试验了几千个衍生物之后，美国的罗氏公司、施贵宝公司和德国的拜耳公司的研究人员几乎同时找到了异烟肼。1952年，异烟肼由罗氏公司首先在美国上市，商品名为雷米封。

制剂及用法

异烟肼(isoniazid,INH,雷米封,rimifon)

片剂:300~400mg/日,分1~3次服。粟粒性结核、结核性脑膜炎、干酪性肺炎等重症增加剂量至200mg/次,3次/日;儿童10~20mg/(kg·日)。注射剂:0.1g/2mL。肌内注射、腔内注射0.1~0.3g。严重病例可采用静脉注射或滴注,每次0.3~0.4g,2次/日。

利福平(rifampin)

片剂:450~600mg/日,清晨空腹顿服。儿童10~20mg/(kg·日)。用于其他急性细菌感染,600mg/日,分2次早晚空腹服用。

利福喷汀(rifapentine)

胶囊剂:成人每次600mg,每周1~2次空腹服用。

利福定(rifandin)

成人每日150~200mg,晨一次空腹口服,儿童3~4mg/kg。

乙胺丁醇(Ethambutol)

片剂:15mg/(kg·日),分2~3次服。复治病例25mg/(kg·日),2月后减为15mg/(kg·日)。

链霉素(Streptomycin)

结核重症,0.75~1.0g/日,分2次肌内注射;轻症,1.0g/次,每周2~3次。小儿20~40mg/(kg·日),不应超过1.0g/日。疗程3~6个月。

吡嗪酰胺(pyrazinamide)

片剂:0.5g/次,3次/日。

复习思考题

1. 异烟肼作为抗结核病药的首选药有何优点?
2. 比较异烟肼与利福平的抗菌作用、抗菌原理及不良反应的异同。
3. 抗结核病药的用药原则有哪些?

(江苏大学药学院 孙 竞)

第三十九章 抗寄生虫药

学习目标

1. 掌握疟原虫生活史及抗疟药作用环节、作用特点、严重不良反应及临床应用。
2. 掌握抗虫药的分类、代表药物、作用机制及首选临床应用。

寄生虫病严重危害着人类的身体健康，临床上用于祛除或杀灭寄生虫的药物统称为抗寄生虫药。早在两千年前我国第一部本草《神农本草经》就收录了 30 多种驱虫药，17 世纪 30 年代，西班牙人在秘鲁发现金鸡纳树皮(cinchona)能治疗疟疾，开创了现代抗寄生虫的先河。经过近百年发展，抗寄生虫药不断发展完善，已形成完整体系。总体来看，抗寄生虫药的主要作用机制为：① 抑制关键酶活力使得虫体代谢障碍；② 干扰虫体微管蛋白合成；③ 作用虫体神经肌肉系统；④ 干扰虫体离子平衡。

根据临床用途，抗寄生虫药可分为抗疟药、抗阿米巴病药和抗滴虫病药、抗血吸虫病药和抗丝虫病药、抗肠蠕虫药。本章就以上基本临床用药进行系统论述。

第一节 抗疟药

疟疾(malaria)是由疟原虫(plasmodium)经按蚊叮咬传播的一种寄生虫传染性疾病，其临床表现为周期性、定时性发作的寒战、高热、出汗退热及贫血和脾大。感染人体的疟原虫主要有三种：间日疟原虫(*P. lasmodium*)、三日疟原虫(*P. malarial*)、恶性疟原虫(*P. falciparum*)，分别引发间日疟、三日疟和恶性疟，前两者合称良性疟，症状较轻，恶性疟症状较重，可有生命危险。

抗疟药(antimalarial drugs)是防治疟疾的重要手段。目前尚无一种抗疟药能对各阶段疟原虫都有杀灭作用。因此，了解疟原虫生活史及各类抗疟药对疟原虫不同的作用环节是正确使用抗疟药的关键。

一、疟原虫的生活史和药物的作用环节

完整的疟原虫生活史可分为雌蚊体内进行的有性生殖和人体内进行的无性生殖两个阶段(图 39-1)。

(一) 疟原虫在蚊体内的发育

雌性按蚊叮咬疟疾患者后，雌、雄配子体进入蚊胃内，两者结合发育成合子，进而发育成动合子，它穿过胃壁发育成囊合子，囊内核和胞浆进行孢子增殖。成熟的孢子囊内含上万个孢子，此按蚊叮咬人体时子孢子随唾液进入人体引发感染。

(二) 疟原虫在人体内的发育增殖

1. 红细胞外期(exoerythrocytic stage)

当雌蚊叮咬人体时,疟原虫子孢子进入人体并侵入肝细胞进行发育繁殖,然后从肝细胞释放,进入红细胞,此时无症状,为疟疾的潜伏期,也称为原发性红细胞外期。经过5~40天的发育成熟后,胀破肝细胞进入血液并入侵红细胞,称为红细胞内期。

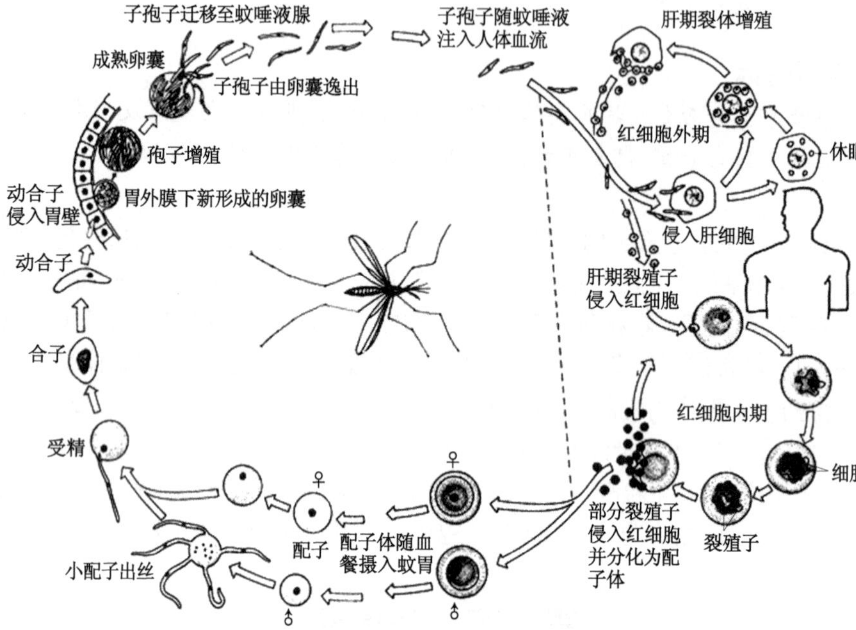

图39-1 疟原虫生活史

2. 红细胞内期(erythrocytic stage)

侵入红细胞的裂殖子,发育成滋养体、裂殖体,最后红细胞被胀破裂解,释放出大量的裂殖子及其代谢物,此时疟原虫产生的代谢产物和红细胞碎片刺激机体,引起寒战、高热、出汗等疟疾的临床症状。红细胞释放的裂殖子一部分被巨噬细胞吞噬杀灭,一部分再侵入其他红细胞,反复循环,从而引发疟疾临床症状的反复发作。

根据对作用疟原虫生活史的不同阶段,可以将抗疟药分为以下三类:

(1) 主要用于控制疟疾症状的抗疟药(主要作用于红细胞内期):如氯喹、奎宁、甲氟喹、青蒿素。

(2) 主要用于控制疟疾复发和传播的抗疟药(主要作用于红细胞外期):如伯氨喹。

(3) 主要用于病因性预防的抗疟药(主要作用于疟原虫在蚊体内的发育期):如乙胺嘧啶。

二、常用抗疟药

(一) 主要用于控制疟疾症状的抗疟药

氯 喹

氯喹(chloroquine)是人工合成的4-氨喹啉类衍生物。

【体内过程】　口服后吸收快而完全,红细胞内的药物浓度比血浆内浓度高 10 ~ 20 倍,疟原虫入侵的红细胞内药物浓度又比正常红细胞高 25 倍。氯喹还大量分布于肝、脾、肺、肾等组织中,其次为脑和脊髓。由于组织结合量大,为了得到有效血药浓度,可能需要采用负荷量法给药。进入体内的氯喹,大部分在肝内代谢,代谢产物仍有一定的抗疟作用,少部分药物以原形经肾排泄。该药因在组织内贮存,代谢和排泄都较缓慢,故作用持久。

【药理作用】

1. 抗疟作用　① 氯喹能杀灭红细胞内期的间日疟、三日疟及敏感的恶性疟原虫,迅速控制疟疾症状的发作,对恶性疟有根治作用,是控制疟疾症状的首选药物。其特点是起效快、疗效高、作用持久。一般患者服药 1 ~ 2 日内寒战、发热等症状消退,2 ~ 3 日后血中疟原虫消失。由于药物作用持久,故能推迟良性疟疾症状的复发。② 氯喹对红细胞外期无效,不能用作病因性预防和良性疟的根治。③ 由于 Ca^{2+} 和钙调素对疟原虫生长发育和侵入红细胞有重要作用,故钙拮抗剂能增强氯喹的抗疟作用。

2. 抗肠外阿米巴作用　氯喹在肝中浓度很高,能杀灭肠外阿米巴原虫,是治疗阿米巴肝炎和肝脓肿的主要药物,但对阿米巴痢疾无效。

3. 免疫抑制作用　可用于治疗自身免疫性疾病,如类风湿关节炎、蝶形红斑狼疮、肾病综合征等。

【作用机制】　氯喹不能直接杀灭疟原虫,但能干扰疟原虫分裂增殖,作用机制复杂,目前认为其抗疟作用主要机制为:① 氯喹与核蛋白有较强的结合能力,嵌入疟原虫的 DNA 鸟嘌呤、胞嘧啶碱基对中影响疟原虫 DNA 复制,从而干扰疟原虫的增殖。② 疟原虫发育所需的氨基酸主要来自宿主红细胞的血红蛋白。氯喹为弱碱性药物,使得食物泡中的 pH 升高,蛋白酶活性下降,疟原虫分解和利用血红蛋白的能力降低,从而抑制疟原虫的生长繁殖。

【临床作用】

1. 用于控制疟疾的急性发作和根治恶性疟。起效快、作用强、维持时间长,是临床治疗疟疾的首选药物。但随着耐氯喹的疟原虫逐渐增加,氯喹的重要性在下降。

2. 治疗肠外阿米巴病。口服后肝中浓度非常高,可用于甲硝唑治疗无效或禁忌的阿米巴肝炎或肝脓肿。

3. 大剂量可用于治疗类风湿性关节炎、系统性红斑狼疮等。由于用量大,易引起毒性反应。

【不良反应】　氯喹用于治疗疟疾时,剂量小,不良反应少,常见的不良反应为轻度的头晕、头痛、胃肠不适、皮疹等,停药后迅速消失。长期大剂量使用可引起蓄积中毒,出现眼、耳毒性,心血管反应,白细胞减少及肝脏、肾脏损害。偶见心肌损害,导致心律失常、休克,严重时发生阿-斯综合征。本药有致畸作用,孕妇禁用。

青蒿素

青蒿素(artemisinin)是从菊科植物黄花蒿(*Artemisia annua L.*)及其变种大头黄花蒿中提取的一种新型的倍半萜内酯过氧化物,是根据中医“青蒿截疟”的记载而发掘出的具有我国自主知识产权的新型抗疟药。由于对耐药氯喹虫株感染有效,青蒿素受到全世界关注,为世界卫生组织抗疟推荐药物。

【体内过程】 口服吸收迅速完全,有首过消除,导致血药浓度较低。脂溶性高,吸收后广泛分布于各组织中,也易透过血脑屏障进入脑组织,故对脑型疟有效。体内代谢快,有效血药浓度维持时间短,$t_{1/2}$约为4h。由于代谢和排泄快,血药浓度维持时间短,不利于彻底杀灭疟原虫,故复发率较高。

【药理作用】 青蒿素对红细胞内期裂殖体有强大而快速的杀灭作用,能迅速控制间日疟和恶性疟的临床症状,具有高效、速效、低毒的特点,包括对耐氯喹虫株均有强大而快速的杀灭作用,但对红外期疟原虫无效。因而主要用于控制症状,控制率可达100%。青蒿素极易透过血脑屏障,对凶险的脑型疟有很好的抢救效果。

【作用机制】 青蒿素的抗疟作用主要是其对疟原虫膜系结构具有破坏作用。该药首先作用于食物泡膜、表膜、线粒体,其次是核膜、内质网,此外对核内染色质也有一定的影响。通过以上破坏作用,干扰表膜-线粒体的功能,阻断疟原虫营养摄取,使疟原虫较快出现氨基酸饥饿,迅速形成自噬泡,并不断排出虫体外,使疟原虫损失大量胞浆而死亡。

【临床应用】 临床上主要用于控制间日疟和恶性疟的症状及耐氯喹虫株的治疗,也用于治疗凶险型恶性疟如脑型疟和黄疸型疟疾。该药可以单用,但应用后复发率较高,与伯氨喹等合用可降低复发率。疟原虫可对青蒿素产生耐药性,通过连续用药5~7日,或合用周效磺胺和乙胺嘧啶可抑制耐药性的发生。

【不良反应】 本药在常规治疗剂量下安全性高,不良反应少。有消化道反应,偶见四肢麻木感、心动过速和血清门冬氨酸氨基转移酶增高。动物试验中发现有神经毒性、骨髓抑制、肝损害及胚胎毒性作用。

对青蒿素化学结构进行改造后,形成蒿甲醚、蒿乙醚、青蒿琥酯、双氢青蒿素等,均用于抗疟疾治疗。其疗效、不良反应等均与青蒿素相似。

奎 宁

奎宁(quinine)是茜草科植物金鸡纳树皮中提取的生物碱,原产南美洲,属喹啉类衍生物,1820年分离得出奎宁后,广泛用于疟疾治疗,但由于疗效不及氯喹且不良反应较多,已不作为首选抗疟药。

奎宁和氯喹的作用相似,对红细胞内期各种疟原虫有杀灭作用。与氯喹相比,其作用弱、维持时间短、毒性大。临床主要用于耐氯喹及耐多药的恶性疟,尤其是脑型恶性疟。此外,奎宁对心脏有抑制作用,还有一定退热作用和中枢抑制作用,对妊娠子宫有轻微兴奋作用。

奎宁不良反应多,常见的为金鸡纳反应,表现为恶心、呕吐、头痛、耳鸣、视听力减退等,停药后常可恢复。另外还可引起血压下降、心律失常等。少数恶性疟患者对奎宁有高敏性,用小剂量奎宁即可发生急性溶血,引起高热、寒战、血红蛋白尿(黑尿热)和肾功能衰竭,可致死。孕妇禁用。

本类抗疟药物中还有咯萘啶(malaridine)、甲氟喹(mefloquine)、本芴醇(benflumetol)等,均为控制症状药物,临床不作为首选药物,一般用于对氯喹耐药和多药耐药虫株感染的防治。

（二）主要用于控制疟疾复发和传播的抗疟药

伯氨喹

伯氨喹（primaquine）是人工合成的8-氨喹啉类衍生物。

【体内过程】 口服吸收快而完全，吸收后分布于肝、肺、脑和心脏等组织，其中肝脏浓度最高。伯氨喹的代谢和排泄均较快，因此有效血药浓度维持时间和作用时间都较短。

【药理作用与临床应用】 本药主要对红细胞外期及各型疟原虫的配子体有较强的杀灭作用，是有效阻止复发、中断传播的药物。其对红细胞内期作用较弱，对恶性疟红细胞内期无效，因此不能控制疟疾症状的发作。临床作为控制复发和阻止疟疾传播的首选药，疟原虫对此药很少产生耐药性。

【不良反应】 本药毒性较高，不宜长期使用。治疗量可以引起疲倦、头晕、恶心、呕吐、腹痛等，某些患者可出现药物热、粒细胞缺乏症，停药后可恢复。少数葡萄糖-6-磷酸脱氢酶缺乏的患者可发生急性溶血性贫血和高铁血红蛋白血症。正常人在中毒剂量下也可能发生这种溶血反应。有蚕豆病及粒细胞缺乏倾向的患者禁用。

（三）主要用于病因性预防的抗疟药

乙胺嘧啶

乙胺嘧啶（pyrimethamine）是人工合成的非喹啉类抗疟药，目前作为病因性预防的首选药。

【体内过程】 口服吸收慢但较为完全，4～6h达峰浓度，主要分布于肝、肾、肺、脾，其中肺中分布最多。药物与组织广泛结合，因此在体内留存时间较长，排泄缓慢，$t_{1/2}$约为80～100h。

【药理作用与临床应用】 乙胺嘧啶对原发性红细胞外期疟原虫有抑制作用，是较好的病因性预防药；对红细胞内期未成熟的裂殖体也有抑制作用。含药的血液被蚊子吸入后，能阻止疟原虫在蚊虫体内增殖，从而起到阻止传播的作用。本药半衰期长，作用持久，临床用于疟疾的病因性预防。但疟原虫极易对乙胺嘧啶产生耐药性。

【作用机制】 乙胺嘧啶抑制疟原虫的二氢叶酸还原酶，影响疟原虫叶酸代谢过程，阻碍疟原虫的核酸合成，导致疟原虫的生长繁殖受到抑制。与磺胺类或砜类药物合用，可在叶酸代谢的两个环节上起阻断作用，增强疗效，减少耐药性的产生。

【不良反应】 常用剂量基本无不良反应，但长期大剂量使用，可因二氢叶酸还原酶受到抑制出现叶酸缺乏症，引起巨幼红细胞性贫血、白细胞减少及消化道症状等。出现严重不良反应时应停药，必要时可给予甲酰四氢叶酸钙治疗。

第二节　抗阿米巴病药和抗滴虫病药

一、抗阿米巴病药

阿米巴病是由溶组织阿米巴原虫所引起。阿米巴有包囊和滋养体两个不同时期，其中包囊是传染根源,而滋养体可侵入肠壁及肠外组织,引起阿米巴痢疾和肠外阿米巴病,如阿米巴肝、肺或脑脓肿等。抗阿米巴病药物对滋养体具有杀灭作用,少数药物还具有杀灭包囊作用,某些抗生素如巴龙霉素等可直接杀灭滋养体或抑制共生菌群,发挥抗阿米巴病作用。

(一) 主要用于肠外的抗阿米巴病药

甲硝唑

甲硝唑(metronidazole)又称灭滴灵,为咪唑衍生物。

【体内过程】 甲硝唑口服吸收迅速而完全,生物利用度可达90%~100%,$t_{1/2}$约为8h。甲硝唑体内分布广泛,易进入组织和体液中,包括唾液、乳汁、精液和阴道分泌物,脑脊液中也可达有效浓度。肝脏是甲硝唑的重要代谢部位,其代谢产物及少量原形药物自肾中排出。肝药酶诱导剂或抑制剂可干扰本药的代谢,因此可影响药效。

【药理作用与临床应用】

1. 抗阿米巴作用 对阿米巴滋养体有很强的直接杀灭作用,给药后可迅速杀灭阿米巴滋养体,治疗急性阿米巴痢疾和肠外阿米巴感染效果显著,但对肠内阿米巴原虫和包囊无明显作用。主要用于组织感染,无根治肠腔病原体的作用,也不用于治疗无症状的包囊携带者。与抗肠道内阿米巴药物交替使用,可以提高疗效,降低复发率。

2. 抗滴虫作用 甲硝唑对阴道滴虫有直接杀灭作用,是治疗滴虫病的首选药,且对男女性均有良好疗效。

3. 抗蓝氏贾第鞭毛虫作用 甲硝唑是目前治疗蓝氏贾第鞭毛虫病最有效的药物,治愈率高于90%。

4. 抗厌氧菌作用 甲硝唑对所有厌氧球菌、革兰氏阴性厌氧杆菌和革兰氏阳性厌氧芽孢杆菌均有较强的杀灭作用,尤对脆弱杆菌感染特别有效,长期使用会诱发二重感染。对口腔、盆腔和腹腔内厌氧菌感染及由此引起的败血症,以及气性坏疽均有较好的防治作用,且很少引起耐药性。

【作用机制】 甲硝唑抗虫和抗厌氧菌作用机制尚不完全清楚,一般认为甲硝唑进入虫体或厌氧菌体后,能转变为还原形式,并嵌入DNA中,从而破坏DNA结构,损害DNA模板功能,导致菌体或虫体死亡。

【不良反应】 不良反应较轻微,由此引起的停药少见。常见的不良反应有头痛、恶心、口中金属味、腹泻、腹痛及白细胞暂时性减少等。极少数患者可出现神经系统症状如肢体麻木、感觉异常、共济失调和惊厥等,如发生应立即停药。甲硝唑干扰乙醛代谢,因此服药期间应禁酒以免出现急性乙醛中毒。长期使用具有致突变作用,妊娠早期禁用。

替硝唑

替硝唑(tinidazole)是甲硝唑的衍生物,为新一代硝基咪唑类抗厌氧菌药。与甲硝唑相比,疗效优于甲硝唑,不良反应少于甲硝唑,特别适用于经甲硝唑治疗效果不佳或因不良反应难以接受甲硝唑治疗的患者。该药的特点为血浆半衰期较长,口服一次有效血药浓度可维持72h,毒性低。本药为治疗阿米巴肝脓肿首选药,也用于阴道滴虫病和厌氧菌感染的治疗。

依米丁

依米丁(emetine)是吐根中提取得到的异喹啉类生物碱,又名吐根碱。由于局部刺激性很强,一般采用深部皮下注射或肌内注射,吸收良好。肝内浓度较高。主要由肾缓慢排泄,连续给药易发生蓄积中毒。依米丁对组织内的阿米巴滋养体有直接杀灭作用,但不能杀灭肠腔中的滋养体,临床用于治疗肠外阿米巴病和急性阿米巴痢疾。其控制症状疗效好,但根治作用差,加之毒性大,故仅在甲硝唑治疗无效或禁用甲硝唑的患者中使用。依米丁连续应用可引起严重毒性作用,如心肌和骨骼肌毒性,导致心电图改变或心律失常等,使用时必须住院,在严密监测下给药,以防不测。本药禁用于心脏病、肾功能不全患者。

氯　喹

氯喹(chloroquine)为抗疟药(详见本章第一节相关内容),也具有杀灭阿米巴滋养体的作用。口服吸收后肠内分布浓度较低,故对肠阿米巴无效。适用于肠外阿米巴病,以及甲硝唑无效或禁忌的患者。

（二）主要用于肠内的抗阿米巴病药

卤代喹啉类

卤代喹啉类包括喹碘方(chiniofon,药特灵)、氯碘羟喹啉(clioquinol,消虫痢)、双碘喹啉(diiodohydroxyquinoline)。本类药物在肠道吸收较少,在肠腔中浓度较高,能有效地杀灭肠腔内的阿米巴滋养体,对组织内阿米巴即肠外阿米巴病无效。可用于治疗轻型、慢性阿米巴痢疾和无症状排包囊者。与甲硝唑或依米丁合用,治疗急性阿米巴痢疾,可提高根治率。此类药物一般毒性低,最主要的不良反应是腹泻,其次是引起恶心、呕吐和甲状腺轻度肿大等。大剂量长期应用可引起亚急性脊髓、视神经病变。禁用于严重肝肾病变及碘过敏患者。

（三）直接杀灭包囊体的抗阿米巴病药

二氯尼特

二氯尼特(diloxanide)是二氯乙酰胺基的衍生物,通常用其糠酸酯(diloxanide furoate)。二氯尼特口服吸收迅速,其主要影响阿米巴原虫的囊前期,能直接杀死阿米巴原虫,对肠内外阿米巴均有效。单独应用二氯尼特治疗急性阿米巴痢疾,其疗效不满意,可在甲硝唑控制症状后,再用二氯尼特控制复发。对中度或重度肠阿米巴病或肠外阿米巴病常与其他药物联合应用。本药为治疗无症状带阿米巴包囊者的首选药。该药的不良反应较轻,易于耐受,偶有恶心、呕吐、腹泻及瘙痒、荨麻疹等症状发生。

二、抗滴虫病药

滴虫病主要是指由阴道毛滴虫引起的滴虫性阴道炎。阴道毛滴虫亦可寄生于男性泌尿道,引起尿道炎、前列腺炎等。甲硝唑、替硝唑是目前治疗阴道滴虫病最有效的药物,当遇有抗甲硝唑滴虫感染时,也可使用乙酰胂胺局部给药。

乙酰胂胺

乙酰胂胺(acetarsol)是五价胂剂,毒性较大。使用时清洗阴道,再将乙酰胂胺片剂放入阴道穹窿部,直接杀灭滴虫,次晨坐浴洗净。该药有轻度局部刺激作用,使阴道分泌物增多或产生皮疹。

第三节 抗血吸虫病药和抗丝虫病药

一、抗血吸虫病药

血吸虫也称裂体吸虫(schistosoma)。寄生人体的主要有日本血吸虫(*S. japonicum*)、曼氏血吸虫(*S. mansoni*)和埃及血吸虫(*S. haematobium*)三种。在我国主要是日本血吸虫,流行于长江以南流域,人接触被血吸虫尾蚴污染的水源后,可被感染。感染后,血吸虫在人体内生长发育,引起肝、脾肿大,门静脉高压和腹水等多种临床症状。血吸虫感染现已基本得到控制,但局部仍有流行和蔓延,因此对血吸虫病的防治仍然重要。

吡 喹 酮

吡喹酮(praziquantel)是吡嗪异喹啉衍生物,是广谱的抗蠕虫药物,尤其对血吸虫具有很强的杀灭作用,是目前治疗血吸虫病的首选药物。

【体内过程】 本药口服后在肠道迅速吸收,由于首过效应高,限制了生物利用度。广泛分布于肝、肾、胰、肾上腺、骨髓等组织,其中以肝、肾含量最高。血清中的药物主要与蛋白结合,药物在肝内可迅速代谢失活。血吸虫病患者的肝功能下降,对吡喹酮的代谢能力降低,较正常人血药浓度增高、消除半衰期显著延长。

【药理作用】 吡喹酮对多种血吸虫具有杀灭作用,对成虫作用强、幼虫作用弱。对华支睾吸虫、姜片虫有效,对绦虫及其幼虫引起的囊虫病、包虫病都有不同程度的疗效,是目前广泛应用的一种高效、低毒的广谱抗血吸虫病药物。

【作用机制】 吡喹酮杀灭血吸虫的机制主要有:① 虫体肌肉发生强直性收缩而产生痉挛性麻痹。血吸虫接触低浓度吡喹酮 20s 后虫体张力即会增高,当药物浓度达 1mg/L 时,虫体瞬即强烈挛缩。虫体肌肉收缩可能与吡喹酮增加虫体细胞膜的通透性,使细胞内钙离子丧失有关。② 虫体皮层损害与宿主免疫功能参与。吡喹酮对虫体皮层有迅速而明显的损伤作用,引起合胞体外皮肿胀,出现空泡,形成大疱,突出体表,最终表皮糜烂溃破,分泌体几乎全部消失,环肌与纵肌亦迅速先后溶解。在宿主体内,服药后 15min 即可见虫体外皮空泡变性。皮层破坏后,影响虫体吸收与排泄功能,更重要的是其体表抗原暴露,从而易遭受宿主的免疫攻击,大量嗜酸粒细胞附着皮损处并侵入,促使虫体死亡。③ 吡喹酮还能引起继发性变化,使虫体表膜去极化,皮层碱性磷酸酶活性明显降低,致使葡萄糖的摄取受抑制,内源性糖原耗竭。此外,吡喹酮还可抑制虫体核酸与蛋白质的合成,最终导致虫体死亡。

【临床应用】

1. 抗血吸虫病 吡喹酮是血吸虫病治疗的首选药，对急、慢性及晚期血吸虫病均有效。可迅速退热和改善全身症状，对有心、肝等并发症的晚期血吸虫病患者，多数也能顺利完成疗程。

2. 治疗绦虫病 吡喹酮是治疗绦虫病的首选药。转阴率高，疗效良好。

3. 其他抗虫作用 吡喹酮还可用于姜片虫病、华支睾吸虫病、肺吸虫病和肝吸虫病的治疗。对牛肉绦虫、猪肉绦虫、阔节裂头绦虫和短膜壳绦虫病也有良好的疗效。

【不良反应】 吡喹酮的不良反应轻微，主要为头晕、头痛、恶心、乏力、肌肉震颤、食欲减退等。少数患者可出现心脏损害，引起T波降低、心律失常等。有严重心、肝、肾病患者慎用。

硝硫氰胺

硝硫氰胺(nithiocyanamine)口服后迅速分布于全身脏器，其中肝脏浓度最高，连续给药可引起蓄积中毒。硝硫氰胺干扰虫体三羧酸循环，导致虫体缺乏能量而死亡。其对血吸虫成虫有杀灭作用，对幼虫的作用相对较弱。临床上可用于各种急、慢性血吸虫病。此外，对钩虫病、姜片虫病也有效。不良反应主要为胃肠道及神经系统反应，如腹胀、腹痛、头晕、失眠、神经衰弱综合征、共济失调等，偶尔出现黄疸。禁用于精神病患者及孕妇、哺乳期妇女。

二、抗丝虫病药

丝虫病(filariasis)是由丝虫寄生于人体淋巴系统所引发的疾病，蚊子是其最重要的传播媒介。其早期以淋巴结炎症为主，晚期则以淋巴回流障碍为主，出现淋巴管扩张和象皮肿等症状。

乙胺嗪

乙胺嗪(diethylcarbamazine)的枸橼酸盐称为海群生(hetrazan)。

【体内过程】 口服后易吸收，服单剂0.2～0.4g后1～2h血药浓度达峰值，代谢快。除脂肪组织外，药物在体内分布均匀。多次反复给药后，很少蓄积现象。口服0.2g单剂后，药物的$t_{1/2}$为8h，服药后48h内以原药或代谢产物(70%以上)形式由肾脏排泄。

【药理作用与临床应用】 用于治疗班氏丝虫、马来丝虫和罗阿丝虫感染，也用于盘尾丝虫病。对前三者一次或多次治疗后可根治，但对盘尾丝虫病，因本药不能杀死成虫，故不能根治，亦可用于热带嗜酸性细胞增多症患者。对蛔虫感染也有效，但已为其他更安全、有效、新的抗蠕虫药所取代。

【作用机制】 乙胺嗪杀灭丝虫的机制可能有以下两个方面：① 其分子中的哌嗪部分使微丝蚴的肌组织发生超极化，失去活动能力，以致不能停留于宿主周围血液中。② 破坏微丝蚴体被的完整性，使其易于遭受宿主防卫机制的破坏。

【不良反应】 乙胺嗪本身毒性较低而短暂，可引起厌食、恶心、呕吐、头痛、无力等。但因丝虫成虫和蚴虫死亡释出大量异体蛋白引起的过敏反应则较明显，表现为皮疹、淋巴结肿大、血管神经性水肿、畏寒、发热、哮喘及心率加快、胃肠功能紊乱等，一般于给药之日开始，持续 3 ~7 天。

第四节 抗肠蠕虫药

寄生在人肠道内的蠕虫很多，主要为绦虫、蛔虫、钩虫、蛲虫、鞭虫和姜片虫等。抗肠蠕虫药主要通过干扰蠕虫生理活动驱除或杀灭蠕虫。近年来，不断有广谱、高效、低毒的驱肠虫药问世，对多种肠道寄生虫有效，对肠道寄生虫感染的治疗起到重要的作用。

一、广谱驱肠虫药

甲苯达唑

【体内过程】 甲苯达唑（mebendazole）口服吸收差，首过效应明显，仅 10% ~20% 被吸收。在肠道内浓度较高，对杀灭肠道寄生虫有利，而对宿主影响较小。肝功能正常者 $t_{1/2}$为 2.5 ~5.5h，肝功能异常者 $t_{1/2}$可达 35h。

【药理作用与临床应用】 甲苯达唑为高效、广谱的驱虫药。对多种肠道寄生虫如蛔虫、钩虫、蛲虫、鞭虫、绦虫及肠道粪类圆线虫感染都有显著疗效，治愈率高于 90%。对成虫和幼虫都有杀灭作用，甚至对丝虫和囊虫也有一定疗效。在治疗多种寄生虫混合感染中更有价值。甲苯达唑尚有抑制虫卵发育的作用，因而能控制传播。临床上主要用于蛔虫、蛲虫、鞭虫和钩虫的感染。

【作用机制】 甲苯达唑的作用机制与影响虫体微管功能、抑制线粒体酶的功能、抑制虫体对葡萄糖的摄取等有关，从而使得虫体内糖原耗尽，导致死亡。因此，甲苯达唑显效较为缓慢，给药后数日才能将虫体排出。

【不良反应】 无明显不良反应。少数患者可出现短暂的腹痛、腹泻、头昏等症状。偶见脱发、粒细胞减少等。动物试验发现对怀孕大鼠有致畸胎作用和胚胎毒作用，故孕妇和 2 岁以下儿童及对本药过敏者禁用。

阿苯达唑

阿苯达唑（albendazole）是甲苯达唑的同类药，又名肠虫清，具有广谱、高效、低毒的特点。

【体内过程】 口服吸收迅速，血药浓度较甲苯达唑高出 100 倍，体内分布广，在肝、肾和肺等组织中均能达到较高浓度。因此其对肠外寄生虫病，如棘球蚴病、囊虫病、旋毛虫病及华支睾吸虫病、肺吸虫病、脑囊虫病等也有较好疗效。

【药理作用与临床应用】 其抗虫作用及机制与甲苯达唑相似，也是高效、广谱、低毒的抗虫药，对蛔虫、蛲虫、钩虫、鞭虫、绦虫和粪类圆线虫感染均有驱虫作用。近年，本药也与乙胺嗪或伊维菌素合用治疗丝虫病。

【不良反应】 本药不良反应较轻，主要为消化道症状及头晕、嗜睡、乏力等，多在数小时内自行缓解。本药也有致畸和胚胎毒作用，孕妇及 2 岁以下儿童禁用。严重肝、肾、心功能不全患者慎用。此外，应用本药治疗囊虫病脑型病例时应及时注意颅内压的变化，预防脑疝的发生。

左旋咪唑

左旋咪唑(levamisole)为四咪唑的左旋异构体,药用其盐酸盐。

【药理作用与作用机制】 本药是一种广谱抗虫药,可选择性抑制虫体肌肉内的琥珀酸脱氢酶,干扰寄生虫能量代谢,使虫体肌肉发生痉挛性麻痹,使其不能附着于肠壁而被排出体外,对蛔虫、钩虫、蛲虫均有明显驱虫作用。左旋咪唑还具有调节免疫功能的作用,可提高人的抗感染能力,临床试用于类风湿性关节炎、红斑狼疮及肿瘤的辅助治疗。

【临床应用】 临床上主要用于蛔虫病、钩虫病,以及蛔虫、钩虫混合感染,疗效良好。

【不良反应】 不良反应一般较轻而且短暂,有恶心、呕吐、头晕、乏力等,短期可消失。肝、肾功能不全者禁用,妊娠早期慎用。

噻嘧啶

噻嘧啶(pyrantel)枸橼酸盐称为驱虫灵,为广谱抗虫药,具有高效、广谱、不良反应小的特点。对蛔虫、钩虫、蛲虫感染均有较好疗效。其既是去极化神经肌肉阻断剂,也是胆碱酯酶抑制剂,能使虫体肌肉痉挛、麻痹,失去附着能力而随粪便排出体外。临床上主要用于治疗蛔虫、钩虫、蛲虫感染,以及蛔虫、钩虫混合感染。本药不良反应轻且短暂,偶见恶心、呕吐、腹痛、腹泻等。孕妇及婴儿禁用,肝、肾功能不良者慎用或不用。

哌嗪

哌嗪(piperazine)的枸橼酸盐又称驱蛔灵,对蛲虫和蛔虫有较强的驱除作用。主要作用机制是阻断神经肌肉接头处的胆碱受体,抑制神经-肌肉传递,使得虫体发生弛缓性麻痹而随着肠蠕动排出体外。哌嗪抗蛔虫疗效好,在麻痹蛔虫前没有兴奋作用,故使用较为安全。偶见胃肠道反应和荨麻疹,过量时可引起震颤、共济失调、眩晕、乏力、健忘等。严重肝肾功能不良、有癫痫病史及神经系统疾病患者禁用。

恩波维铵

恩波维铵(pyrvinium embonate,扑蛲灵,pamoate)为腈胺染料。口服后不易吸收,在肠道有较高浓度,对蛲虫有强大驱杀作用,对钩虫、鞭虫作用弱,对蛔虫疗效差,是临床上治疗蛲虫的首选药。其作用机制为干扰蛲虫呼吸酶系统,抑制有氧呼吸,阻碍肠虫对葡萄糖的吸收和利用,影响虫体生长和繁殖。本药毒性低,使用后少数患者可出现恶心、呕吐、腹痛、腹泻、眩晕等症状。偶有感光过敏和肌肉痉挛,可染红粪便及衣服,应事先告诉患者。

二、驱绦虫药

吡喹酮

吡喹酮(praziquantel)是吡嗪异喹啉衍生物,是广谱的抗蠕虫药物,尤其对血吸虫具有很强的杀灭作用,是目前治疗血吸虫病首选药物(详见本章第三节相关内容)。吡喹酮对牛肉绦虫、猪肉绦虫、阔节裂头绦虫和短壳绦虫均有良好疗效。疗效不低于阿苯达唑,但引起颅内压升高的反应较重,如囊泡在重要的中枢附近,则要更加谨慎地应用。

氯硝柳胺

氯硝柳胺(niclosamide,灭绦灵)原为杀钉螺药,对血吸虫有杀灭作用,可用于血吸虫病预防。后发现其口服不吸收,肠道内浓度较高,对绦虫感染具有良好的治疗作用,尤其对牛肉绦虫的杀灭作用最强。其作用机制主要为抑制绦虫线粒体内 ADP 的无氧磷酸化和抑制葡萄糖摄取,从而杀死头节,但不能杀死节片中的虫卵。通过药物作用后,绦虫头节和邻近节片发生变质,虫体从肠壁脱落,随粪便排出体外。因猪肉绦虫死亡,节片被消化后,释放虫卵可因呕吐而逆流入胃和十二指肠,侵入胃壁引起囊虫病,故因在服药前 2h 服用镇吐药,之后再用硫酸镁导泻。由于本药口服不易吸收,所以不良反应较轻,偶有消化道症状和轻度乏力、头晕、胸闷等症状。

相关链接

屠呦呦与中国的青蒿素

2015 年 10 月,中国药学家屠呦呦因创制新型抗疟药——青蒿素和双氢青蒿素的贡献,获诺贝尔生理学或医学奖,这是中国生物医学界迄今为止获得的世界级最高级大奖。屠呦呦成为获得诺贝尔科学类奖项的第一位中国人,其发现的青蒿素类抗疟药是中国目前唯一被世界承认的原创新药。

在基础生物医学领域,许多重大发现的价值和效益并不在短期内显而易见。但也有少数,它们的诞生对人类健康的改善所起的作用和意义是立竿见影的。由屠呦呦和她的同事们一起研发的抗疟药物青蒿素就是这样的一个例子。从 20 世纪 90 年代以来,青蒿素作为治疗疟疾的一线药物挽救了无数的生命,其中大部分是生活在全球最贫困地区的儿童。

20 世纪 60 年代,随着抗氯喹的恶性疟原虫(plasmodium falciparum)的出现,寻求疟疾防治新药迫在眉睫,北京中药研究所屠呦呦领导的课题组通过对传统中医药文献和配方的搜寻与整理,发现青蒿提取物(菊科艾属植物,学名 *Artemisia annua L.*)对鼠疟原虫的抑制率可达 68%。但后续的动物试验结果却显示,青蒿提取物对鼠疟原虫的抑制率只有 12% ~40%。对此她认为低抑制率可能是由于提取物中有效成分浓度过低。于是他们着手对提取方法进行改进,通过翻阅古代文献,特别是东晋名医葛洪(公元 283—343 年)的著作《肘后备急方》中的"青蒿一握,以水二升渍,绞取汁,尽服之",使她意识到常用煎熬和高温提取的方法可能破坏了青蒿的有效成分。不出所料,改用乙醚低温提取后,研究人员如愿获得了抗疟效果极佳的青蒿提取物。

之后,为进一步提高青蒿提取物药效,降低其毒性,屠教授对青蒿素的结构做了进一步改进。同时云南药物研究所罗泽渊和山东省中医药研究所的魏振兴通过使用屠呦呦提供的提取方法,很快从当地的黄花蒿(*A. annua L.*)中提炼出具有良好的抗鼠疟原虫效果的纯青蒿晶体。在广州中医药大学李国桥主持的临床试验中,纯青蒿晶体药物展示了极好的抗疟疗效。

尽管战胜疟疾的任务仍然很艰巨，屠呦呦发现的青蒿素却给我们带来了希望，青蒿素的发现不愧是现代医学史上的一项伟大的成就。需要注意的是，作为目前唯一受到全世界公认的中国原创新药，青蒿素的发现历程对未来抗疟新药的研发也提供了重要的思想启示。

制剂及用法

磷酸氯喹(chloroquine phosphate)

片剂:0.075g,0.25g。抗疟治疗3日疗法:第1日先服1.0g,8h后再服0.5g;第2和第3日各服0.5g。预防:0.5g/次,1次/周。肠外阿米巴病:0.25g/次,3~4次/日,儿童酌减,3~4周1个疗程。必要时可适当延长疗程。

硫酸奎宁(quinine sulfate)

片剂:0.3g。0.3~0.6g/次,3次/日,连续服5~7日。

二盐酸奎宁(quinine dihydrochloride)

注射液:0.25g/mL,0.5g/mL。静脉滴注,0.25~0.5g/次,用葡萄糖液稀释成0.5~1.0mg后,静脉缓慢滴注,切忌静脉推注。多用于治疗脑型疟。

甲氟喹(mefloquine)

片剂:250mg。用于耐多药恶性疟治疗:成人1.0~1.5g一次;儿童25mg/kg一次。用于耐多药恶性疟预防:250mg/周,连用4周,以后每周125mg。

青蒿素(artemisinin)

片剂:50mg,100mg。口服,首剂1g,6~8h后0.5g,第2~3日各0.5g,疗程3日,总量为2.5g。

磷酸伯氨喹(primaquine phosphate)

片剂:13.2mg。4日疗法:52.8mg(4片)/日,连服4日。8日疗法:39.6mg(3片)/日,连服8日。14日疗法:26.4mg(2片)/日,连服14日。以上剂量均以其盐基计算。

乙胺嘧啶(pyrimethamine)

片剂:6.25mg。病因性预防:25mg/次,1次/周或50mg/次,1次/2周。

甲硝唑(metronidazole,灭滴灵)

片剂:0.25g,0.5g。阿米巴痢疾:0.4~0.8g/次,3次/日,共5日。肠外阿米巴病:0.75g/次,3次/日,共10日。阴道滴虫病和男性尿道滴虫感染:250mg/次,3次/日,共7日,或2g顿服。蓝氏贾第鞭毛虫病:0.25g,3次/日,共5~7日;或2g/日,连用3日。厌氧菌感染:7.5mg/kg,每6h一次,首剂加倍,共7~10日,静脉注射。

去氢依米丁(dehydroemetine,去氢吐根碱)

注射剂:30mg/mL,60mg/mL。成人:1~1.5mg/(kg·日),极量90mg,深部肌内注射,连用5日;儿童也按上述方法按体重计算剂量,每12h各给半量。重复疗程时宜间隔30日。

二氯尼特糠酸酯(diloxanide furoate,furamide)

片剂:0.25g,0.5g。成人:0.5g,3次/日,共10日;儿童:20mg/(kg·日),分3次给药,共10日。

喹碘方(chiniofon)

肠溶片剂:0.25g。0.25~0.5g/次,3次/日,共10日。

双碘喹啉(diiodohydroxyquinoline)

片剂:0.2g。0.6g/次,3次/日,共14~21日。

滴维净(devegan)

片剂:每片含乙酰胂胺0.25g,硼酸0.03g。每次1~2片塞入阴道穹窿部,1~3次/日,10~14日为1个疗程。

吡喹酮(praziquantel)

片剂:0.2g。慢性血吸虫病:成人60mg/kg,儿童70mg/kg。2日疗法:10mg/kg,3次/日,共2日。急性血吸虫病:成人120mg/kg,儿童140mg/kg。4日疗法:10mg/kg,3次/日,共4日。绦虫病:20mg/kg顿服。囊虫症:肌肉注射30mg/kg,共4日。脑型绦虫:肌肉注射20mg/kg,共9日。

枸橼酸乙胺嗪(diethylcarbamazine citrate,海群生,hetrazan)

片剂:0.05g,0.1g。慢性血吸虫病:0.1~0.2g/次,3次/日,7~14日为1个疗程,一般2个疗程,中间间隔1~2月。班氏丝虫病:总量3g,于2~3日内服完,不良反应较重。

甲苯达唑(mebendazole)

片剂、胶囊剂:100mg。成人和4岁以上儿童服用同样剂量。驱蛲虫:100~200mg,顿服,2周后再服一剂;驱蛔虫、钩虫、鞭虫:100~200mg,早晚各一剂,连服3日;驱绦虫:300mg,每日3次,连用3日。

阿苯达唑(albendazole,肠虫清)

片剂、胶囊剂:100mg,200mg。成人驱蛔虫及蛲虫病:400mg一次。驱钩虫病、鞭虫病:400mg/次,2次/日,共3日。驱旋毛虫病:400mg/次,2次/日,共7日。驱囊虫病:每日20mg/kg,3次/日,共10日为1个疗程,一般需1~3个疗程。疗程间隔视病情而定,多为3个月。驱包虫病:每日20mg/kg,2次/日,共1月,一般需5个疗程以上,疗程间隔为7~10日。

枸橼酸哌嗪(piperazine citrate)

片剂:0.25g,0.5g。驱蛔虫:75mg/(kg·日),极量4g/日,顿服;儿童75~150mg/(kg·日),极量3g/日,空腹顿服,连用2日。驱蛲虫:成人1.0~1.2g/次,2次/日;儿童60mg/(kg·日),分2次,连用7日。

双羟萘酸噻嘧啶(pyrantel pamoate)

片剂:0.3g。驱钩虫:5~10mg/kg,顿服,连服2~3日。驱蛔虫:剂量同上,用药1次。驱蛲虫:剂量同上,连服1周。

氯硝柳胺(niclosamide)

片剂:0.5g。驱猪肉、牛肉绦虫:晨空服1g,顿服,1h后再服一剂,1~2h后服硫酸镁导泻。驱短膜壳绦虫:清晨空腹嚼服2g,1h后再服一剂,连服7~8日。

复习思考题

1. 现用抗疟药主要对疟原虫生活周期的哪些环节起作用?作用特点如何?
2. 抗寄生虫药抗虫、杀虫的主要作用机制是什么?
3. 如何有效预防寄生虫病复发及药物耐受?

(江苏大学药学院 孙 竞)

第四十章 抗恶性肿瘤药

学习目标

1. 掌握抗肿瘤药物的分类及代表药物。
2. 掌握常用药品的药理作用、临床应用和典型不良反应。
3. 了解抗肿瘤药的联合用药原则。

第一节 概 述

恶性肿瘤又称癌症，是一类严重危害人类健康的疾病。目前治疗恶性肿瘤的方法主要有三种：手术治疗、放射治疗（radiation therapy）和化学治疗（chemotherapy），除此之外还有免疫、靶向治疗等。目前临床常用的抗肿瘤药物可根据其药理作用和药物作用的周期或时相特异性进行分类。

一、根据抗肿瘤药物的药理作用分类

1. 直接影响 DNA 结构和功能的药物

药物分别破坏 DNA 结构或抑制拓扑异构酶活性，影响 DNA 结构和功能。此类药物可以分为：① 破坏 DNA 的烷化剂，如环磷酰胺等；② 破坏 DNA 的铂类化合物，如顺铂等；③ 破坏 DNA 的抗生素类药物，如丝裂霉素等；④ 拓扑异构酶抑制剂，如羟喜树碱、依托泊苷等。

2. 干扰核酸生物合成的药物

抗代谢抗肿瘤药通过干扰细胞的代谢过程，导致肿瘤细胞死亡。根据其主要干扰的生化步骤或所抑制的靶酶的不同，可进一步分为：① 二氢叶酸还原酶抑制剂，如甲氨蝶呤等；② 胸腺核苷合成酶抑制剂，如氟尿嘧啶等；③ 嘌呤核苷合成酶抑制剂，如巯嘌呤等；④ 核苷酸还原酶抑制剂，如羟基脲等；⑤ DNA 多聚酶抑制剂，如阿糖胞苷等。

3. 干扰转录过程和阻止 RNA 合成的药物

药物可嵌入 DNA 碱基对中，干扰转录过程和阻止 RNA 合成，如多柔比星、柔红霉素等。

4. 抑制蛋白质合成与功能的药物

药物可干扰氨基酸供应、干扰核蛋白体功能、影响微管蛋白质装配和纺锤丝形成，如 L-门冬酰胺酶、高三尖杉酯碱、紫杉醇类等。

5. 影响体内激素平衡的药物

某些肿瘤的生长与体内激素水平有明显的相关性，本类药物通过改变体内激素水平，干扰和抑制肿瘤细胞的生长，如雌激素类、雄激素类和糖皮质激素类等。

6. 分子和单克隆抗体靶向抗肿瘤制剂

靶向抗肿瘤药按照分子大小分为大分子单克隆抗体和小分子化合物，如酪氨酸激酶抑制剂（图 40-1）。

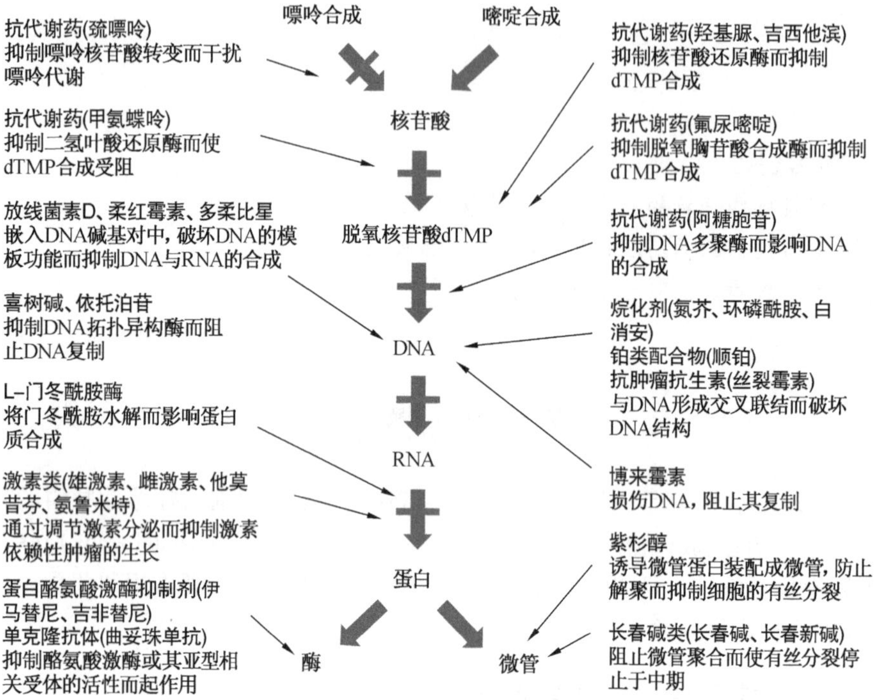

图 40-1 抗肿瘤药物的作用机制示意图

二、根据抗肿瘤药物作用的周期或时相特异性分类

近年来，对肿瘤细胞的分子生物学和群体动力学的深入研究，为临床上制订安全有效的治疗方案提供了理论依据。肿瘤细胞主要由增殖细胞群和非增殖细胞群（静止期细胞 G_0 期）组成。肿瘤细胞增殖周期可分为：① 合成前期（G_1 期）；② DNA 合成期（S 期），对干扰核酸合成的药物较敏感；③ 合成后期（G_2 期）；④ 有丝分裂期（M 期），对长春新碱、秋水仙碱类敏感。一般将这些作用于增殖周期某一时期的药物称为细胞周期特异性药物（cell cycle specific agents，CCSA）。该类药物对癌细胞的作用慢而弱，需要一定时间才能发挥其杀伤作用。而烷化剂、烷化剂类似物如金属离子络合物及抗肿瘤抗生素可直接影响和破坏 DNA 的功能，因而对整个细胞周期中的细胞均具有杀伤作用，称为细胞周期非特异性药物（cell cycle nonspecific agents，CCNSA）。该类药物对癌细胞的作用快而强，能迅速杀死癌细胞。

因此，根据抗肿瘤药物作用的周期或时相特异性，可将其分类为细胞周期非特异性药物（CCNSA）和细胞周期（时相）特异性药物（CCSA）。

第二节　细胞毒类抗肿瘤药

一、直接影响 DNA 结构和功能的药物

（一）烷化剂（alkylating agent）

烷化剂是包括能与细胞的功能基团起烷化反应的一类化合物，其化学活性较强，通过活泼的烷基如磺酸酯基等起烷化反应作用，与 DNA 的两条互补链上各一个核酸碱基产生共价结合，形成交叉联结，导致 DNA 链的断裂，直接抑制 DNA 的复制，阻止细胞分裂增殖。它是细胞周期非特异性药物（CCNSA），因此，它既是一类广谱抗肿瘤药物，又是一类选择性不高且能对人体生长较快的正常组织，如骨髓、淋巴组织、胃肠黏膜等有抑制作用的抗肿瘤药物，主要包括环磷酰胺（cyclophosphamide）、噻替派（thiotepa）、白消安（busulfan）等。

环磷酰胺

【体内过程】 环磷酰胺（cyclophosphamide，endoxam，cytoxan，CTX）口服吸收良好，口服 100mg 时生物利用度可达 97%，t_{max}为 1h，$t_{1/2}$为 7h。在肝内被混合功能氧化酶系的 P_{450}催化氧化，再开环成醛磷酰胺，代谢成两个主要的毒性代谢物丙烯醛和磷酰胺氮芥。丙烯醛与抗肿瘤活性无关，但有膀胱刺激作用。CTX 主要由尿以代谢物形式排泄。

【药理作用】 在体外无抗肿瘤活性，在体内分解出环磷酰胺氮芥，与 DNA 发生烷化作用，形成交叉联结，影响 DNA 功能，抑制肿瘤生长。抗瘤谱广，为临床常用的烷化剂类药物。

【临床应用】

1. 恶性淋巴瘤　包括霍奇金病、淋巴肉瘤等，且毒性反应较低，与长春新碱、丙卡巴肼、泼尼松合用疗效更高。
2. 急性白血病和慢性淋巴细胞白血病。
3. 其他肿瘤　对肺癌、乳腺癌、卵巢癌、多发性骨髓瘤、胸腺瘤等。

【不良反应】

1. 骨髓抑制　主要表现为白细胞下降，血小板下降不明显。
2. 胃肠道反应　食欲减退、恶心，偶可发生胃肠道黏膜溃疡、出血，肝功能损害。
3. 出血性膀胱炎等泌尿道症状　这是由于环磷酰胺在体内的活化产物——环磷酰氮芥及丙烯醛由尿排泄时，在膀胱集中浓集，引起膀胱的刺激症状。

（二）破坏 DNA 的铂类化合物

除了顺铂（cisplatin）外，还有卡铂（carboplatin）、奈达铂（nedaplatin）、洛铂（lobaplatin）和奥沙利铂（oxaliplatin）。

顺　铂

【体内过程】 顺铂（cisplatin，DDP）快速静脉注射后，超过 90% 的 DDP 与血浆蛋白共价结合，不易透过血脑屏障。在肾、肝、肠和睾丸等组织中有较高的浓度。由尿缓慢

排出。

【药理作用】 DDP为含铂无机络合物，在体内先将氯解离，然后与DNA上的碱基共价结合，形成双链间的交叉联结或单链内两点的联结而破坏DNA的结构和功能（图40-2）。本药属于细胞周期非特异性药物。

【临床应用】 本药为目前联合化疗中的常用药物之一。

1. 睾丸肿瘤 对睾丸胚胎癌及精原细胞瘤均有较好疗效，因与其他常用抗肿瘤药无交叉耐药性。

2. 头颈部癌 对鼻咽癌、甲状腺癌及膀胱癌、卵巢癌、淋巴瘤、软组织肉瘤的疗效较好。对肺癌、宫颈癌也有效。

【不良反应】

1. 消化道症状 恶心、呕吐，可用昂丹司琼控制。

2. 骨髓抑制 主要是白细胞减少。

3. 耳毒性 有耳鸣、耳聋、头昏，严重者可致高音听力丧失。

4. 肾毒性 表现为血尿、蛋白尿、尿素消除率下降，肾浓缩功能减低，甚至发生尿毒症，配合水化及保持尿量可大大降低其肾毒性。

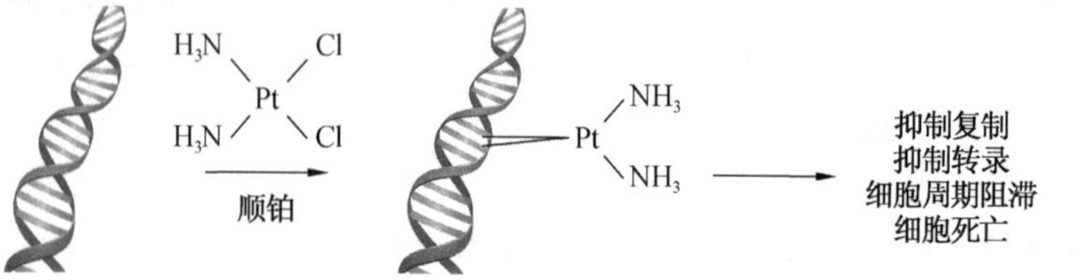

图40-2 顺铂的作用机制

（三）破坏DNA的抗生素类药物

丝裂霉素C

【体内过程】 丝裂霉素C（mitomycin C，MMC）口服可吸收，但不规则，常注射给药，静注后 $t_{1/2}$ 为25～90min。

【药理作用】 MMC为放线菌族的发酵产物，具有烷化作用，能与DNA的双链交叉联结，抑制DNA复制，亦能使部分DNA断裂，属于周期非特异性药物，抗瘤谱广。

【临床应用】

1. 对消化道癌如胃、肠、胰腺癌等疗效较好；

2. 对肺、乳腺、宫颈、绒毛膜上皮癌有效；

3. 对恶性淋巴瘤有效。

【不良反应】 主要是骨髓抑制，血小板下降尤为明显，一般停药2～4周后可恢复；另可见消化道反应、肾毒性、肺毒性；偶见乏力、脱发及肝肾功能障碍。

博来霉素

【体内过程】 博来霉素（bleomycin，BLM）静注后，在皮肤、肺、淋巴等组织浓度较高，大部分经肾清除。

【药理作用】 本药通过与铜或铁离子络合产生游离氧，破坏 DNA，使 DNA 单链断裂，阻止 DNA 的复制。本药属于周期非特异性药物，抗瘤谱广。

【临床应用】 本药主要用于治疗鳞状上皮癌，另对淋巴瘤类，如霍奇金病、非霍奇金淋巴瘤及睾丸癌、黑色素瘤也有一定疗效。

【不良反应】 本药对造血系统影响轻微，常可出现发热、食欲不振、脱发、皮肤色素沉着等。少见且严重者为肺纤维化变性而致死，因此若有肺部症状者应立即停药，并给予肾上腺皮质激素促其恢复。

（四）拓扑异构酶抑制剂

喜树碱类

【药理作用】 喜树碱（camptothecin，CPT）是从我国特有的珙桐科植物喜树中提取的生物碱。羟基喜树碱（10-hydroxycamptothecin）和伊立替康（irinotecan）是半合成喜树碱的衍生物。该类药物通过抑制 DNA 拓扑异构酶Ⅰ，干扰 DNA 合成，抑制肿瘤细胞增殖。主要作用于 S 期，对 G_1、G_2 与 M 期细胞有轻微杀伤力，为周期特异性药物。

【临床应用】 本类药对胃癌、结肠癌、绒毛膜上皮癌有效，对急性和慢性粒细胞性白血病、膀胱癌、肝癌、头颈部肿瘤、口腔颌面部腺癌也有一定效果。

【不良反应】 不良反应主要是骨髓抑制，尿路刺激症状如尿频、尿痛、血尿，但羟基喜树碱的尿路症状显著低于喜树碱。另可见恶心、呕吐和脱发。

依托泊苷

【药理作用】 依托泊苷（etoposide，VP-16）为鬼臼毒素的半合成衍生物。VP-16 抑制 DNA 拓扑异构酶Ⅱ，干扰该酶对 DNA 链断裂的重新连接，从而导致 DNA 链断裂，细胞死亡。主要杀伤 S 期和 G_2 期的细胞。

【临床应用】 本药主要用于肺癌、睾丸癌、霍奇金病、恶性淋巴瘤、膀胱癌、肝癌及急性非淋巴细胞白血病。

【不良反应】 常见的不良反应为骨髓抑制，表现为白细胞减少和贫血等，发生率较高；此外，常见胃肠道反应、脱发。偶可引起肝、肾功能损害。

二、干扰核酸生物合成的药物

（一）二氢叶酸还原酶抑制剂

甲氨蝶呤

【体内过程】 甲氨蝶呤（methotrexate，MTX）不易通过血脑屏障，治疗脑部肿瘤时，需鞘内注射。吸收后有 50% 与血浆蛋白结合。本药在体内基本不代谢，大部分在肾脏清除，约 90% 在用药后 48h 以原形由尿排出。

【药理作用】 本药抑制二氢叶酸还原，使嘌呤核苷酸和胸腺嘧啶核苷酸的合成停止，导致核酸合成障碍，最终抑制 DNA 的合成（图 40-3）。本药抗瘤谱狭窄，主要作用于细胞周期 S 期，属于周期特异性药物。

【临床应用】 本药用于急性白血病，对绒毛膜上皮癌也有较好疗效，也可用于乳腺癌、膀胱癌、睾丸癌、头颈部肿瘤等。临床常大剂量使用，为保护正常的骨髓细胞，可补充甲酰四氢叶酸钙作为救援剂。

【不良反应】 不良反应主要为骨髓和消化道毒性。骨髓抑制主要表现为白细胞减少，对血小板也有一定影响，严重时全血常规下降。消化道反应主要为口腔炎、胃炎、腹泻和便血。其他可见脱发、皮炎、间质性肺炎、肾毒性、流产、畸胎等。长期用药可引起肝肾损害。

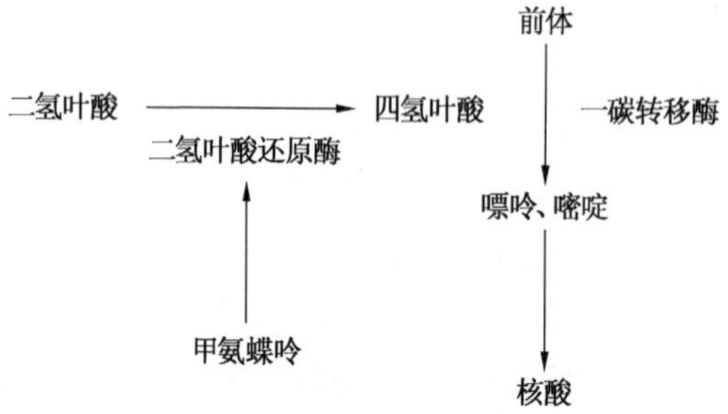

图 40-3 甲氨蝶呤的作用机制

（二）胸腺嘧啶核苷合成酶抑制剂

除了氟尿嘧啶（fluorouracil）外，还有替加氟（tegafur）、卡培他滨（capecitabine）、替吉奥（tegafur, gimeracil and oteracil potassium）和雷替曲塞（raltitrexed）。

氟尿嘧啶

【体内过程】 氟尿嘧啶（fluorouracil, 5-FU）口服吸收不规则也不完全，生物利用度低，故需静注或静滴给药。静注后迅速分布到全身各组织，易通过血脑屏障。主要在肝代谢灭活后排出。

【药理作用】 本药在体内经活化生成5-氟尿嘧啶脱氧核苷酸后，可抑制胸苷酸合成酶，使脱氧胸苷酸缺乏，DNA复制产生障碍。本药也可代谢成为5-氟尿嘧啶核苷，作为伪代谢物形式掺入RNA中，影响RNA功能和蛋白质合成。氟尿嘧啶主要作用于S期，对其他期的细胞亦有作用。

【临床应用】 本药主要用于消化道肿瘤如胃癌、肠癌、肝癌等，对其他实体瘤如乳腺癌、卵巢癌、肺癌、膀胱癌等也有效，但常与其他药物合并进行联合化疗。

【不良反应】 不良反应出现晚，常在用药几天后才表现。常见消化道黏膜溃疡，以及恶心、呕吐、腹泻等，此外可见脱发及骨髓抑制引起白血病和血小板数下降。其他不良反应还有指甲变化、皮炎、皮肤色素沉着和萎缩、心肌缺血、肝损害等。消化道的损害如全消化道黏膜溃疡可导致暴发性腹泻、消化道出血引起休克和死亡。

（三）嘌呤核苷合成酶抑制剂

巯嘌呤

【体内过程】 巯嘌呤（mercaptopurine, 6-MP）口服吸收不完全，在肝脏有首过消除现象，口服生物利用度约5%～37%，个体差异大。静注血浆半衰期约50min。主要在肝代谢，少部分以原形由尿排出。

【药理作用】 本药为嘌呤类拮抗剂，在体内被酶催化变成6-巯基嘌呤核苷酸后，可阻断次黄嘌呤转变为腺嘌呤核苷酸及鸟嘌呤核苷酸而抑制核酸的合成。巯嘌呤主要影响S期细胞，是周期特异性药物。

【临床应用】 本药主要用于治疗急性白血病，但起效慢。本药对绒毛膜上皮癌、恶性葡萄胎有一定疗效。本药亦可作为免疫抑制剂用于肾病综合征、红斑狼疮等自身免疫性疾病及器官移植。

【不良反应】 主要毒性为骨髓抑制，但发生比叶酸拮抗剂类缓慢得多。此外，还可产生高尿酸血症。也可见消化道反应，成人中厌食、恶心或呕吐的发生率约为25%，胃炎和腹泻罕见；儿童的消化道反应比成人少见。约1/3成人可发生黄疸。此外可见脱发和致畸胎作用。

（四）核苷酸还原酶抑制剂

羟基脲

【体内过程】 羟基脲（hydroxyurea，HU）口服易吸收，能透过血脑屏障，主要经肾排泄。

【药理作用】 羟基脲可抑制核苷二磷酸还原酶，导致核糖核酸还原转化为脱氧核糖核酸受阻，干扰DNA生物合成。本药选择性杀灭S期细胞，是周期特异性药物。本药能使细胞G_1/S期的过渡发生停滞，导致细胞集中于G_1期，增加放疗的敏感性。

【临床应用】 本药主要用于治疗慢性粒细胞性白血病、真性红细胞增多、原发性血小板增多、头颈癌、卵巢癌等。对溃疡性鼻咽癌，可使细胞同步化，增强放疗的疗效。

【不良反应】 不良反应主要为骨髓抑制，停药后血常规可恢复。其他有消化道反应、皮肤反应、肝肾功能受损、肺水肿、中枢神经系统紊乱等。

（五）DNA多聚酶抑制剂

阿糖胞苷

【体内过程】 阿糖胞苷（cytarabine，Ara-C）一般静注或静滴给药。给药后迅速分布于组织。大多数在体内经脱氨基成为无活性的阿糖尿苷后自尿排出。

【药理作用】 本药为S期细胞周期特异性药物。在体内经酶转化为三磷酸核苷酸后，对DNA多聚酶有强大的抑制作用，从而影响DNA的合成，最终导致细胞死亡。

【临床应用】 本药用于治疗急性非淋巴细胞及淋巴细胞白血病，亦适用于恶性淋巴瘤。

【不良反应】 不良反应主要为骨髓抑制。此外可见恶心、呕吐、口腔溃疡、血栓静脉炎和肝功能受损。

三、干扰转录过程和阻止RNA合成的药物

蒽环类抗肿瘤抗生素主要有多柔比星（doxorubicin，DOX）、表柔比星（epirubicin）、柔红霉素（daunorubicin）和米托蒽醌（mitoxantrone）等。

多柔比星

【体内过程】 多柔比星（doxorubicin，DOX）静脉给药后，迅速分布到全身，不易透过血脑屏障，可通过胎盘。主要在肝代谢，代谢产物主要经胆汁排出。

【药理作用】 本药为蒽环类抗生素，抗瘤作用机制复杂。药物分子能嵌入 DNA 的双链中形成稳定复合物，影响 DNA 的功能，阻止 DNA 复制和 RNA 转录；对 DNA 依赖性 RNA 的聚合酶也有抑制作用。在细胞内还可形成自由基，造成细胞膜及其他细胞器的损伤。本类药物为周期非特异性药物，但对 S 期细胞更为敏感。

【临床应用】

1. 急性白血病 对急性淋巴细胞及粒细胞白血病均有效。

2. 恶性淋巴瘤 对霍奇金病及淋巴瘤、网状细胞肉瘤均有效，因与常用抗肿瘤药物无交叉耐药，故与博来霉素、长春新碱、达卡巴嗪合用疗效更佳。对非霍奇金病，常与环磷酰胺、长春新碱、泼尼松合用。

3. 乳腺癌 单用或与氟尿嘧啶、环磷酰胺合用都有较好的疗效。

4. 骨肉瘤及软组织肉瘤 单用或与环磷酰胺、长春新碱、达卡巴嗪合用，效率均较高。

5. 肺癌 对鳞癌和大细胞未分化癌的疗效较好；对小细胞肺癌，与环磷酰胺、长春新碱合用，疗效较好。

6. 对膀胱癌、睾丸肿瘤、甲状腺癌、肝癌、胃癌、食管癌、卵巢癌、宫颈癌、前列腺癌及头颈部癌等亦有效，对胰腺、子宫内膜癌等也有一定疗效。

【不良反应】 本药毒性大，有明显的骨髓抑制作用，发生率高，可引起白细胞减少。对心脏也有严重的不良反应，可引起心电图异常、心动过速、急性心力衰竭等，因此用药前应检查心电图。心脏毒性与总累积剂量密切相关。其他不良反应尚有恶心、呕吐、口炎、脱发、高热等。

四、抑制蛋白质合成与功能的药物

（一）干扰氨基酸供应的药物

L-门冬酰胺酶

门冬酰胺是细胞生长必需的氨基酸，某些肿瘤细胞（如淋巴细胞白血病细胞）缺乏门冬酰合成酶，不能自身合成门冬酰胺，须从外界摄取。

L-门冬酰胺酶（L-asparaginase，ASP）能催化门冬酰胺分解，使肿瘤细胞不能得到足够的门冬酰胺，从而阻断蛋白质合成，抑制细胞生长，导致细胞死亡。正常细胞能合成门冬酰胺，基本不受影响。因此，本药对正常细胞和肿瘤细胞有一定选择性。本药用于急性淋巴细胞白血病，常与甲氨蝶呤、多柔比星、长春新碱或泼尼松合用。合用时用药的先后次序非常重要，可影响疗效。本药对骨髓的抑制及胃肠道影响轻微，常见的不良反应为荨麻疹、过敏性休克等，其他有肝功能损害、低蛋白血症、高血糖、出血倾向等。

（二）干扰核蛋白体功能的药物

高三尖杉酯碱

【药理作用】 高三尖杉酯碱（homoharringtonine）是从我国三尖杉属植物中分离出的抗肿瘤生物碱之一，其抗肿瘤作用机制为干扰核蛋白体功能阻止蛋白质的合成。高三尖杉酯碱为细胞周期非特异性抗肿瘤药物，但对S期细胞更敏感。

【临床应用】 本药用于急性非淋巴细胞白血病、骨髓增生异常综合征、慢性粒细胞性白血病和真性红细胞增多症。

【不良反应】 骨髓功能抑制、消化道反应、脱发、心脏毒性。

（三）影响微管蛋白质装配和纺锤丝形成的药物

长春碱类

本类药物主要有长春碱（vinblastine，VLB）、长春新碱（vincristine，VCR）、长春瑞滨（vinorelbine，NVB）、长春地辛（vindesine，VDS）等，作用机制相似。

【体内过程】 本类药物口服吸收差，静注后分布于全身。各药物的药动学参数有显著差异，代谢过程也有差异，药物主要经肝代谢或经胆汁、尿排出。

【药理作用】 此类药物通过与微管蛋白结合，阻止微管装配并阻碍纺锤体形成，使细胞分裂停止于M期，因此是M期细胞周期特异性药物。大剂量长春新碱亦可杀伤S期细胞。各药之间无交叉耐药性。

【临床应用】 各个药物的抗瘤谱差别较大。其中长春碱与顺铂和博来霉素合用是治疗睾丸癌的首选，也用于急性白血病、霍奇金病、绒毛膜上皮癌、恶性淋巴瘤等。对乳腺癌、脑瘤、头颈部癌、卵巢癌、肾母细胞瘤、肺癌、口咽部癌、恶性黑色素瘤及皮肤癌等有一定疗效。

长春新碱主要用于治疗急性淋巴细胞性白血病、霍奇金病和恶性淋巴瘤。单独使用对儿童急性淋巴细胞性白血病的完全缓解率达50%，与泼尼松合用疗效更高。

长春瑞滨浓集于肺，因此用于非小细胞性肺癌，也用于乳腺癌和卵巢癌的治疗。

长春地辛的骨髓抑制介于长春碱和长春新碱之间。主要用于耐药的急性淋巴细胞性白血病、慢性粒细胞性白血病的突发危象；也适用于长春碱治疗的肿瘤。

【不良反应】 长春碱的不良反应主要为骨髓抑制，表现为白细胞减少、血小板减少，因而限制了其用量，也可见脱发、恶心、呕吐、腹泻、皮炎、静脉炎及神经症状如感觉异常、惊厥等。与长春碱比较，长春新碱骨髓抑制轻，但神经毒性比长春碱严重，为限制其用量的主要因素。长春瑞滨的不良反应也以骨髓抑制为主。

紫杉醇

紫杉醇（paclitaxel，taxol）为短叶紫杉或红豆杉中提取分离的活性成分。

【体内过程】 静脉给药，蛋白结合率为89%～98%。紫杉醇主要在肝脏代谢，随胆汁进入肠道，经粪便排出体外。

【药理作用】 紫杉醇与细胞中微管蛋白结合，促使细胞中微管装配，抑制微管解聚，从而形成稳定但无功能的微管，阻断细胞的有丝分裂，使之停止于G_2和M期而发挥抗肿瘤作用。长期使用可出现耐药性。

【临床应用】 本药现为治疗卵巢癌和乳腺癌的一线药物，对顽固性、抗铂类药物卵巢癌也有效。此外，临床试验表明，紫杉醇对肺癌、黑色素瘤、头颈部肿瘤、咽喉癌、膀胱癌等也有效。

【不良反应】 毒性反应主要为骨髓抑制，引起白细胞减少，但维持时间短且与药物剂量密切相关。此外还有神经毒性和心脏毒性，出现指端麻木、灼烧感等。消化道反应主要为食欲减退和严重呕吐。制剂中的赋形剂可导致患者出现严重的过敏样反应，可先用地塞米松、苯海拉明和 H_2受体阻断剂进行预处理，给药时需缓慢注射。

第三节 非细胞毒类抗肿瘤药

一、影响体内激素平衡的药物

某些肿瘤如乳腺癌、前列腺癌、宫颈癌、卵巢肿瘤、睾丸癌和甲状腺癌等与相应激素失调有关。因此，用激素或其拮抗剂调节体内激素水平，可抑制这些肿瘤生长，而且无骨髓抑制等不良反应。但因激素作用广泛，不良反应较多。

（一）雌激素类

雌激素类药物能减少雄激素分泌，并能直接对抗雄激素的促前列腺癌组织生长的作用。临床主要用于治疗前列腺癌。雌激素类药物还用于治疗绝经期乳腺癌。常用于恶性肿瘤治疗的雌激素是己烯雌酚（diethylstilbestrol）。

（二）抗雌激素类

抗雌激素类药分为雌激素受体拮抗剂和芳香化酶抑制剂。雌激素受体拮抗剂主要包括他莫昔芬（tamoxifen）和托瑞米芬（toremifene）。芳香化酶抑制剂主要包括氨鲁米特（aminoglutethimide）、福美司坦（formestane）、来曲唑（letrozole）。芳香化酶抑制剂主要通过抑制芳香化酶的活性，阻断卵巢以外的组织雄烯二酮及睾酮经芳香化作用转化成雌激素，达到抑制乳癌细胞生长，治疗肿瘤的目的。由于其不能抑制卵巢功能，故不能用于绝经前乳腺癌患者。

他莫昔芬

【体内过程】 他莫昔芬（tamoxifen）口服吸收稳定，3～7h 达峰浓度，经肝代谢后，由胆汁经粪便排出。

【药理作用】 本药为竞争性雌激素受体拮抗剂，与雌激素受体结合后，改变受体的空间结构，抑制其与雌激素的作用，从而抑制雌激素依赖性乳腺肿瘤细胞的生长。此外，他莫昔芬还抑制肿瘤周围组织产生胰岛素样生长因子 1（insulin-like growth factor-1，IGF-1），有助于抑制肿瘤细胞生长。

【临床应用】 本药用于治疗雌激素受体阳性的晚期乳腺癌，是停经后晚期乳腺癌的首选药物。与雄激素疗效相同，但无后者的男性化副作用。本药对晚期卵巢癌等实体瘤也有效。

【不良反应】 不良反应主要有恶心、呕吐、暂时性白细胞和血小板减少等。大剂量可引起视网膜和角膜受损。

（三）糖皮质激素类

糖皮质激素类药物作用广泛，通过抑制有丝分裂而抑制淋巴细胞增殖，对淋巴组织产生抑制作用。对急性淋巴细胞白血病及恶性淋巴瘤疗效较好，临床主要用于儿童急性白血病和儿童、成人恶性淋巴瘤。作用发生快，但不持久，且易产生耐药性。对慢性淋巴细胞性白血病，除减少淋巴细胞数目外，还可降低血液系统并发症（自身免疫性溶血性贫血和血小板减少症）的发生率或使其减轻，且可能由于其抑制机体免疫功能而导致肿瘤的扩散。用药时应合用其他有效抗癌药与抗菌药。

（四）雄激素类

雄激素类药物可抑制垂体分泌促卵泡素，使卵巢分泌雌激素减少，并可对抗雌激素作用。临床用于晚期乳腺癌，有骨转移者疗效更明显。

（五）抗雄激素类

氟他胺

【药理作用】 氟他胺（flutamide）是一种非甾体的雄激素拮抗剂。此药可与雄激素竞争雄激素受体，并与雄激素受体结合成复合物，进入细胞核，与核蛋白结合，抑制雄激素依赖性的前列腺癌细胞生长。

【临床应用】 本药用于以前未经治疗或对激素控制疗法无效或失效的晚期前列腺癌患者。它可被单独使用（睾丸切除或不切除）或与促黄体生成激素释放激素（luteinizing hormone releasing hormone，LHRH）激动剂合用。作为治疗局限性 B2-C2（T2b-T4）型前列腺癌症的一部分，本药也可缩小肿瘤体积、加强对肿瘤的控制及延长无病生存期。

【不良反应】 主要不良反应是由治疗过程中雄激素作用减少所致，包括男性乳房女性化，乳房触痛、溢乳等，减少剂量或停药后症状消失。少数患者会出现腹泻、呕吐、食欲增加、失眠或疲倦等症状。

（六）促性腺激素释放激素同类物

亮丙瑞林（leuprorelin）、戈舍瑞林（goserelin）、布舍瑞林（buserelin）均为促性腺激素释放激素的同类物。亮丙瑞林在首次给药后能立即产生一过性的垂体-性腺系统兴奋作用，然后抑制垂体生成和释放促性腺激素。它还进一步抑制卵巢和睾丸对促性腺激素的反应，从而降低雌二醇和睾丸酮的生成。临床用于治疗前列腺癌和乳腺癌等。

二、分子和单克隆抗体靶向抗肿瘤制剂

（一）抗肿瘤小分子化合物（如酪氨酸激酶抑制剂）

酪氨酸激酶抑制剂包括吉非替尼（gefitinib）、厄洛替尼（erlotinib）、埃克替尼（icotinib）、索拉非尼（sorafenib）、伊马替尼（imatinib）和舒尼替尼（sunitinib）等。

吉非替尼

【体内过程】 吉非替尼（gefitinib）口服给药后，吸收较慢。吉非替尼在组织内分布

广泛。血浆蛋白结合率约为90%。吉非替尼主要通过粪便排泄。

【药理作用】

1. 竞争表皮生长因子受体（EGFR）和酪氨酸激酶催化区域上ATP结合位点，抑制EGFR酪氨酸磷酸化，阻断EGFR信号传递，从而抑制细胞生长。由于上皮源性肿瘤存在EGFR的功能异常，因此吉非替尼可显著抑制肿瘤增生。

2. 抑制微血管生成、调节细胞周期和增加化疗敏感度。

【临床应用】 本药适用于治疗既往接受过化学治疗（主要是指铂剂和多西紫杉醇治疗）的局部晚期或转移性非小细胞癌（NSCLC）。

【不良反应】 常见的不良反应有以下几种：

1. 皮肤及附件　多泡状突起的皮疹，在红斑的基础上有时伴皮肤干燥发痒；指甲毒性。

2. 消化系统　腹泻；肝功能异常，主要包括无症状性轻或中度转氨酶升高；呕吐；口腔黏膜炎；胰腺炎。

3. 脱发乏力。

4. 眼科　结膜炎和睑炎；角膜糜烂，有时伴异常睫毛生长。

5. 过敏反应　包括血管性水肿和风疹。

6. 呼吸困难。

（二）单克隆抗体药

除了利妥昔单抗（rituximab）外，还有曲妥珠单抗（trastuzumab）、西妥昔单抗（cetuximab）、贝伐珠单抗（bevacizumab）和尼妥珠单抗（nimotuzumab）等。

利妥昔单抗

【药理作用】 利妥昔单抗（rituximab）是一种人鼠嵌合性单克隆抗体，能特异性地与跨膜抗原CD20结合。CD20抗原位于前B和成熟B淋巴细胞的表面，而造血干细胞、正常血细胞或其他正常组织不表达CD20。95%以上的B细胞性非霍奇金淋巴瘤细胞表达CD20，适用于靶向治疗。利妥昔单抗与B细胞上的CD20抗原结合后，启动介导B细胞溶解的免疫反应。B细胞溶解的可能机制包括补体依赖的细胞毒作用（CDC）和抗体依赖细胞的细胞毒作用（ADCC）。

【临床应用】 本药适用于复发或耐药的滤泡性中央型淋巴瘤的治疗。CD20阳性弥漫大B细胞性非霍奇金淋巴瘤（DLBCL）应与标准CHOP化疗（环磷酰胺、阿霉素、长春新碱、强的松）进行8个周期的联合治疗。

【不良反应】 主要有发热、畏寒和寒战等与输液相关的不良反应。其他症状有恶心、荨麻疹、疲劳、头痛、瘙痒、支气管痉挛、舌或喉头水肿、鼻炎、呕吐、暂时性低血压、潮红、心律失常、肿瘤性疼痛。患者偶尔会出现原有的心脏疾病如心绞痛和心衰的加重。严重的血小板减少和中性粒细胞减少的发生率为1.8%，严重贫血的发生率为1.4%。

第四节　抗肿瘤药物联合用药的原则

联合用药是肿瘤化疗中常用的方法，其目的主要是增加疗效、降低毒性，以及消除和延迟耐药性的发生。联合用药有先后使用几种不同药物的序贯疗法，也有同时采用几种药物的联合疗法。通常认为联合用药较好，但是并非所有的用药都是比单种药物治疗为优，故提出下列几点联合用药的原则：

（一）从抗肿瘤药物作用原理考虑

（1）序贯阻断（阻断同一代谢物合成的各个不同阶段）：如甲氨蝶呤与巯嘌呤合用疗效可增加，且对巯嘌呤有抗药性的白血病对甲氨蝶呤更敏感。

（2）同时阻断（阻断产生同一代谢物的几条不同途径），如阿糖胞苷与巯嘌呤合用，前者阻断 DNA 多聚酶，后者可阻断嘌呤核苷酸互变，又能掺入 DNA 中，已证明此二药合用治疗急性粒细胞性白血病疗效较好。

（3）互补性阻断（直接损伤生物大分子的药物与抑制核苷酸生物合成的药物合用）：如阿糖胞苷与烷化剂合用，临床上观察有明显的增效。

（二）从药物的敏感性考虑

因为肿瘤的种类和药物的种类均很多，不同的肿瘤对不同的药物具有不同的敏感性，这在治疗中是必须首先考虑的问题。如胃肠癌宜用 5-氟尿嘧啶，也可用喜树碱、环磷酰胺、丝裂霉素、羟基脲。鳞癌可用博来霉素、甲氨蝶呤等。肉瘤类可用环磷酰胺、顺铂等。

（三）从细胞周期增殖动力学考虑

上述的序贯疗法就是基于这点。常与作用于细胞周期不同期的药物合用，如选用长春新碱（主要作用于 M 期），与作用于 S 期的 5-氟尿嘧啶及周期非特异性药物环磷酰胺合用，分别杀伤各细胞周期细胞，疗效可提高。

（四）从药代动力学关系上考虑

抗肿瘤药物在体内的分布和代谢对其疗效有着重要的影响。抗肿瘤药物只有进入肿瘤细胞才能发挥抗肿瘤作用，其疗效与细胞内浓度密切相关。如 VCR 可减少 MTX 向细胞外流出，使 MTX 在细胞内浓度增加，停留时间延长，因此可提高 MTX 的疗效，临床上在使用大剂量 MTX 之前常使用 VCR。抗肿瘤药物的多药耐药性（multidrug resistance，MDR）与肿瘤细胞表面负责 P-糖蛋白（P-glycoprotein）的基因表达增加有关，P-糖蛋白可将药物从细胞内泵出从而产生耐药。钙通道阻滞药如维拉帕米等可逆转该作用。此外，有些抗肿瘤药物在体内受到代谢酶的代谢而失活，如果抑制该代谢途径，则可提高其疗效。如 Ara-C 受胞苷脱氧酶催化脱氨变成阿糖尿苷而失活，同时应用四氢尿苷（tetrahydrouridine，THU）可逆性抑制该酶，可延缓 Ara-C 的灭活，增强其疗效。

（五）从药物的毒性考虑

往往选用毒性不同的药物联合应用，一方面可增强疗效，另一方面可减小毒性，特别要考虑的是将一些对骨髓抑制不明显的药物作为合并用药，如泼尼松、长春新碱、博来霉素等。此外，丙亚胺可减轻阿霉素与柔红霉素的毒性，故可考虑合用。

相关链接

分子靶向抗肿瘤药

肝癌(hepatocellular carcinoma,HCC)是最为常见的恶性肿瘤之一。研究肝癌的病理机制,针对其病理学机制寻找治疗药物非常重要。近几年来,靶向治疗药物索拉非尼(sorafenib)的试验结果大大地推进了治疗肝癌药物的研发。针对 HCC 的分子机制和重要的信号通路来寻找靶向治疗药物是治疗 HCC 的重点。具有代表性的 HCC 治疗药物主要有抗血管生成单克隆抗体、多重激酶抑制剂、作用于 HGF/c-MET 信号通路的药物、作用于 RAS-RAF-MAPK 信号通路的药物、组蛋白去乙酰化酶抑制剂、作用于免疫系统的药物。此外,还有抗 EGFR 酪氨酸激酶抑制剂、抗 EGFR 单克隆抗体和作用于 mTOR 信号通路的药物。

制剂及用法

环磷酰胺(cyclophosphamide)

静脉滴注,每天 4mg/kg,每日或隔日一次,总量 8～10g 为 1 个疗程。大剂量冲击疗法为每次 10～20mg/kg,每周 1 次,8g 为 1 个疗程。以口服维持,每日 2～4mg/kg,分次服用。

噻替派(thiotepa)

静脉注射或动脉注射或肌内注射,每日每次 0.2mg/kg,连用 5～7 日,以后改为每周 2～3 次,总量约为 200～400mg。体腔注射,每次 20～40mg,1～2 次/周。

白消安(busulfan)

口服,2～8mg/日,分 3 次空腹服用,有效后用维持量,0.5～2mg/日,1 次/日。

顺铂(cisplatin)

静脉注射或静脉滴注,30mg/日,连用 5 日为 1 个疗程,疗程间隔 2～4 周,可用药 4～5 个疗程。或以 50～100mg/mL 静脉注射或滴注一次,间隔 3～4 周再用。

卡铂(carboplatin)

静脉滴注,一般剂量为 100～400mg/mL,用 5% 葡萄糖稀释,每 4 周重复 1 次,以给药 2～4 次为 1 个疗程。

丝裂霉素(mitomycin)

静脉注射,每天每次 2mg 或 10mg,每周 1 次,总量 60mg 为 1 个疗程。

博来霉素(bleomycin)

静脉或肌内注射,每次 15～30mg,每日或隔日 1 次,总量 450mg。

依托泊苷(etoposide)

一般 60～100mg/mL,静脉注射,1 次/日,连续 5 日。或口服相同剂量,连服 10 日或加倍剂量连服 5 日。

甲氨蝶呤(methotrexate)

治疗白血病:口服,成人每次 5～10mg,4 岁以上每次 5mg,4 岁以下每次 2.5mg,每周 2 次,总量为 50～150mg。绒毛膜上皮癌:静脉滴注,每天 10～20mg,5～10 次为 1 个疗程。头颈部癌:动脉连续滴注,5～10mg/日,连用 5～10 日。鞘内注射:每次 5～15mg,每周 1～2 次。

氟尿嘧啶(fluorouracil)

静脉注射,每天 10～12mg/kg,连用 3～5 日后改为隔日 5～6mg/kg,总量 5～10g 为 1 个疗程。必要时隔1~2个月开始第二个疗程。

替加氟(tegafur)

口服,每次15~20mg/kg,一般0.8~1.0g,总量20~40g为1个疗程。

巯嘌呤(mercaptopurine)

白血病:每天1.5~2.5mg/kg,分2~3次口服,疾病缓解后用原量1/3~1/2维持。绒癌:每天6.0~6.5mg/kg,10日为1个疗程。

羟基脲(hydroxycarbamide)

每日20~40mg/kg,分次口服或每3日60~80mg/kg,4~6周为1个疗程。

盐酸阿糖胞苷(cytarabine hydrochloride)

静脉注射或静脉滴注,每日1~3mg/kg,10~14日为1个疗程。鞘内注射,每次25mg,每周2~3次,连用3次,6周后重复应用。

多柔比星(doxorubicin)

静脉注射,30mg/mL,连用2日,间隔3周后可重复应用。60~75mg/mL,每3周应用一次。或30mg/mL,连用3日,间隔4周后可再用。累积总量不得超过550mg/mL。

柔红霉素(daunorubicin)

静脉注射或静脉滴注,开始每日0.2mg/kg,增至每日0.4mg/kg,每日或隔日1次,3~5次为1个疗程,间隔5~7日再给下一个疗程。最大总量600mg/mL。

L-门冬酰胺酶(L-asparaginase)

肌内或静脉注射,每次20~200g/kg,每日或隔日1次,10~20次为1个疗程。用药前皮内注射10~50g做过敏试验,观察3h。

高三尖杉酯碱(homoharringtonine)

静脉滴注,成人每日1~4mg,溶于5%或10%葡萄糖注射液250~500mL,缓慢滴入3h以上,连续4~6日为1个疗程,间歇1~2周再重复用药。儿童每日0.05~0.1mg/kg,4~6日为1个疗程。

长春碱(vinblastine)

静脉注射,每次0.2mg/kg,每周1次,总量60~80mg为1个疗程。

长春新碱(vincristine)

静脉注射,每次0.02mg/kg,每周1次,总量20~30mg为1个疗程。

紫杉醇(paclitaxel)

静脉滴注,常用剂量为150~170mg/mL,先溶于生理盐水或5%葡萄糖液500~1000mL,静滴时间为3h,每3~4周1次。给药前先服用地塞米松、苯海拉明及西咪替丁以防止对溶酶发生过敏反应。

他莫昔芬(tamoxifen)

口服,20~40mg/日,分1~2次服用。

托瑞米芬(toremifene)

口服,每次60mg,每日1次。

氟他胺(flutamide)

口服,单一用药或与LHRH激动剂联合用药的推荐剂量为每日3次,间隔8h,一次250mg。与LHRH激动剂联合用药时,二者可同时开始使用,或者在开始使用LHRH激动剂前24h使用本药。治疗局限性前列腺癌的推荐剂量为每日3次,间隔8h,一次250mg。如果还使用LHRH激动剂,本药应与LHRH激动剂同时用药或提前24h用药。本药必须在放疗前8周开始使用,且在放疗期间持续使用。

吉非替尼(gefitinib)

口服,每次250mg,每天1次。

厄洛替尼(erlotinib)

口服,每次150mg,每天1次。

索拉非尼(sorafenib)

口服,每次400mg,每天2次。

伊马替尼(imatinib)

口服,每次400mg,每天1次。

舒尼替尼(sunitinib)

口服,每次50mg,每天1次。每6周为1个疗程:服药4周,停药2周。

利妥昔单抗(rituximab)

静脉滴注,推荐剂量为375mg/mL,每周1次,4~8次为疗程。

曲妥珠单抗(trastuzumab)

静脉滴注,初次负荷剂量40mg/kg,滴注时间90min。维持剂量每周2mg/kg。

西妥昔单抗(cetuximab)

静脉滴注,每周一次,初始剂量400mg/mL,滴注时间120min以后每周剂量250mg/mL,滴注时间60min。

贝伐珠单抗(bevacizumab)

静脉滴注。转移性结直肠癌:5mg/kg,每2周1次。非小细胞肺癌:15mg/kg,每3周1次。神经胶质瘤和转移性肾癌:10mg/kg,每2周1次。

尼妥珠单抗(nimotuzumab)

静脉滴注,剂量100mg稀释于250mL生理盐水中,每周1次,共8次。

复习思考题

1. 按照作用机制不同,抗肿瘤药分哪几类?列举各类的代表药物。
2. 作用于S期的周期特异性抗肿瘤药有哪些?请说明其作用机制。
3. 试述抗肿瘤药的联合用药原则。

(江苏大学药学院 高 静)

参考文献

[1] 杨宝峰. 药理学[M]. 北京:人民卫生出版社, 2013.

[2] 张洪泉,顾振纶,胡刚. 药理学[M]. 南京:东南大学出版社,2006.

[3] 朱依谆,殷明. 药理学[M]. 北京:人民卫生出版社, 2012.

[4] 刘克辛. 药理学[M]. 北京:清华大学出版社,2012.

[5] 李庆平,胡刚. 药理学[M]. 北京:科学出版社,2001.

[6] 乔国芬,娄建石. 药理学[M]. 北京:北京大学医学出版社,2010.

[7] 钱之玉. 药理学[M]. 北京:中国医药科技出版社,2009.

[8] 李俊. 临床药理学[M]. 北京:人民卫生出版社, 2013.

[9] 马凤杰,徐恩. 神经病学[M]. 北京:人民军医出版社,2013.

[10] 国家食品药品监督管理总局执业药师资格认证中心. 国家执业药师资格考试应试指南药学专业知识(一) [M]. 北京:中国医药科技出版社,2014.

[11] Kalo D, Kant S, Srivastava K, et al. Pattern of drug resistance of mycobacterium tuberculosis clinical isolates to first-line antituberculosis drugs in pulmonary cases[J]. Lung India, 2015, 32(4): 339 – 341.

[12] Abdella K, Abdissa K, Kebede W, et al. Drug resistance patterns of mycobacterium tuberculosis complex and associated factors among retreatment cases around Jimma, Southwest Ethiopia[J]. BMC Public Health, 2015, 15: 1 – 7.

[13] Beteck R M, Smit F J, Haynes R K, et al. Recent progress in the development of anti-malarial quinolones[J]. Malar J, 2014, 13(10): 1 – 10.

[14] Colosimo C, Fabbrini G, Berardelli A. Drug insight: new drugs in development for Parkinson's disease[J]. Nat Clin Pract Neurol, 2006, 2(11): 600 – 610.

[15] Madhusoodanan S, Shah P, Brenner R, et al. Pharmacological treatment of the psychosis of Alzheimer's disease: what is the best approach?[J]. CNS drugs, 2007, 21(2): 101 – 115.

[16] Harikrishna Reddy D, Misra S, Medhi B. Advances in drug development for Parkinson's disease: present status[J]. Pharmacology, 2014, 93(5 – 6): 260 – 271.

[17] Yrjänheikki J, Keinänen R, Pellikka M, et al. Tetracyclines inhibit microglial activation and are neuroprotective in global brain ischemia[J]. Proc Natl Acad Sci USA, 1998, 95(26): 15769 – 15774.

[18] Fang P, Hu J H, Cheng Z G, et al. Efficacy and safety of bevacizumab for the treatment of advanced hepatocellular carcinoma: a systematic review of phase Ⅱ trials[J]. PLos One, 2012, 7(12): 564 – 565.

[19] Cheng A L, Kang Y K, Lin D Y, et al. Sunitinib versus sorafenib in advanced hepatocellular cancer: results of a randomized phase Ⅲ trial[J]. J Clin Oncol, 2013, 31(32): 4067-4075.

[20] Wilhelm S M, Dumas J, Adnane L, et al. Regorafenib (BAY 73-4506): a new oral multikinase inhibitor of angiogenic, stromal and oncogenic receptor tyrosine kinases with potent preclinical antitumor activity[J]. Int J Cancer, 2011, 129(1): 245-255.

[21] Santoro A, Simonelli M, Rodriguez-Lope C, et al. A Phase-1b study of tivantinib (ARQ 197) in adult patients with hepatocellular carcinoma and cirrhosis[J]. Br J Cancer, 2013, 108(1): 21-24.

[22] Llovet J M, Ricci S, Mazzaferro V, et al. Sorafenib in advanced hepatocellular carcinoma[J]. N Engl J Med, 2008, 359(4): 378-390.

[23] Psyrri A, Arkadopoulos N, Vassilakopoulou M, et al. Pathways and targets in hepatocellular carcinoma[J]. Expert Rev Anticancer Ther, 2012, 12(10): 1347-1357.

[24] Sangro B, Gomez-Martin C, De La Mata M, et al. A clinical trial of CTLA-4 blockade with tremelimumab in patients with hepatocellular carcinoma and chronic hepatitis C[J]. J Hepatol, 2013, 59(1): 81-89.